信息科学技术学术著作丛书

统计信号处理：医学信号分析与处理

邱天爽　唐　洪　刘海龙　编著

科学出版社

北　京

内 容 简 介

医学信号分析与处理是生物医学工程专业本科生和研究生的专业基础课，旨在培养学生基本掌握现代统计信号处理的理论与方法，并能够结合临床研究与应用，利用信号处理手段解决医学诊断与治疗方面的相关问题。全书共分为10章，包括：绪论，常见的医学信号及其检测，随机信号与非线性信号分析基础，信号检测与参数估计，随机信号的相关函数估计与功率谱估计，维纳滤波与卡尔曼滤波，自适应滤波及其应用，非平稳生物医学信号分析与处理，非高斯生物医学信号分析与处理，生物医学信号分析与处理的应用实例。

本书适合用作高等院校生物医学工程专业或电子信息类专业本科生与硕士研究生的教材或教学参考书，也可以供相关教师和工程技术人员阅读。

图书在版编目(CIP)数据

统计信号处理：医学信号分析与处理/邱天爽，唐洪，刘海龙编著. —北京：科学出版社，2012

（信息科学技术学术著作丛书）

ISBN 978-7-03-033286-8

Ⅰ. 统…　Ⅱ. ①邱…②唐…③刘…　Ⅲ. 医学统计-统计信号-信号处理　Ⅳ. R195.1

中国版本图书馆CIP数据核字（2012）第001682号

责任编辑：魏英杰　杨向萍/责任校对：李　影

责任印制：吴兆东/封面设计：陈　敬

科学出版社 出版

北京东黄城根北街16号

邮政编码：100717

http://www.sciencep.com

北京厚诚则铭印刷科技有限公司印刷

科学出版社发行　　各地新华书店经销

*

2012年2月第　一　版　　开本：720 × 1000　1/16

2025年8月第九次印刷　　印张：22 1/2

字数：436 000

定价：90.00元

（如有印装质量问题，我社负责调换）

《信息科学技术学术著作丛书》序

21 世纪是信息科学技术发生深刻变革的时代，一场以网络科学、高性能计算和仿真、智能科学、计算思维为特征的信息科学革命正在兴起。信息科学技术正在逐步融入各个应用领域并与生物、纳米、认知等交织在一起，悄然改变着我们的生活方式。信息科学技术已经成为人类社会进步过程中发展最快、交叉渗透性最强、应用面最广的关键技术。

如何进一步推动我国信息科学技术的研究与发展；如何将信息技术发展的新理论、新方法与研究成果转化为社会发展的新动力；如何抓住信息技术深刻发展变革的机遇，提升我国自主创新和可持续发展的能力？这些问题的解答都离不开我国科技工作者和工程技术人员的求索和艰辛付出。为这些科技工作者和工程技术人员提供一个良好的出版环境和平台，将这些科技成就迅速转化为智力成果，将对我国信息科学技术的发展起到重要的推动作用。

《信息科学技术学术著作丛书》是科学出版社在广泛征求专家意见的基础上，经过长期考察、反复论证之后组织出版的。这套丛书旨在传播网络科学和未来网络技术，微电子、光电子和量子信息技术，超级计算机、软件和信息存储技术，数据知识化和基于知识处理的未来信息服务业，低成本信息化和用信息技术提升传统产业，智能与认知科学、生物信息学、社会信息学等前沿交叉科学，信息科学基础理论，信息安全等几个未来信息科学技术重点发展领域的优秀科研成果。丛书力争起点高、内容新，导向性强，具有一定的原创性；体现出科学出版社“高层次、高质量、高水平”的特色和“严肃、严密、严格”的优良作风。

希望这套丛书的出版，能为我国信息科学技术的发展、创新和突破带来一些启迪和帮助。同时，欢迎广大读者提出好的建议，以促进和完善丛书的出版工作。

中国科学院计算技术研究所所长

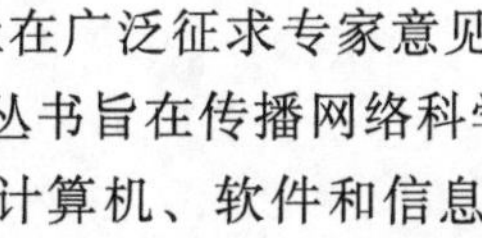

前　言

生物医学信号分析与处理技术是现代医学诊断和治疗设备的核心支撑技术之一。近年来，随着数字信号处理技术和计算机技术的飞速发展，生物医学信号处理技术也得到了长足的进步和广泛的应用。一方面，医学诊断与治疗中出现的新问题不断给医学信号分析与处理提出新的研究课题，另一方面，医学信号分析与处理的发展与普及为临床医学的诊断与治疗提供了有力的工具。

“医学信号分析与处理”是生物医学工程专业本科生的专业基础课，其目标是培养学生基本掌握现代统计信号处理的理论与方法；能够结合临床研究与应用，利用信号处理的手段，解决医学诊断与治疗方面的信号分析与处理问题。为此，我们进行了广泛的文献资料调研，在参考借鉴国内外出版的多本优秀著作和教材的基础上，编写了本书。本书可作为高等院校生物医学工程专业及电子信息类专业本科生与硕士研究生“医学信号分析与处理”或“统计信号处理”等课程的教材，也可供相关教师和工程技术人员参考。

全书共分为10章，包括：绪论，常见的医学信号及其检测，随机信号与非线性信号分析基础，信号检测与参数估计，随机信号的相关函数估计与功率谱估计，维纳滤波与卡尔曼滤波，自适应滤波及其应用，非平稳生物医学信号分析与处理，非高斯生物医学信号分析与处理，生物医学信号分析与处理应用实例。

本书的各章节编写人员为：刘海龙（第1，2章），邱天爽（第3～7章），唐洪（第8～10章）。全书由邱天爽统稿。

感谢大连理工大学电子信息与电气工程学部领导对本书编写工作给予的关怀和支持，感谢生物医学工程系各位老师提供的帮助，感谢大连理工大学教材建设出版基金对本书出版的资助，特别感谢硕士研究生米红妹、李岱熹、赵春煜、徐轶林、张欢、高珊、孙思婷和张彪等同学为本书的编写提供的计算机仿真、资料搜集和书稿校对帮助。

由于时间仓促加之作者水平所限，本书难免有疏漏之处，恳请读者批评指正。

作　者

2011年12月于大连理工大学

目　录

第1章 绪　　论

医学信号是指通过某些方法从人体采集得到的，可以反映人体生理状态的各种信号。由于医学信号与人体生理状态存在一定的对应关系，因而可用于对人体健康状况的评估，对于临床上诊断患者的疾病具有重要的作用。然而，原始的医学信号包含了大量的冗余信息或是与某种疾病不相关的非特异性信息，因此通过眼睛直接观察的方法很难得到对医学诊断有用的信息。为了得到比较直观的、可应用于临床诊断的信息，通常需要使用一些必要的特殊分析方法对原始医学信号进行一定的处理。另外，由于医学信号的采集不可避免地会引入一定的噪声，因此医学信号的采集和应用还涉及降噪等处理过程和方法。本章将简要介绍一些常用医学信号的分类及其主要特性，医学电信号的基本现象及其产生机制，医学信号的采集、分析及处理的主要作用。

1.1 医学信号的分类与特点

1.1.1 医学信号概述

常用的医学信号包括心电信号、脑电信号、诱发电位信号、肌电信号、胃电信号、心音信号、脑磁信号和一些常用的医学图像等。不同的医学信号具有不同的产生机制，反映人体生理信息的不同侧面，其信号幅度和频率具有特定的范围。医学信号的采集根据信号类型和采集位置的不同，常常需要不同的传感器。表1.1列举了一些常用医学信号的幅度频率范围、测量用传感器及其反映的信息。

表1.1 常用医学信号的特点

医学信号	常用测量传感器	幅度范围	频率范围/Hz	所含信息
心电（ECG）	体表电极、 心脏电极、 胎儿电极（母亲腹部体表电极）	0.01～4mV(典型值1mV) 典型值50mV 典型值0.01mV	0.05～250 0.05～250 0.05～250	反映心肌细胞产生、传导或进行兴奋等电活动的特点
脑电（EEG）	头皮电极、 颅内电极	10～300μV 0.01～100mV	0.5～100 0.5～100	反映大脑运作过程中皮层神经细胞整体或局部电活动的特点

续表

医学信号	常用测量传感器	幅度范围	频率范围/Hz	所含信息
诱发电位（EP）	帽状、针状或表面电极	1～100μV	1～3000	反映相关神经元群或神经系统完成其功能时所表现出的电活动特点
肌电（EMG）	针电极	0.1～5mV	5～2000	反映肌细胞兴奋时进行收缩所表现出的电活动特点
胃电（EGG）	Ag/AgCl 表面电极	0.01～1mV	0～1	反映胃在完成其功能过程中胃平滑肌细胞电活动的特点
心音（PCG）	压电、电容、电感、应变片换能器	在人耳的听觉阈值附近	0.005～2000	反映心脏在完成其泵血功能过程中所产生声音的特点

1.1.2 医学信号的分类

概括来说，医学信号是人体自发产生或外界刺激诱发产生的信号，主要包括生物电、生物磁、生物声、生物阻抗、生物流量和生物压力等物理信号，以及其他一些化学和生物信息信号。生物电信号是临床和科学研究经常用到的医学信号，包括心电、脑电、肌电和胃电等。其他的医学物理信号包括心音、脉搏、心冲击和 Korotkov 音等振动信息，血压和消化道内压等压力信息，心肌张力等力量信息，以及体温等热学信息。另外，血液和呼吸气体等还包含有丰富的化学和生物方面的信息。

从产生的方式来看，医学信号可分为内源信号（internal source signal）、外源信号（external source signal）和感生信号（induced signal）。

所谓内源信号，是指被检测的信号是由人体自发产生的，即检测对象是有源的，检测系统是无源的。例如，常见的心电、脑电、胃电、血压和心音等都属于内源信号。这些信号是人体生理和病理信息的载体。

所谓外源信号，是指并非人体本身自发产生信号，即被检测系统是无源的，而检测系统是有源的。人体在外界检测系统的作用下，对来自检测系统的信号产生透射、反射、折射或散射等作用，然后由检测系统再检测到这些经过人体变换后的信号。例如，常见的B型超声诊断系统、X射线系统和光电血氧检测仪等所得到的信号均为外源信号。这些信号所携带的人体生理和病理信息是临床诊断治疗的重要依据。

所谓感生信号，是指检测到的信号是由外源信号所感生或诱发的内源信号。在感生信号条件下，人体和检测系统均为有源的，但通常施感信号与感生信号的性质是不同的。例如，施感信号可以是各种物理、化学或电刺激，而感生信号则可能是诱发产生的电信号、磁信号或其他信号。常见的感生信号包括诱发电位信号和磁共振信号等。关于人体生理和病理的信息是通过信号中某些参数来携带的。

1.1.3 医学信号的特点

人体的生理系统非常复杂，如循环系统、神经系统、呼吸系统和消化系统等，系统之间又互相交织、互相渗透和互相影响。因此，由人体获得的医学信号是非常复杂的，与其他信号相比存在一些显著的特点，主要包括：

(1) 信号特别弱

生物医学信号一般属于非常弱的微弱信号，其中最强的心电信号的强度约为毫伏量级，从母体腹部获取的胎儿心电信号为10～50μV，脑干诱发电位的信号幅度小于1μV，而离子通道电流信号则只有皮安量级。因此，在对生物医学信号进行处理之前，一般要求配置高性能的放大器对信号进行放大。

(2) 干扰噪声特别强

由于人体自身信号弱，同时人体又是一个复杂的容积导体，致使各种信号之间容易发生干扰重叠，因此需要采集的医学信号容易受到内在噪声和外界噪声的干扰。例如，胎儿心电混有肌电和工频信号等干扰成分，而且胎儿心电中含有母亲心电信息，由于其比较大的幅度，相对我们要提取的胎儿心电也变成了较强的噪声。类似地，在脑部采集的诱发电位信号也不可避免地要受到自发脑电信号的干扰。为此，医学信号通常需要使用某些算法进行特定的预处理，以便能够有效的抑制干扰和消除噪声。

(3) 频率比较低

生物医学信号一般属于低频信号。例如，脑电信号的频率范围为0.5～100Hz；胃电信号的频率范围为0～1Hz，中心频率为0.05Hz。除心音和神经电位信号的频谱成分稍高外，其他电医学信号频率范围一般较低。较低的频率特性就要求放大器的时间稳定性比较好。

(4) 干扰与信号的频带重叠

干扰与信号的频带重叠是生物医学信号的一个重要特点，也是医学信号处理的一个难点。例如，50Hz 的工频干扰与大多数常用的生物医学信号的频带重叠。此外，大多数医学信号的频带也互相重叠，例如诱发电位与自发脑电信号的频带相互重叠。由于干扰与噪声频带的相互重叠，因此不能采用常规的滤波技术将信号与干扰分离来实现信号的提取，必须研究新的信号与干扰的分离技术。

(5) 随机性特别强

由于人体系统的时变性、复杂性及个体差异，使得生物医学信号具有显著的随机性，并且许多医学信号具有明显的非高斯、非平稳特性。对于随机信号而言，一般不能用确定的数学函数来表示，其规律也需要从大量的统计结果中提取出来，因此必须借助统计信号处理（或称为随机信号处理）的理论和方法来分析处理医学信号。

(6) 非线性特性显著

由于生物医学信号中的内源信号和感生信号是由人体产生的，而人体又具有明显的非线性特性，因而其产生的信号也具有显著的非线性特征。例如，脑电、心电、胃电和肌电等均具有某种自相似性，这是一种典型的非线性特性。与心血管系统有关的信号，通常还具有无限循环但不完全重复的非线性特性。因而，非线性信号处理也成为生物医学信号处理的一个重要方面。

1.2　医学电信号及其产生机制

如前所述，医学信号根据其产生的方式大体可以分为三类。其中内源信号是人体自发产生的各种信号，包括化学信号和电信号等，是人体多方面信息的反应。人体由细胞组成，生命活动基于大量细胞的正常新陈代谢和对内环境的准确反应。细胞在完成其正常功能的过程中表现出具有一定规律性的电学行为。在神经和运动等系统中，产生的电信号提供了大量丰富的信息，很大程度上能够反映器官、系统乃至人体的生理状况，在临床诊断上具有重要的应用价值。目前，临床诊断使用的脑电图、心电图、肌电图和胃电图等就是通过医学信号采集系统得到的大量细胞电学行为的集合，对医生诊断疾病起到了重要的参考作用，在临床上得到了广泛的应用。本节主要在细胞层面上介绍电信号的主要现象和产生机制。

1.2.1　细胞的生物电现象

在人体各个部位采集的电信号反映了较近器官的行为，分别被称为脑电、心电和肌电等，这些信号在特征方面存在较大的差异。基本上，采集的电信号所具有的特征决定于单个细胞产生电信号的特征及其在时间和空间上对整体信号的贡献。单个细胞电学方面的活动主要表现在细胞膜两侧电位差（跨膜电位）的变化和通过细胞膜的电流（跨膜电流）的变化，这也是体表能够采集到电信号的根源所在。细胞跨膜电位的主要活动形式有静息电位、动作电位和动作电位的传导。

1. 静息电位

当细胞处于静息状态时，细胞膜的内侧相对于外侧存在一个负值的电位差，称为静息电位。这种电位差只存在于细胞膜的两侧，而在细胞内液或细胞外液中，正负离子的浓度基本上相等，不存在电压的梯度。细胞类型不同，静息电位的值也存在一定的差异，但通常在－10～－100mV，如神经细胞的静息电位约为－75mV，骨骼肌细胞的静息电位约为－90mV，而平滑肌细胞的静息电位在－55mV左右。由于细胞膜非常薄，通常在纳米级别，所以静息电位在细胞膜上形成的电位梯度非常大，例如－80mV的静息电位在6nm细胞膜上可以产生133kV/cm的电位梯度。

相对于细胞膜外侧，细胞膜内侧存在一定负值电压的状态称为细胞膜的极化。在多种情况下，例如在外界的刺激下或者动作电位的产生与传导过程中，细胞的跨膜电位都有可能发生变化。跨膜电位升高（绝对值减小）称之为细胞膜的去极化（polarization）；当细胞膜去极化到内侧电压等于外侧电压后，细胞膜内侧电压会进一步升高，造成正值的跨膜电位差，这一现象称为细胞膜的超射(overshoot)；细胞膜去极化后，跨膜电位向静息电位恢复的过程称为复极化(repolarization)；跨膜电位复极比恢复到静息电位后继续降低（绝对值增大）称为细胞膜的超极化（hyperpolari zation）。

2. 动作电位

人体很多细胞，如神经细胞、肌肉细胞和腺细胞，在受到刺激后都能产生动作电位，称为可兴奋细胞。可兴奋细胞在受到刺激（如电刺激）后，跨膜电位会升高。当刺激诱发的跨膜电位升高到一定阈值时，可兴奋细胞的跨膜电位就会立即表现出一系列变化，包括去极化、超射、复极化和超极化过程。这一系列的跨膜电位变化是由细胞膜的离子通道、细胞膜内外的离子浓度和钠钾泵等生理结构本身所决定的，其特点非常明确，具有可重复性，称为动作电位。在被兴奋而产生动作电位的情况下，肌肉细胞可以通过兴奋-收缩耦联（excitation-contraction coupling）发生收缩，腺细胞可以通过兴奋-分泌耦联（excitation-secretion coupling）发生分泌行为，而神经细胞可以通过轴突和突触（神经和神经之间的连接）传导诱发的动作电位，从而实现在神经网络中传递兴奋信息。

各种细胞的动作电位具有相似的形状。首先，动作电位从静息电位迅速去极化，形成动作电位的升支，而且跨膜电位会超过0值，形成超射。在到达最高点之后，跨膜电位开始缓慢向静息电位恢复，形成动作电位的降支。然而，跨膜电位在复极化到静息电位之后，会进一步向更负的电位变化，即超极化一定的幅度，然后再缓慢地恢复到静息电位。以上这些是一个动作电位的完整变化过程。

动作电位的升支和降支形成一个尖峰形状，是动作电位的典型特征。由于不同的细胞具有不同的动作电位形状，其持续时间和幅度大小成了人们研究细胞膜电学特性经常用到的特征量。动作电位降支过程中出现的低幅度、缓慢变化的复极化和后面的超极化跨膜电位分别被称为负后电位（negative after-potential）和正后电位（positive after-potential）。负后电位和正后电位亦被称为后去极化（after depolarization，or depolarizing after-potential）和后超极化（after hyperpolarization）。后电位（正后电位和负后电位）也越来越多地被应用于研究细胞膜的电学特性当中。

动作电位具有多方面的重要特性：

① 细胞动作电位的产生需要输入的刺激量达到一定阈值。这种现象被称为动作电位的“全或无”特性，即输入的刺激量小于阈值，动作电位不会产生，是为“无”，而当输入的刺激量达到或是高于阈值之后，动作电位的产生就不依赖于输入的刺激量了，细胞本身的特性（包括细胞膜的特点和细胞膜内外的离子等）决定了动作电位的进一步发生和其形状，是为“全”。细胞动作电位的这种“全或无”特性目前被广泛地应用于人工神经网络的设计当中。

② 细胞产生动作电位具有一定的不应期（refractory period）。在不应期内，尽管存在一定的输入刺激，但细胞不能或是很难产生动作电位。不应期分为绝对不应期（absolute refractory period）和相对不应期（relative refractory period）。绝对不应期大约对应于动作电位的高峰持续时间，在绝对不应期内，无论输入的刺激量多么大，细胞都不会再一次产生动作电位。根据绝对不应期的长度，可以计算细胞产生动作电位的最高频率。这一频率近似于动作电位持续时间的倒数。在绝对不应期之后，细胞膜处于逐渐恢复到静息电位的过程当中，细胞可以再一次产生动作电位，只需输入的刺激足够大。相对不应期大约对应于细胞动作电位的负后电位出现的期间，即细胞发生后去极化的期间。相对不应期内，由于细胞需要高于正常的输入刺激来产生动作电位，所以相对不应期也可以称为超常期（supernormal period）。在正后电位期间，细胞产生后超极化电位，细胞需要小于正常阈值的输入刺激即可以产生动作电位，所以正后电位对应的期间又可以称为低常期（subnormal period）。

③ 细胞动作电位可以沿着细胞膜进行传导，直至整个细胞膜都发生过动作电位。细胞动作电位的传导并不是物质的传导，而是由于不同部位细胞膜连续地发生动作电位所造成的一种现象，所以传导的动作电位具有快速和不衰减的特点。

兴奋细胞的细胞膜因兴奋而产生动作电位时，细胞膜外电位降低。动作电位沿着细胞膜传导即可被认为是一个降低的细胞膜外电位沿着细胞膜传导，如图1.1所示。所以，人体的器官组织在实现其功能的过程中，大量的细胞周围呈现出较负的电位，不同部位的细胞之间通过动作电位进行通信时，人体会出现负电位的移动。这些电位的变化信息可以在体表通过医学仪器检测到，从而可以用于医学诊断当中。

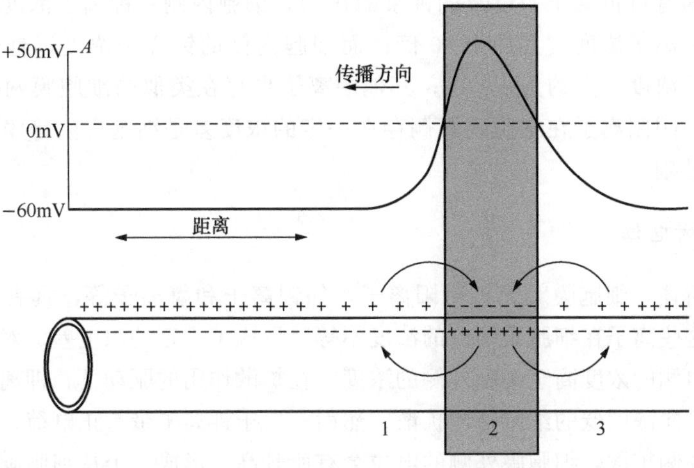

图 1.1 沿神经轴突传导的细胞跨膜动作电位导致移动的细胞膜外负电位

1.2.2 细胞生物电信号的产生机制

1. 细胞膜两侧的离子浓度差

存在于细胞内外液中的主要无机离子有 K^+、Na^+、Ca^{2+} 和 Cl^- 等，细胞内液中还存在具有负电荷的蛋白质和核苷酸等有机离子。物理化学定律指出一定的电解质溶液中阴阳离子的电荷必须相等，以保证电解质溶液的电中性。这种情况下，细胞外液中的氯离子浓度高于细胞内液中的氯离子浓度，其浓度差值应该为细胞内液中的有机负离子的浓度。然而，真实的细胞膜对无机阴阳离子具有一定的通透性，即阴阳离子能够穿透细胞膜通过一定的转运方式（主动转运或是被动转运）进出细胞，而细胞内带负电荷的蛋白质和核苷酸等有机离子不能自由地通过细胞膜。这样，由于浓度梯度而导致的氯离子向细胞内的扩散作用，对于真正的细胞而言，细胞内氯离子的浓度会有所升高，细胞外和细胞内氯离子浓度的差会小于细胞内有机离子的浓度。

根据物理化学定律，阴离子的扩散同时伴随着阳离子的扩散。这样，细胞内的钾离子和钠离子浓度应该有所升高，而细胞内物质浓度过高存在导致细胞由于膨胀而死亡的危险。细胞的钠钾泵解决了这种细胞内物质浓度过高导致细胞死亡的危险。钠钾泵是嵌入在细胞膜上的一种蛋白质，在分解 1 个 ATP 的情况下，能将 3 个钠离子运输到细胞外侧，同时将 2 个钾离子运输到细胞内侧。所以，钠钾泵的存在，在将钠离子运输到细胞外侧解决了细胞内部物质浓度过高问题的同时，进一步升高了细胞内侧钾离子的浓度。

总的情况是，由于细胞膜对于无机离子的通透性和细胞内侧存在不能自由通过细胞膜的有机负离子，以及钠钾泵的作用，细胞内侧的钾离子浓度远远高于细胞外侧的钾离子浓度，大约为 30 倍；而细胞内侧的钠离子浓度远远低于细胞外侧的钠离子浓度，大约为 1∶10；其他的离子也存在类似的细胞膜两侧浓度不相等的情况。阴阳离子在细胞膜两侧存在一定的浓度差是细胞产生跨膜电位等生物电现象的基础。

2. 平衡电位

如前所述，细胞膜对无机阴阳离子，如钾离子和氯离子等，具有一定的通透性，并且这些离子在细胞膜两侧的浓度不等，形成了一定的浓度差。对于钾离子而言，细胞内侧的浓度高于细胞外侧的浓度。在扩散作用的驱动下，钾离子从浓度高的细胞内侧向浓度低的细胞外侧扩散。然而，由于钾离子带有正电荷，随着钾离子向细胞膜外侧扩散，细胞膜外侧的电位会有所升高，形成一个从细胞膜外侧指向内侧的电场，阻止钾离子的进一步向外扩散。当扩散到细胞膜外侧的钾离子足够多，形成的电场强度足够大时，电场作用下由细胞外侧进入细胞内侧的钾离子就等于由于扩散作用从细胞内侧扩散到细胞外侧的钾离子的数量。这种情况下，钾离子的电学和化学驱动力相等，钾离子进出细胞膜的运动达到一个平衡的状态，就好像是没有钾离子通过细胞膜的情况发生，一个恒定的电位差也在细胞膜两侧形成，称为钾离子的平衡电位（equilibrium potential）。对于其他的无机阴阳离子，由于细胞膜的通透性和细胞膜两侧的浓度差，都存在相应的平衡电位。当达到电化学驱动力平衡时，各种离子在细胞膜内外侧形成的阴阳离子层的厚度非常薄，不超过 1nm，其数量非常少，对细胞内外液的离子浓度不会造成影响。

平衡电位又称为 Nernst 电位，可以由 19 世纪德国物理化学家 Nernst 提出的公式计算得到，即

$$E=\frac{RT}{zF}\ln\frac{[X]_o}{[X]_i}$$

其中，E 为离子的平衡电位；$R=8.314\text{J/(K}\cdot\text{mol)}$ 为气体常数；T 为热力学温度；z 为离子价；$F=96\ 485\text{C/mol}$ 为法拉第常数；$[X]_o$ 和 $[X]_i$ 分别为细胞外侧和细胞内侧的离子浓度。

可见，带电离子在细胞膜两侧形成的平衡电位与离子价、温度和细胞膜两侧的离子浓度有关。哺乳动物中，多数细胞的钾离子平衡电位都在 −90mV 左右，而钠离子的平衡电位在 60mV 左右。

3. 静息电位

细胞膜对多种无机阴阳离子都具有通透性。在细胞处于静息状态时，钾离子由于细胞膜对其具有的通透性和存在于细胞膜两侧的浓度差，在细胞膜两侧趋于形成电化学驱动力达到平衡时的平衡电位。然而，由于细胞膜对钠离子也具有一定的通透性，并且细胞外侧的钠离子浓度比较高，钠离子在扩散的作用下会向细胞内侧进行扩散运动，导致细胞膜内侧电位的升高，即跨膜电位的减小，有远离钾离子平衡电位的趋势。在这种情况下，由于钠离子的反向（从细胞外侧到细胞内侧）扩散运动，在一定程度上抵消了钾离子的扩散运动，导致了整体的化学驱动力减小，因此只需要较小的跨膜电位就可达到平衡，使得整体的跨膜电位低于钾离子的平衡电位。其他的离子，如氯离子和钙离子等，由于离子浓度差导致的扩散运动，也都会对细胞膜跨膜电位的平衡产生一定的影响，因而对最终细胞的静息电位产生一定的贡献。可以看出，静息电位就是多种离子跨膜化学扩散运动的整体化学驱动力所产生的平衡电位，因此各种离子对静息电位的贡献正比于其产生的化学驱动力，即其扩散运动的能力，其比例可以用各种离子对应的跨膜通透性 P 来度量。因此，最终的细胞膜静息电位可以通过各种离子的平衡电位计算得到，即

$$E = (P_{K}E_{K} + P_{Na}E_{Na})/(P_{K} + P_{Na})$$

其中，P_K 和 P_{Na} 分别为钾离子和钠离子的跨膜通透性；E_K 和 E_{Na} 为钾离子和钠离子的平衡电位。

在细胞膜处于静息状态时，细胞膜对钾离子和钠离子的通透性比值将近100。因此，静息电位非常接近钾离子的平衡电位。同样，因为静息状态时的跨膜通透性比较小，其他离子对静息电位的贡献也非常小。

另一个对细胞膜静息电位的形成具有一定影响的是钠钾泵。钠钾泵通过分解ATP实现对钠离子和钾离子的跨膜转运。钠钾泵在运输 3 个钠离子到细胞膜外的同时，转运 2 个钾离子到细胞内部。可见，每次转运钠钾泵都给细胞膜外增加了一个正电荷，导致细胞膜内电位更负，跨膜电位升高，所以钠钾泵是致电性泵(electrogenic pump)。细胞类型不同，钠钾泵对静息电位的贡献也不同，其大小通常在 2～16mV。

总的来说，由于各种离子的电化学驱动力达到平衡时形成的平衡电位和钠钾泵的致电性作用，细胞具有内负外正的跨膜电位。

4. 偶极子

由于细胞膜对无机阴阳离子的通透性和细胞内存在不能自由通过细胞膜的有机阴离子，无机阴阳离子在细胞膜内外两侧存在浓度差，导致了跨膜电位的存

在。跨膜电位决定于各种离子电化学驱动力的整体效应。当跨膜电压由于某些原因（如外界刺激）发生变化，细胞膜上各种电压控选择性离子通道的构象会随着进行相应的改变，使得细胞膜对各种离子的通透性发生增大或减小的变化，诱发不同的跨膜电流，从而使得各种离子电化学驱动力的整体效应发生改变，促进跨膜电压向新的状态变化。当细胞膜的跨膜电压达到一个阈值时，细胞膜对钠离子的通透性大大增加，大量钠离子流入细胞内，细胞发生去极化过程，使得细胞内侧电位升高，从而导致更多的钠离子内流。这样，发生去极化的细胞膜外侧相对于邻近处的细胞外液（体液）由于大量钠离子的内流而呈现出较负的电位，因而形成了一个具有一定方向指向的偶极子。细胞这个去极化过程发生于细胞的兴奋过程中，是神经和肌肉等系统细胞发生动作电位和传递信息时所伴随的现象。人体众多器官运作过程中，大量的细胞不断地被兴奋，动作电位不断地产生、传导，去极化不断地发生，产生的大量偶极子在体表形成一个能够被测量到的电位信号，这就是人体体表能够采集到医学电信号的原因。

1.3 医学信号的采集

1.3.1 医学信号采集系统组成

医学信号采集系统用来感知人体的生物信号，并实现对其放大、滤波和数字化等处理，然后进行显示和存储等操作，从而可以实现对医学信号的提取，方便后续的信号处理和应用。医学信号采集系统与其他领域的测量仪器具有相似的原理和结构，一般由传感器、信号加工处理和显示记录几部分组成。

医学信号采集系统的传感器主要用于感知人体被测量的生物信息量，如生物物理量、生物化学量或是生物电信号等，并将其转换成电信号，从而进行进一步的信号加工处理和显示等过程。传感器能按照一定的规律将被测生物信息量转换成电信号，通常由能直接响应被测量生物信息量的敏感元件和转换原件组成。常用的传感器有压力、温度、光学和位移传感器等。按照被测量生物量来分类，用于医学信号采集系统的传感器可以分为物理传感器、化学传感器和生物传感器，分别用来将人体的物理量、化学量和生物量等信息转换电信号。

信号加工与处理部分完成对传感器感知信号的放大、滤波和数字化等处理。信号的放大是医学信号采集系统的核心部分，与传感器直接相连的最前端放大器称为前置放大器，可以实现对微弱信号的放大。用于医学信号加工的放大器都要满足一系列条件，即合适的增益、带宽和输入输出阻抗等，并根据放大物理量的不同而有所不同。例如，大多医学信号采集系统都是将被测的信息量转换成电压信号。这样，前置放大器放大的对象为电压信号，这种情况下，要求放大器具有较高的输入阻抗和较低的输出阻抗，其带宽能够包括被测量信息量所有成分的频率。放大器种类很多，其中较常用的是差分放大器和隔离放大器，具有较高的共模抑制比。对放大后的信号进行各种滤波处理用于去除信号中的干扰和噪声，同时使得后续的采样避免引入虚假频率成分。信号的数字化部分包括多路开关和采样保持电路等，用来实现模拟信号到数字信号的转换。每个开关控制一个导联的输入信号，因而在要求不高的情况下，即不要求多个导联信号的完全同步化，则多个导联的数据通过开关控制可以使用一个采样保持电路实现模拟到数字的转换。

显现和记录部分将放大和滤波（也许经过了数字化处理）后的信号以一定的方式进行实时的显示，或是存储到介质上，供后续的分析处理。显示和记录的方式多种多样，如CRT显示器显示、示波器显示、描笔试记录、磁带记录和热阵记录器等。目前，计算机技术广泛发展，其功能越来越强大，医学信号采集系统中的很多部分，模数转换、数据显示和存储等都可以在计算机上通过特殊的软件和硬件加以实现，并且很多基于计算机的数据采集系统同时还实现了多种的信号处理算法，从而可以实现采集信号的在线和离线处理。

当代的医学信号采集系统具有的一些特点包括：

① 系统的实现一般都基于高性能的计算机设备及特殊的软件和硬件，从而使得医学信号的质量和采集效率大为提高。

② 医学信号采集系统的软件中实现了多种信号处理算法，并且快速的处理器技术可以实现对采集医学信号的实时在线处理，从而实现了采集、处理和反馈控制的闭环过程，使得一些基于反馈技术的控制和治疗系统成为现实。

③ 得益于电子技术的发展，电路集成度的提高使得医学信号采集系统在保证可靠性和采集速度的同时，具有越来越小的体积，满足了疾病诊疗中便携和植入的需求。

1.3.2 医学信号采集中的噪声与干扰

1. 噪声

信号采集过程中的一个主要问题是如何克服引入的噪声和干扰。如果噪声和干扰过大，有用的医学信号就会被淹没，后续的分析与应用就会受到影响，使得医学信号的应用难以达到期望的准确性。广义上讲，任何与想要的医学信号无关的信号，都可以称为噪声，但这里特指那些随机产生的噪声。任何系统（包括物理、化学和生物等系统）都存在噪声，基本上可以分为热噪声（thermal noise）、散粒噪声（shot noise）和过量噪声（excess noise）。

热噪声是由导体中电荷载体（如导线中的电子和电解质中的带电离子）的随机运动（布朗运动）产生的。医学信号采集使用到的电子设备包括了大量具有一定电阻的元器件，因而不可避免地会在采集到的医学信号中引入热噪声。热噪声的功率（P_n）由电子器件的热力学温度（T）和系统的带宽（W）来决定，具体公式为

$$P_n = 4kTW$$

其中，k 为玻尔兹曼常数，取值为 1.38×10^{-23}J/K。

热噪声产生的功率在电阻上表现出一定的电流和电压，可以通过下式来计算，即

$$P = U^2/R$$
$$P = I^2R$$

其中，电压 U 和电流 I 为热噪声对应的有效电压和有效电流，即与热噪声具有相同功率的直流电的幅值。

热噪声的幅值满足高斯分布，可以称为高斯噪声，即噪声接近 0 的幅值比较多，而远离 0 的幅值比较少。高斯噪声的有效电流也可以通过噪声信号的均方根(标准差) 来计算得到。另一方面，从热噪声功率的计算可以知道，热噪声与系统的带宽是存在正比关系的，这是因为热噪声具有平坦的功率谱，从而总的热噪声功率只与频率的上限和下限形成的带宽有关，这也是热噪声被称为白噪声的原因。在医学信号采集系统中，可以通过调整系统的带宽来控制产生的热噪声，从而得到期望的信噪比。

散粒噪声是由自由运动的带电粒子穿过障碍物时产生的。电子设备中电子穿越 PN 结等会产生散粒噪声，而在生物体中，带电离子穿越细胞膜也会产生散粒噪声。散粒噪声的幅值（I_{eff}）由电流（I）和带宽（W）来决定，即

$$I_{\text{eff}} = (2\mathrm{e}IW)^{1/2}$$

其中，e 为一个电子所带电荷量，约为 1.6×10^{-19}C。

与热噪声一样，散粒噪声的幅度符合高斯分布，功率谱具有平坦的性质，因此也可被称为高斯噪声和白噪声。过量噪声大多来自电子管和半导体，其功率谱与频率成反比，在低频信号中影响比较显著，因而不能称为白噪声。由于医学信号大多是低频信号，因此过量噪声是影响医学信号采集的主要噪声成分之一。

2. 干扰

医学信号采集经常会遇到多种干扰，其中常见的是工频干扰，是来自供电线路的周期性干扰信号，其频率在中国为 50Hz，而在美国等国家为 60Hz。工频干扰影响医学信号采集主要有静电工频干扰和磁场工频干扰。

静电工频干扰是由供电线路发出的电场产生的。由于供电线路提供的是正弦波，因此它所产生的干扰电场信号也具有正弦波形。供电线路传送的交流电压都比较高，引起的工频电场干扰也比较大，因此在电生理实验中要使实验样本尽可

能地远离供电线路。

磁场工频干扰是由流经供电电缆和仪器电源线等的电流产生的磁场，这种干扰可能影响整个实验装置。与上述静电工频干扰不同，磁场工频干扰信号通常表现为尖峰，具有纹波形状。一些电器设备（如荧光灯之类的气体放电管、仪器电源、电动机、仪器设备）的开启和关闭都会产生纹波样磁场工频干扰。解决这种干扰的方法就是使实验样本与这些设备保持足够的距离，同时采用合适的接地技术。

3. 屏蔽与接地

电生理实验所检测的信号一般都非常微弱，对噪声非常敏感。为了获得具有较高信噪比的信号，采用一些方法来消除工频干扰是非常必要的。一般来说，屏蔽和合适的接地方法能够满足大多数电生理实验的数据采集。

屏蔽是解决静电工频干扰的简单有效方法。将大面积的金属导体罩住仪器设备和电缆线等整个实验装置，然后将金属罩子接地。目前的科学仪器一般都有金属机箱，仪器设备之间的信号传输则采用具有屏蔽的同轴电缆线。因此，将仪器设备的金属机箱和信号电缆线的屏蔽层接地就相当于将整个实验装置罩在一个接地的金属罩子里了，能够很好地屏蔽静电工频干扰。另外，实验样本和实验装置的其他裸露部分还可以放在法拉第屏蔽笼内。如果附近环境中存在射频干扰，还可以尽可能将实验样本放置在房屋的中间，利用房屋墙壁中的钢筋起到一定的屏蔽作用。

另一方面，选择合适的接地方式也是消除干扰的必须手段。如果接地过多，例如将所有的仪器设备的电源都接安全地，同时仪器设备之间相互连接的信号线的屏蔽网也接地，则非常容易形成接地回路。在有接地回路存在的情况下，线路中的交流信号非常容易通过互感的方式产生出干扰到实验样本的噪声。因此，为了避免接地回路的存在，就要采取合适的接地方式。一般使用到接地方法有：

① 如果安全接地（电源地），没有明显的噪声，则可以切断仪器设备之间的信号电缆线的屏蔽，只通过仪器设备的安全接地连线提供唯一的接地点即可。通常情况下，由于大量电气设备的存在，安全接地都不能满足噪声小的要求。

② 将实验样本和仪器之间信号线的屏蔽线接地，断开仪器设备的安全接地。但是，这种情况存在设备的电路器件被漏电流烧毁的危险，一般情况下不推荐此种方法。

③ 使用安全接地，同时在仪器设备之间信号电缆线的屏蔽线之间连上一个电阻，如 10Ω。这样，即使互感作用存在，但是由于电阻的存在，感生的电流非常小，对实验样本的影响也就变小了。

④ 采用隔离放大器能够很大程度上减小互感电流对实验样本的影响。

1.3.3　安全问题

很多医学仪器都是连接到人体的，因而医学仪器的使用尤其要注意其安全问题。有关电气的安全规定明确要求：用于活体动物和实验标本等普通仪器装置不能用于人体。相较于普通仪器，用于人体的医学仪器要求具备更高的安全标准和安全保障措施。总的来说，医学仪器的使用需要注意的安全问题包括三个方面，病人的安全（或受试者的安全）、医务人员的安全和医学仪器的安全。医学仪器的安全使用包括以下一些方面：

① 供电安全接地。为了保护医学仪器，尤其是其中的数字电路等部分，不被漏电流和静电等干扰电流损坏，所有的仪器设备（包括其金属外壳等部件）都要连接供电安全接地。这样，仪器本身的漏电流、静电和来自其他一些设备的瞬时感应电流会通过接地消失，不至于导致仪器元器件的烧毁。另外，在仪器设备发生电路故障的时候，有可能施加在仪器金属部件上的高压会因为部件的接地而熔断电源保险丝，从而保证仪器和使用者的安全。

② 加强绝缘。在供电线路和仪器设备中容易磨损和受到挤压的连线要使用双层绝缘，防止使用者接触连线而接触高压的危险。一些变压器部件的两级线圈之间的绝缘程度在医学仪器中要进一步加强，以免产生更大的漏电流，对仪器和人体产生潜在的威胁。另外，还要注意医学仪器的高压导体之间要具有足够大的电气间隙距离（空气中的距离）和爬距（沿着绝缘体的距离）。

③ 使用有效的隔离。为了避免病人或是受试者遭到电击的潜在危险，尽可能实现连接病人的电路和连接供电的电路之间的隔离，并使用电池对连接病人的电路供电。目前，管耦合隔离器和无线电射频耦合隔离器是实现病人和供电电路之间隔离的最可靠方法。光耦合隔离器的组成包括发光二极管（其发光强度由病人或是受试者的生物信号调制）、耐高压的透明塑料绝缘层和实现光电转换的光信号探测器组成。无线电射频耦合隔离器使用其中的发射线圈和接收线圈来实现人体生物信号向连接电源供电设备的传递。隔离器避免了病人直接与电源供电设备的连接，因而保障了人体的安全。

1.4　医学信号分析与处理的作用

从人体采集的医学信号通常都具有一定非线性、非平稳、高维和高复杂度等特点，信息量大，难以使用直接观察的方法进行分析。因而，医学信号的分析与处理是临床医学和科学研究中一个重要问题。其作用有：

① 去除噪声。从人体采集的医学信号包含了大量的干扰和噪声，不利于特定信号的提取和使用。使用信号处理的方法能方便地剔除一定的噪声，大大提高

医学信号的信噪比，从而增强医学信号使用的准确性和稳定性。

② 特征提取。医学信号能在一定程度上反应人体的一定生理状态，然而与生理状态和某些疾病相关的特异性特征并不是直接显现出来的，往往隐藏于所采集信号的时间序列当中，需要使用特殊的方法才能体现出来。因而，使用信号分析与处理的方法能够对信号进行一定的统计，或是转换到其他域，或是进行建模分析等，从而得到信号中感兴趣的特异性信息，去除冗余量，利于医学信号与生理状态的关联。

③ 信息整合。人体包含有大量的各种各样的医学信号，每种医学信号都能反映人体生理状态的某些侧面。将这些信息进行整合，能够极大地提高人们对人体生理状态的把握，有利于临床疾病的诊断。然而，大量信息的整合依靠人眼和大脑实现起来比较困难。使用信号处理的方法能实现信息的自动整合和分析，使得医学信号的综合应用的过程更加容易。

随着科技的进步，医学信号的分析与处理在临床疾病诊疗和对人体奥秘探索的科学研究中，都将发挥着越来越重要的作用。

思考题

1.1 医学信号的特点有哪些?

1.2 细胞跨膜电位去极化、复极化和超极化是如何定义的?

1.3 简述动作电位的形成过程。

1.4 简述动作电位的特性。

1.5 试述细胞膜存在跨膜电压的原因。

1.6 简述细胞静息电位的形成因素。

1.7 试述医学信号采集系统的组成。

1.8 试述噪声的类型及其产生原因。

1.9 试述干扰的类型及其产生原因。

1.10 如何能够有效地消除医学信号采集过程中遭受到的干扰信号?

第 2 章　常见的医学信号及其检测

目前，用于科学研究和临床诊疗的医学信号包括生物物理、生物化学、生物电和生物磁等多种生物信息。其中，常用到的生物电信号有心电信号（ECG）、脑电信号（EEG）和肌电信号（EMG）等。声音信号，如心音也在临床上对心血管等疾病的诊断起到越来越重要的作用。另外，超声和 X 射线计算机断层（CT）等医学成像技术在目前的临床疾病诊断上发挥着不可估量的重要作用。本章将简要地阐明这些医学信号和图像的产生机理及其特点。

2.1　心电信号

心电信号是心肌细胞兴奋、收缩过程中电活动的综合，是心脏电生理活动的反映，具有较强的规律性，可用于对心脏的功能状态进行评估和检测。采集记录心电信号的方法称为心电图学，是临床心电学、心电电生理学的基础。基于心电信号的诊断技术由于其无创性和简便性，在临床上得到了广泛的应用，其提供的关于心脏电生理方面的信息对心血管等疾病的诊断具有重要的参考价值。

2.1.1　心电信号的产生

心脏主要是通过持续的、节律性的舒张和收缩，完成向全身泵血的功能。心脏完成其生理功能的基础是心肌细胞。心肌细胞分别为普通工作心肌细胞和特殊心肌细胞。普通工作心肌细胞的内部含有排列有序的肌原纤维，因而在兴奋性和传导性之外还具有较强的收缩性，是心脏实现舒张和收缩的最终执行者。特殊心肌细胞具有兴奋性和传导性，在没有外部刺激的情况下能够自动产生节律性兴奋活动，是心脏节律性活动的根源所在，控制着心脏收缩和舒张。另外，特殊心肌细胞也具有一定的收缩性，但是由于内部的肌原纤维比较少，因而其收缩性也比较弱。特殊心肌细胞存在于窦房结、房室交界区（atrioventricular junction，AVJ）、房室束（AV bundle）、左右束支（left and right bundle branch）和末梢浦肯野纤维（Purkinje fiber）当中，这些结构共同组成了心脏的特殊传导系统。房室交界区内含有房室结（atrioventricular node）。特殊传导系统负责产生和传导节律性兴奋。心脏的节律性兴奋由窦房结产生，依次经过右心房、左心房、房室交界区、房室束、左右束支、末梢浦肯野纤维、左心室和右心室，通过兴奋普通工作心肌细胞，最终导致心房和心室先后次序的节律性兴奋，即心脏的节律性舒张和收缩。正常心脏的节律性由窦房结产生，因而称为窦性节律（sinus rhythm）。在特殊传导系统中较前位置部分不能产生兴奋时，后续部分产生的兴奋将用来兴奋心脏，使心脏产生节律性舒张和收缩活动。例如，在有些心脏病患者中，窦房结不能产生兴奋，这时心脏的节律性将由心脏特殊传导系统中位于房室交界区的房室结产生。由窦房结到末梢浦肯野纤维的每个部分发生节律性兴奋活动的频率依次递减。

特殊心肌细胞和普通工作心肌细胞在兴奋过程中产生的细胞膜外负电位是体表心电信号的产生基础，体表心电信号是所有心肌细胞电活动产生的细胞膜外负电位在体表的综合反映。然而，由于特殊传导系统中的窦房结、房室交界区、房室束和左右束支都位于心脏的深处，因而它们的电活动在体表的反映不是非常明显，需要使用特殊的记录方法才能采集到相关信号。特殊传导系统中的末梢浦肯野纤维分布到心脏的心室壁当中，距离体表的距离相对比较近，其电活动在体表的映射相对比较明显一些。所以，从一定程度上来说，体表记录的心电信号可以说是由普通工作心肌细胞和末梢浦肯野纤维的电活动在体表的综合反映。

具体来说，体表记录的心电信号各个时间段的波形产生于心脏各个部分细胞的电活动。心脏各个部分肌细胞的电活动在体表的映射形成心电图的对应关系，如图 2.1 所示。体表心电信号可以分为 P 波、QRS 波群和 T 波。P 波对应于心房肌细胞兴奋过程中的去极化。在心脏的一个兴奋周期内，右心房先兴奋，左心房后兴奋。大体来说，各个部分心房肌细胞兴奋过程中产生的动作电位非常类似，造成细胞膜外负电位的差别也不是很大。因此，右心房肌细胞去极化开始兴奋时，相对于左心房整个右心房肌细胞外表现出负电位，左右心房去极化在体表的综合反映相当于右心房负电位在体表的映射；左右心房都处于兴奋状态时，两者之间不存在电位差，左右心房肌细胞电活动在体表的综合反映相当于零；右心房肌细胞开始复极化完成兴奋时，其细胞膜外电位恢复正常状态，而左心房由于没有结束兴奋，其细胞膜外电位相对于右心房而言依然为负，左右心房肌细胞电活动在体表的综合反映相当于左心房肌细胞膜外负电位在体表的映射。可以看出，心房肌细胞的去极化和复极化都产生了综合电场，在体表都存在一定的电位波形映射，但两者的方向却是相反的。事实上，体表记录的心电信号中存在一个 Ta 波对应于心房的复极化过程，其方向和 P 波相反。Ta 波出现的时间在 P-R 波之间，与 QRS 波群重合，一般情况下很难看到。

体表心电信号的 QRS 波群产生于心室肌细胞的去极化。心室的兴奋从心室间隔开始，然后依次延伸到心室尖部和心室基底部。在心室去极化开始兴奋期间形成的综合电场方向和大小会发生多次的改变，因而形成了方向和大小发生多次变化的 QRS 波群。相对于心房肌细胞动作电位的相对相似性，不同部位心室肌细胞动作电位的形态存在较大的不同，这就导致不同部位心室肌细胞膜外负电位

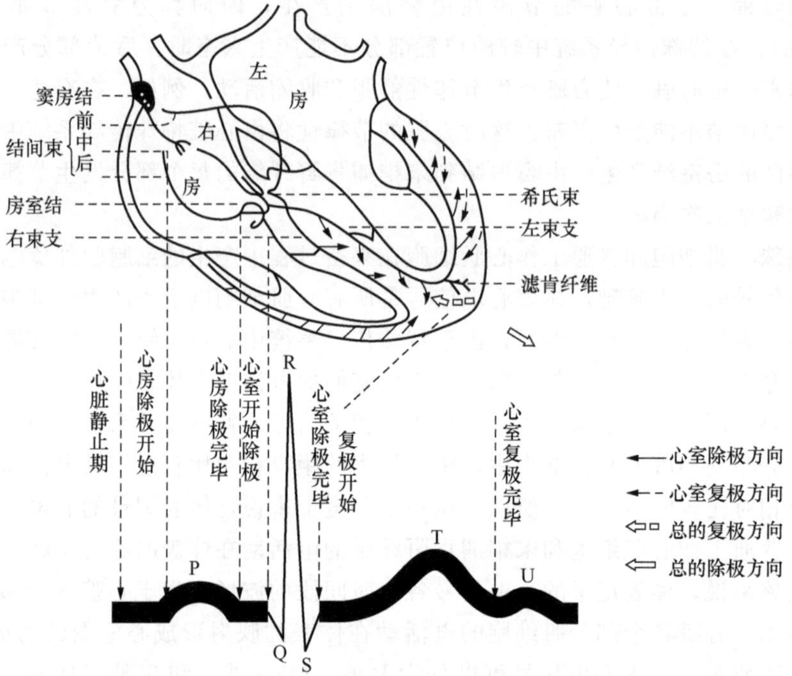

图 2.1 心脏肌细胞的兴奋与心电信号的对应关系

的大小和持续时间也都存在较大的差异。其中，动作电位持续时间的不同导致了心室肌细胞复极化的顺序相对于去极化的顺序发生了改变。当心室尖部和心室基底部肌细胞顺序发生去极化产生兴奋后，由于心室基底部肌细胞动作电位的时程相对较短，造成心室基底部肌细胞先发生复极化，而心室尖部肌细胞后发生复极化，这种复极化差异（dispersion of repolarizaiton）使得心室复极化产生的综合电场与心室去极化产生的综合电场大体上具有相同的方向。体表心电信号中的 T 波产生于心室肌细胞的复极化，其方向与心室肌细胞去极化所产生 QRS 波群的方向一致。

2.1.2 心电信号的特点

体表心电图记录的是心脏肌细胞的节律性电活动在体表的综合电位随着时间的变化情况。体表心电图的典型波形由 P 波、QRS 波群和 T 波组成，如图 2.2 所示。P 波是由心房的去极化产生的，其波形比较小，形状有些圆，幅度约为 0.25mV，持续时间为 0.08～0.11s。窦房结去极化发生在心房肌细胞去极化之前，因而在时间上要先于 P 波，只是窦房结处于心脏内部，其电活动在体表难以采集。

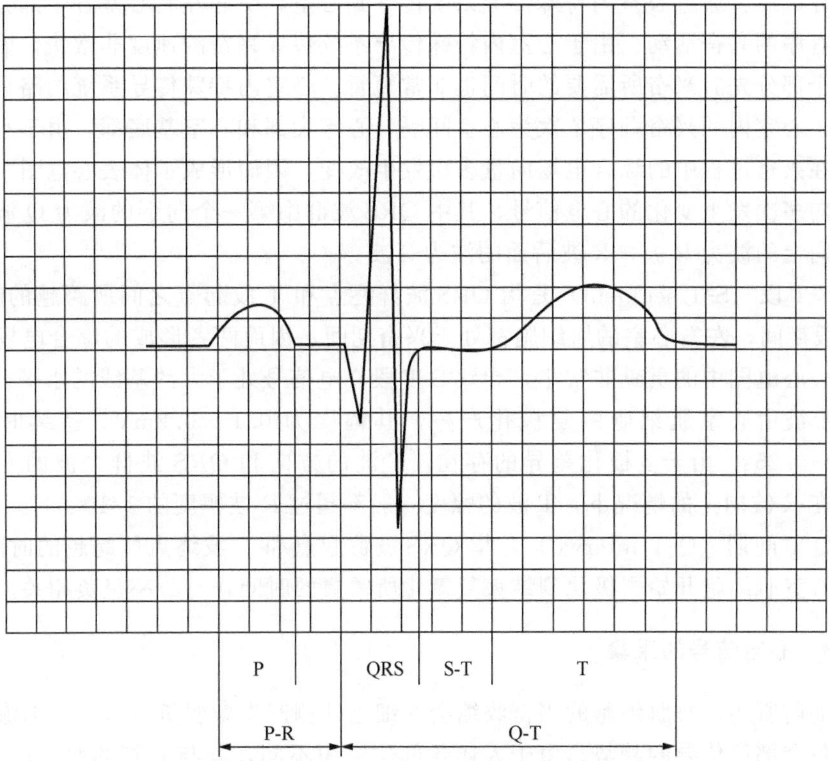

图 2.2　正常心电信号在一个周期内的波形

P-R 间期（P-R interval）是指 P 波起点和 QRS 波群起点所跨越的时间，是窦房结产生的兴奋，经过右心房、左心房、房室交界区、房室束、左右束支和蒲肯野纤维之后，传导到心室所需要的时间。在正常的体表心电图中，P-R 间期的值为 0.12～0.2s，其中大部分时间是兴奋在房室交界区内传导所需要的时间。P-R 间期也称为房室传导时间。

P-R 段（P-R segment）是指 P 波终点和 QRS 波群起点之间所跨越的时间。在正常的体表心电图中，P-R 段的心电信号电位值都是接近基线水平的很小电位。在 P-R 段期间，左右心房同时兴奋，因而两者产生的综合电场对体表心电图的影响较小。另外，此时的兴奋还处于房室交界区和房室束特殊传导系统中，没有到达心室，因而没有产生较大波动的体表心电图信号。

QRS 波群是左右心室肌细胞依次发生去极化所产生的膜外负电位在体表的反应。QRS 波群的持续时间为 0.06～0.1s。特殊传导系统在心室内的部分包括房室束、左右束支和蒲肯野纤维三部分，这些心室内的特殊传导系统又合称为希氏-浦肯野系统（His-Purkinje system，HPS）。窦房结产生的兴奋信号在经过房室交界区后，通过心室内特殊传导系统传导到心室，引起左右心室各个部分产生先后有序的兴奋活动。由于心室内特殊传导系统传导兴奋的速度非常快，因此心室各个部分先后兴奋所需要的时间也非常短暂。心室内特殊传导系统的路径分布决定了心室内的兴奋顺序依次为心室间隔、心室尖部和心室基底部。由于心室肌细胞在兴奋过程中的综合电场向量多次发生改变，因而形成了体表心电图中大小和方向多次发生变化的心电信号，其中 QRS 波群中第一个向下的波为 Q 波，第一个向上的波为 R 波，R 波后面的波为 S 波。

S-T 段（S-T segment）是指 QRS 波群终点和 T 波起点之间所跨越的时间。S-T 段期间，左右心室的肌细胞都处于兴奋期间，因而两者形成的综合电场向量在体表心电图中的贡献非常小，导致 S-T 段心电信号处于大约基线的水平。

T 波由心室肌细胞的复极化产生，其幅度为 0.1～0.8mV，持续时间为 0.05～0.25s。由于复极化差异的存在，T 波的方向和 QRS 波群主波的方向一致。在 R 波向上的情况下，T 波的幅度一般都超过 R 波幅度的 1/10。

Q-T 间期（Q-T interval）是指 QRS 波群起点和 T 波终点所跨越的时间段，代表心室肌细胞开始去极化到结束复极化所需要的时间，与心率呈负相关。

2.1.3　心电信号的采集

如前所述，心肌细胞的兴奋收缩会在细胞外侧产生微弱负电流。该电流有向人体各个部位传导的趋势。由于人体各部位组织不同，其与心脏的距离也不同，因此心脏活动过程中所产生的细胞外综合负电位在人体体表各部位表现出不同的电位变化。这些电位变化被记录下来之后形成随时间改变的动态曲线，就是所谓的心电图（electrocardiogram，ECG），也称为体表心电图。

体表心电信号的采集通过心电图机来实现。在心电信号采集过程中，首先在体表放置多个测量电极，每两个或多个电极形成具有一对电压信号输入的导联，连接到心电图机，用来采集一定类型的心电信号。心电图机包括输入电路、心电信号放大电路、心电测量、心电记录和电源等几个部分组成。心电图机的输入电路完成导联选择、滤波和过压保护等功能。心电放大电路包括前置放大器、中间放大电路和功率放大电路，其中前置和中间级放大电路完成对微弱心电信号的放大，功率放大电路用来驱动心电图机中的记录器从而完成对心电信号的记录。

电极的作用是将体内由离子介导的电流转换为金属导体中由电子介导的电流。电极一般由在表面镀金、银、铬的铜片或不锈钢片制成。放置到体表任何位置的两个电极都可以组成一个输入导联来记录体表心电信号。然而，为了统一标准以便进行对比分析，通过不断研究和实验总结所逐渐形成的标准 12 导联体系，是目前体表心电信号采集中经常使用到的电极导联方法。12 导联体系使得心电信号的记录标准化，从而易于比较，而且基于 12 导联体系的心电信号采集的操作也变得更加规范化和容易化。12 导联体系包括Ⅰ、Ⅱ、Ⅲ标准导联，加压单极肢体导联 aVR、aVL、aVF 和单极胸壁导联 $V_1 \sim V_6$，其中 3 个标准导联和 3 个加压单极肢体导联又称为肢体导联。具体的 12 导联体系电极连接方法如图 2.3 所示。

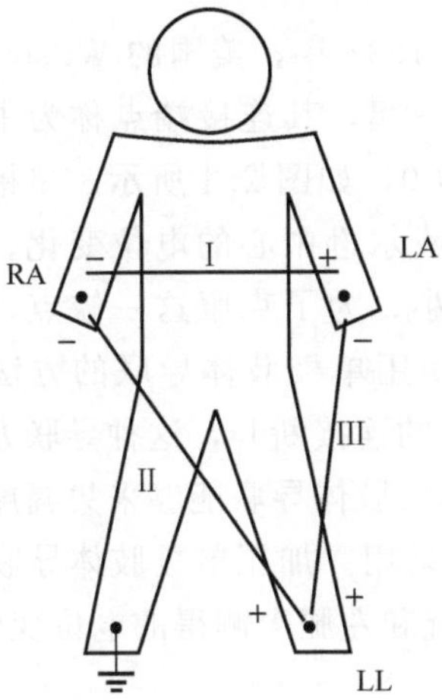

(a) Ⅰ、Ⅱ、Ⅲ标准导联

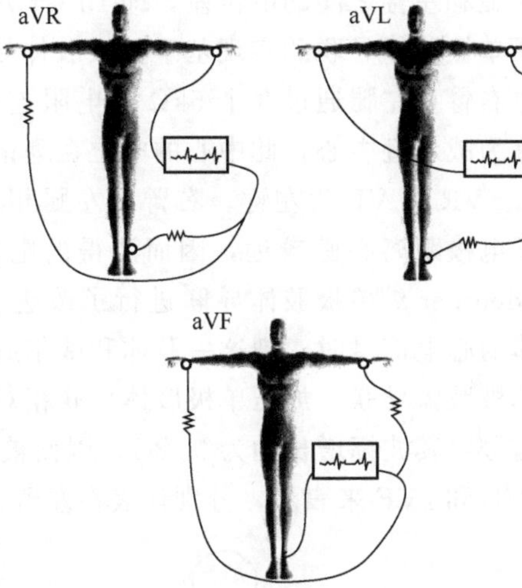

(b) 加压单极肢体导联aVR、aVL、aVF

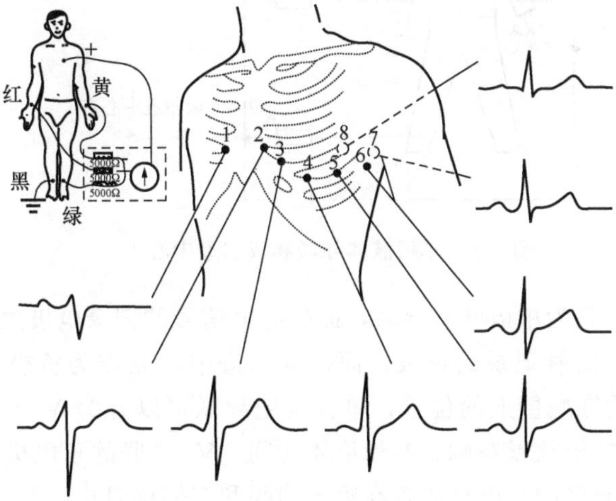

(c) 单极胸壁导联$V_1 \sim V_6$

图 2.3　心电标准 12 导联体系

标准导联又可以称为标准肢体导联或双极肢体导联，反映的是肢体之间电位差随时间的变化情况。将 3 个记录心电信号的电极放置在左臂（LA）、右臂

(RA) 和左腿 (LL) 上，另外，在右腿上放置一个电极作为心电信号的参考电极。标准导联Ⅰ记录的是左臂和右臂之间的电位差，即 LA(+)-RA(-)，标准导联Ⅱ记录的是左腿和右臂之间的电位差，即 LL(+)-RA(-)，标准导联Ⅲ记录的是左腿和左臂之间的电位差，即 LL(+)-LA(-)。

加压单极肢体导联的实现基于单极肢体导联。1932 年，美国的 Wilson 教授将左臂、右臂和左腿通过 3 个 5kΩ 的电阻连接在一起，其连接端点称为中心电端，也称为威尔逊中心，此中心的电位在理论上为 0，如图 2.4 所示。单极肢体导联 VL、VR 和 VF 为左臂、右臂和左腿相对于威尔逊中心的电位变化。这种导联由于电极距离心脏较远，因而测得的电位较小。为了克服这一缺点，1942 年，Goldberger 对单极肢体导联进行了改进。在使用单极肢体导联的方法记录某一肢体的心电信号时，把这一肢体和威尔逊中心的连接断开，这种导联方法即为加压单极肢体导联。加压单极肢体导联相对于单极肢体导联能够采集幅度更高的心电信号 (其波幅增长约为 50%)，因而被广泛采用。加压单极肢体导联使用 aVR、aVL 和 aVF 来表示，分别代表在左臂、右臂和左腿上测得的电位变化。

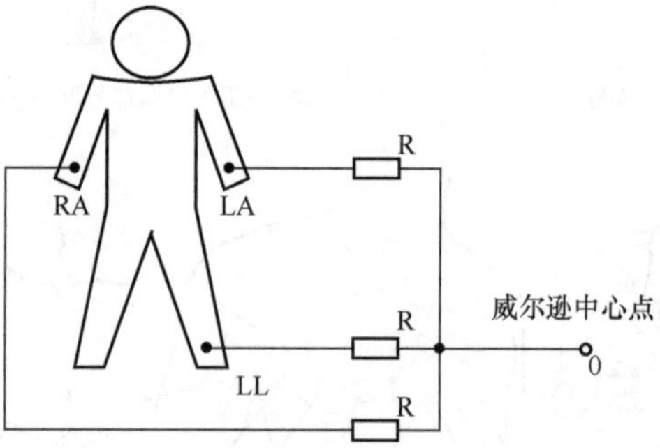

图 2.4　单极肢体导联和威尔逊中心点

常规的胸壁导联为单极胸壁导联，即把心电信号的记录电极放置到胸壁的一定位置上作为心电信号记录的正极，而把威尔逊中心点作为负极连接到心电图机。按照正极放置在胸壁上的位置，单极胸壁导联可以分为 $V_1 \sim V_6$ 6 种导联方法。V_1 导联的正电极放置在胸骨右缘第 4 肋间，V_2 导联的正电极放置在胸骨左缘第 4 肋间，V_4 导联的正电极放置在第 5 肋间和左侧锁骨中线相交处，V_3 导联的正电极放置在 V_2 和 V_4 连线的中点，V_5 导联的正电极放置在左腋前线和 V_4 水平线的相交处，V_6 导联的正电极放置在左腋中线与 V_4 水平线的相交处。单极胸壁导联中，V_1 和 V_2 的正电极面对右心室，V_3 和 V_4 的正电极面对室间隔及其附近的左右心室，V_5 和 V_6 的正电极面对左心室。胸壁导联的电极距离心脏很近，因此记录的心电信号幅度很大，在诊断心肌梗塞方面具有十分重要的作用。

2.2　脑电信号

脑电信号记录的是大脑中大量神经细胞进行自发和节律性活动时所表现出的电位信号，可以在头皮、脑皮层和脑皮层内部记录中得到，能在一定程度上反映大脑的功能状态和信息处理的过程，在科学研究和临床疾病诊断方面都具有非常重要的应用价值。脑电信号最早由德国Jena大学精神科教授Berger于1924年在其儿子的头皮上获得，并被命名为electroencephalogram（EEG）。由于脑电信号可以在头皮上获得，具有无创性，所以目前已经在临床上得到了广泛的应用，并随着计算机技术和信号处理方法的不断进步，在很多疾病，如脑部肿瘤、癫痫、脑血管疾病以及一些精神性和神经性疾病的诊断和治疗中，发挥着越来越重要的作用。

2.2.1　脑电信号的产生

从生物电的产生机制中，我们已经了解到，细胞膜两侧存在电位差，当可兴奋细胞，如神经细胞或肌肉细胞等产生动作电位时，细胞膜外侧表现为负电位，而当动作电位沿着细胞膜传导时，细胞膜外的负电位也会沿着细胞膜传导，这是体表电位产生的基础。脑电信号的产生即是基于大脑中大量神经细胞产生并传导动作电位进行信息交互和处理过程中导致的细胞膜外负电位在头皮和脑皮层的表现。除此以外，脑电信号还具有自发性、节律性和低频的特点。脑电信号的自发性是指在没有特定外界刺激的情况下，脑电信号依然存在。自发产生的脑电信号伴随整个生命过程，一旦生命停止，脑电信号也就消失了。脑电信号具有的低频节律特点对应于很多生理状态，如安静、闭眼条件下，脑电信号会表现出明显的10Hz左右的节律，而睁眼会阻断这一节律，使得脑电信号表现出更高频率的节律。脑电信号的自发性和低频节律性说明脑电信号的产生还具有一些独特的机制。

低频特性是脑电信号具有的主要特征。大脑中存在大量的神经细胞，其生理活动在大脑功能的实现当中都起到非常重要的作用，然而神经细胞所产生动作电位的时间宽度多为毫秒（1～2ms）级别，这与头皮记录到的脑电信号的低频（10Hz左右）特性存在一定的差别。因而，哪些神经元的哪些活动是头皮脑电信号的产生原因，是脑电信号产生的一个重要问题。目前，多数研究都认为，大脑皮层中椎体细胞的胞体和顶树突产生的突触后电位是头皮脑电信号的一个重要组成成分。椎体细胞的胞体和顶树突存在于大脑皮层中，距离头皮较近，而且突触后电位持续时间比较长，其变化在频率上与头皮脑电信号相似。微电极记录表明皮层神经元细胞内电位变化与头皮脑电信号具有相同的频率范围，只是变化幅度比较高。因而，研究者得出结论，头皮或皮层脑电信号是由大量神经元细胞的同步放电产生的突触后电位形成的。另外，大脑中神经元细胞产生动作电位造成细胞膜外负电位的传导而形成的持续时间比较短的峰形波，也可能在脑电信号的形成中起到一定的作用。

关于脑电信号的自发性，目前认为是由于神经的自律性放电和大脑中神经元回路兴奋冲动的循环所造成的。在大脑中存在大量的各种神经元，其中有些神经元能够进行自发性的放电行为，不断地产生动作电位，以神经冲动的形式传递给周围的神经元。另外，有些神经元和中间神经元形成了闭合性的神经回路，即中间神经元分别与神经元的轴突和树突或细胞体之间都形成了突触。这样，由于某些刺激使得神经元产生的兴奋冲动在通过中间神经元后就能够再一次作用于神经元本身而使其产生兴奋冲动，从而使大脑中大量神经细胞不断产生放电的现象。这两种原因在脑电信号的产生中都起到了一定的作用。

脑电信号的节律性有两个方面的原因，一个是大脑神经细胞放电的同步化，另一个是大脑中大量神经元细胞的一致性排列。头皮上采集的脑电信号是大脑中大量神经细胞放电行为的总和，因此脑电信号中的节律性是大量神经细胞节律性放电行为在时间和空间上叠加的表现。在时间上，脑电信号表现出的节律性要求大量的神经细胞同时发生和停止放电行为，即大量神经细胞的放电具有同步化的特点，称为神经细胞放电的同步化。另一方面，从生物电的产生基础得知，脑电信号的产生基于神经细胞膜外负电位和周围正电位之间形成的电场，这个电场比较弱，而且具有一定的方向性。这就要求同步放电的神经细胞在空间的排列上具有相同的方向，从而使得同步放电的神经细胞产生的细胞膜外电场在叠加之后不至于互相抵消，而是产生一个节律信息能够保留、强度能够穿透颅骨的可以在头皮记录的脑电信号。大脑皮层中的椎体神经细胞的排列非常整齐，其树突垂直伸向大脑皮层的表面，并在水平方向有一定的延伸，能够满足脑电信号节律性产生的条件。

2.2.2 脑电信号的分类及其特点

脑电信号的幅度和频率随着在头皮上的记录位置和人体生理状态的不同而有所不同。按照频率脑电信号的波形基本上可以分为 δ 波、θ 波、α 波和 β 波等，如图 2.5 所示。

δ 波的频率范围为 0.5～3Hz，其波形的幅度变化范围为 20～100μV，可以在颞叶和枕叶记录到。一般情况下，δ 波脑电信号只有当人处于非清醒的状态时才会出现，如成年人在睡眠，或是处于极度疲劳、缺氧、麻醉状态等情况时，因此清醒状态情况下出现的 δ 波属于异常情况，可以用于对身体生理情况的评估。

θ 波的频率范围为 4～7Hz，幅度范围为 100～150μV，一般出现在疲劳、困

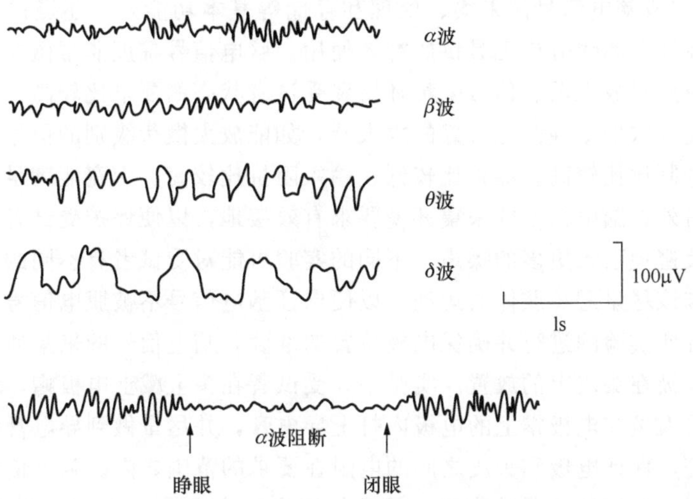

图 2.5　各种正常脑电波图形

倦少年或成年人的额叶和顶叶。θ 波脑电信号表明大脑中枢神经系统处于抑制状态。

α 波的频率为 8～13Hz，一般在成年人处于闭眼并安静的状态时出现。α 波通常出现在枕部，另外在颞叶和顶叶的后部也可以采集到 α 波，在成年人头颅两侧对称部位采集的 α 波一般具有相同的频率。α 波脑电信号的幅度在 20～100μV 之间，通常为 50μV 左右，其随时间的变化具有明确的特点，呈现出由小到大再由大到小的梭形。α 波脑电信号中的梭形波的周期长度大概为 1～2s。当成年人睁眼时 α 波消失，称为 α 波阻断。在人接受到声音和视觉等刺激或进行思维等大脑活动时，脑电信号也会出现 α 波阻断的现象。

β 波的频率在 14～30Hz，其幅度为 5～20μV，在人的大脑皮层处于紧张活动状态时出现。在额叶和顶叶可以记录到显著的 β 波脑电信号，而枕叶和颞叶的 β 波由于混在幅度比较大的 α 波中而难以被检测到，因此 α 波阻断有利于对 β 波脑电信号的观察。β 波是快波脑电信号，是大脑神经细胞去同步化活动的体现，表征着大脑皮层处于兴奋的活动状态。

2.2.3　脑电信号采集

同其他生物电信号的采集一样，脑电信号的采集系统也包括传感器前端、信号的放大处理和存储等几个部分。脑电信号采集的传感器前端包括电极及其放置和导联选择，脑电信号的放大处理部分包括放大器、滤波器、模数转换等，脑电信号的存储部分包括计算机设备或磁盘设备等。脑电信号采集系统中的信号放大和信号存储等和其他生物信号的采集系统类似。目前，很多商业产品，如 Neuronscan 在完成脑电信号的采集、处理和存储等基本功能外，还提供了大量的脑电信号的在线和离线分析工具供研究者使用。脑电信号幅度非常微弱，通常在微伏级别，因此对放大器、信号采集环境和受试者状态的要求比较高。通常，脑电信号的采集要求使用性能比较好的放大器，如能放大微伏级别的信号、噪声比较小、共模抑制比比较高、漂移比较低、输入阻抗比较高、带宽能满足脑电信号的要求等。另外，脑电信号的采集环境要求有效接地，以便保护受试者、仪器、实验人员以及避免引入更多的噪声。不同的实验可能对受试者有不同的要求，但通常受试者应该尽量避免肢体的运动，以便保证脑电信号不被肌电信号干扰淹没。

为了方便实验的进行并确保电极位置的准确，脑电信号的采集通常使用电极帽来进行电极在头皮上的放置。实验中，受试者在头上戴上电极帽，保证位置正确后，实验人员在电极帽上的电极内打上导电膏，并尽量做到导电膏和头皮接触的比较紧密，保证电极和头皮之间的电阻在要求的范围之内。脑电信号的采集使用的电极起到电压传感器的作用，通常使用表面为 Ag-AgCl 的盘状或表面电极为好。

目前，脑电电极位置的确定通常参照国际标准导联 10-20 系统。10-20 系统确定电极的位置及方法如图 2.6 所示。10-20 系统在矢状位上把鼻根和枕外隆凸连接形成中央线，其在头皮顶端的中点标记为 C_2，C_2 前后 20％距离的位置分别标记为 F_2 和 P_2，距离鼻根和枕外隆凸 10％的位置上也都标记一个电极位置。在冠状位上，由鼻根、外耳孔和枕外隆凸连接所形成的冠状线上，以同样的10～20％的距离定位电极的放置位置。连接左右两侧对称电极位置形成的横线，通过中央线上相应的电极，并在此电极左右两侧的 20％分别定位电极位置，左侧的电极以单数标记，右侧的电极以偶数标记。例如，在头皮中央区，中央电极为 C_2，而左侧的电极为 C_3，右侧电极标记为 C_4。10-20 系统根据颅骨的比例来确定电极位置，使得电极的放置位置尽可能与头颅的大小和形状成比例关系，因而

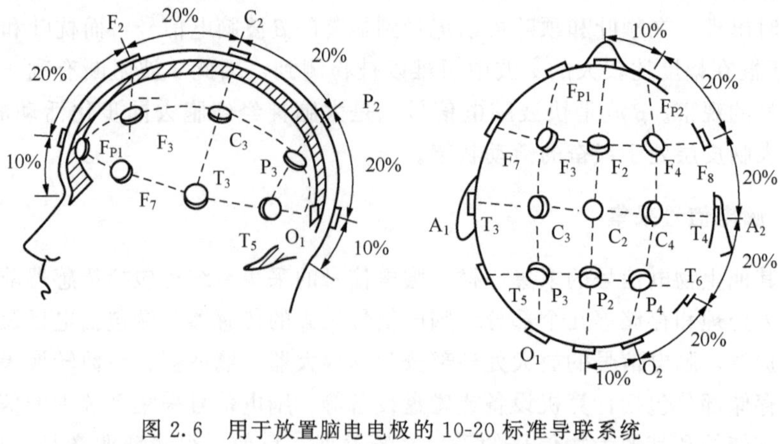

图 2.6　用于放置脑电电极的 10-20 标准导联系统

能够用于不同的受试者。脑电信号的采集可以使用单极导联或是双极导联方式。单极导联方式是参照一个无关电极，如耳垂来记录各个电极处的脑电信号。双极导联方式是记录两个电极之间的相对电压变化。

2.2.4　脑电信号的应用

脑电信号在一定程度上反映了大脑神经系统的功能状态和人的意识活动，所以在一定方法的辅助下，脑电信号可用于一些神经和精神疾病的诊断和康复治疗。首先，不同生理状况下的脑电信号具有不同的特点，因此在临床上，脑电信号可用于对某些疾病的诊断。例如，当血糖和体温较低时，脑电信号中的 α 波频率减小，而当动脉血氧分压降低时，α 波频率升高。癫痫患者的脑电信号中会出现异常高频和高幅的成分，或是在高频和高幅脑电波的后面跟随一个慢波，具有非常明显的特征，应用这些特异性的特征，通过信号处理等方法进行分析和提取，脑电信号可以用于对癫痫的预测。另外，脑电信号还可以用于对麻醉深度的监测，脑部肿瘤的定位，脑外伤、脑血管、颅内炎症和一些精神疾病等病症的诊断当中。

另外，基于脑电信号的生物反馈治疗技术在最近几年得到了极大的发展，在抑郁症等精神疾病的治疗中发挥了一定的作用。脑电生物反馈治疗技术应用操作性条件反射和闭环反馈治疗仪器，以纠正某些脑电信号中失调的成分为目标和指标，来进行精神状态的长时间调整和保持，从而达到对精神疾病治疗的目的。这一技术凭借恢复性训练进行治疗，在一定程度上克服了传统服用药物来治疗精神疾病这一方法所带来的较大负面作用，是对传统方法的极大补充和突破。

基于脑电信号的脑机接口（BCI）技术是脑电信号应用的一个比较新的技术，在全球范围内得到了越来越多研究者和科学家的关注，是运动功能损伤的康复治疗和运动功能的辅助补充的有效手段，在临床康复治疗、游戏和军事的运动辅助等方面都具有非常重要的应用价值。脑机接口技术通过对脑电信号进行预处理、特征采集和模式识别等手段，在人的大脑和外部计算机等电子设备之间建立一个直接的信息交流和控制通道，不依赖于人体的外周神经系统和肌肉组织等正常运动控制输出通路，达到使用大脑的意识活动直接控制外部设备的目的。目前，脑机接口技术也逐渐应用大脑皮层记录的脑电信号来实现对大脑信息的采集。

2.3　诱发电位信号

2.3.1　诱发电位的产生

当某一特定的刺激，如声音或光线等作用于人体的感觉系统时，大脑中枢神经系统会产生与刺激具有一定相位差的电位，称为诱发电位（evoked potentials，EPs）。各种诱发电位都具有特定的波形和相位，反映了相关神经系统的功能。通常用到的诱发电位有皮层诱发电位、皮层下诱发电位和神经纤维诱发电位。皮层诱发电位是指在外加特定刺激于感觉系统时，在大脑皮层上某一区域诱发出的具有一定特点和规律的电位变化。皮层诱发电位是大脑皮层中椎体细胞的兴奋性和抑制性突触后电位在时间和空间上的综合。皮层诱发电位可以在头皮通过叠加平均的方法记录到。皮层下诱发电位是由大脑皮层下面的中继核团神经元群产生的突触后电位和神经元中的动作电位综合形成。神经纤维诱发电位是由特定刺激诱发的在感觉或运动神经元中传导的动作电位，使用放置于神经细胞内部或外部的电极来记录。

2.3.2 皮层诱发电位的特点

皮层诱发电位经常用于研究神经系统的高级认知功能等方面，这里主要对其特点加以阐述。皮层诱发电位一般可以分为主反应、次反应和后发放三个部分，如图 2.7 所示。皮层诱发电位的主反应是指诱发电位中最开始的先正后负的电位变化波形，与刺激的实施时间之间具有一个固定的相位差，称为潜伏期。潜伏期的大小决定于刺激部位距离皮层的远近、神经的传导速度以及经过突触的数目等因素。在外部刺激诱发的兴奋经过神经系统的特异性通路投射到皮层过程中，大脑皮层椎体细胞产生兴奋性突触后电位，这些兴奋性突触后电位导致细胞发生去极化，进而扩散到大脑皮层表面。大脑深部的去极化使得皮层表面呈现出正电位变化，皮层表面的去极化使得其电位为负。由此，外部刺激投射到皮层后会出现先正后负的主反应。

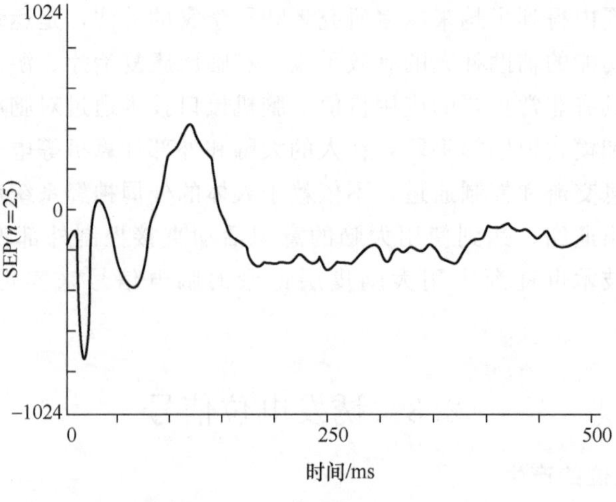

图 2.7 刺激兔子腓总神经诱发的体感诱发电位

在主反应之后的一个电位变化为次反应。次反应是负向波，其特点是潜伏期比主反应长，频率慢，幅度比较大。次反应可能是刺激诱发的兴奋投射到皮层后，通过抑制性中间神经元，使得椎体细胞产生抑制性突触后电位，发生超极化，加强了皮层表面的负电位，产生次反应。皮层诱发电位的后发放为次反应之后的一系列正相周期性电位。

2.3.3 诱发电位的采集

诱发电位的记录通常使用盘状电极，其电阻值要在 5kΩ 以内，导联方式可以选择双极导联或是单极导联。双极导联使用放在头皮上的两个电极作为信号输入，连接放大器。单极导联使用头皮上的一个电极作为信号输入，连接放大器，而使用一个公用电极作为参考电极。在采集诱发电位时，通常在前额放置接地电极，在耳垂或是肢体等非头参考点部位放置参考电极。诱发电位的采集也可以根据 10-20 标准导联系统来放置电极。

在头皮上记录到的皮层诱发电位非常微弱，因此受到噪声的干扰非常强烈。为了采集到较好的信号波形，通常使用叠加平均的方法。经过几十次的叠加平均，不相关的噪声通常可以被滤除，采集到的皮层诱发电位的主次反应可以被清晰地显现出来。另外，由于皮层诱发电位的波形正负相变化比较多，波形复杂，因此常采用 N_1、N_2 等分别标记代表依次出现的负相波，而使用 P_1、P_2 等来标记代表依次出现的正相波。还有一种标记波峰的方法是使用潜伏期的长短，如 P300 是指刺激后 300ms 时出现正相波。

2.4 肌电信号

2.4.1 肌电信号的产生

人体的肌肉组织分为骨骼肌、心肌和平滑肌三类，都是受到神经支配的。其中，骨骼肌受中枢神经系统控制，能产生随意运动，如肢体运动、语言和呼吸等；心肌由窦房结产生的节律性兴奋控制，其活动不是随意的；平滑肌构成体内空腔器官的管壁，其运动受到自主神经的调节。

肌肉组织由肌细胞构成，当神经轴突延伸到肌肉表面时，神经轴突末梢和与其相对的肌细胞膜形成神经肌肉接头（neuro-muscular junction）。神经肌肉接头的前后分别称为接头前膜（prejunciton membrane）和终板膜（endplate membrane），两者之间的间隙为接头间隙（junctional cleft），约为 50μm。神经末梢内含有大量的突触囊泡，其内部充满乙酰胆碱（acetylcholine，Ach）分子。突触囊泡集中在接头前膜内部的激活区（active zone）。终板膜上分布着丰富的 N_2 乙酰胆碱受体阳离子通道。神经肌肉接头的结构如图 2.8 所示。

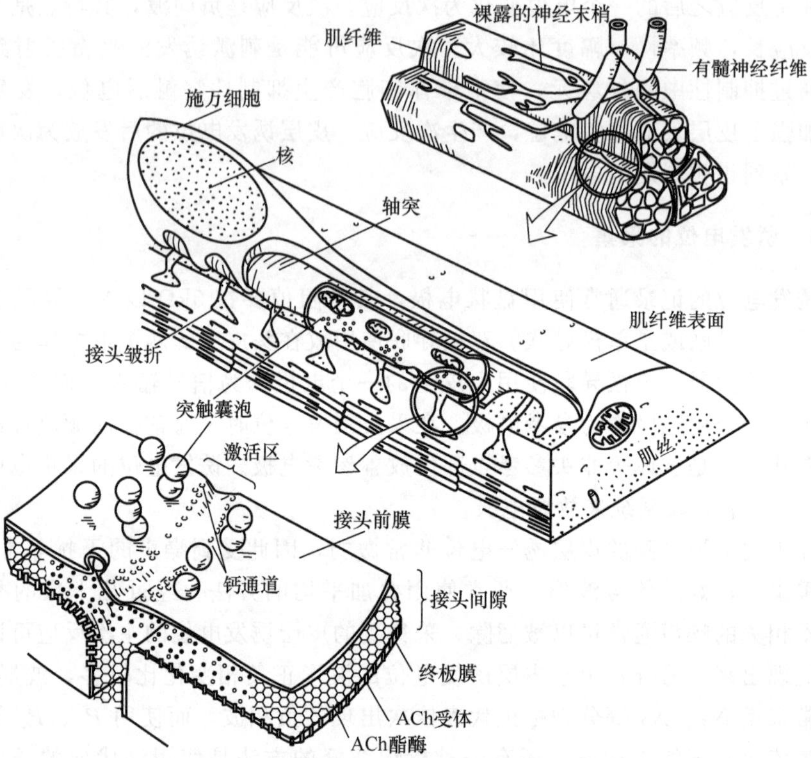

图 2.8　神经肌肉接头的结构

当神经细胞产生的动作电位传导到神经末梢时，神经肌肉接头前膜发生去极化，电压控钙离子通道打开，对钙离子的通透性增加，大量钙离子在细胞膜内外电化学作用力下涌入神经末梢内，进而启动突触囊泡的出胞机制，使得突触囊泡与接头前膜融合，释放其中的乙酰胆碱到接头间隙当中。接头间隙中的乙酰胆碱扩散到终板膜，与 N_2 乙酰胆碱受体结合，使得阳离子通道打开，终板膜发生去极化，产生终板电位。在终板膜电位的作用下，周围的肌细胞膜发生去极化，产生动作电位，并迅速传播到整个肌细胞，使得肌细胞产生兴奋。肌细胞的兴奋会打开肌细胞膜上 L 型钙离子通道，进而激活肌细胞内连接肌质网（junctional sarcoplasmic reticulum，JSR）膜上的钙离子释放通道，使得连接肌质网内的大量钙离子流入肌细胞质内，与肌钙蛋白 C（troponin C，TnC）结合，导致肌细胞的收缩。如图 2.9 所示。

由此可知，神经产生兴奋最终引起并控制肌肉组织发生收缩和舒张运动的过程是通过诱发肌肉细胞发生去极化产生动作电位来实现的，因此肌肉的运动总是伴随着肌细胞的兴奋过程。在肌肉组织外部呈现出一定的负电位，这是在肌肉组

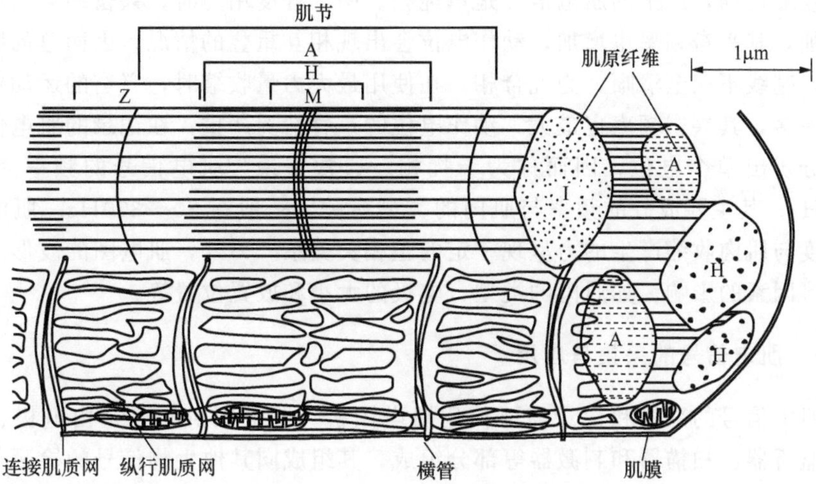

图 2.9　骨骼肌细胞结构示意图

织中或外部能够测到肌细胞电信号的原因，测量到的随时间变化的电信号称为肌电信号（electromyogram，EMG）。

2.4.2　肌电信号的特点

当肌肉处于放松状态时，肌肉细胞没有发生兴奋，没有动作电位产生，肌细胞膜周围呈现出正常的状态，因而肌肉组织周围的肌电信号应该是处于基线水平的零值电位。但是，由于人体或仪器引入噪声的干扰，通常记录到的肌电信号都会是呈现噪声模式。

从脊髓前角延伸出来的一个运动神经元的神经末梢所支配的所有肌纤维组成一个运动单元（motor unit）。在一个运动单元的肌肉细胞受到兴奋而运动时，产生的细胞膜外负电位会形成一个综合电位，即运动单元电位。运动单元电位的时程、幅度和波形具有一定的特点。运动单元电位按照电位信号离开基线的次数，可以分为单相（离开基线 1 次）、双相（离开基线 2 次）、三相（离开基线 3 次）和多相（离开基线 5 次以上），其总的持续时间一般为 3～15ms，而峰峰值一般为 100～2000μV，最高的不超过 5mV。

使用针电极记录肌电信号时，针电极周围存在 30 个左右的运动单元，包含上百多条肌纤维。每个肌细胞的动作电位与神经细胞的动作电位相似，都是尖峰状，只是具有相对较长（约为 4ms）的持续时间。当被兴奋而收缩时，每个运动单元发放动作电位的频率为 30～50Hz。不同的运动单元的兴奋时间不同步，因而当针状电极附近的所有肌纤维被兴奋时，总的动作电位发放频率大约为 1000Hz。在轻度用力收缩的情况下，一般只有一个或是几个运动单元产生兴奋，发生收缩运动，产生的肌电信号是单纯相。中等程度用力时，兴奋的运动单元数量增加，其兴奋频率也增加，动作电位会出现相互重叠的情况，因而总的肌电信号中，基线不完全清晰，为混合相。在使用最大力量收缩时，兴奋的运动单元的数量最多，其兴奋频率也最大，动作电位的重叠情况严重，在记录的肌电信号中无法分辨出单个电位，因而称为干扰相。通常来说，肌电信号的频率为 20～5000Hz，其主要成分的频率与肌肉的类型有关，一般在 30～300Hz。肌电信号的幅度与肌肉收缩产生的力呈现一定的正相关关系。另外，肌电图的波形还会受到很多因素的影响，如肌肉的类型、电极的大小和放置位置等。

2.4.3 肌电信号的采集与应用

肌电信号的采集和记录需要使用肌电图机。肌电图机一般是由电极、放大器、监听器、扫描器和刺激器等部分组成，其组成同其他生物信号的检测采集设备类似。肌电信号可以使用针状电极和表面电极来采集，将针状电极插进肌肉当中能够记录少量运动单元所产生的肌电信号。将表面电极放在肌肉所在皮肤表面采集的肌电信号反映了电极下面局部区域内的肌肉运动情况，这种情况下，表面电极测量了多个运动单元产生的肌电信号。某些应用还需要研究特定刺激下的肌电信号，因而肌电图机通常还包括电刺激器和同步采集信号的功能。肌电图机中的放大器要求具有较高的电压增益，较宽的通频带和输入阻抗以及较小的噪声和漂移。

由于肌肉组织的运动单元发生各种病理变化时，其动作电位也会发生异常，因而肌电信号可以用于监测和检测肌肉组织的机能。例如，肌电信号可以用来鉴别神经性肌萎缩和肌源性肌萎缩，判别神经损伤的程度和部位，研究各种情况下人体各个部位肌肉组织的功能是否发生变化等。肌电信号还能用于反馈治疗，如通过肌电信号作为反馈，可以使得患者能够主动松弛身体内部的肌肉等。人体的肌电信号还可以作为控制外部设备的输入信号，如使用肌电信号来控制假肢运动。

2.5 胃电信号

2.5.1 胃电信号的产生

胃的活动是依靠平滑肌的运动完成的。胃平滑肌的运动受到自主神经系统的控制。同肌电信号的产生机制类似，胃电信号（electrogastrogram，EGG）是胃平滑肌细胞兴奋过程中导致细胞膜外负电位在腹部体表的反应。胃平滑肌细胞的去极化依赖于大量钙离子向细胞内部的流入，其产生的动作电位波形同神经细胞和心肌细胞都存在一定的差别，又由于自主神经系统控制胃活动的节律具有一些独特的特点。因此，使用电极在人体的腹部皮肤表面记录的胃平滑肌细胞的电活动，即胃电信号，同其他生物电信号，如脑电信号和心电信号等，在频率、幅度和波形上也都存在着较大的不同。

2.5.2　胃电信号的特点及其应用

通过细胞内微电极的记录方法，得到单个胃平滑肌细胞的动作电位，如图 2.10（a）所示。胃平滑肌细胞动作电位包含慢波和尖峰两种信号。慢波信号具有重复出现的特点，其频率大约为每分钟 3 次，与胃的运动频率有关，胃的收缩运动通常发生在慢波之后的 6～9s。胃平滑肌细胞动作电位中的慢波最早出现在胃大弯上部，并逐渐地向胃的幽门传播，同时其速度和幅值在传播过程中不断增加。一般认为，慢波完成起搏功能。胃平滑肌细胞动作电位中的尖峰信号产生于胃平滑肌细胞的收缩。尖峰信号的频率约为每分钟 60 次，随机地叠加在慢波信号当中，改变了胃电信号的幅度。

由于不同的胃平滑肌动作电位导致的胃活动不尽相同，因而其在体表的综合反映，即胃电信号，在一定程度上能够反映胃的生理状态及其活动状态，如图 2.10（b）所示。例如，胃电信号能够非常好地反映胃节律性紊乱等功能性改变，而且对慢性胃炎和胃癌也有较高的特异性反应。相对胃镜等传统方法仅能反

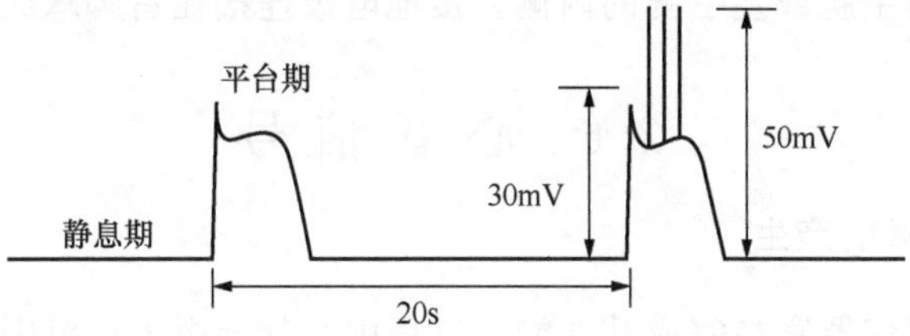

(a)

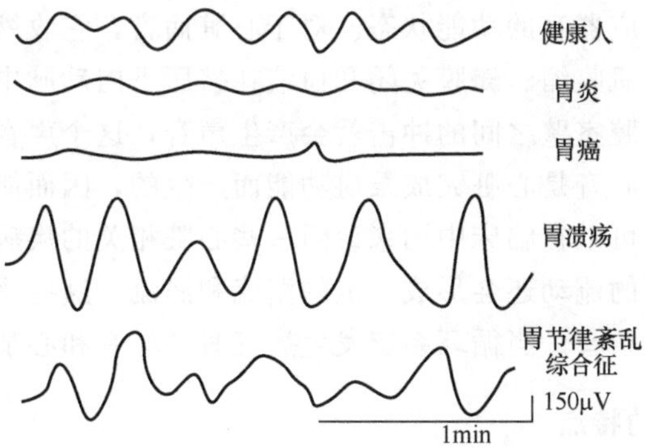

(b)

图 2.10　胃平滑肌肌细胞电位活动和常见的胃电信号

映胃的生理形态来说，胃电信号同时也能够反应胃的活动状态，而且此种方法具有无创性，容易被患者接受，因而具有较大的潜在应用前景。总的来说，由于胃电信号的信噪比比较低，因而还没有广泛的普及，没有得到较多的临床应用。

2.5.3 胃电信号的检测

同其他生物电信号相比，胃电信号的信噪比比较低，在腹部皮肤表面记录的胃电信号当中包含有大量的噪声成分，因而在记录胃电信号的各个环节要注意降低噪声的影响，尽可能消除受试者、系统和环境带来的干扰。在胃电信号的采集系统中，尤其应该注意电极和放大电路。为了能测量到稳定而准确的胃电信号，尽可能使用 Ag-AgCl 电极，以便减小电极和皮肤电解质之间形成的极化电压。放大电路要求具有高输入阻抗和共模抑制比，并且具有较低基线漂移和噪声干扰。

在胃电信号的采集过程中，受试者应该尽可能仰卧，保持安静状态，减小运动的干扰。记录电极可以放置在胃体、胃窦、胃大弯和胃小弯等位置。胃体电极的具体位置为剑突和脐连线中点左侧 3～5cm 并向上移动 1cm，胃窦电极的位置为剑突和脐连线中点右侧 3cm 处，胃大弯电极的位置为剑突和脐连线中点下 1cm 处，胃小弯电极的位置为剑突和脐连线中点上 1cm 处。记录电极的位置应该尽可能准确，以便保证采集的信号能够正确反映胃的生理状态和活动。参考电极一般放置于右手腕或左手腕的内侧。接地电极连接在右脚踝或左脚踝的内侧。

2.6 心音信号

2.6.1 心音信号的产生

人体中的很多器官在完成其功能的过程中，都会由于小范围内的振动产生声音。由于器官的运动具有一定规律性，因而其产生的声音也具有一定的特点，能够在一定程度上反应器官的功能状态。对于心脏而言，它收缩舒张完成泵血功能的过程，会产生心肌收缩、瓣膜关闭和血液在挤压下向动脉中的流动。这种情况下，血液和心脏的腔室壁之间的冲击就会产生声音，这个声音称为心音，可以在胸壁检测到。由于心音是心脏完成泵血功能而产生的，因而能在一定程度上反应心脏的功能状态，可以在临床中用来诊断一些心脏相关的疾病。另外，血液从心脏到邻近大血管中的流动还会形成一定的湍流和涡流，这些物理现象也会产生一些振动音，称为心杂音。当循环系统发生病变时，心音和心杂音会发生变化。

2.6.2 心音信号的特点

心音和心杂音的频率为 0.1～2000Hz，由于其幅度非常低，通常都在人的听觉阈值附近，因而很难被人耳直接听到。心音信号可以通过听诊器在胸壁上的某些位置得到。由于心音和心电信号都是心脏实现泵血功能过程中表现出来的特征信号，因而两者之间也存在一定的联系。如图 2.11 所示。对应于心电信号 QRS 波群的心音信号为第一心音，发生于心室肌细胞去极化时。对应于心电信号 T 波结束的心音信号为第二心音，发生于心室肌细胞复极化时。第三心音发生于 T 波结束之后。第四心音发生于 QRS 波之前。当心室收缩时，血液流向主动脉，并因为血液的相继摆动而导致房室瓣的关闭，这就是第一心音产生的原因。同时，第一心音还源于主动脉根和心室间的血液摆动及血液在主动脉和肺动脉的湍流所引起的振动。第一心音的分裂产生于二尖瓣和三尖瓣的非同步关闭。主动脉和肺动脉内血流的减速和反向流动，以及半月瓣的关闭所伴随的低频振动是第二心音产生的原因。在心房向心室迅速灌注突然结束时，松弛的心室壁肌肉会进行一定的振动，这产生了第三心音。第四心音是心房收缩时推动血液流入心室所产生的，也被称为心房音。

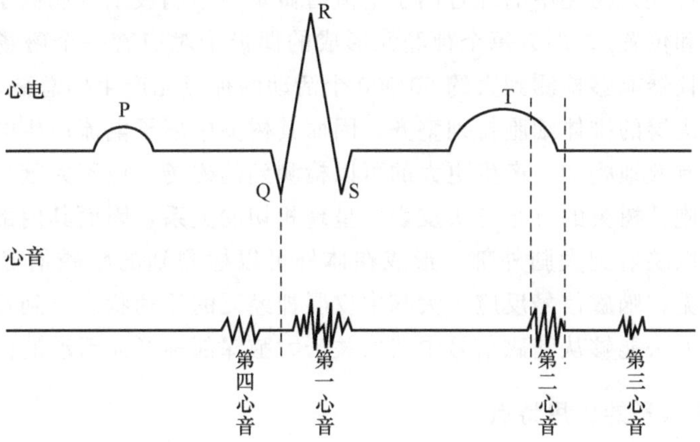

图 2.11　心音与心电信号波形

2.6.3　心音信号的检测

心音的测量可分为心内心音测量和心外心音测量两种。心内心音测量是将微型的心音传感器安装在心导管端部插入心脏或某些大血管内侧测量的心音。心外心音测量是在胸壁外表面测得的。心音的图形记录称为心音图，记录心音图的仪器称为心音图机，它由将胸壁的机械振动转换成电信号的心音传感器、放大滤波器件及记录器三部分组成。空气传导式心音传感器是利用心脏搏动时通过胸壁传递出的心音波再经空气传递到传感器的敏感振动膜上，这个振动膜与换能器相连，当空气振动时膜片就发生振动，从而带动换能元件并使其产生与心音强度成比例的输出信号。空气传导的心音传感器通常可采用电磁感应式、压电式和电容式等原理制成。接触传导的心音传感器是将胸壁传出来的心音波动信号直接通过敏感元件传递到换能元件上，由于这种传感器不采用空气作为传递心音信号的媒介，因此抵抗外界声波干扰的能力比气导式传感器好得多。另外，由于敏感元件直接接受心音的波动信号，因此传递和转换心音能量的效率也比气导式传感器高得多，这就为传感器的小型化提供了可能。

2.7 脑 磁 图

2.7.1 脑磁信号的产生

在大脑中的神经元产生的动作电位在突触（神经元之间的连接处）中进行传递时，神经元树突中流动着离子电流。根据麦克斯韦方程，任何变化的电流都会产生一个正交的磁场。脑磁信号就是这些神经树突中离子电流所产生磁场的综合。如果把神经元树突中的综合离子电流看做是一个偶极子（偶极子具有一定的大小、方向和位置），那么每个神经元形成的偶极子对应着一个磁场。目前的脑磁信号检测仪器能够检测到大约 50 000 个活动的神经元产生的总磁场。大脑中，垂直于大脑皮层的椎体细胞排列整齐，因而其树突中离子电流产生的磁场能够相互之间进行有效地叠加，产生更大的可以检测到的磁场。位于大脑皮层沟中的大量锥状体细胞其树突的分布与头皮表面呈现相切的关系，因而其内部离子电流形成的磁场可以映射到大脑外部，形成在体外可以检测到的脑磁信号中的有效成分。由此可见，脑磁信号反应了大脑中皮层神经元的活动状态。到目前为止，还没有有效的方法能够从脑磁信号中获取关于大脑深部神经元活动的信息。

2.7.2 脑磁信号的应用特点

由于颅骨不是铁磁物质，对大脑磁信号没有较大的干扰，因而在体外测得的脑磁信号真实地反应了大脑中神经细胞的活动情况。另一方面，由于脑磁信号映射到头皮外的过程中没有受到干扰，因而可以通过逆运算方法进行脑活动区的高精度空间定位。

因为脑磁信号是磁场信号，它使用空间探测方法采集，不需要使用头皮电极，因而可以在不接触受试者的情况下实现信号的检测，避免了使用电极引入的干扰。

脑磁信号的检测是非侵入式的，对受试者没有任何害处，因而非常适于科学研究和临床诊断。

相较于功能性核磁共振和脑电信号等，脑磁信号的采集允许受试者以自然的坐姿进行，而不必担心引入大量的噪声，因而可以用来进行更多类型的实验。

脑磁信号的采集设备运行期间都非常安静，这一点尤其有利于一些与声音相关的认知实验的进行。

脑磁信号具有毫秒级别的时间分辨率和毫米级别的空间分辨率，这一点对于脑电信号和功能性核磁共振来说，具有很大的优势。

目前的超导量子干涉仪（superconducting quantum interference device, SQUID）能够记录整个脑皮层的磁信号，而且脑磁信号可以转换成曲线图和等高线图等图形。脑磁信号还能够与MRI或CT等解剖学影像信息叠加在一起，形成脑功能活动区的定位。此外，脑磁信号还能与脑诱发技术和多导联EEG等技术相互综合进行实验，从而提供更多的信息。

2.7.3 脑磁信号的采集

大脑中神经细胞的同步活动产生的电流所诱发的磁场非常微弱。例如，在脑电信号中出现α波的时候，产生的磁场强度约为10^3fT（1fT＝1.0×10^{-15}T），而通常大脑皮层活动产生的磁场强度仅为10fT。脑磁信号的强度远远小于城市环境中的磁场噪声（约0.1μT），仅为地球磁场（50μT）的亿万分之一。所以，脑磁信号的采集主要问题就是如何克服环境的磁场噪声，并找到足够灵敏的磁场探头。目前，脑磁信号主要使用超导量子干涉仪来检测。超导量子干涉仪能够检测到非常微弱的磁场信号，具有高灵敏度和低噪声的特点。在脑磁信号的检测过程中，受试者的头皮不用接触设备，超导量子干涉仪将通过线圈的磁场转换成电压来检测受试者大脑中神经元形成的磁场。由于超导量子干涉仪的运行依赖于超导体，因此设备需要在低温环境下运行。目前，多个超导量子干涉仪可以放到头盔型液氮容器中，能够同时采集大脑头皮上多个位置的脑磁信号。为了尽量降低环境中磁场噪声的干扰，脑磁信号的采集需要在屏蔽室内完成。

2.8 常见的医学图像

随着各个领域科学技术的发展，越来越多的方法可以用于生物医学工程医学信号的获取。利用X射线、超声、放射性物质和磁共振等都可以实现对生物体组织器官的成像，以非常直观的方式展示生物体内部组织的结构、形态及功能，统称为医学影像技术，获得的图像为医学图像。医学图像和前面所述的医学信号，如脑电、心电等都是以多维的信息反映组织器官在时间和空间上的变化。相比较而言，脑电和心电等具有较高的时间分辨率，主要反映器官的功能状态，尤其是与细胞电活动有关的功能状态，而医学图像的明显特点是具有非常高的空间分辨率，并以反映器官的组织形态为主。

2.8.1 常见医学图像及其产生原理

目前在临床上使用的医学图像大多来自X射线投影成像、X射线计算机断层成像和放射性核素成像等。X射线图像来自X射线成像系统，主要应用X射线对人体的穿透性和在人体中衰减性。当X射线穿透人体时，根据所穿透物质的密度的不同，其衰减的大小也存在一定的差异。因而，使用检测器检测穿透过人体的X射线就在一定程度上反映了人体组织的分布情况。根据透射过人体的X射线显像方法的不同，X射线投影成像有透视、胶片摄影和数字摄影几种方法。其中，数字化X射线摄像系统具有如下优点：

① 图像质量比较好，分辨率高。

② 由于可以对图像进行随意的调整来适应显示器，因而图像的显示效果好，可以在一定程度上减少对病人的照射剂量。

③ 采集的图像可以使用信号处理方法进行后续的处理。

④ 图像以数字形式存储有利于传递和检索，从而有利于信息的交流。

虽然，X射线投影成像技术在目前还在使用，但因为X射线投影成像是将人体的三维结构投影到二维平面来显示，所以丢失很多信息，也因为图像信息的重叠而使得读片变得困难。后来发展的X射线计算机断层成像技术成功地解决了这一问题。

在X射线计算机断层成像技术中，X射线发射源和检测器同步围绕病人进行旋转，在此过程中的不同角度上，就像X射线投影成像一样，采集透射过人体的X射线投影数据。根据一些重建算法，对在多个角度上采集到的投影数据进行处理，然后可以重建出病人被扫描断面的图像。目前使用的重建算法有反投影重建算法、傅里叶变换重建算法、迭代重建算法等。世界上第一台X射线计算机断层成像系统诞生于1972年。传统的X射线计算机断层成像系统每次只能扫描病人的一个断面数据，不能提供三维结构的信息。为了解决这一问题，螺旋X射线计算机断层成像系统被设计出来，由于其在进行X射线计算机断层成像时，病人躺着的台架能够同时进行平移运动，因而，最后系统采集了病人不同断面后的投射数据，通过使用重建算法，能够提供三维结构的信息。为了加快速度，现代的螺旋X射线计算机断层成像系统都采用了多排检测器阵列，称为多层螺旋X射线计算机断层成像系统。相比单层螺旋X射线计算机断层成像系统来说，每次旋转X射线源和检测器都能获得更多断面的信息，因而极大地提高了成像速度。

超声图像使用超声成像系统来获得。超声成像系统利用发射的超声波来探测人体组织的生理和病理结构信息。目前的超声成像系统中使用的超声产生器件多是基于压电陶瓷换能器，能够将超声和电能进行互相转换，因而具有根据命令发射超声和检测超声的能力。压电型换能器制造工艺简单，电声之间的转换效率非常高，因而得到了广泛的应用。目前的超声成像系统大多采用脉冲回波成像方法，即成像系统通过换能器将电能信号转化成超声波向人体发射，当超声波遇到人体组织中的声阻抗不连续点时会形成反射波，反射波被成像系统的换能器接受转换成电信号，经过处理后，能够反应人体的生理和病理结构信息。超声成像方法为非侵入式，对受试者不会带来辐射和疼痛等负面影响，使用非常方便，而且价格低廉，利于普及，诊断结果对于人体中除了充气部位（如肺和骨骼等）外的大多器官都能提供非常准确的信息，因而超声成像系统得到了越来越广泛的应用。

放射性核素图像是通过在人体内引入放射性核素，利用放射性核素的衰减而辐射出的 γ 射线和体外射线检测器形成的。在成像前，首先把某种放射性同位素标记的药物引入到病人体内，在放射性药物被病人的脏器和组织吸收后，人体就变成了发射源，不断地向外辐射 γ 射线。这时，使用 γ 射线探测仪器，如 γ 射线照相机就能在体外探测到放射性同位素在人体内的分布情况，根据相关的信息就能构建核素在人体内的分布图像。由于放射性药物参与了人体的新陈代谢，因此这种方法测得的图像在反应了组织器官形态的同时，也反应了脏器的生理活动信息。放射性核素成像也能使用计算机断层成像的技术，称为发射型计算机断层成像，主要有单光子发射型计算机断层成像（SPECT）和正电子计算机断层成像(PET)。SPECT 应用 γ 照相机的探测器围绕探查部位旋转，在采集到相应的投影数据后进行断层图像的重建，在临床已经得到了较为广泛的应用。PET 是应用同位素在衰变过程中释放正电子导致的成对 γ 光子来成像的。PET 系统相对昂贵，目前的应用还比较少。

2.8.2　医学图像的发展趋势

经过了一个世纪的发展，获取医学图像的方法越来越多，图像的质量也越来越好，同时能够反应人体不同侧面生理信息的医学图像也不断涌现。医学图像在临床诊断中起到非常重要的作用。根据目前临床诊疗和科学研究的需要，一些医学图像的相关方法和技术难题也不断地涌现到人们的面前，主要包括：

① 多维图像的成像问题。虽然二维图像已经能够满足目前临床中的绝大部分诊断需要，但是三维图像能够在更多的方面发挥其作用，如作为外科手术的导航、进行假体的设计和放射等治疗中的定位等。

② 功能成像的问题。目前的医学图像大多以反映生物组织形态为主，而人体中的器官是不断地在运动，处于完成其功能状态之中的。方便有效的功能成像能够反应机体的运作过程，例如使用功能性磁共振成像（fMRI）可以确定大脑在处理一些认知相关任务过程中激活的大脑区域，这对于理解大脑如何运作产生

认知功能等科学研究和精神疾病的诊断具有一定的意义。

③ 多种图像以及和其他医学信号的融合问题。很多医学图像由于其获得的原理不同，因而反应了生物体不同侧面的信息，而其他的医学信号，如电信号、化学参数等更是提供了医学图像难以覆盖的信息。因此，将这些图像和信号融合到一起，能够提供更加详尽的信息。

④ 分子水平上的成像。相对于前面提到的一些成像技术所获得宏观图像，分子水平上的成像能够提供生物体内微观环境中的疾病发展过程，对于疾病的预防、药物的制作等都有着重要的意义。对以上这些问题的解决，将进一步促进医学图像在临床诊断中的应用，大大提高目前的医疗水平。

思考题

2.1　心电信号是如何产生的？心电信号有何特点，其对应的生理含义有哪些？

2.2　简述脑电信号的产生机制及其特点。

2.3　试述皮层诱发电位信号的产生机制及其特点。

2.4　试述肌电信号的产生机制及其特点。

2.5　决定胃蠕动频率的电信号是如何传导的？

2.6　试述心音的产生原理及其特点。

2.7　脑磁信号是如何产生的？其应用具有何种优点？

2.8　列举几种常见的医学图像，并说明其形成的机理。

第 3 章　随机信号与非线性信号分析基础

本章在简要介绍生物医学信号主要特点的基础上，将详细介绍随机信号的基本概念与基本原理，概要介绍随机信号的经典分析方法和现代分析方法，简要介绍非线性信号分析处理理论基础。

3.1　医学信号的随机性与非线性

生物医学信号是人体自发产生或在外界刺激下诱发产生的信号，主要包括生物电信号、生物磁信号、生物声信号以及生物阻抗、流量、压力等。从产生的方式来看，生物医学信号可以分为内源信号、外源信号和感生信号。

所谓内源信号，是指被检测的信号是由人体自发产生的，即检测对象是有源的，检测系统是无源的。例如，常见的心电、脑电、胃电、血压和心音等都属于内源信号。这些信号是人体生理、病理信息的载体。

所谓外源信号，是指人体本身并不自发产生信号，即被检测系统是无源的，而检测系统是有源的。人体在外界检测系统的作用下，对来自检测系统的信号产生透射、反射、折射或散射等作用，然后由检测系统再检测到这些经过人体变换后的信号。例如，常见的 B 型超声诊断系统、X 射线系统等所得到的信号均为外源信号。这些信号所携带的人体生理和病理信息是临床诊断治疗的重要依据。

所谓感生信号，是指检测到的信号是由外源信号所感生或诱发的内源信号。在感生信号条件下，人体和检测系统均是有源的，但通常施感信号与感生信号的性质是不同的。例如，施感信号可以是各种物理的、化学的或电刺激，而感生信号则可能是诱发产生的电信号、磁信号或其他信号。常见的感生信号包括诱发电位信号、磁共振信号等。关于人体生理和病理的信息则是通过信号中某些参数来携带的。

由于人体的生理系统非常复杂，其主要部分，如循环系统、神经系统、呼吸系统和消化系统等又互相交织、互相渗透、互相影响。因此，由人体获得的生物医学信号是非常复杂的，并且与其他信号相比还存在信号特别弱，干扰噪声特别强，频率比较低，干扰与信号的频带重叠，随机性特别强，以及非线性特性明显等一些显著的特点。

3.2　随机变量的概念与特性

信号一般可分为确定性信号与随机信号。确定性信号可以准确地用一个数学上的时间函数来描述，并可以准确地重现。随机信号既不能用确定性的时间函数来描述，也不能准确地重现，而必须用统计的方法来研究。因此，随机信号的统计量在随机信号分析中起着极其重要的作用。最常用的统计量为均值（一阶统计量）、相关函数与功率谱密度（二阶统计量）。此外，还有三阶、四阶等高阶矩、高阶累积量与高阶谱等高阶统计量。

3.2.1　随机变量的概念

在一定的条件下，并不总是出现相同结果的现象称为随机现象。在随机试验中，可能出现也可能不出现，而在大量重复试验中具有某种规律性的事件叫做随机事件。

随机变量是表示随机现象各种结果的变量（一切可能的样本点）。例如，随机投掷一枚硬币，可能的结果有正面朝上或反面朝上两种。若定义 X 为投掷一枚硬币时正面朝上的次数，则 X 为一随机变量。当正面朝上时，X 取值 1，当反面朝上时，X 取值 0。又如，掷一颗骰子，其所有可能的点数结果是出现 1、2、3、4、5、6 点。若定义 X 为掷一颗骰子时出现的点数，则 X 为一随机变量。此外，某一时间内公共汽车站等车乘客人数，电话交换台在一定时间内收到的呼叫次数等也都是随机变量的实例。

若变量 X 的取值依随机试验的结果而定，则称变量 X 为随机变量，或称随机变量是依赖于随机试验的变量。严格地说，若设 E 为随机试验，其样本空间为 $S=\{e_i\}$。如果对于每一个 $e_i\in S$，有一个实数 $X(e_i)$ 与之对应，则得到一个定义在 S 上的实的单值函数 $X=X(e)$，称 $X(e)$ 为随机变量，简写为 X。通常，用大写字母 X,Y,Z 等表示随机变量，用小写字母 x,y,z 来表示对应随机变量的可能取值（采用这一表示方法）。若随机变量 X 的取值是连续的，则称 X 为连续型随机变量；若 X 的全部可能取值是有限个或可列无限多个，则称 X 为离散型随机变量。

在一些实际问题中，对于某些随机试验的结果需要同时用两个或两个以上随机变量来描述。例如，随机变量 X 可以用于描述随机信号的电压幅度，这时 X 称为一维随机变量。但是，若同时描述随机信号的幅度和相位，则必须使用两个随机变量 X 和 Y，由 X 和 Y 构成了一个随机矢量 (X,Y)，称 (X,Y) 为二维随机变量。对于更复杂的随机试验，可能需要使用更多的随机变量，即多维随机变量来描述。

3.2.2　随机变量的分布

对于随机变量 X，通常使用概率分布函数、概率密度函数及其数字特征来描述。

1. 概率分布函数

随机变量 X 的概率分布函数（probability distribution function）或累积分布函数（cumulative distribution function）定义为随机变量 X 不超过取值 x 的概率，即

$$F(x) = P(X \leqslant x) \tag{3.1}$$

其中，$F(x)$ 为概率分布函数；$P(\cdot)$ 表示概率。

概率分布函数的概念既适合于连续随机变量，也适合于离散随机变量。

由此定义，可以得到其主要性质：

① $F(x)$ 是 x 的单调非减函数，即对于 $x_2 > x_1$，有 $F(x_2) \geqslant F(x_1)$。

② $F(x)$ 非负，其取值满足 $0 \leqslant F(x) \leqslant 1$，且在区间 $(-\infty,\infty)$ 两端，有 $F(-\infty) = 0$ 和 $F(\infty) = 1$。

③ 随机变量 X 在区间 (x_1,x_2) 内的概率为 $P(x_1 < X \leqslant x_2) = F(x_2) - F(x_1)$。

④ $F(x)$ 是右连续的，即 $F(x+0) = F(x)$。对于离散随机变量，其概率分布函数除了具有上述性质之外，还具有阶梯形式，阶跃高度等于随机变量在该点的概率，即

$$F(x) = \sum_{i=1}^{\infty} P(X = x_i)u(x - x_i) = \sum_{i=1}^{\infty} P_i u(x - x_i)$$

其中，$u(x)$ 为单位阶跃函数；P_i 为 $X = x_i$ 的概率。

2. 概率密度函数

随机变量 X 的概率密度函数（probability density function，PDF）定义为概率分布函数 $F(x)$ 对 x 的导数，即

$$f(x) = \frac{\mathrm{d}F(x)}{\mathrm{d}x} \tag{3.2}$$

根据概率分布函数的性质，可以得到概率密度函数的性质：

① 概率密度函数 $f(x)$ 满足非负性，即对于所有 x，有

$$f(x) \geqslant 0$$

② 概率密度函数 $f(x)$ 在区间 $(-\infty,\infty)$ 的积分为 1，即

$$\int_{-\infty}^{\infty} f(x)\mathrm{d}x = 1$$

③ 概率密度函数 $f(x)$ 在区间 $(x_1,x_2]$ 内的积分为该区间的概率，即

$$P(x_1 < X \leqslant x_2) = \int_{x_1}^{x_2} f(x)\mathrm{d}x \tag{3.3}$$

④ 离散随机变量的概率密度函数为

$$f(x) = \sum_{i=1}^{\infty} P(X = x_i)\delta(x - x_i) = \sum_{i=1}^{\infty} P_i\delta(x - x_i) \tag{3.4}$$

其中，$\delta(x)$ 为单位脉冲函数。

图 3.1 给出了概率分布函数和概率密度函数的举例。

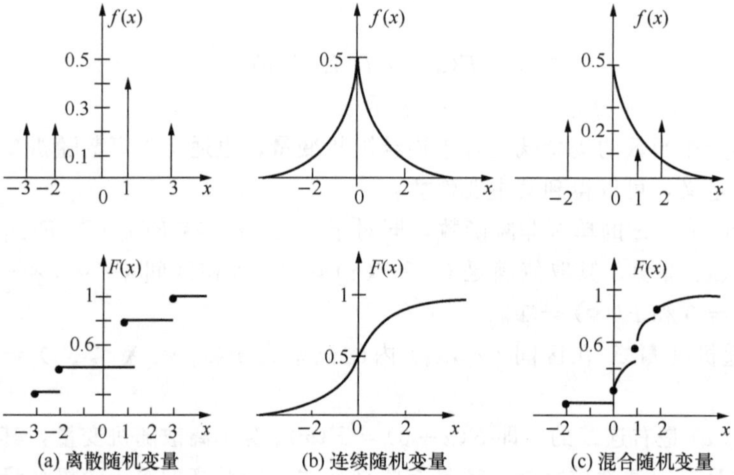

图 3.1 概率分布函数和概率密度函数举例

3. 多维随机变量及其分布

二维随机变量 (X,Y) 可以被认为是二维平面上的一个随机点，而 n 维随机变量 $(X_1,X_2,\cdots,X_n)$ 则是 n 维空间上的一个随机点。n 维随机变量的性质不仅与 $X_1,X_2,\cdots,X_n$ 有关，而且还依赖于这 n 个随机变量相互之间的关系。二维随机变量 (X,Y) 的联合分布函数定义为

$$F(x,y) = P((X \leqslant x) \cap (Y \leqslant y)) = P(X \leqslant x, Y \leqslant y) \tag{3.5}$$

其中，x,y 为任意实数。

二维随机变量 (X,Y) 的联合概率密度函数定义为

$$f(x,y) = \frac{\partial^2 F(x,y)}{\partial x\,\partial y} \tag{3.6}$$

二维联合概率密度函数的主要性质包括：

① 二维联合概率密度函数非负，即

$$f(x,y) \geqslant 0$$

② 二维联合概率密度函数在整个取值区域的积分为 1，即

$$\int_{-\infty}^{\infty}\int_{-\infty}^{\infty} f(x,y)\mathrm{d}x\mathrm{d}y = 1$$

③ 二维联合概率密度函数在某个区域的积分，给出该区域的概率值，即

$$P(x_1 < X \leqslant x_2, y_1 < Y \leqslant y_2) = \int_{x_1}^{x_2}\int_{y_1}^{y_2} f(x,y)\mathrm{d}x\mathrm{d}y \tag{3.7}$$

④ 对二维联合概率密度函数在一个随机变量的所有取值区间上积分，给出另一个随机变量的概率密度函数，即

$$f_X(x) = \int_{-\infty}^{\infty} f(x,y)\mathrm{d}y, \quad f_Y(y) = \int_{-\infty}^{\infty} f(x,y)\mathrm{d}x$$

在二维分布中，$f_X(x)$ 和 $f_Y(y)$ 称为边缘概率密度函数，而相应的 $F_X(x)$ 和 $F_Y(y)$ 则称为边缘概率分布函数。

在满足 $X \leqslant x$ 的条件下，随机变量 Y 的条件概率分布函数和条件概率密度函数分别表示为 $F_Y(y \mid x) = \dfrac{F(x,y)}{F_X(x)}$ 和 $f_Y(y \mid x) = \dfrac{f(x,y)}{f_X(x)}$。两个随机变量 X 和 Y 相互统计独立的条件为 $f_X(x \mid y) = f_X(x)$ 和 $f_Y(y \mid x) = f_Y(y)$。两个随机变量 X 和 Y 相互统计独立的充分必要条件为二者的二维联合概率密度，等于二者的边缘概率密度的乘积，即

$$f(x,y) = f_X(x)f_Y(y) \tag{3.8}$$

n 维随机变量的概率分布函数和概率密度函数定义为

$$F(x_1,x_2,\cdots,x_n) = P(X_1 \leqslant x_1, X_2 \leqslant x_2, \cdots, X_n \leqslant x_n) \tag{3.9}$$

$$f(x_1,x_2,\cdots,x_n) = \frac{\partial^n F(x_1,x_2,\cdots,x_n)}{\partial x_1 \partial x_2 \cdots \partial x_n} \tag{3.10}$$

n 维随机变量相互统计独立的充分必要条件为，对于所有的 x_i ($1 \leqslant i \leqslant n$)，满足

$$f(x_1,x_2,\cdots,x_n) = f_{X_1}(x_1)f_{X_2}(x_2)\cdots f_{X_n}(x_n) = \prod_{i=1}^{n} f_{X_i}(x_i) \tag{3.11}$$

3.2.3 随机变量的数字特征

随机变量的概率分布函数和概率密度函数能够完整地描述随机变量的统计特性，然而在许多实际应用问题中，往往不需要经过大量的试验来求出随机变量的分布函数，而仅需要知道表示随机变量统计规律的某些主要特征。这些特征称为随机变量的数字特征，包括数学期望、方差、相关系数和矩，主要用于描述随机变量的统计特性、离散特性和随机变量之间的相关性等。

1. 数学期望

数学期望（mathematical expectation）又称为统计平均或均值（mean），用

于描述随机变量的集总特性。对于连续随机变量 X，其数学期望为

$$E[X]=\int_{-\infty}^{\infty}xf(x)\mathrm{d}x \tag{3.12}$$

对于离散随机变量 X，其数学期望为

$$E[X]=\sum_{i=1}^{\infty}x_iP(X=x_i)=\sum_{i=1}^{\infty}x_iP_i \tag{3.13}$$

在许多情况下，随机变量 X 的数学期望常记为 μ_X 或 m_X。

数学期望具有以下性质：

① 常数 c 的数学期望等于该常数本身，即

$$E[c]=\int_{-\infty}^{\infty}cf(x)\mathrm{d}x=c\int_{-\infty}^{\infty}f(x)\mathrm{d}x=c$$

② 随机变量线性组合的数学期望等于其数学期望值的线性组合，即

$$E\Big[\sum_{i=1}^{n}a_iX_i\Big]=\sum_{i=1}^{n}a_iE[X_i]$$

③ 若 X 为一非负随机变量，则 $E[X]\geqslant 0$。

④ 当且仅当 $P(X=0)=1$ 时，有 $E[X^2]=0$。

⑤ 对于随机变量 X，有 $|E[X]|\leqslant E[|X|]$。

⑥ 若 $X_1,X_2,\cdots,X_n$ 为相互独立的随机变量，则 $E[X_1,X_2,\cdots,X_n]=\prod_{i=1}^{n}E[X_i]$。

2. *方差*

设 X 为一随机变量，若 $E[(X-E[X])^2]$ 存在，则称 $E[(X-E[X])^2]$ 为 X 的方差（variance），记为 $\mathrm{Var}[X]$，即

$$\mathrm{Var}[X]=E[(X-E[X])^2] \tag{3.14}$$

随机变量 X 的方差用于衡量随机变量与其数学期望的偏离程度，其计算公式为

$$\mathrm{Var}[X]=E[X^2]-(E[X])^2 \tag{3.15}$$

在应用上，还经常使用与随机变量 X 具有相同量纲的量 $\sqrt{\mathrm{Var}[X]}$，记为 σ_X，称为标准差（standard deviation）。

设随机变量的方差存在，随机变量方差的主要性质有：

① 常数 c 的方差为零，即 $\mathrm{Var}[c]=0$。

② 设 X 为随机变量，c 为常数，则 $\mathrm{Var}[cX]=c^2\mathrm{Var}[X]$。

③ 设 X,Y 为两个相互独立的随机变量，则 $\mathrm{Var}[X+Y]=\mathrm{Var}[X]+\mathrm{Var}[Y]$。这一性质可以推广到任意多个相互独立的随机变量之和的情况。

④ $\mathrm{Var}[X]=0$ 的充分必要条件是 X 以概率 1 取常数 c。

数学期望和方差是随机变量的两个重要特征。由于概率密度曲线下的面积恒为 1，因此随机变量数学期望的不同表现为其概率密度曲线在横轴上的平移，而方差的不同则表现为概率密度曲线在数学期望附近的集中程度。不同数学期望和方差的随机变量概率密度函数如图 3.2 所示。

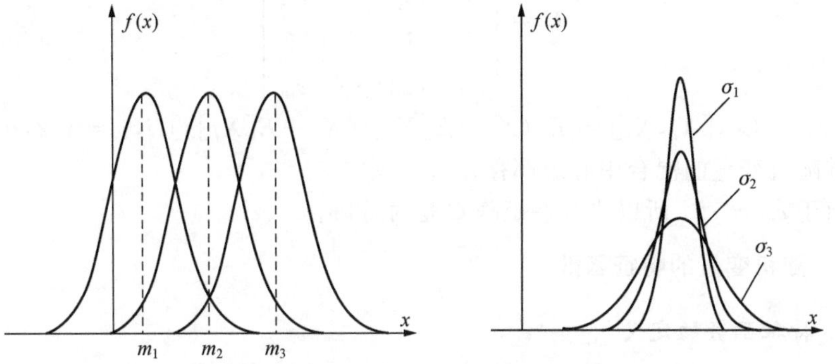

图 3.2　不同数学期望和方差的随机变量的概率密度函数

3. 协方差与相关系数

两随机变量 X,Y 的协方差定义为

$$\mathrm{Cov}[X,Y]=E[(X-E[X])(Y-E[Y])] \tag{3.16}$$

定义 X,Y 的相关系数为

$$\rho_{XY}=\frac{\mathrm{Cov}[X,Y]}{\sqrt{\mathrm{Var}[X]}\sqrt{\mathrm{Var}[Y]}} \tag{3.17}$$

若满足 $X=Y$，则 $\rho_{XY}=1$；若 X 与 Y 相互统计独立，则 $\rho_{XY}=0$，此时称 X 与 Y 不相关。

协方差 $\mathrm{Cov}[X,Y]$ 具有下列性质：

① 协方差 $\mathrm{Cov}[X,Y]$ 具有对称性，即 $\mathrm{Cov}[X,Y]=\mathrm{Cov}[Y,X]$。

② 若 a,b 为常数，则有 $\mathrm{Cov}[aX,bY]=ab\mathrm{Cov}[X,Y]$。

③ 协方差满足 $\mathrm{Cov}[X_1+X_2,Y]=\mathrm{Cov}[X_1,Y]+\mathrm{Cov}[X_2,Y]$。

相关系数 ρ_{XY} 满足 $|\rho_{XY}|\leqslant 1$。$|\rho_{XY}|=1$ 的充分必要条件是，存在常数 a,b，使 $P(Y=a+bX)=1$。

4. 矩与协方差矩阵

设 X 和 Y 为随机变量，若 $E[X^k],k=1,2,\cdots$ 存在，则称它为 X 的 k 阶原点矩，简称 k 阶矩。若 $E[(X-E[X])^k],k=1,2,\cdots$ 存在，则称它为 X 的 k 阶中心矩。若 $E[X^kY^l],k,l=1,2,\cdots$ 存在，则称它为 X 和 Y 的 $k+l$ 阶混合矩。若 $E[(X-E[X])^k(Y-E[Y])^l],k,l=1,2,\cdots$ 存在，则称它为 X 和 Y 的 $k+l$ 阶混

合中心矩。显然，X 的数学期望 $E[X]$ 为 X 的一阶原点矩，方差 $\mathrm{Var}[X]$ 是 X 的二阶中心矩。

n 维随机变量 $(X_1, X_2, \cdots, X_n)$ 的协方差矩阵定义为

$$\boldsymbol{C} = \begin{bmatrix} c_{11} & c_{12} & \cdots & c_{1n} \\ c_{21} & c_{22} & \cdots & c_{2n} \\ \vdots & \vdots & & \vdots \\ c_{n1} & c_{n2} & \cdots & c_{nn} \end{bmatrix} \tag{3.18}$$

其中，$c_{ij} = \mathrm{Cov}[X_i, X_j] = E[(X_i - E[X_i])(X_j - E[X_j])], i, j = 1, 2, \cdots, n$（假设二维随机变量的混合中心矩都存在）。

由于 $c_{ij} = c_{ji}$，所以协方差矩阵 $\boldsymbol{C}$ 是对称阵。

3.2.4 随机变量的特征函数

1. 特征函数的定义

设 X 为连续型随机变量，其概率密度函数为 $f(x)$，定义 X 的特征函数为

$$\Phi_X(u) = E[\mathrm{e}^{\mathrm{j}ux}] = \int_{-\infty}^{\infty} f(x)\exp(\mathrm{j}ux)\mathrm{d}x \tag{3.19}$$

若 X 为离散型随机变量，则其特征函数定义为

$$\Phi_X(u) = \sum_{i=0}^{\infty} P_i \exp(\mathrm{j}ux_i) \tag{3.20}$$

随机变量 X 的第二特征函数定义为特征函数的对数，即

$$\Psi_X(u) = \ln[\Phi_X(u)] \tag{3.21}$$

2. 特征函数与概率密度和矩函数的关系

由式（3.19）和式（3.20）可知，随机变量 X 的特征函数 $\Phi_X(u)$ 是其概率密度函数 $f(x)$ 的一种类似于傅里叶变换的数学变换。另一方面，特征函数与矩函数是一一对应的，故特征函数也称为矩生成函数，满足

$$E[X] = \int_{-\infty}^{\infty} xf(x)\mathrm{d}x = -\mathrm{j}\frac{\mathrm{d}\Phi_X(u)}{\mathrm{d}u}\bigg|_{u=0} \tag{3.22}$$

$$E[X^n] = \int_{-\infty}^{\infty} x^n f(x)\mathrm{d}x = (-\mathrm{j})^n \frac{\mathrm{d}^n\Phi_X(u)}{\mathrm{d}u^n}\bigg|_{u=0} \tag{3.23}$$

3.3 随机信号与随机过程

3.3.1 随机过程与随机信号及其统计分布

1. 随机过程与随机信号

随机变量的取值可以用来表示随机试验可能的结果。在许多情况下，这些随

机变量会随着某些参数变化，是某些参数的函数，通常称这类随机变量为随机函数。在生物医学信号分析与处理领域中，经常遇到的是以时间作为参变量的随机函数，在数学上称之为随机过程（stochastic process，或 random process）。

在工程技术中，通常使用随机信号（stochastic signal，或 random signal）的概念。所谓随机信号是指信号中至少有一个参数，如幅度属于随机函数的一类信号。例如，测量仪器中电子元器件的热噪声是一种典型的随机信号。

定义 3.1　设随机试验的样本空间 $S=\{e_i\}$，如果对于空间的每一个样本 $e_i\in S$，总有一个时间函数 $X(t,e_i)$，$t\in T$ 与之对应。这样，对于样本空间 S 的所有样本 $e\in S$，有一族时间函数 $X(t,e)$ 与其对应，这族时间函数定义为随机过程。

随机过程是一族时间函数的集合，随机过程的每个样本函数是一个确定的时间函数 $x(t)$，而整个一族时间函数的集合就是随机过程，用 $X(t)$ 来表示。另一方面，随机过程在一个确定的时刻 t_1，是一个随机变量 $X(t_1)$。由此可见，随机过程与随机变量既有区别，又有密切的联系。在本书中，我们用大写字母 $X(t)$，$Y(t)$（或 $\{x(t)\},\{y(t)\}$）等表示随机过程，用小写字母 $x(t)$，$y(t)$ 等表示随机过程的样本函数。在不引起混乱的前提下，也用 $x(t)$，$y(t)$ 等表示随机信号。图 3.3给出了随机信号的例子。

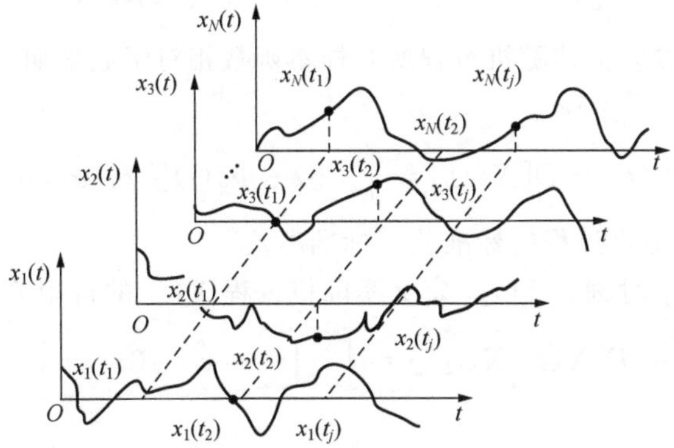

图 3.3　随机信号举例

如图 3.3 所示，如果把对晶体管直流放大器温度漂移电压的观察作为随机试验，则每一次试验得到一个样本函数 $x_i(t)$，所有样本函数的集合 $x_i(t),i=1,2,\cdots,N$，当 $N\to\infty$ 时就构成了温漂电压可能经历的整个过程，即随机过程 $X(t)$。另一方面，在某一特定时刻 $t=t_1$，各个样本函数值 $x_1(t_1),x_2(t_1),\cdots,x_N(t_1)$ 是一个随机变量，相当于在同一时刻同时测量 N 个相同放大器的输出值。

2. 随机过程/随机信号的概率分布与概率密度函数

随机过程 $X(t)$ 的一维分布函数和概率密度函数定义为

$$F_X(x_1,t_1) = P[X(t_1) \leqslant x_1] \tag{3.24}$$

$$f_X(x_1,t_1) = \frac{\partial F_X(x_1,t_1)}{\partial x_1} \tag{3.25}$$

同样，可以定义随机过程的 n 维概率分布和概率密度函数为

$$F_X(x_1,x_2,\cdots,x_n;t_1,t_2,\cdots,t_n) = P[X(t_1) \leqslant x_1, X(t_2) \leqslant x_2, \cdots, X(t_n) \leqslant x_n] \tag{3.26}$$

$$f_X(x_1,x_2,\cdots,x_n;t_1,t_2,\cdots,t_n) = \frac{\partial^n F_X(x_1,x_2,\cdots,x_n;t_1,t_2,\cdots,t_n)}{\partial x_1 \partial x_2 \cdots \partial x_n} \tag{3.27}$$

3. 随机过程/随机信号的数字特征

尽管随机过程的分布函数能够完全刻画随机过程的统计特性，但是在实际应用中，仅仅根据观察所得到的信息往往难于确定分布函数。因此，引入了随机过程的数字特征的概念，包括随机过程的数学期望、方差和相关函数等。

随机过程的数学期望是随机过程在时刻 t 的统计平均，是一个确定性的时间函数，定义为

$$\mu_X(t) = E[X(t)] = \int_{-\infty}^{\infty} x f_X(x,t) \mathrm{d}x \tag{3.28}$$

随机过程的方差描述随机过程所有样本函数相对于数学期望 $\mu_X(t)$ 的分散程度，定义为

$$\sigma_X^2(t) = D[X(t)] = \int_{-\infty}^{\infty} [x - \mu_X(t)]^2 f_X(x,t) \mathrm{d}x \tag{3.29}$$

其中，$\sigma_X(t)$ 称为随机过程的标准差（标准离差）。

对于任意两个时刻 t_1 和 t_2，定义实随机过程 $X(t)$ 的自相关函数为

$$R_X(t_1,t_2) = E[X(t_1)X(t_2)] = \int_{-\infty}^{\infty}\int_{-\infty}^{\infty} x_1 x_2 f_X(x_1,x_2;t_1,t_2) \mathrm{d}x_1 \mathrm{d}x_2 \tag{3.30}$$

定义随机过程 $X(t)$ 和 $Y(t)$ 互相关函数为

$$R_{XY}(t_1,t_2) = E[X(t_1)Y(t_2)] = \int_{-\infty}^{\infty}\int_{-\infty}^{\infty} xy f_{XY}(x,y;t_1,t_2) \mathrm{d}x \mathrm{d}y \tag{3.31}$$

相关的概念表征了随机过程在两个时刻之间的关联程度。与此相关，随机过程的自协方差函数和互协方差函数分别定义为

$$\begin{aligned} C_X(t_1,t_2) &= E\{[X(t_1) - \mu_X(t_1)][X(t_2) - \mu_X(t_2)]\} \\ &= \int_{-\infty}^{\infty}\int_{-\infty}^{\infty} [x_1 - \mu_X(t_1)][x_2 - \mu_X(t_2)] f_X(x_1,x_2;t_1,t_2) \mathrm{d}x_1 \mathrm{d}x_2 \end{aligned} \tag{3.32}$$

$$C_{XY}(t_1,t_2) = E\{[X(t_1) - \mu_X(t_1)][Y(t_2) - \mu_Y(t_2)]\}$$

$$=\int_{-\infty}^{\infty}\int_{-\infty}^{\infty}[x-\mu_X(t_1)][y-\mu_Y(t_2)]f_{XY}(x,y;t_1,t_2)\mathrm{d}x\mathrm{d}y \tag{3.33}$$

不难看出，相关函数与协方差函数满足如下关系，即

$$C_X(t_1,t_2)=R_X(t_1,t_2)-\mu_X(t_1)\mu_X(t_2) \tag{3.34}$$

$$C_{XY}(t_1,t_2)=R_{XY}(t_1,t_2)-\mu_X(t_1)\mu_Y(t_2) \tag{3.35}$$

对于互相关函数和互协方差函数，若对任意两个时刻 t_1 和 t_2 都有 $R_{XY}(t_1,t_2)=0$，则称 $X(t)$ 和 $Y(t)$ 为正交过程；若对任意两个时刻 t_1 和 t_2 都有 $C_{XY}(t_1,t_2)=0$，则称 $X(t)$ 和 $Y(t)$ 是互不相关的。当 $X(t)$ 和 $Y(t)$ 相互独立时，$X(t)$ 和 $Y(t)$ 也一定是互不相关的。

3.3.2　平稳随机信号

随机信号根据其统计特性的时变特性，可以分为平稳随机信号（stationary random signal）和非平稳随机信号（non-stationary random signal）。平稳随机信号又可以分为严平稳（strictly-sense stationary）随机信号和宽平稳（wide-sense stationary）随机信号（广义平稳随机信号）。

平稳随机信号是一类非常重要的随机信号。在实际应用中，许多随机信号是平稳的或近似平稳的。由于平稳随机信号的分析与处理要比一般随机信号简单得多，因此无论是理论研究还是实际应用，都尽可能把随机信号近似看作平稳的。

定义 3.2（严平稳）　如果对于时间 t 的任意 n 个值 $t_1,t_2,\cdots,t_n$ 和任意实数 τ，随机过程（随机信号）$X(t)$ 的 n 维分布函数不随时间平移而变化，即

$$F_X(x_1,x_2,\cdots,x_n;t_1,t_2,\cdots,t_n)=F_X(x_1,x_2,\cdots,x_n;t_1+\tau,t_2+\tau,\cdots,t_n+\tau) \tag{3.36}$$

则称 $X(t)$ 为严平稳随机过程（随机信号），又称为狭义平稳随机过程（随机信号）。

严平稳随机信号的 n 维分布函数不随时间起点的不同而变化。这样，在任何时刻计算它的统计结果都是相同的。

若两个随机信号 $X(t)$ 和 $Y(t)$ 的任意 $n+m$ 维的联合概率分布不随时间平移而变化，即

$$\begin{aligned}&F_{XY}(x_1,x_2,\cdots,x_n,y_1,y_2\cdots,y_m;t_1,t_2,\cdots,t_n,t_1',t_2',\cdots,t_m')\\&=F_{XY}(x_1,x_2,\cdots,x_n,y_1,y_2\cdots,y_m;t_1+\tau,t_2+\tau,\cdots,t_n+\tau,t_1'+\tau,t_2'+\tau,\cdots,t_n'+\tau)\end{aligned} \tag{3.37}$$

则称随机信号 $X(t)$ 和 $Y(t)$ 是联合严平稳随机信号。

严平稳随机信号具有以下性质：

① 严平稳随机信号 $X(t)$ 的一维概率密度与时间无关。

② 严平稳随机信号 $X(t)$ 的二维概率密度只与两个时刻 t_1 与 t_2 的间隔有关，

而与时间的起始点无关。

定义 3.3（宽平稳） 如果随机过程（随机信号）满足下述条件，即

$$E[X(t)] = \mu_X(t) = \mu_X$$

$$E[X^2(t)] < \infty$$

$$R_X(\tau) = E[X(t)X(t+\tau)] = E[X(t+t_1)X(t+t_1+\tau)] \tag{3.38}$$

则称 $X(t)$ 为宽平稳随机过程（随机信号）或广义平稳随机过程（随机信号）。

由上面两个定义可知，严平稳是从 n 维概率分布函数出发来定义的，而宽平稳则只考虑了一维和二维概率分布函数。由于严平稳的定义太严格了，因此在工程实际中，比较常用的是广义平稳的概念。在以下章节中，若不特别指明，则均指广义平稳。只要均方值有限，则二阶平稳信号必为广义平稳信号，反之则不一定成立。

当两个随机信号 $X(t)$ 和 $Y(t)$ 分别为广义平稳时，若它们的互相关函数满足

$$R_{XY}(\tau) = E[X(t)Y(t+\tau)] \tag{3.39}$$

则 $X(t)$ 和 $Y(t)$ 为联合广义平稳的。

广义平稳的离散时间随机信号 $X(n)$ 具有以下特性，即

$$E[X(n)] = \mu_X(n) = \mu_X \tag{3.40}$$

$$E[X(n)X(n+m)] = R_X(n_1,n_2) = R_X(m), \quad m = n_2 - n_1 \tag{3.41}$$

$$E[(X(n)-\mu_X)^2] = \sigma_X^2(n) = \sigma_X^2 \tag{3.42}$$

$$E[(X(n)-\mu_X)(X(n+m)-\mu_X)] = C_X(n_1,n_2) = C_X(m) \tag{3.43}$$

若 $X(n)$ 和 $Y(n)$ 为两个广义平稳随机信号，则

$$E[X(n)Y(n+m)] = R_{XY}(m) \tag{3.44}$$

$$E[(X(n)-\mu_X)(Y(n+m)-\mu_Y)] = C_{XY}(m) \tag{3.45}$$

3.3.3 各态历经性

对于平稳随机信号 $X(t)$ 或 $X(n)$，若其所有样本函数在某一固定时刻的一阶和二阶统计特性与单一样本函数在长时间内的统计特性一致，则称 $X(t)$ 或 $X(n)$ 为各态历经信号，又称为各态遍历信号。各态历经的含义是，单一样本函数随时间变化的过程可以包括该信号所有样本函数的取值经历。这样，可以定义各态历经信号的数字特征。设 $x(t)$ 为各态历经信号 $X(t)$ 的一个样本函数，则

$$E[X(t)] = \overline{x(t)} = \mu_X = \lim_{T\to\infty}\frac{1}{2T}\int_{-T}^{T} x(t)\,\mathrm{d}t = \mu_x \tag{3.46}$$

$$E[X(t)X(t+\tau)] = R_X(\tau) = \lim_{T\to\infty}\frac{1}{2T}\int_{-T}^{T} x(t)x(t+\tau)\,\mathrm{d}t = R_x(\tau) \tag{3.47}$$

其中，$E[\cdot]$ 表示集总平均；$\overline{x(t)}$ 表示对 $X(t)$ 中某一样本函数 $x(t)$ 取时间平均。

对于各态历经的离散随机信号 $X(n)$，则相应的有

$$E[X(n)] = \overline{x(n)} = \mu_X = \lim_{M\to\infty}\frac{1}{2M+1}\sum_{n=-M}^{M}x(n) = \mu_x \tag{3.48}$$

$$E[X(n)X(n+m)] = R_X(m) = \lim_{M\to\infty}\frac{1}{2M+1}\sum_{n=-M}^{M}x(n)x(n+m) = R_x(m) \tag{3.49}$$

定义 3.4（各态历经过程）　已知 $X(t)$（或 $X(n)$）为一平稳随机过程，若式（3.46）（或式（3.48））以概率 1 成立，则称 $X(t)$（或 $X(n)$）具有均值各态历经性。若式（3.47）（或式（3.49））以概率 1 成立，则称 $X(t)$（或 $X(n)$）具有相关函数各态历经性。若 $X(t)$（或 $X(n)$）的均值和自相关函数均具有各态历经性，则称 $X(t)$（或 $X(n)$）为各态历经过程。

所谓以概率 1 成立，其含义是对随机过程的所有样本函数都成立。一个各态历经的随机信号必定是平稳的，而平稳随机信号则不一定是各态历经的。如果两个随机信号都是各态历经的，且它们的时间相关函数等于统计相关函数，则称它们是联合各态历经的。

3.3.4　非平稳随机信号

从应用的角度来说，生物医学信号一般为非平稳随机信号。任何既不属于严平稳的又不属于广义平稳的随机信号，称为非平稳随机信号。如果用统计量来叙述，若随机信号的某阶统计量随时间变化，则该随机信号为非平稳随机信号。最常见的非平稳随机信号是均值、方差、自相关函数与功率谱密度随时间变化的信号。

非平稳随机信号的概率密度是时间的函数，$t = t_i$ 时的概率密度函数为

$$f(x,t_i) = \lim_{\Delta x\to 0}\frac{P[x < x(t_i) < x+\Delta x]}{\Delta x} \tag{3.50}$$

且

$$\int_{-\infty}^{\infty} f(x,t_i)\mathrm{d}x = 1 \tag{3.51}$$

其中，P 表示概率。

以这个概率密度函数为基础，可以定义非平稳随机信号的数字特征为

均值

$$m_x \overset{\text{def}}{=} E[x(t)] = \int_{-\infty}^{\infty} xf(x,t)\mathrm{d}x \tag{3.52}$$

均方值

$$D_x \overset{\text{def}}{=} E[x^2(t)] = \int_{-\infty}^{\infty} x^2 f(x,t)\mathrm{d}x \tag{3.53}$$

方差

$$\sigma_x^2(t) \overset{\text{def}}{=} D_x(t) - m_x^2(t) \tag{3.54}$$

它们都是时间的函数。应注意，非平稳随机信号只有集总意义上的统计特性，并无时间意义上的统计特性。图 3.4 给出了非平稳随机信号的举例。

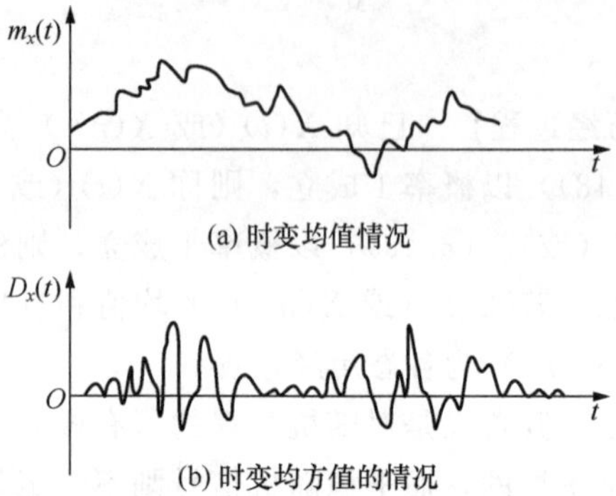

(a) 时变均值情况

(b) 时变均方值的情况

图 3.4 非平稳随机信号

3.4 常见的随机信号与随机噪声

3.4.1 高斯（正态）分布随机信号

设随机过程 $X(t)$，若对于任何有限时刻 $t_i(i=1,2,\cdots,n)$，由随机变量 $X_i = X(t_i)$ 组成的任意 n 维随机变量的概率分布是高斯分布的，那么该随机过程称为高斯分布随机过程。高斯过程的 n 维概率密度函数和 n 维特征函数分别为

$$\begin{aligned} & f_X(x_1,x_2,\cdots,x_n;t_1,t_2,\cdots,t_n) \\ & = \frac{1}{(2\pi)^{n/2}|\boldsymbol{C}|^{1/2}} \exp\left[-\frac{1}{2|\boldsymbol{C}|}\sum_{i=1}^{n}\sum_{j=1}^{n}|\boldsymbol{C}|_{ij}(x_i-\mu_{X_i})(x_j-\mu_{X_j})\right] \end{aligned} \tag{3.55}$$

和

$$\Phi_X(u_1,u_2,\cdots,u_n;t_1,t_2,\cdots,t_n) = \exp\left(\mathrm{j}\sum_{i=1}^{n}u_i\mu_{X_i} - \frac{1}{2}\sum_{i=1}^{n}\sum_{j=1}^{n}C_{ij}u_iu_j\right) \tag{3.56}$$

其中，$X_i = X(t_i)$；$\mu_{X_i} = E[X(t_i)]$；$|\boldsymbol{C}|_{ij}$ 是以下行列式 $|\boldsymbol{C}|$ 中元素 C_{ij} 的代数余子式；$C_{ij} = E[(X_i-\mu_{X_i})(X_j-\mu_{X_j})]$ 组成以下行列式，即

$$|\boldsymbol{C}| = \begin{vmatrix} C_{11} & C_{12} & \cdots & C_{1n} \\ C_{21} & C_{22} & \cdots & C_{2n} \\ \vdots & \vdots & & \vdots \\ C_{n1} & C_{n2} & \cdots & C_{nn} \end{vmatrix} \tag{3.57}$$

其中，$C_{ij} = C_{ji}$；$C_{ii} = \sigma_{X_i}^2$。

同样，可以很方便地用矩阵形式给出高斯过程的 n 维概率密度函数和 n 维特征函数。令 $\boldsymbol{X}=[X_1X_2\cdots X_n]^{\mathrm{T}}$，其均值矢量为

$$E[\boldsymbol{X}]=\boldsymbol{\mu}=[E[X_1]E[X_2]\cdots E[X_n]]^{\mathrm{T}}=[\mu_{X_1}\ \mu_{X_2}\ \cdots\ \mu_{X_n}]^{\mathrm{T}} \tag{3.58}$$

协方差矩阵为

$$\boldsymbol{C}=\begin{bmatrix} E[(X_1-\mu_{X_1})^2] & \cdots & E[(X_1-\mu_{X_1})(X_n-\mu_{X_n})] \\ \vdots & & \vdots \\ E[(X_n-\mu_{X_n})(X_1-\mu_{X_1})] & \cdots & E[(X_n-\mu_{X_n})^2] \end{bmatrix} \tag{3.59}$$

高斯随机过程的 n 维概率密度函数为

$$f_X(\boldsymbol{X})=\frac{1}{(2\pi)^{n/2}\sqrt{|\boldsymbol{C}|}}\exp\left[-\frac{1}{2}(\boldsymbol{X}-\boldsymbol{\mu})^{\mathrm{T}}\boldsymbol{C}^{-1}(\boldsymbol{X}-\boldsymbol{\mu})\right] \tag{3.60}$$

高斯随机过程的 n 维特征函数为

$$\Phi_X(\boldsymbol{u})=\exp[\mathrm{j}\boldsymbol{\mu}^{\mathrm{T}}\boldsymbol{u}-\boldsymbol{u}^{\mathrm{T}}\boldsymbol{C}\boldsymbol{u}/2] \tag{3.61}$$

其中，$\boldsymbol{u}=[u_1\ u_2\ \cdots\ u_n]^{\mathrm{T}}$。

高斯信号是最常用的随机信号模型之一。从上面的描述来看，只要知道信号的均值矢量 $E[\boldsymbol{X}]=\boldsymbol{\mu}$ 和协方差矩阵 $\boldsymbol{C}$，任意阶数的概率密度函数均可以解析地表示出来。若高斯过程是宽平稳的，则其一定是严平稳的。若高斯过程的各随机变量是不相关的，则其一定是统计独立的。此外，高斯过程经过线性运算之后仍为高斯过程。

3.4.2　白噪声与带限白噪声过程

1. 白噪声

白噪声（white noise）定义为在所有频率上具有相等功率的不相关随机过程。白噪声的功率谱表示为 $S_w(\omega)=N_0/2$。由于功率谱与自相关函数为一对傅里叶变换对，故其自相关函数可表示为

$$R_w(\tau)=(N_0/2)\delta(\tau) \tag{3.62}$$

只有当 $\tau=0$ 时，$R_w(\tau)$ 才有非零值。当 $\tau\neq 0$ 时，$R_w(\tau)\equiv 0$。其含义表示不同时刻的白噪声是互不相关的。另一方面，白噪声的平均功率是趋于无穷大的，因而白噪声是物理不可实现的。然而在实际应用中，白噪声作为一个随机信号的模型，对于简化分析是很有意义的。

白噪声的功率谱密度和自相关函数的曲线如图 3.5 所示。

在许多实际问题中，通常使用高斯分布的白噪声。因此，高斯白噪声（Gaussian white noise）通常被用于表示具有高斯概率密度分布的白噪声随机过程。

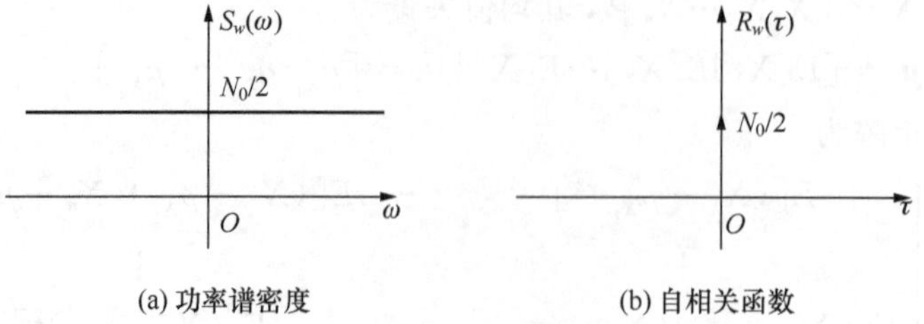

图 3.5　白噪声的功率谱密度和自相关函数

2. 带限白噪声

由白噪声的定义可知，纯粹的白噪声只是个理论上的概念，因为它需要有无穷大的功率来覆盖无穷宽的频率范围。另一方面，所有离散时间信号必须是有限带宽的，其最高频率分量必须小于采样频率的一半。定义带宽为 WHz 的带限白噪声的功率谱为

$$S(\omega)=\begin{cases}N_0/2, & |\omega|\leqslant W\\ 0, & |\omega|>W\end{cases}\tag{3.63}$$

对其两边求取傅里叶逆变换，得到带限白噪声的自相关函数为

$$R(\tau)=\frac{WN_0}{2\pi}\frac{\sin W\tau}{W\tau}\tag{3.64}$$

需要注意的是，带限白噪声的自相关函数在 $\tau=K\dfrac{\pi}{W}$（K 为整数）处有 $R(\tau)=0$。因此，若采样速率为 π/W，则采样得到的数据样本将互不相关。π/W 也就是奈奎斯特采样率。

3.4.3　高斯-马尔可夫过程

自相关函数为指数型的平稳高斯过程称为高斯—马尔可夫过程。其自相关函数和功率谱密度函数为

$$R(\tau)=\sigma^2\mathrm{e}^{-\beta|\tau|}$$
$$S(\omega)=\frac{2\sigma^2\beta}{\omega^2+\beta^2}\tag{3.65}$$

可以看出，随着采样间隔的加大，信号的各采样值趋于不相关。这种随机过程可以看做是高斯白噪声通过一个一阶自回归系统产生的。

3.4.4　其他常见随机噪声

1. 有色噪声

所谓有色噪声，是指功率谱密度在整个频域内不呈均匀分布的噪声。由于其在各频率段内的功率不同，与有色光相似，所以称之为有色噪声。在实际应用

中，大多数音频噪声，如汽车的噪声、计算机风扇的噪声、电钻噪声等都属于有色噪声。

2. 热噪声

热噪声又称为 Johnson 噪声，是由导体中带电粒子的随机运动产生的。热噪声是所有电导体固有的，我们知道，电导体中含有大量的自由电子以及在平衡位置随机振动的离子。电子的自发运动构成了自发电流，就是热噪声。随着温度的升高，自由电子会跃迁到更高的能级，热噪声也会增加。热噪声具有平坦的功率谱，因此属于白噪声。热噪声是不能通过对系统的屏蔽和接地而避免的。

3. 散粒噪声

散粒噪声是由于离散电荷的运动而形成电流所引起的随机噪声，其噪声强度随着通过导体平均电流的增加而增加。

散粒噪声这一名词，来自真空管内阴极发射电子的随机变化。电流中的离散电荷粒子是随机到达的，故平均粒子电流会有起伏变化。这种粒子流速率的波动形成了散粒噪声。半导体中的电子流以及电子和空穴的重新结合、光敏二极管发射的光电子流等，也会形成散粒噪声。散粒噪声与热噪声是不同的。热噪声是由于电子的随机热运动而产生的，与电压没有关系。散粒噪声在有电压和电流时才产生。粒子到达或发射速率的随机性表明散粒噪声的随机变化可以用泊松概率分布来刻画。

4. 电磁噪声

电磁噪声是指环境中存在的由电磁场交替变化而产生的噪声。实际上，每个产生、消耗或者传输能量的电子设备都是无线电频谱的污染源，也是其他系统潜在的电磁噪声干扰源。一般来说，电压或电流越大，电子线路或设备距离越近，所引起的电磁噪声越大。在实际应用中，电磁噪声的来源主要包括变压器、无线电和电视发射器、移动电话、微波发射器、交流电力线、电机和电机启动器、发电机、继电器、振荡器、荧光灯和电磁风暴等。电磁噪声的主要特性与交变电磁场特性、受迫振动部件和空间形状等因素有关。电磁噪声通常是脉动的和随机的，也可以是周期性的。

3.5 随机信号的统计分析方法

3.5.1 随机信号的古典分析方法

随机信号的古典分析方法主要包括随机信号的概率分布与概率密度函数，随机信号的数字特征，即均值、方差、相关函数和协方差函数等。本章已经介绍了随机信号（随机过程）的概率密度函数、概率分布函数和随机信号的主要统计特征。下面举例介绍一些常用的概率分布及随机信号数字特征的计算方法。

1. 常见随机信号的概率密度函数

常用随机信号的概率密度函数如表 3.1 所示。

表 3.1　常用随机信号的概率密度函数

分布类型	概率密度函数曲线	概率密度函数表达式	数字特征		说明
			均值	方差	
离散	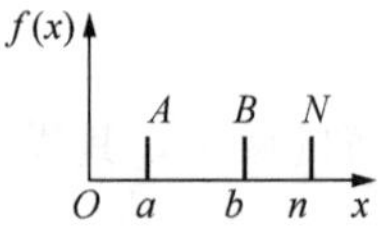	$f(x)=A\delta(x-a)+B\delta(x-b)+N\delta(x-n)$，$A+B+N=1$			
均匀	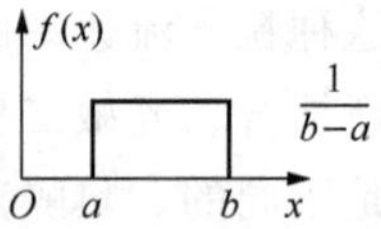	$f(x)=\begin{cases}\frac{1}{b-a}, & a<x\leqslant b\\ 0, & \text{其他}\end{cases}$	$\frac{a+b}{2}$	$\frac{(b-a)^2}{12}$	变量在 (a,b) 区间取值的概率相等。对随机相位常做此假设。对差值误差也常做此假设。
高斯	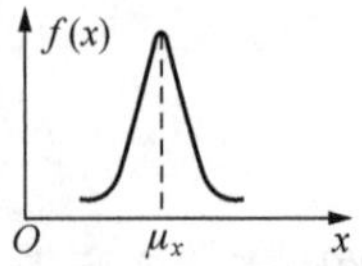	$f(x)=\frac{1}{\sqrt{2\pi}\sigma_x}e^{-\frac{(x-\mu_x)^2}{2\sigma_x^2}}$	μ_x	σ_x^2	高斯分布是最常用的概率密度函数。当随机变量的取值为多种因素，且各因素的影响程度又相差不多时，变量最终表现为高斯分布。
瑞利	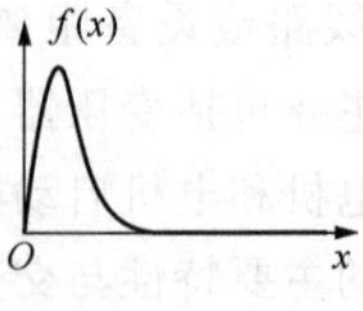	$f(x)=\begin{cases}\frac{1}{\sigma^2}e^{-\frac{x^2}{2\sigma^2}}, & x\geqslant 0\\ 0, & x<0\end{cases}$	$\sqrt{\frac{\pi}{2}}\sigma$	$\left(2-\frac{\pi}{2}\right)\sigma^2$	若在直角坐标中 x,y 两分量相互独立，且服从高斯分布，则在极坐标 $re^{j\varphi}$ 中，r 服从瑞利分布，φ 服从均匀分布。
指数	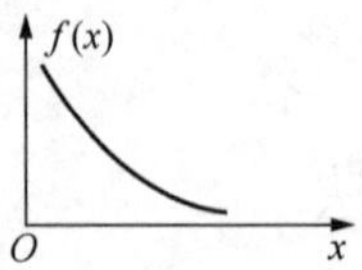	$f(x)=\begin{cases}ae^{-ax}, & x\geqslant 0, a>0\\ 0, & \text{其他}\end{cases}$	$\frac{1}{a}$	$\frac{1}{a^2}$	瑞利分布的随机变量，其平方为指数分布。

2. 随机信号数字特征的计算

本章已经给出了随机信号的各常用统计量，即数字特征。但是，由于所给出的统计量公式均为理论表达式，由于需要求取数学期望，在实际应用中不便于使用。本小节从应用的角度出发，给出平稳随机信号各统计量的计算方法。

设平稳随机信号 $X(t)$ 经采样离散化得到相应的平稳随机序列 $X(n)$，记为 $\{x(n)\}$，其一个实现记为 $x(n)$。这里的目的是依据随机序列的一个实现 $x(n)$ 来计算或估计随机信号的数字特征量。

(1) 样本均值 $\hat{m}_x$

$$\hat{m}_x = \frac{1}{N}\sum_{n=1}^{N} x(n) \tag{3.66}$$

其中，N 表示参加计算的数据样本点数；符号"^"表示计算得到的估计值。

在本书中，凡是变量上方标有符号"^"的，均表示对该变量的估计。

(2) 样本均方值 $E[\hat{m}_x^2]$

$$E[\hat{m}_x^2] = \frac{1}{N}\sum_{n=1}^{N} x^2(n) \tag{3.67}$$

(3) 样本方差 $\hat{\sigma}_x^2$

$$\hat{\sigma}_x^2 = \frac{1}{N}\sum_{n=1}^{N}[x(n)-\hat{m}_x]^2 \tag{3.68}$$

(4) 样本协方差 $\hat{C}_{xy}(m)$

$$\hat{C}_{xy}(m) = \frac{1}{N}\sum_{n=1}^{N}[x(n)-\hat{m}_x][y(n+m)-\hat{m}_y] \tag{3.69}$$

其中，$\{y(n)\}$ 表示另一个随机序列；$\hat{m}_y$ 是其样本均值。

若 $\{x(n)\}$ 与 $\{y(n)\}$ 相同，则称为样本自协方差函数。

(5) 样本相关 $\hat{R}_{xy}(m)$

$$\hat{R}_{xy}(m) = \frac{1}{N}\sum_{n=1}^{N} x(n)y(n+m) \tag{3.70}$$

例 3.1　用计算机程序随机产生服从高斯分布的 100 点均值为 0，方差为 1 的样本序列，如图 3.6 所示。试根据本节给出的公式计算其样本数字特征量。

根据样本数字特征的计算公式，可以得到样本均值为

$$\hat{m}_x = \frac{1}{N}\sum_{n=1}^{N} x(n) = -0.0804$$

样本方差为

$$\hat{\sigma}_x^2 = \frac{1}{N}\sum_{n=1}^{N}[x(n)-\hat{m}_x]^2 = 0.925$$

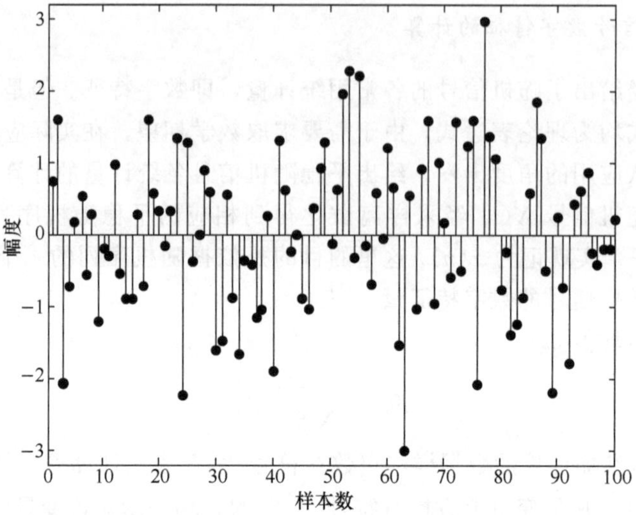

图 3.6　高斯分布随机信号序列

同理，可以得到其他样本统计特征。如果增加数据长度 N，则可以使计算结果进一步逼近其理论均值和理论方差。

3.5.2　随机信号的现代参数模型方法

1. 随机信号的沃尔德分解定理

随机信号的沃尔德分解定理表述如下：一般的广义平稳随机信号 $\{x(n)\}$（常称为随机序列）总可以分解为可预测随机序列 $x_p(n)$ 与不可预测随机序列 $x_n(n)$ 之和，即

$$x(n) = x_p(n) + x_n(n) \tag{3.71}$$

且对于任意 n_1 和 n_2，$x_p(n)$ 与 $x_n(n)$ 之间满足 $E[x_p(n_1)x_n(n_2)] \equiv 0$。

所谓可预测随机序列是指由随机序列的过去取值可以准确地确定其未来取值。所谓不可预测随机序列是指由随机序列的过去取值，不能确定其未来取值。

例 3.2　试确定 $x(n)$ 的可预测性，设随机序列 $\{x(n)\}$ 满足以下模型，即

$$x(n) = ax(n-1) + w(n),\quad a < 1$$

其中，$w(n)$ 表示均值为 0、方差为 1 的高斯白噪声。

若白噪声 $w(n) = 0$，则 $x(n) = ax(n-1)$，则 $x(n)$ 的未来取值可以由其过去取值来确定。因此，当 $w(n) = 0$ 时，$x(n)$ 为可预测随机序列。

若白噪声 $w(n) \neq 0$，则由于 $w(n)$ 是不确定的，因此 $x(n)$ 为不可预测随机序列。

2. 平稳随机信号的线性参数模型

许多平稳随机信号 $x(n)$ 可以看作是由白噪声 $w(n)$ 激励某一确定的线性系统 $h(n)$ 而得到的响应。这样，只要白噪声的参数确定了，对随机信号的研究就可以转化为对产生随机信号的线性系统的研究了。这就是随机信号研究分析的参数建模法。其中包含两个基本点方面的问题：由给定的平稳随机信号序列，我们可以为其建立相应的参数模型，即模型建立问题；利用给定白噪声和参数模型，我们可以产生出所需要的随机信号序列。随机信号的参数模型如图 3.7所示。

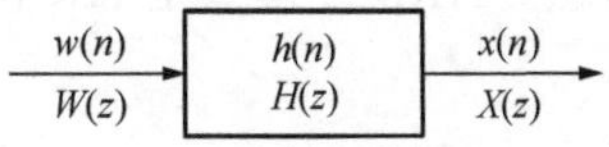

图 3.7　随机信号的参数模型

(1) MA 模型

广义平稳随机信号 $x(n)$ 的滑动平均（moving average，MA）模型满足以下表达式，即

$$x(n) = \sum_{k=0}^{q} b_k w(n-k) \tag{3.72}$$

其中，$w(n)$ 为白噪声；b_k 为 MA 模型系数；q 为模型的阶数。

上式表示，随机信号 $x(n)$ 是由 $w(n)$ 的当前值及其若干次过去值的线性组合而产生的。经过 z 变换，可以得到 MA 系统的系统函数为

$$H(z) = \frac{X(z)}{W(z)} = \sum_{k=0}^{q} b_k z^{-k} \tag{3.73}$$

由于 $H(z)$ 没有极点，故该系统一定是稳定系统。通常，MA 模型称为全零点模型，用 MA (q) 来表示。

(2) AR 模型

广义平稳随机信号 $x(n)$ 的自回归（autoregressive，AR）模型满足以下表达式，即

$$x(n) = -\sum_{k=1}^{p} a_k x(n-k) + w(n) \tag{3.74}$$

其中，a_k 为 MA 模型系数；p 为模型的阶数。

上式表示，随机信号 $x(n)$ 是由其若干次过去值 $x(n-k)$ 与白噪声 $w(n)$ 当前激励值的线性组合而产生的。AR 系统的系统函数为

$$H(z) = \frac{1}{1 + \sum_{k=1}^{p} a_k z^{-k}} \tag{3.75}$$

可见，系统函数中只有极点，没有零点，因此该模型又称为全极点模型，常用 AR (p) 来表示。由于系统存在极点，因此需要考虑系统的稳定性问题，即需要注意系统极点的分布位置。

（3）ARMA 模型

广义平稳随机信号 $x(n)$ 的自回归滑动平均（autoregressive moving average，ARMA）模型满足以下表达式，即

$$x(n) = \sum_{k=0}^{q} b_k w(n-k) - \sum_{k=1}^{p} a_k x(n-k) \tag{3.76}$$

显然，ARMA 模型是 AR 模型与 MA 模型的结合。ARMA 模型的系统函数为

$$H(z) = \frac{\sum_{k=0}^{q} b_k z^{-k}}{1 + \sum_{k=1}^{p} a_k z^{-k}} \tag{3.77}$$

可见，ARMA 模型既有零点，又有极点，是零极点模型。常用 ARMA (p,q) 来表示。

3. AR 模型参数的估计

随机信号建模方法在信号处理领域的应用非常普遍，也广泛应用于医学信号的分析处理中。例如，对自发脑电、诱发电位、肌电、心电和胃电等信号的分析处理中，均有文献报道采用参数模型的方法来进行。

根据沃尔德分解定理，AR、MA 和 ARMA 3 个模型是可以互相转换的。实际上，由 MA 模型的系统函数式（3.73），可以得到 $X(z) = H(z)W(z)$。若系统的零点都在单位圆内，则可以写为 $X(z) = W(z)/A(z)$，其中 $A(z) = 1/H(z)$。这样，MA 模型可以转化为 AR 模型。同理，ARMA 模型也可以用 AR 模型来表示。因此，这里只讨论 AR 模型的建模问题。

（1）AR (p) 随机序列的自相关函数

假定白噪声 $w(n)$ 的均值为 0，方差为 σ_w^2，且信号满足 $n > p$ 的条件。对式（3.73）表示的 AR (p) 随机序列 $x(n) = -\sum_{k=1}^{p} a_k x(n-k) + w(n)$ 求取自相关函数，并利用自相关函数的对称性，有

$$\begin{aligned} R_{xx}(m) &= E[x(n)x(n-m)] = E\Big[w(n)x(n-m) - \sum_{k=1}^{p} a_k x(n-k)x(n-m)\Big] \\ &= R_{xw}(m) - \sum_{k=1}^{p} a_k R_{xx}(m-k) \end{aligned} \tag{3.78}$$

其中，

$$\begin{aligned} R_{xw}(m) &= E[x(n)w(n+m)] = \sum_{k=0}^{\infty} h(k) E[w(n-k)w(n+m)] \\ &= \sum_{k=0}^{\infty} h(k) R_{ww}(m+k) = \sum_{k=0}^{\infty} h(k) \sigma_w^2 \delta(m+k) = \sigma_w^2 h(-m) \end{aligned} \tag{3.79}$$

式中，$h(n)$ 为系统的单位脉冲响应。

整理有

$$R_{xw}(m)=\begin{cases}0, & m>0\\ \sigma_w^2 h(-m), & m\leqslant 0\end{cases} \tag{3.80}$$

将式（3.80）代入式（3.78），有

$$R_{xx}(m)=\begin{cases}-\sum\limits_{k=1}^{p}a_k R_{xx}(m-k), & m>0\\ -\sum\limits_{k=1}^{p}a_k R_{xx}(m-k)+h(0)\sigma_w^2, & m=0\\ R_{xx}(-m), & m<0\end{cases} \tag{3.81}$$

对于因果系统 $h(n)$，有 $h(0)=1$。由此可见，AR（p）随机序列的自相关函数具有递推性质。

（2）Yule-Walker 方程

由式（3.81）可得

$$\begin{aligned}&R_{xx}(0)+a_1R_{xx}(-1)+\cdots+a_pR_{xx}(-p)=\sigma_w^2\\&R_{xx}(1)+a_1R_{xx}(0)+\cdots+a_pR_{xx}(1-p)=0\\&\qquad\vdots\\&R_{xx}(p)+a_1R_{xx}(p-1)+\cdots+a_pR_{xx}(0)=0\end{aligned} \tag{3.82}$$

写成矩阵形式，即著名的 Yule-Walker 方程，有

$$\begin{bmatrix}R_{xx}(0) & R_{xx}(-1) & \cdots & R_{xx}(-p)\\ R_{xx}(1) & R_{xx}(0) & \cdots & R_{xx}(1-p)\\ \vdots & \vdots & & \vdots\\ R_{xx}(p) & R_{xx}(p-1) & \cdots & R_{xx}(0)\end{bmatrix}\begin{bmatrix}1\\ a_1\\ \vdots\\ a_p\end{bmatrix}=\begin{bmatrix}\sigma_w^2\\ 0\\ \vdots\\ 0\end{bmatrix} \tag{3.83}$$

当阶数 p 及自相关函数 $R_{xx}(m)$ 已知的前提下，AR 参数建模的问题实际上转化为 Yule-Walker 方程的求解问题。

例 3.3　已知 AR（3）随机信号表示为

$$x(n)=\frac{14}{24}x(n-1)+\frac{9}{24}x(n-2)-\frac{1}{24}x(n-3)+w(n)$$

其中，$w(n)$ 是方差 $\sigma_w^2=1$ 的白噪声。

试求

① 自相关函数 $R_{xx}(m)$ 当 $m=0,1,\cdots,5$ 的值。

② 用①求出的自相关值来估计 AR（3）的参数 $\hat{a}_k, k=1,2,3$，并估计 $w(n)$ 的方差 $\hat{\sigma}_w^2$。

③ 根据给定的 AR（3）模型，用计算机产生 $x(n)$ 的点观测值，用观测值的自相关序列直接估计 AR（3）的参数 $\hat{a}_k, k=1,2,3$，并估计 $w(n)$ 的方差 $\hat{\sigma}_w^2$。

由题已知 $a_1=-14/24, a_2=-9/24, a_3=1/24$。将 $a_k, k=1,2,3$ 和 $\sigma_w^2=1$ 代入式（3.83），可以求得：$R_{xx}(0)=4.9377, R_{xx}(1)=4.3287, R_{xx}(2)=4.1964$，$R_{xx}(3)=3.8654$。利用式（3.81）可以进一步求得 $R_{xx}(4)$ 和 $R_{xx}(5)$ 的值。若需要，还可以求出更多的自相关序列值。

利用求出的自相关序列值来估计 AR(3) 模型参数 $\hat{a}_k, k=1,2,3$ 及 $\hat{\sigma}_w^2$。仍然利用 Yule-Walker 方程，将估计得到的自相关序列值代入式（3.81），通过求解线性方程组可以得到 $\hat{a}_1=-14/24, \hat{a}_2=-9/24, \hat{a}_3=1/24, \hat{\sigma}_w^2=1$，与真实值相等。

利用计算机产生的观测值，先估计自相关序列，再代入 Yule-Walker 方程，可以得到 $\hat{a}_k, k=1,2,3$ 及 $\hat{\sigma}_w^2$ 的估计（$\hat{a}_1=-0.6984, \hat{a}_2=-0.2748, \hat{a}_3=0.0915, \hat{\sigma}_w^2=0.4678$ 为一组参考值）。

比较②和③得到的估计结果，为什么两者有如此之大的差距？

实际上，在②对模型参数的估计中，我们使用的自相关序列值是其真实值，而在③的估计中，我们使用的自相关序列值是经由计算机模拟产生的有限个数据点（32 点）估计得到的，所得到的自相关序列估值与真实自相关序列有较大误差，从而导致模型参数估计的误差较大。如果增加数据点的数量或提高 AR 模型的阶数，则会改善模型参数估计的精度。

（3）Yule-Walker 方程的求解：Levinson-Durbin 递推算法

① 线性预测误差滤波器与 AR 模型。

假定用过去观测数据的线性组合来表示对当前数据 $x(n)$ 的预测，这种方法称为前向预测器，即

$$\hat{x}(n)=-\sum_{k=1}^{m}a_m(k)x(n-k) \tag{3.84}$$

其中，$a_m(k), k=1,2,\cdots,m$ 表示 m 阶预测器的预测系数。

显然，预测的结果与真实 $x(n)$ 存在误差，设该误差为 $e(n)$，称为预测误差，表示为

$$e(n)=x(n)-\hat{x}(n)=x(n)+\sum_{k=1}^{m}a_m(k)x(n-k) \tag{3.85}$$

若把 $e(n)$ 看成系统的输出，$x(n)$ 看成系统的输入，则系统函数为

$$\frac{E(z)}{X(z)}=1+\sum_{k=1}^{m}a_m(k)z^{-k} \tag{3.86}$$

若 $m=p$，且预测系数与 AR 模型参数相同，则预测误差系统与 AR 模型的系统函数互为倒数，因此求解 AR 参数模型的问题可以转化为求解预测误差滤波器的预测系数问题。求取预测误差的均方值，有

$$E[e^2(n)]=E\left\{\left[x(n)+\sum_{k=1}^{m}a_m(k)x(n-k)\right]^2\right\}$$

$$=R_{xx}(0)+2\Big[\sum_{k=1}^{m}a_m(k)R_x(k)\Big]+\sum_{k=1}^{m}\sum_{l=1}^{m}a_m(l)a_m(k)R_{xx}(l-k) \tag{3.87}$$

为使均方误差最小，将上式右边对预测系数求偏导并令为 0，有

$$R_{xx}(l)=-\sum_{k=1}^{m}a_m(k)R_{xx}(l-k),\quad l=1,2,\cdots,m \tag{3.88}$$

代入式 (3.87) 求得最小均方误差为

$$E_m[e^2(n)]=E_p[e^2(n)]=R_{xx}(0)+\sum_{k=1}^{p}a_kR_{xx}(k) \tag{3.89}$$

这里考虑了 $a_k=a_m(k)$ 和 $m=p$。上式表明，p 阶预测器的预测系数等于 p 阶 AR 模型的参数，并且最小均方预测误差等于白噪声的方差，即 $E_p[e^2(n)]=\sigma_w^2$。

② Levinson-Durbin 递推算法求解 AR 模型参数。

Levinson-Durbin 递推算法是一种比较快捷的求解 Yule-Walker 方程的递推算法，其基本思路是依据 Yule-Walker 方程和自相关序列的递推性，逐次增加模型阶数进行递推计算。例如，先计算 $m=1$ 时的预测系数 $a_m(k)=a_1(1)$ 和 σ_{w1}^2，然后计算 $m=2$ 时的预测系数 $a_2(1),a_2(2)$ 和 σ_{w2}^2，一直计算到 $m=p$ 阶的预测系数 $a_p(1),a_p(2),\cdots,a_p(p)$ 和 σ_{wp}^2。当满足计算精度时就可以停止递推。式 (3.90) 给出了预测系数和均方误差递推的通式，即

$$\begin{cases}a_m(k)=a_{m-1}(k)+a_m(m)a_{m-1}(m-k)\\ a_m(m)=-\dfrac{R_{xx}(m)+\sum\limits_{k=1}^{m-1}a_{m-1}(k)R_{xx}(m-k)}{E_{m-1}}\\ E_m=\sigma_{um}^2=[1-a_m^2(m)]E_{m-1}=R_{xx}(0)\prod\limits_{k=1}^{m}[1-a_k^2(k)]\end{cases} \tag{3.90}$$

其中，$a_m(m)$ 称为反射系数。

在运用 Levinson-Durbin 递推算法时，需要已知自相关函数，同时需要给定初始值 $E_0=R_{xx}(0),a_0(0)=1$，还要确定 AR 模型的阶数 p。

4. AR 模型阶数的确定

AR 模型的阶数估计是一个十分重要的问题。在实际应用中，AR 模型的阶数总是未知的，要根据观测数据做适当的估计。若模型阶数估计过低，则参数估计的均方误差会较大，而若模型阶数过高，则又会带来计算上的不必要负担。

(1) FPE 准则

设真实模型为 AR (p)，正在进行拟合的阶数为 m。将拟合的 AR 参数构成一

步预测器，其预测均方误差达到最小的模型阶数，则作为最佳模型阶数。FPE（最终预测误差）准则定义为

$$\mathrm{FPE}(m)=\sigma_{um}^{2}\left(\frac{N+m+1}{N-m-1}\right) \tag{3.91}$$

其中，N 为观测数据长度；σ_{um}^{2} 为拟合残差的方差。

随着拟合阶数 m 的增加，σ_{um}^{2} 会逐渐减小，而 $\frac{N+m+1}{N-m-1}$ 则逐渐增大。故在某个 $m=p$ 处达到最小，则将 p 确定为 AR 模型的阶数。

（2）AIC 准则

该准则通过使平均对数似然函数最大来确定 AR 模型的阶数。AIC 准则定义为

$$\mathrm{AIC}(m)=\ln\sigma_{um}^{2}+\frac{2m}{N}$$

当模型阶数增加时，σ_{um}^{2} 随之下降，而 $2m/N$ 随之增加。当 AIC(m) 达到最小时，可以确定此时的阶数作为最佳模型阶数。

3.6 医学信号非线性分析简介

3.6.1 分形的概念

1. 分形的概念

欧几里得集合空间的物体都具有整数的维数。但是，自 1973 年以来，几何学上出现了一种非整数的维数，即分形（fractal）。所谓分形指的是以非整数维形式充填空间的形态特征。由于不规则现象在自然界是普遍存在的，因此分形几何又称为描述大自然的几何学。分形几何建立以后，很快就引起了许多学科的关注，并且对医学信号分析也具有重要的价值。

与传统几何相比，从整体上看，分形几何图形是处处不规则的，但是在不同尺度上看，图形的规则性又是相同的。例如，从远距离观察时，海岸和山川的形状是极不规则的，但是从近距离观察，其局部形状又和整体形态相似，即它们从整体到局部是自相似的。

2. 典型的分形体

（1）科赫雪花（Koch snowflake）

科赫雪花是一种典型的分形体。瑞典人科赫于 1904 年提出了这种著名的雪花曲线，其做法为：从一个正三角形开始，把每条边三等分，然后以各边的中间长度为底边，分别向外作正三角形再把底边线段抹掉，这样就得到一个六角形，它共有 12 条边。再把每条边三等分，以各中间部分的长度为底边，向外作正三

角形后，抹掉底边线段。反复进行这一过程，就会得到一个“雪花”状曲线，称为科赫雪花。科赫雪花如图 3.8 所示。

(2) 康托尘土 (Kongtor dust)

康托尘土的第 0 代为一条直线段，将其中间的 1/3 挖去形成第一代，如此反复进行下去，如图 3.9 所示。

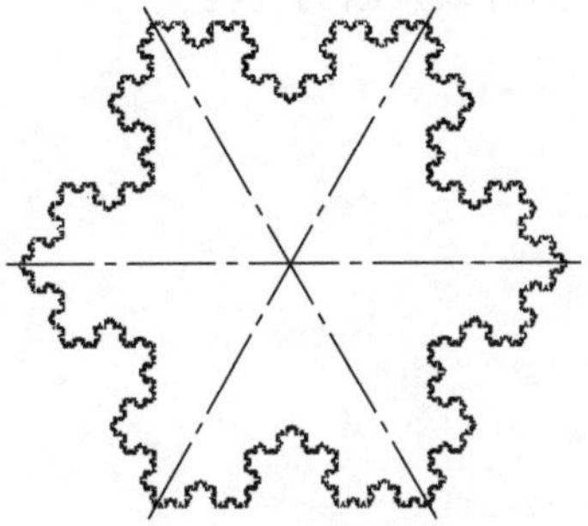

图 3.8　科赫雪花的图形

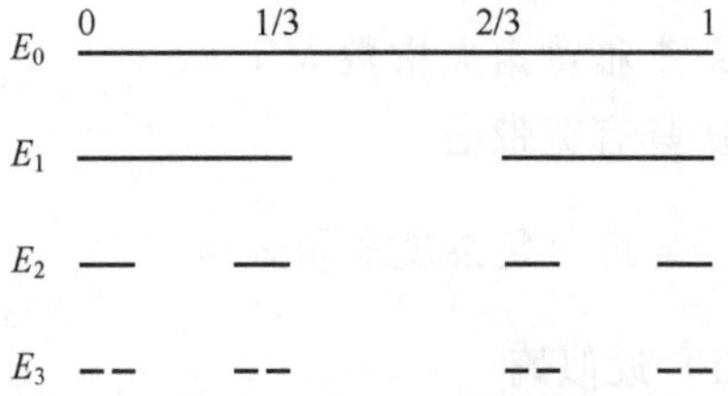

图 3.9　康托尘土的示意图

3. 分形的应用

分形在数学、物理、化学、生物、大气、海洋抑制与社会科学领域得到许多应用。分形使人们感悟到科学与艺术的融合，数学与艺术审美上的统一。分形图像可以用于制作各种尺寸的装饰画，可以制作成各种分形挂历和贺卡等。基于分形所构建的分形维 (fractal dimension) 测度，可以用于分析医学信号的复杂程度，从而为临床诊断和治疗提供参考。

3.6.2　混沌信号处理

1. 混沌的概念

混沌 (chaos) 是指发生在确定性系统中的貌似随机的不规则运动。一个确定性理论描述的系统，其行为却表现为不确定性，即不可重复和不可预测，这就是混沌现象。混沌对初始状态十分敏感，是非线性动力系统的固有特性与普遍存在的现象。研究表明，大气由热对流导致的湍流就是一种混沌现象。生物医学中的心电、脑电、心音和血压等信号都存在某种局部或整体的自相似性，因而可以认为是混沌信号。

混沌运动具有以下特征：

① 非线性、非周期性、非随机性。

② 对初始条件的敏感性，即短期的不可预测性。

③ 具有某种自相似性，因而分形也是混沌的一种特征。

④ 宽带谱也是混沌运动的一种特性。

⑤ 具有某种不稳定性。

⑥ 具有有界性，即混沌运动只局限于一定的时空范围。

如何判断一种运动是否具有混沌特征，一般采用混沌诊断（diagnosing chaos）来进行。若满足以下条件中的两个以上，则可以判断为混沌。

① 对初始条件的敏感性。

② 分形维大于1。

③ 李雅普诺夫指数大于0。

④ 具有宽带谱。

2. 常用的复杂度表示方法

（1）近似熵

近似熵（approximate entropy，ApEn）是用一个负数来度量时间序列复杂度的一种方法。一个信号或离散序列的近似熵计算为

$$\mathrm{ApEn}(m,r)=\Phi^{m}(r)-\Phi^{m+1}(r)$$

其中，$r>0$；$\Phi^{m}(r)=(N-m-l)^{-1}\sum\ln C_i^m(r), i=1,2,\cdots,N-m+1$ 为平均有效距离的平均信息，$C_i^m(r)$ 为平均有效距离信息。

（2）信息熵

信息熵（information entropy，InEn）从信息论的角度描述信息的复杂性。信息熵计算为

$$\mathrm{InEn}(i)=-\sum P_i\log_2 P_i,\quad i=1,2,\cdots,N$$

其中，P_i 表示信息要素 i 出现的概率。

（3）李雅普诺夫指数

李雅普诺夫指数（Lyapunov exponent）是相空间中相近轨道的平均收敛性或平均发散性，即运动的不稳定性和复杂性的一种度量。其计算为

$$\mathrm{LE}=(1/N)\sum\log_2\left|\mathrm{d}f(x(n))/\mathrm{d}x\right|,\quad n=0,1,\cdots,N-1$$

若 LE>0，表示混沌运动，否则表示规则运动。

（4）混沌度

混沌信号有宽带谱的特征，谱带越宽越接近最复杂的随机运动。混沌度（chaoness）的概念表示整个信号谱带中满足一定能量条件谱线在全部 N 条谱线的比例。其定义为

$$\mathrm{CN}=\sum W(i)/N,\quad i=0,1,\cdots,N-1$$

其中，若第 i 条谱线的强度或功率满足一定的门限要求，则令 $W(i)=1$，反之为0。

3. 混沌在医学信号处理中的应用

(1) 心脏系统中的混沌现象研究

美国和加拿大的研究人员以混沌理论为工具，通过对心电图的定量分析和测量发现，正常和病态的心脏都有显著的动力学特征，他们尝试用非线性动力学的混沌分形方法进行研究，表明传统的心脏病学对于不规则的心博做出了不正确的概括，从而对传统的医学原理提出了挑战。

(2) 神经系统中的混沌

混沌理论的最新研究表明，人脑的神经网络是一个混沌系统，它对信息的处理过程是一种混沌现象。Soong 等研究了人脑的 α 节律，表明 α 节律是由确定性动力系统决定的混沌运动。清醒时，大脑的混沌程度较高，信息处理较快，并能做出更多的响应。另一方面，癫痫病人在癫痫发作期间的脑电图有周期性，如果用接近于无规则脑电波的声波刺激病人的大脑，病人的脑电图会恢复到健康的混沌状态。

(3) 其他应用

混沌和分形理论可以用于模拟生物医学工程领域的自相似结构，例如循环系统中的血管—毛细血管网以及呼吸系统中的气管——支气管网的形成。混沌理论还应用于对呼吸机能障碍的研究以及对红细胞和白细胞浓度控制的反馈机制研究。此外，研究还表明，生物反馈系统、细胞代谢、血小板生成系统及免疫系统中都存在混沌现象。当人衰老时，这些系统的混沌程度降低，从而呈现简单的规则变化。

思 考 题

3.1　什么是内源信号、外源信号和感生信号?

3.2　试说明医学信号的主要特点。

3.3　试说明随机变量、随机过程和随机信号的概念。

3.4　说明随机变量的均值、方差、相关函数与协方差函数的概念。

3.5　说明随机信号的概率密度与概率分布的概念。

3.6　说明平稳随机信号与非平稳随机信号的概念。

3.7　解释各态历经性的概念。

3.8　简述几种主要随机过程的特性。

3.9　试说明白噪声与有色噪声的特点与区别。

3.10　试说明随机信号主要的经典分析方法。

3.11　试说明随机信号主要的现代分析方法。

3.12　试说明 AR 模型、MA 模型和 ARMA 模型各自的特点?

3.13 试说明分形的概念。

3.14 试说明混沌的概念。

3.15 试说明常用的复杂度表示方法。

习　题

3.1 随机相位正弦波 $x = A\sin(w_0 t + \phi)$，相位 ϕ 服从均匀分布，即

$$p(\phi) = \begin{cases} \dfrac{1}{2\pi}, & 0 \leqslant \phi < 2\pi \\ 0, & \text{其他} \end{cases}$$

试求 x 的一阶概率密度函数 $p(x;t)$，并说明它是否与时间 t 有关？

3.2 设 $z(t) = \cos(w_0 t + \phi)$ 是随机相位正弦载波，即

$$p(\phi) = \begin{cases} \dfrac{1}{2\pi}, & 0 \leqslant \phi < 2\pi \\ 0, & \text{其他} \end{cases}$$

用调制信号 $r(t)$ 对 $z(t)$ 进行调幅，得调幅波 $s(t) = r(t)z(t)$。已知 $r(t)$ 为瑞利分布，即

$$p(r) = \begin{cases} re^{-r^2/2}, & r \geqslant 0 \\ 0, & r < 0 \end{cases}$$

试证明调幅波 $s(t)$ 服从高斯分布

$$p(s) = \frac{1}{\sqrt{2\pi}\sigma_s} e^{-\frac{(s-m_s)^2}{2\sigma_s^2}}$$

并求 m_s 和 σ_s^2 的值。假设 θ 与 $r(t)$ 互相独立。

3.3 设 $x(t) = a$，a 是二值型随机变量（对每一样本而言不随时间而变），以概率 p 及 $q = 1 - p$ 取值 $+1$ 和 -1。求此过程的时间均值、总体均值、时间自相关和总体自相关，并由所得结果说明过程是否各态遍历。

平稳随机信号 $x(t)$ 和确定性信号 $y(t)$ 相加，得 $z(t) = x(t) + y(t)$，试问 $z(t)$ 是否平稳过程？

3.4 已知平稳随机过程 $x(t)$ 的自相关函数如下：① $R_x(\tau) = 4e^{-|\tau|}\cos\pi\tau + \cos 3\pi\tau$；② $R_x(\tau) = 25e^{-4|\tau|}\cos\omega_0\tau + 16$。

求其功率谱密度和均方，并根据所得结果说明该随机过程是否含有直流分量或周期性分量。

3.5 根据功率谱密度函数的性质，判断下面哪些函数是实信号的功率谱密度函数的正确表达式，并说明理由。对判断是正确的函数，说明它的均值、均方与均方差各是多少。

① $S_1(\omega) = \dfrac{\omega^2 + 9}{(\omega^2 + 4)(\omega + 1)^2}$。

② $S_2(\omega) = \dfrac{\omega^2 + 1}{\omega^4 + 5\omega^2 + 6}$。

③ $S_3(\omega) = \dfrac{\omega^2 + 4}{\omega^4 - 4\omega^2 + 3}$。

④ $S_4(\omega) = \dfrac{e^{-j\omega^2}}{\omega^2 + 2}$。

3.6　调幅信号 $y(t) = a(t)\cos(\omega_0 t + \phi)$，$\omega_0$ 是常数，ϕ 在 $[0,2\pi]$ 间均匀分布，$a(t)$ 是随机过程，其自相关函数是 $R_a(\tau)$，功率谱是 $S_a(\omega)$，$a(t)$ 与 θ 互相独立。求 $y(t)$ 的自相关函数和功率谱，用 $R_a(\tau)$ 和 $S_a(\omega)$ 表示。

3.7　在图 3.10 所示的系统中，$x(t)$ 是平稳过程。试证明 $y(t)$ 的功率谱为

$$S_y(\omega) = 2S_x(\omega)(1 + \cos\omega T)$$

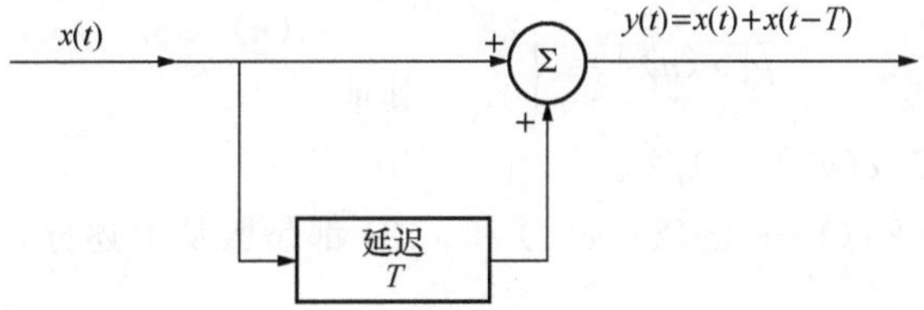

图 3.10

3.8　一个随机信号 $x_1(t)$ 的自相关函数是 $R_1(\tau) = A_1 e^{-|\tau|}$，另一个随机信号 $x_2(t)$ 的自相关函数是 $R_2(\tau) = A_2 e^{-|\tau|}$。求两者相加后，$x(t) = x_1(t) + x_2(t)$ 的自相关函数 $R_x(\tau)$。假设 $x_1(t)$ 和 $x_2(t)$ 互相独立；$x_1(t)$ 和 $x_2(t)$ 来自不同的信号源，只是幅度相差一个常数因子 K，即 $x_2(t) = Kx_1(t)$，$K \neq 1$。

3.9　复随机信号 $z(t)$ 由联合平稳的实过程 $x(t)$ 和 $y(t)$ 构成，且满足 $z(t) = x(t) + jy(t)$，试证明 $E[|z(t)|^2] = R_x(0) + R_y(0)$。

试证明对平稳的复随机过程 $z(t)$ 有 $E[|z(t+\tau) + z(t)|^2] = 2R_x(0) + 2R_e[R_z(\tau)]$。

3.10　信号 $s(t) = x(t)\cos\omega_0 t - y(t)\sin\omega_0 t$，其中 $x(t)$ 和 $y(t)$ 是复随机过程，其自相关函数和互相关函数均已知，ω_0 是固定值。

① 试求 $x(t)$ 的自相关函数。

② 若 $R_x(\tau) = R_y(\tau)$，$R_{xy}(\tau) = 0$，试证明 $R_s(\tau) = R_x(\tau)\cos\omega_0\tau$。

3.11　随机过程 $x(t) = A\sin(w_0 t + \phi)$，$A$ 和 w_0 是常数，ϕ 为在 $[0,2\pi]$ 间均匀分布的随机变量。令 $y(t) = x(t)^2$。

① 试求 $y(t)$ 的自相关函数 $R_y(\tau)$。

② 试求 $x(t)$ 和 $y(t)$ 间互相关函数 $R_{xy}(\tau)$ 。由所得结果说明 $x(t)$ 和 $y(t)$ 是否是联合宽平稳的。

3.12 统计独立零均值的随机过程，$x(t)$ 和 $y(t)$ 具有以下自相关函数，即

$$R_x(\tau) = e^{-|\tau|}$$
$$R_y(\tau) = \cos 2\pi\tau$$

分别构成新过程 $w_1(t) = x(t) + y(t)$ 和 $w_2(t) = x(t) - y(t)$，试求 $R_{w_1 w_2}(\tau)$。

3.13 随机输入序列 $x(n)$ 各次采样值互相独立。各采样值同分布，都是均值为 3、方差为 4 的高斯分布。

① 如果 $y(n) = \frac{1}{2}[x(n) + x(n-1)]$，求 $y(n)$ 的均值、方差及概率密度函数。

② 如果 $z(n) = \frac{1}{2}[x(n) - x(n-1)]$，求 $z(n)$ 的均值、方差及概率密度函数。

3.14 输入序列 $x(n)$ 的一阶概率密度函数为

$$p[x(n)] = \begin{cases} 2e^{-2x(n)}, & x(n) \geqslant 0 \\ 0, & \text{其他} \end{cases}$$

① 试证明 $E[x(n)] = 1/2$ 。

② 如果 $y = 2x(1) + 4x(2)$，$x(1)$ 和 $x(2)$ 都是服从上述分布的随机序列，试求 $E(y)$ 。

3.15 随机序列 $\{x(n)\}$ 各次采样互相独立，且均匀分布于 $-1 \sim +1$，并按下述关系进行信号处理。

① $y(n) = x(n) - x(n-1)$。

② $z(n) = x(n) + 2x(n-1) + x(n-2)$。

③ $w(n) = -\frac{1}{2}w(n-1) + x(n)$。

试求 $x(n)$ 的均值 m_x 和方差 σ_x^2；$y(n)$、$z(n)$ 和 $w(n)$ 的自相关函数与功率谱。(提示：$|m| > 2$ 后，$R_y(m) = ?$；$|m| > 3$ 后，$R_z(m) = ?$)

3.16 设自相关函数 $r_{xx}(k) = \rho^k, k = 0,1,2,3$，试用 Yule-Walker 方程直接求解与用 Levinson 递推求解 AR(3) 模型参量。

3.17 设 $N = 5$ 的数据记录为 $x(0) = 1, x(1) = 2, x(2) = 3, x(3) = 4, x(4) = 5$，AR 模型的阶数 $p = 3$，试用 Levinson 递推法求 AR 模型参量，即 $x(4)$ 的预测值 $\hat{x}(4)$ 。

3.18 利用题 3.17 所给 $N = 5$ 的数据记录，$x(0) = 1, x(1) = 2, x(2) = 3, x(3) = 4, x(4) = 5$，试用伯格算法求 AR (2) 参量。

第 4 章　信号检测与参数估计

本章主要介绍信号分析处理中信号检测与参数估计的问题。在简要介绍信号检测与参数估计概念的基础上，本章将重点介绍信号检测的极大后验概率准则、最小错误率准则、贝叶斯准则和纽曼—皮尔逊准则。同时，还将介绍多次观测条件下的信号检测问题，以及以贝叶斯估计为代表的非线性参数估计方法和以最小二乘技术为核心的线性参数估计方法。最后，给出一些应用的实例。

4.1　概　　述

信号的检测与参数估计是生物医学信号分析与处理的重要方面。

所谓信号检测（signal detection），主要有两方面的含义：其一是表示信号的波形提取，即利用传感器和信号检测技术，在噪声和干扰条件下获取信号的波形；其二是依据已接收到的信号（称为观测数据）判断某种感兴趣的信号是否存在。本节主要研究介绍后者涉及的基本原理与方法。

所谓信号的参数估计（parameter estimation）是指利用信号估计的基本理论，从带噪接收信号中估计出信号的某个参数或某些参数的技术与方法。

4.1.1　信号检测的基本任务

在随机信号处理应用中，经常遇到要在几种可能发生的情况中做出选择的问题。例如，雷达接收机系统要根据观测到的雷达回波做出回波中是否有目标信号存在的判决；在数字通信系统中，接收机需要根据接收到的信号、噪声和干扰来判断究竟接收到了哪一种信号波形；在医学问题中，临床医生需要根据病人的症状及各种化验检查结果做出病人是否患病，或者患有某种疾病的判断；在心电信号分析中，需要对测量得到的心电信号提取相关特征，再按照一定的准则做出所得心电信号属于何种类型、患者有何疾病的判断。

从直观上我们很容易看出，在上述列举的判决问题中，每次判决不一定都是正确的，由于噪声和干扰的影响，有时候可能会出现错误的判断。这样，此类判决问题就必须从概率统计概念出发，是一种统计判决的问题。

信号检测的数学基础是概率论与数理统计问题中的假设检验方法。举例说明从观测数据中判断有无感兴趣的信号的方法如下：设观测数据（或接收信号）为 x，其中感兴趣信号为 s，噪声为 n。假设 H_0（称为 0 假设），即观测数据 x 中没有

信号 s，只有噪声 n。假设 H_1（称为 1 假设），即观测数据 x 中既有信号，又有噪声，$x = s + n$。通过关于信号和噪声的一些统计先验知识，以某种判据为准则，判断观测数据的具体观察值是属于 H_0 假设，还是 H_1 假设。

信号检测问题可以根据问题的性质划分为不同的类型。例如，根据假设的数目，可以分为二元检测和多元检测；根据观测的次数，可以分为单次观测和多次观测；根据被检测信号的性质，可以分为确定性信号检测、有未知参数的确定性信号检测和随机信号检测等。

4.1.2 信号检测问题中的各种概率描述

本节结合二元检测问题，介绍信号检测中常用的一些概率描述。

先验概率：先验概率是指根据以往经验得出的 H_1 和 H_0 各假设发生的概率，分别记为 $P(H_1)$ 和 $P(H_0)$，其中 $P(\cdot)$ 表示概率。

条件先验概率：条件先验概率是指在某一假设下取得观测值 x 的概率。当 x 为离散型随机变量时，表示为 $P(x|H_1)$ 和 $P(x|H_0)$。当 x 为连续型随机变量时，表示为 $p(x|H_1)$ 和 $p(x|H_0)$，其中 $p(\cdot)$ 表示概率密度函数。

后验概率：后验概率指在取得某一观测值 x 后，该值属于某一假设的概率，表示为 $P(H_1|x)$ 和 $P(H_0|x)$。

虚警概率 P_F：在假设检验中将“无”判成“有”的概率，即情况属于 H_0，而误判成 H_1 的概率。

漏报概率 P_M：在假设检验中将“有”判成“无”的概率，即情况属于 H_1，而误判成 H_0 的概率。

总错误率 P_E：虚警与漏报两项错误的总概率，表示为 $P_E = P_F P(H_0) + P_M P(H_1)$。

检测概率 P_D：情况属于 H_1，且被正确判断的概率。P_D 与 P_M 是互补的，即 $P_D = 1 - P_M$。这里需要注意的是，仅根据 P_D 的大小来说明判断的优劣是不可靠的。因为如果无论有无信号，一律判断成“有”，则必有 $P_M = 0$，且 $P_D = 1$，但是此时的总错误率 P_E 一般会较高。

4.1.3 信号参数估计的基本任务

参数估计是根据从总体中抽取的样本来估计总体分布中包含的未知参数的方法，信号参数估计的任务是从带噪信号中估计出信号的某个或某些参数。例如，用超声多普勒技术测量血流速时，除了从噪声中提取多普勒信息外，还要根据该信息来估计流速的大小，即根据观测数据来估计信号的时间延迟参数。

最常见的估计问题是根据给定的一组随机变量样本来估计其主要统计量。随机变量的均值和方差的估计为

$$\hat{m}_x = \frac{1}{N}\sum_{i=1}^{N} x_i$$

$$\mathrm{Var}(x) = \frac{1}{N}\sum_{i=1}^{N}[x_i - E(x)]^2 \tag{4.1}$$

从带噪声的观测数据中估计信号参数的流程如图 4.1 所示。

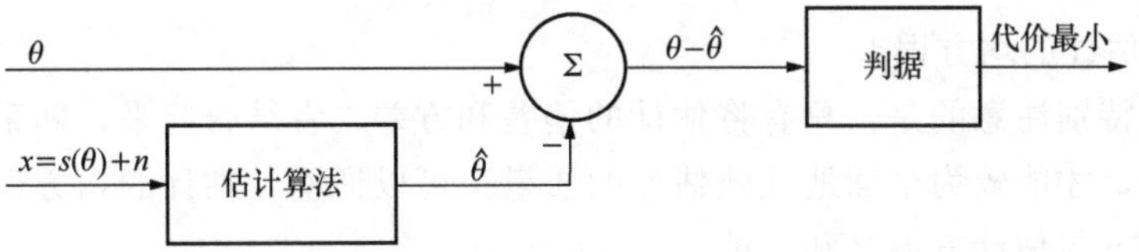

图 4.1　从带噪声的观测数据中估计信号参数的流程

观测数据 x 由信号 s 和噪声 n 相加组成，即 $x = s(\theta) + n$，其中的 θ 表示信号参数。参数估计问题要求通过一定的算法取得 θ 的估计值 $\hat{\theta}$，并使 θ 与 $\hat{\theta}$ 之间的关系按照某一判据达到最优。例如，常用的最小均方误差准则，使 $E[(\theta - \hat{\theta})^2]$ 达到最小。

4.1.4　参数估计的评价准则

1. 估计无偏性

(1) 估计的偏差

估计的偏差又称为估计的偏，是指估计值 $\hat{\theta}$ 与其真值 θ 或均值 $E[\hat{\theta}]$ 之差，可以用来衡量估计结果的精度。

对于非随机参数的估计，若 $E[\hat{\theta}] = \theta$，则称 $\hat{\theta}$ 是 θ 的无偏估计。若 $E[\hat{\theta}] \neq \theta$，则称 $\hat{\theta}$ 是 θ 的有偏估计，其偏差为 $b(\hat{\theta}) = E[\hat{\theta}] - \theta$。当参与参数估计的数据样本容量 N 增加时，若有 $\lim\limits_{N\to\infty} b(\hat{\theta}) = 0$，则称为渐进无偏估计。

对于随机参数的估计，由于随机参数不具有确定的真值，故用其均值 $E[\theta]$ 替代确定的真值。若 $E[\hat{\theta}] = E[\theta]$，则称 $\hat{\theta}$ 为无偏估计。若 $E[\hat{\theta}] \neq E[\theta]$，则称 $\hat{\theta}$ 为有偏估计，其偏差为 $b(\hat{\theta}) = E[\hat{\theta}] - E[\theta]$。若满足 $\lim\limits_{N\to\infty} b(\hat{\theta}) = 0$，则称为渐进无偏估计。

若 θ 为非随机量，则有 $E[\theta] = \theta$，随机参数估计问题与前面的非随机参数估计问题完全相同。因此，无论是非随机参数估计还是随机参数估计，均可采用非随机参数估计的形式将二者统一起来。

(2) 估计的方差

估计的方差用来度量估计值 $\hat{\theta}$ 与其数学期望 $E[\hat{\theta}]$ 之间的分散程度，即

$$\mathrm{Var}[\hat{\theta}] = \sigma_{\hat{\theta}}^2 = E[(\hat{\theta} - E[\hat{\theta}])^2] \tag{4.2}$$

估计的方差越小，表示参数的估计值越集中在其真值或均值附近，即估计的分散性越小。

(3) 估计的均方误差

需要特别注意的是，只有将估计的偏差和方差二者结合起来，即采用估计的均方误差，才能较为全面地反映估计的质量。可以证明，估计的均方误差是估计偏差的平方与估计方差之和，即

$$E[(\theta - E[\hat{\theta}])^2] = b^2(\hat{\theta}) + \sigma_{\hat{\theta}}^2 \tag{4.3}$$

2. 估计的有效性

如果要比较同一参数的两个无偏估计的优劣，在样本容量 N 相同的情况下，需要看哪一个无偏估计的方差更小。若满足

$$\mathrm{Var}[\hat{\theta}_1] < \mathrm{Var}[\hat{\theta}_2] \tag{4.4}$$

则称 $\hat{\theta}_1$ 为参数 θ 的有效估计，或称估计 $\hat{\theta}_1$ 比估计 $\hat{\theta}_2$ 更有效。

3. 估计的一致性

如果当样本容量 $N \to \infty$ 时，参数估计值无限接近其真值，即偏差和方差均趋于 0，则该估计是一致估计，即满足

$$\lim_{N\to\infty} E[(\hat{\theta} - \theta)^2] = 0 \tag{4.5}$$

条件的估计为一致估计。

4.2 信号检测的极大后验概率准则

考虑信号是恒定已知值的情况。假设观测值 x 是已知信号 $s = A$ 和噪声 n 的线性组合，即 $x = s + n$。考虑二元检测问题，假设 H_0 表示观测中无信号，即 $x = n$；假设 H_1 表示观测中有信号，即 $x = s + n = A + n$。目前的问题是需要根据观测数据来判定究竟是有信号，还是无信号，即情况是属于 H_1，还是 H_0。

4.2.1 极大后验概率准则的基本思路

极大后验（maximum a posteriori，MAP）概率准则是基于这样一种思路的，即其要求按照观测值最可能属于哪一类来进行分类决策。我们需要计算观测

值 x 来自每个假设类别的后验概率，然后依据后验概率的大小，选择具有最大后验概率的那一个假设类别。

具体来说，设观测值 x 属于 H_0 的后验概率为 $P(H_0|x)$，属于 H_1 的后验概率为 $P(H_1|x)$。比较这两个概率哪一个大，就判定 x 属于哪一个类别，即在 $x=x_1$ 处，若满足 $P(H_1|x)>P(H_0|x)$，则判定为 H_1；反之，若满足 $P(H_0|x)>P(H_1|x)$，则判定为 H_0。一般记为

$$\frac{P(H_1|x)}{P(H_0|x)}\underset{H_0}{\overset{H_1}{\gtrless}}1 \tag{4.6}$$

4.2.2　二元问题的 MAP 准则推导

为了得到后验概率 $P(H_0|x)$ 和 $P(H_1|x)$，需要应用贝叶斯公式对已知信息进行变换。由贝叶斯公式，有

$$P(H_0|x)=\frac{p(x|H_0)P(H_0)}{p(x)}$$

$$P(H_1|x)=\frac{p(x|H_1)P(H_1)}{p(x)} \tag{4.7}$$

其中，观测数据 x 的概率密度函数 $p(x)$ 可以由全概率公式得到，即

$$p(x)=p(x|H_0)P(H_0)+p(x|H_1)P(H_1) \tag{4.8}$$

为了简化起见，式（4.8）中的条件概率密度函数 $p(x|H_0)$ 和 $p(x|H_1)$ 可以分别记为 $p_0(x)$ 和 $p_1(x)$。这样，式（4.7）变为

$$P(H_0|x)=\frac{p_0(x)P(H_0)}{p(x)}$$

$$P(H_1|x)=\frac{p_1(x)P(H_1)}{p(x)} \tag{4.9}$$

将式（4.9）中两式相除，有

$$\frac{P(H_1|x)}{P(H_0|x)}=\frac{p_1(x)}{p_0(x)}\frac{P(H_1)}{P(H_0)} \tag{4.10}$$

这样，式（4.6）所示的最大后验概率判决式可以改写为

$$\frac{p_1(x)}{p_0(x)}\underset{H_0}{\overset{H_1}{\gtrless}}\frac{P(H_0)}{P(H_1)} \tag{4.11}$$

其中，$P(H_0)$ 和 $P(H_1)$ 分别为 H_0 和 H_1 的先验概率；$p_0(x)$ 和 $p_1(x)$ 分别为在 H_0 和 H_1 条件下观测数据 x 的概率密度函数。

式（4.11）即为极大后验概率准则的判别公式。通常，条件概率密度函数 $p_0(x)$ 和 $p_1(x)$ 又称为似然函数，其比值为

$$l(x)=\frac{p_1(x)}{p_0(x)} \tag{4.12}$$

称为似然比（likelihood ratio）。

所谓似然函数，是一种关于统计模型中参数的函数，表示模型参数中的似然性。似然性与概率的概念相似，都是指某种事件发生的可能性。但是两者又有区别，概率用于在已知一些参数的情况下，预测接下来的观测所得到的结果，而似然性则是用于在已知某些观测所得到的结果时，对有关事物性质的参数进行估计。似然比则是反映真实性的一种指标。$l(x)$ 是随机变量的函数，因此也是随机变量。

例 4.1 设信号 $s=A$ 为恒定值，噪声 n 为高斯随机变量，服从 $N(0,\sigma_n^2)$ 分布。信号以等概率发送或不发送，即 $P(H_0)=P(H_1)=1/2$。试求：

① 该具体问题的极大后验概率准则的表达式。

② 当测得 $x_1=0.7A$ 时，判断该条件下是有信号还是无信号。

在 H_0 假设下，有 $s=0$，故 $x=n$。这时 x 的概率密度函数就是噪声 n 的概率密度函数，即

$$p_0(x)=p(n)=\frac{1}{\sqrt{2\pi\sigma_n^2}}\mathrm{e}^{-\frac{x^2}{2\sigma_n^2}}$$

在 H_1 假设下，有 $s=A$，故 $x=A+n$。这时 x 服从均值为 A 、方差为 σ_n^2 的高斯分布，即

$$p_1(x)=\frac{1}{\sqrt{2\pi\sigma_n^2}}\mathrm{e}^{-\frac{(x-A)^2}{2\sigma_n^2}}$$

将 $p_1(x)$ 和 $p_0(x)$ 两式相除，有

$$\frac{p_1(x)}{p_0(x)}=\mathrm{e}^{-\frac{1}{2}\frac{(x-A)^2-x^2}{\sigma_n^2}}=\mathrm{e}^{\frac{(x-A/2)A}{\sigma_n^2}}$$

这样，极大后验概率准则的表达式为

$$\mathrm{e}^{\frac{(x-A/2)A}{\sigma_n^2}}\underset{H_0}{\overset{H_1}{\gtrless}}\frac{P(H_0)}{P(H_1)}=1$$

可以取对数化简为

$$x\underset{H_0}{\overset{H_1}{\gtrless}}\frac{A}{2}$$

根据上式，当观测值为 $x_1=0.7A$ 时，由于 $x_1=0.7A>0.5A$，故应判断为 H_1，即有信号。

图 4.2 给出了例 4.1 概率密度函数曲线的解释。

由图 4.2 可见，当 $x>A/2$ 时，有 $p_0(x)<p_1(x)$，故判为 H_1。当 $x<A/2$ 时，有 $p_1(x)<p_0(x)$，故判为 H_0。

一般情况下，若 $P(H_0)\neq P(H_1)$，令 $\eta=\dfrac{P(H_0)}{P(H_1)}$，则极大后验概率准则的形式变为

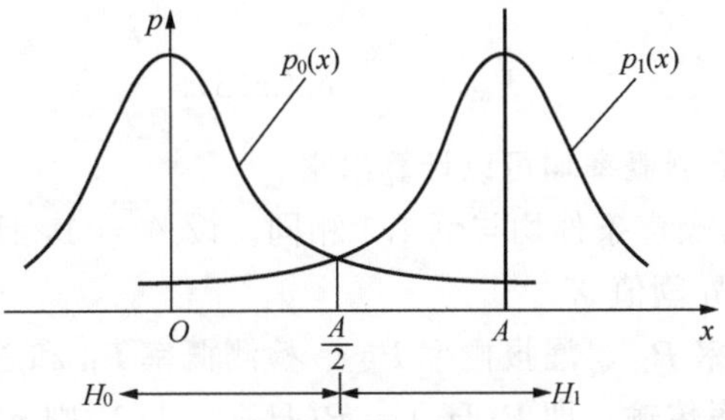

图 4.2　极大后验概率密度准则的概率密度函数曲线

$$\frac{p_1(x)}{p_0(x)} \underset{H_0}{\overset{H_1}{\gtrless}} \eta \tag{4.13}$$

此时判断区域的划分如图 4.3 所示。

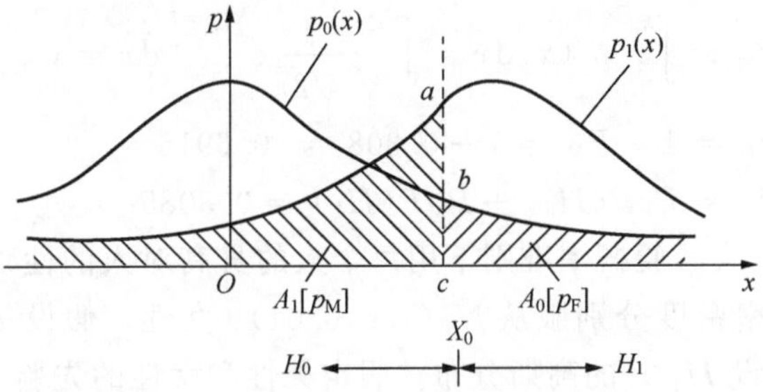

图 4.3　极大后验概率密度准则求取阈值

图 4.3 中，$ac/bc=2$，X_0 为判别区域的阈值，此时 $\eta=2$。对 $e^{\frac{(x-A/2)A}{\sigma_n^2}} \underset{H_0}{\overset{H_1}{\gtrless}} \eta$ 两边取对数，有 $\frac{(x-A/2)A}{\sigma_n^2} \underset{H_0}{\overset{H_1}{\gtrless}} \ln\eta$，即

$$x \underset{H_0}{\overset{H_1}{\gtrless}} \frac{A}{2}+\frac{\sigma_n^2}{A}\ln\eta = X_0 \tag{4.14}$$

其中，$X_0=\frac{A}{2}+\frac{\sigma_n^2}{A}\ln\eta$ 表示判决分界的阈值。

4.2.3　极大后验概率准则的检测性能

如图 4.3 所示，由于虚警概率 P_F 是情况属于 H_0 而错判为 H_1 的概率，显然与图 4.3 中的阴影面积 A_0 相当，即

$$P_F=\int_{X_0}^{+\infty} p_0(x)\mathrm{d}x \tag{4.15}$$

漏报概率 P_M 是情况属于 H_1 而错判成 H_0 的概率。它相当于图 4.3 中的阴影

面积 A_1，即

$$P_M = \int_{-\infty}^{X_0} p_1(x)\mathrm{d}x \tag{4.16}$$

这样，总错误率和检测概率均可以计算出来。

例 4.2　信号与噪声条件均与例 4.1 相同。设 $A=1$，且 $\sigma_n^2=1$，试求：

① 计算判决分界阈值 X_0。

② 计算虚警概率 P_F、漏报概率 P_M、检测概率 P_D 和总错误率 P_E。

由于信号等概率传输，即 $P(H_0)=P(H_1)=1/2$，则 $\eta=P(H_0)/P(H_1)=1$。这样，有

$$X_0 = \frac{A}{2}+\frac{\sigma_n^2}{A}\ln\eta = 1/2$$

虚警概率：$P_F = \int_{X_0}^{\infty} p_0(x)\mathrm{d}x = \int_{1/2}^{\infty}\frac{1}{\sqrt{2\pi}}\mathrm{e}^{-\frac{x^2}{2}}\mathrm{d}x = 0.3085$

漏报概率：$P_M = \int_{-\infty}^{X_0} p_1(x)\mathrm{d}x = \int_{-\infty}^{1/2}\frac{1}{\sqrt{2\pi}}\mathrm{e}^{-\frac{(x-1)^2}{2}}\mathrm{d}x = 0.3085$

检测概率：$P_D = 1-P_M = 1-0.3085 = 0.6915$

总错误率：$P_E = P_F P(H_0)+P_M P(H_1) = 0.3085$

例 4.3　在极大后验概率准则下用每个人的身高对人的性别进行分类。假定身高 x 的条件概率密度分别服从 $N_F(1.6,0.01)$（女性，假设 H_0）和 $N_M(1.7,0.01)$（男性，假设 H_1）的高斯分布。假定男性和女性的先验概率均为 1/2，即 $P(H_0)=P(H_1)=1/2$。试求根据身高来进行性别判断的极大后验概率准则表达式。

根据给定条件，$\eta=P(H_0)/P(H_1)=1$，似然比 $l(x)$ 为

$$l(x)=\frac{p_1(x)}{p_0(x)}=\mathrm{e}^{-\frac{1}{2}\frac{(x-\mu_1)^2-(x-\mu_0)^2}{\sigma_n^2}}=\mathrm{e}^{\frac{(x-1.6)^2-(x-1.7)^2}{0.02}}=\mathrm{e}^{\frac{0.1x-0.165}{0.01}}$$

极大后验概率准则的表达式为

$$\mathrm{e}^{\frac{(x-1.6)^2-(x-1.7)^2}{0.02}} \underset{H_0}{\overset{H_1}{\gtrless}} 1$$

或简化为

$$x \underset{H_0}{\overset{H_1}{\gtrless}} 1.65$$

根据极大后验概率准则，身高高于 1.65m 的判断为男性，低于 1.65m 的判断为女性。

4.2.4　进一步的讨论

由于极大后验概率准则的推导过程只利用了贝叶斯公式，并没有利用信号和

噪声的概率密度分布信息。因此，该方法可以进一步推广应用，包括不限于高斯分布的噪声，可以应用于任意 $p_0(x)$ 和 $p_1(x)$ 已知的情况。

4.3　信号检测的最小错误率准则

4.3.1　最小错误率准则的基本思路

最小错误率（minimum probability of error，MPE）准则将总错误率作为性能评价标准，由此导出分类决策的规则。其基本假设是已知每一个假设的条件概率密度函数和先验概率。

由 4.1 节的定义，信号检测的总错误率为

$$\begin{aligned} P_E &= P_F P(H_0) + P_M P(H_1) \\ &= P(H_0)\int_{X_0}^{+\infty} p_0(x)\mathrm{d}x + P(H_1)\int_{-\infty}^{X_0} p_1(x)\mathrm{d}x \end{aligned} \tag{4.17}$$

适当地选择判决区域，即选择 X_0 使 P_E 达到最小，则构成最小错误率准则。

4.3.2　二元问题的 MPE 准则推导

如图 4.3 所示，由于

$$\int_{-\infty}^{X_0} p_1(x)\mathrm{d}x = 1 - \int_{X_0}^{\infty} p_1(x)\mathrm{d}x$$

总错误率又可以写为

$$\begin{aligned} P_E &= P(H_0)\int_{X_0}^{+\infty} p_0(x)\mathrm{d}x + P(H_1)\left[1 - \int_{X_0}^{+\infty} p_1(x)\mathrm{d}x\right] \\ &= P(H_1) + \int_{X_0}^{+\infty} [P(H_0)p_0(x) - P(H_1)p_1(x)]\mathrm{d}x \end{aligned} \tag{4.18}$$

对式（4.18）进行分析：首先，第一项 $P(H_1)$ 为正数，且与判决阈的选择无关；其次，第二项的积分区间 $X_0 \sim +\infty$ 表示的是判决为 H_1 的区域。因此，只要把第二项中被积函数 $P(H_0)p_0(x) - P(H_1)p_1(x)$ 为负值的区域都划作 H_1 的判决区域，就能使总错误率 P_E 达到最小（判决准则），若满足

$$P(H_0)p_0(x) - P(H_1)p_1(x) < 0$$

则判决为 H_1。或写为

$$P(H_0)p_0(x) \underset{H_0}{\overset{H_1}{\lessgtr}} P(H_1)p_1(x) \tag{4.19}$$

或写为似然比的形式，即

$$l(x) = \frac{p_1(x)}{p_0(x)} \underset{H_0}{\overset{H_1}{\gtrless}} \frac{P(H_0)}{P(H_1)} \tag{4.20}$$

式（4.20）就是最小错误率准则的判据。比较式（4.20）与式（4.11），可

见在所讨论的情况下，按照极大后验概率准则与最小错误率准则所做出的判断是一样的。

例 4.4　所有条件与例 4.3 相同。在最小错误率准则下，根据人体的身高来对其性别进行分类，试计算分类的总错误率。

设将女性错判为男性的错误概率为虚警概率 P_F，将男性错判为女性的错误概率为漏报概率 P_M。根据式（4.20），计算得到似然比 $l(x)=1$，并进一步得到判决分界阈值 $X_0=1.65$。

将女性错判为男性的错误概率为

$$P_F=\int_{X_0}^{\infty}p_0(x)\mathrm{d}x=\int_{1.65}^{\infty}\frac{1}{0.1\times\sqrt{2\pi}}\mathrm{e}^{-\frac{(x-1.6)^2}{0.02}}\mathrm{d}x\overset{y=\frac{x-1.6}{0.1}}{=}\int_{0.5}^{\infty}\frac{1}{0.1x\sqrt{2\pi}}\mathrm{e}^{-\frac{y^2}{0.02}}\mathrm{d}y=0.3085$$

将男性错判为女性的错误概率为

$$P_M=\int_{-\infty}^{X_0}p_1(x)\mathrm{d}x=\int_{-\infty}^{1.65}\frac{1}{0.1\times\sqrt{2\pi}}\mathrm{e}^{-\frac{(x-1.70)^2}{0.02}}\mathrm{d}x\overset{y=\frac{x-1.7}{0.1}}{=}\int_{-\infty}^{-0.5}\frac{1}{\sqrt{2\pi}}\mathrm{e}^{-\frac{y^2}{2}}\mathrm{d}y=0.3085$$

总错误率为

$$P_E=P_FP(H_0)+P_MP(H_1)=\frac{1}{2}[P_F+P_M]=0.3085$$

由此，可以看出判决的错误概率是比较大的。只用身高这一个观测值来进行性别判断是不会得到较好的分类判断结果的。但上面的结果却是各种分类决策规则中只用身高这一个观测值所能够得到的最小的错误概率。为了改善分类判决结果，我们必须增加不同的观测值，如体重、脚踝粗细或者腰围等。虽然这些观测值或许不能给出完全独立于身高的信息，但确实能够提供一些有助于提高分类准确性的信息。

4.4　信号检测的贝叶斯准则

4.4.1　贝叶斯准则的基本思路

在许多信号检测问题中，不仅错误概率的大小是很重要的，而且错误的类型也是很关键的。例如，日常生活中把一个坏掉的鸡蛋当作一个好的鸡蛋要比把一个好的鸡蛋当成坏蛋的代价要更大；在雷达信号检测问题中，漏报的危害显然要比虚警的危害更大。在生物医学问题中，也有同样的问题。医生把有恶性肿瘤的病人诊断成没有恶性肿瘤的风险要比把没有恶性肿瘤而诊断成有的风险大得多。后者的代价是患者的心理紧张和进一步的检查治疗，而前者则可能使患者付出生命的代价。贝叶斯准则的基本思路是把不同判决结果的不同代价考虑在决策中，在进行判决分类时使每次的平均决策代价最小。

贝叶斯准则定义了 4 种代价：

c_{00} 是无判成无的代价，即情况属于 H_0，判断也是 H_0 时要付出的代价。

c_{01} 是无判成有的代价，即情况属于 H_0，判断成 H_1 时要付出的代价。

c_{10} 是有判成无的代价，即情况属于 H_1，判断成 H_0 时要付出的代价。

c_{11} 是有判成有的代价，即情况属于 H_1，判断也是 H_1 时要付出的代价。

定义平均代价为

$$\begin{aligned}\bar{c} &= c_{00}(1-P_F)P(H_0)+c_{11}(1-P_M)P(H_1)+c_{01}P_FP(H_0)+c_{10}P_MP(H_1) \\ &= c_{00}P(H_0)+c_{11}P(H_1)+(c_{01}-c_{00})P_FP(H_0)+(c_{10}-c_{11})P_MP(H_1)\end{aligned} \tag{4.21}$$

贝叶斯准则就是使上式的平均代价（有时也称为风险）最小。

4.4.2　二元问题的贝叶斯准则推导

为了便于说明，将总错误率的表达式再次给出，即

$$P_E = P_FP(H_0)+P_MP(H_1) \tag{4.22}$$

比较式（4.21）和式（4.22），可以看出平均代价与总错误率有相同之处，但有两点不同：第一，与总错误率表示式相比，平均代价表达式中多了常数项 $c_{00}P(H_0)+c_{11}P(H_1)$，但这两项的存在并不影响检测阈值的选择；第二，平均代价中 P_F 和 P_M 的系数由总错误率中的 $P(H_0)$ 和 $P(H_1)$ 变为 $(c_{01}-c_{00})P(H_0)$ 和 $(c_{10}-c_{11})P(H_1)$。参照最小错误率的判据式（4.20），贝叶斯准则的判据可以写为

$$l(x)=\frac{p_1(x)}{p_0(x)} \underset{H_0}{\overset{H_1}{\gtrless}} \frac{P(H_0)}{P(H_1)}\frac{(c_{01}-c_{00})}{(c_{10}-c_{11})} \tag{4.23}$$

如果正确判决的代价相等，错误判决的代价也相等，即 $c_{00}=c_{11}$，$c_{01}=c_{10}$，则式（4.23）变为

$$l(x)=\frac{p_1(x)}{p_0(x)} \underset{H_0}{\overset{H_1}{\gtrless}} \frac{P(H_0)}{P(H_1)} \tag{4.24}$$

显然，式（4.24）即为最小错误率准则。由此可见，最小错误率准则是贝叶斯准则的一个特例。

例 4.5　假设 H_0 和 H_1 下的条件概率密度函数分别为 $p_0(x)=\mathrm{e}^{-x}u(x)$ 和 $p_1(x)=2\mathrm{e}^{-2x}u(x)$，其中 $u(x)=\begin{cases}1, & x\geqslant 0\\ 0, & x<0\end{cases}$ 为单位阶跃信号。设已知 H_0 和 H_1 的先验概率分别为 $P(H_0)=1/3$ 和 $P(H_1)=2/3$。已知各代价为 $c_{00}=c_{11}=0$，$c_{01}=2$，$c_{10}=3$。试求使贝叶斯风险最小的决策规则。计算贝叶斯决策规则的贝叶斯风险，即平均代价。

先计算似然比和阈值，则有

$$l(x)=\frac{p_1(x)}{p_0(x)}=\frac{2\mathrm{e}^{-2x}}{\mathrm{e}^{-x}}u(x)=2\mathrm{e}^{-x}u(x)$$

$$\eta = \frac{P(H_0)}{P(H_1)} \frac{(c_{01}-c_{00})}{(c_{10}-c_{11})} = \frac{1/3}{2/3} \frac{(2-0)}{(3-0)} = \frac{1}{3}$$

当满足 $x \geqslant 0$ 时，有 $2e^{-x} \underset{H_0}{\overset{H_1}{\gtrless}} \frac{1}{3}$。两边同除 2 并取对数，有

$$x \underset{H_1}{\overset{H_0}{\gtrless}} \ln 6$$

即为贝叶斯决策规则。

先计算 P_F 和 P_M，有

$$P_M = \int_{\ln 6}^{\infty} 2e^{-2x} u(x) \mathrm{d}x = \frac{1}{36}$$

$$P_F = \int_{-\infty}^{\ln 6} e^{-x} u(x) \mathrm{d}x = \int_{0}^{\ln 6} e^{-x} \mathrm{d}x = \frac{5}{6}$$

$$\begin{aligned}\bar{c} &= c_{00} P(H_0) + c_{11} P(H_1) + (c_{01}-c_{00}) P_F P(H_0) + (c_{10}-c_{11}) P_M P(H_1) \\ &= 2 \times \frac{5}{6} \times \frac{1}{3} + 3 \times \frac{1}{36} \times \frac{2}{3} = \frac{11}{18}\end{aligned}$$

即每次判决的平均代价为 11/18。

4.5 信号检测的纽曼—皮尔逊准则

在许多问题特别是雷达问题中，诸如贝叶斯决策中使用的代价值实际上是很难进行分配与确定的。此外，各个类别的先验概率 $P(H_0)$ 和 $P(H_1)$ 通常是非常不对称的，不容易先验确定。对于这些问题，纽曼—皮尔逊准则可以在不知道先验概率和代价值的情况下给出比较好的结果。

4.5.1 纽曼—皮尔逊准则的基本思路

纽曼—皮尔逊准则的基本思路是在给定虚警概率 $P_F = e_0$ 的前提下，使检测概率 P_D 尽可能大，这也意味着使漏报概率 $P_M = 1 - P_D$ 尽可能小。实际上，P_F、P_D 和 P_M 三者之间存在一定的矛盾。例如，如果无论在何种情况下，我们总是给出没有目标的判决，这样可以使虚警概率 $P_F = 0$，但是却会使漏报概率 $P_M = 1$。相反，如果我们总是给出存在目标的判决，这样尽管可以使漏报概率下降到 $P_M = 0$，但是却会使虚警概率上升到 $P_F = 1$。实际上，纽曼—皮尔逊准则使用折中方法进行判决，并试图使漏报概率 P_M 最小，这等价于使检测概率 P_D 最大，同时满足约束条件使虚警概率 P_F 满足使用者设定的一个可以接受的范围。

4.5.2 二元问题的纽曼—皮尔逊准则推导

纽曼—皮尔逊假定条件概率密度 $p_0(x)$ 和 $p_1(x)$ 是已知的，并给定可以接受

的 $P_F = e_0$，但先验概率 $P(H_0)$ 和 $P(H_1)$ 以及代价等均是未知的。

纽曼—皮尔逊判决准则的求解，可以通过拉格朗日乘子法并使目标函数 J 达到最小来得到，目标函数 J 定义为

$$J = P_M + \lambda(P_F - e_0) \tag{4.25}$$

其中，

$$P_M = \int_{-\infty}^{X_0} p_1(x)\mathrm{d}x = 1 - \int_{X_0}^{+\infty} p_1(x)\mathrm{d}x$$

$$P_F = \int_{X_0}^{\infty} p_0(x)\mathrm{d}x$$

λ 为拉格朗日乘子，是待定系数，由约束条件 $P_F = e_0$ 确定。

将 P_M 与 P_F 代入式（4.25），有

$$\begin{aligned} J &= P_M + \lambda(P_F - e_0) \\ &= 1 - \int_{X_0}^{+\infty} p_1(x)\mathrm{d}x + \lambda\left[\int_{X_0}^{+\infty} p_0(x)\mathrm{d}x - e_0\right] \\ &= 1 - \lambda e_0 + \int_{X_0}^{+\infty} [\lambda p_0(x) - p_1(x)]\mathrm{d}x \end{aligned} \tag{4.26}$$

其中，$1 - \lambda e_0$ 为常量，可以不加考虑。

为使 J 达到最小，需要把积分式中使被积函数为负值的 x 归为 H_1 一类，即若满足

$$\lambda p_0(x) - p_1(x) < 0 \tag{4.27}$$

则将 x 判决为属于 H_1。这样，纽曼—皮尔逊准则可以写为

$$l(x) = \frac{p_1(x)}{p_0(x)} \underset{H_0}{\overset{H_1}{\gtrless}} \lambda \triangleq \eta \tag{4.28}$$

由此可见，纽曼—皮尔逊准则在本质上是一种似然比检验。

考虑信号为已知常数 A，噪声服从 $N(0,\sigma_n^2)$ 高斯分布的情况。条件概率密度函数的曲线如图 4.4 所示。

设阈值为 X_0，则虚警概率 P_F 等于图 4.4 中双斜线阴影部分的面积，即 $p_0(x)$ 在 $x > X_0$ 区间的曲线下面积。同理，检测概率 $P_D = 1 - P_M$ 等于 $p_1(x)$ 在同一区域的曲线下面积。当 $P_F = e_0$ 给定之后，X_0 值可经计算确定，即

$$\int_{X_0}^{+\infty} p_0(x)\mathrm{d}x = e_0$$

对于高斯分布噪声，则写为

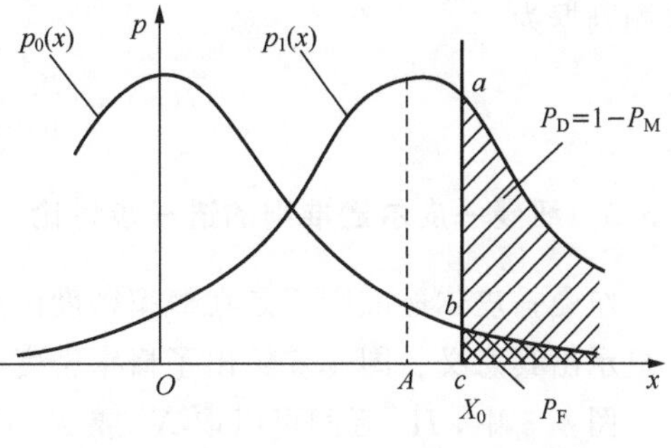

图 4.4　纽曼—皮尔逊准则示意图

$$\int_{X_0}^{+\infty} \frac{1}{\sqrt{2\pi}\sigma_n} e^{-\frac{x^2}{2\sigma_n^2}} dx = e_0$$

做变量代换 $u = \dfrac{x}{\sqrt{2}\sigma_n}$，有

$$\int_{\frac{X_0}{\sqrt{2}\sigma_n}}^{+\infty} \frac{1}{\sqrt{\pi}} e^{-u^2} du = \frac{1}{2}\left[1 - \mathrm{erf}\left(\frac{X_0}{\sqrt{2}\sigma_n}\right)\right] = e_0$$

其中，erf(•) 为误差函数，可以通过查表得到 X_0 值。

一旦 X_0 值确定了，P_D 也就确定了，即

$$\int_{X_0}^{+\infty} p_1(x) dx = P_D$$

例 4.6　设观测数据为 $x = s + n$。其中信号 s 等于 1 或 0，噪声服从 $N(0, \sigma_n^2 = 2)$ 的高斯分布。设 $P_F = 0.1$，试根据纽曼—皮尔逊准则确定阈值 X_0 和检测概率 P_D。

根据给定的虚警概率 P_F，可以计算阈值 X_0 为

$$P_F = \int_{X_0}^{+\infty} p_0(x) dx = \int_{X_0}^{+\infty} \frac{1}{\sqrt{4\pi}} e^{-\frac{x^2}{4}} dx = 0.1$$

可以得到 $X_0 = 1.8$。由此求得检测概率 P_D 为

$$P_D = \int_{1.8}^{+\infty} p_1(x) dx = \frac{1}{\sqrt{4\pi}} \int_{1.8}^{+\infty} e^{-\frac{(x-1)^2}{4}} dx$$

做变量代换 $u = \dfrac{x-1}{2}$，有

$$P_D = \frac{1}{\sqrt{\pi}} \int_{0.4}^{+\infty} e^{-u^2} du = 0.2858$$

根据图 4.4，有 $ac = p_1(X_0), bc = p_0(X_0)$，则似然比阈值为

$$\eta = ac/bc = p_1(X_0)/p_0(X_0) = e^{-\frac{0.8^2}{4}} / e^{-\frac{1.8^2}{4}} = 1.9$$

检测判据为

$$l(x) = \frac{p_1(x)}{p_0(x)} \underset{H_0}{\overset{H_1}{\gtrless}} 1.9$$

4.5.3　纽曼—皮尔逊准则的进一步讨论

纽曼—皮尔逊准则只是在概率密度函数比较复杂的情况下或多次观测条件下才显示出其意义。图 4.5 给出了概率密度函数比较复杂的一个例子。

图 4.5 中，H_1 区间可以取 X_1 或 X_1' 位置，只要使他们在 $p_0(x)$ 曲线下的对应面积相等，两种取法的 P_F 就相等。但是，相应的 P_D 却不相等，这是由于在 X_1' 区间总有 $p_1(x) < p_0(x)$，而在 X_1 区间却总有 $p_0(x) < p_1(x)$。

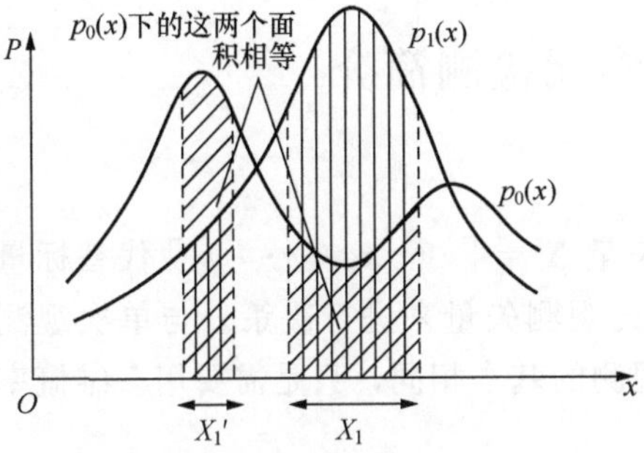

图 4.5　概率密度函数比较复杂情况下的纽曼—皮尔逊准则

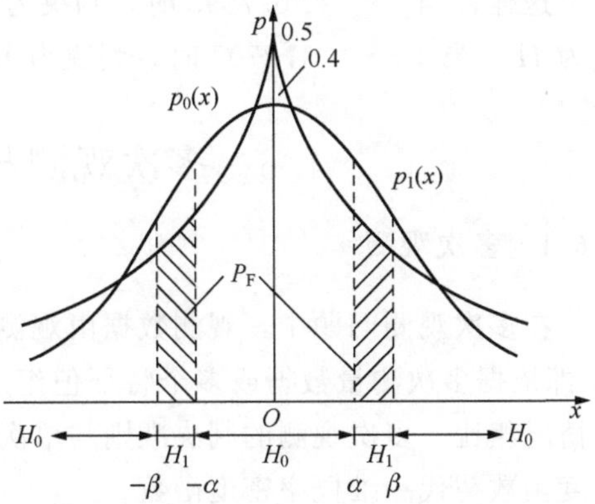

图 4.6　例 4.7 条件概率密度函数曲线

例 4.7　设假设检验问题 $H_0: p_0(x)=\frac{1}{2}e^{-|x|}$，$H_1: p_1(x)=\frac{1}{\sqrt{2\pi}}e^{-\frac{x^2}{2}}$。设虚警概率设定为 $P_F=0.2$，试建立纽曼—皮尔逊判据。

本题的条件概率密度函数曲线如图 4.6 所示。

两条曲线 $p_0(x)$ 和 $p_1(x)$ 共有 4 个交点。H_1 区域应大致选在图中斜线部分。现需要判断区域的上、下边界 α 和 β。根据曲线的对称性，可以只讨论半边的情况。

根据约束条件 $P_F=2\int_\alpha^\beta p_0(x)\mathrm{d}x=0.2$，将 $p_0(x)$ 的表达式代入，有

$$e^{-\alpha}-e^{-\beta}=0.2 \tag{4.29}$$

为了求取 P_D 最大，需要求取下式最大，即

$$P_D=2\int_\alpha^\beta p_1(x)\mathrm{d}x=\sqrt{\frac{2}{\pi}}\int_\alpha^\beta e^{-\frac{x^2}{2}}\mathrm{d}x$$

利用式（4.29）所示的 α 与 β 的函数关系对 α 求一阶导数，令导数等于 0，有

$$\frac{\mathrm{d}P_D}{\mathrm{d}\alpha}=\sqrt{\frac{2}{\pi}}\left(e^{-\frac{\beta^2}{2}}\frac{\mathrm{d}\beta}{\mathrm{d}\alpha}-e^{-\frac{\alpha^2}{2}}\right) \tag{4.30}$$

对式（4.29）相对于 α 求一阶导数，有

$$-e^{-\alpha}+e^{-\beta}\frac{\mathrm{d}\beta}{\mathrm{d}\alpha}=0 \tag{4.31}$$

将式（4.31）代入式（4.30），并进行化简，有

$$\alpha+\beta=2,\quad \alpha\neq\beta \tag{4.32}$$

将式（4.29）和式（4.32）联立求解，有

$$\alpha=0.7293,\quad \beta=1.2707$$

这样，当 $|x| < 0.7293$ 时，判决为 H_0，当 $0.7293 < |x| < 1.2707$ 时，判决为 H_1，当 $|x| > 1.2707$ 时，判决为 H_0。

4.6 多次观测与多元检测简介

4.6.1 多次观测

在多次观测问题中，观测数据由观测矢量 $\boldsymbol{X} = [x_1 \quad x_2 \quad \cdots \quad x_n]$ 代替标量 x，即依据多次测量数据或多个特征值组成的观测矢量来进行决策。与单次观测的情况相比，多次观测的判决准则与单次观测的基本相同，只是需要用多维概率密度函数替代一维概率密度函数。

1. 多次观测准则

(1) 极大后验概率准则和最小错误率准则

$$l(\boldsymbol{X}) = \frac{p_1(\boldsymbol{X})}{p_0(\boldsymbol{X})} \underset{H_0}{\overset{H_1}{\gtrless}} \frac{P(H_0)}{P(H_1)} \tag{4.33}$$

(2) 多次观测的贝叶斯准则

$$l(\boldsymbol{X}) = \frac{p_1(\boldsymbol{X})}{p_0(\boldsymbol{X})} \underset{H_0}{\overset{H_1}{\gtrless}} \frac{P(H_0)}{P(H_1)} \times \frac{(c_{01} - c_{00})}{(c_{10} - c_{11})} \tag{4.34}$$

(3) 似然比检验的一般形式

$$l(\boldsymbol{X}) = \frac{p_1(\boldsymbol{X})}{p_0(\boldsymbol{X})} \underset{H_0}{\overset{H_1}{\gtrless}} \eta \tag{4.35}$$

2. 观测的独立性问题

以上各式从形式上解决了多次观测的判决准则问题。但是实际上，由于概率密度函数 $p_0(\boldsymbol{X})$ 和 $p_1(\boldsymbol{X})$ 都是多维联合概率密度函数，不便于应用。当各观测值相互独立且具有相同分布时，则可以显著简化问题的求解，即

$$\begin{aligned} p_0(\boldsymbol{X}) &= p_0(x_1)p_0(x_2)\cdots p_0(x_n) = \prod_{j=1}^{n} p_0(x_j) \\ p_1(\boldsymbol{X}) &= p_1(x_1)p_1(x_2)\cdots p_1(x_n) = \prod_{j=1}^{n} p_1(x_j) \end{aligned} \tag{4.36}$$

这样，通过取对数将乘积变为求和，则似然比变为

$$\sum_{j=1}^{n} \ln \frac{p_1(x_j)}{p_0(x_j)} \underset{H_0}{\overset{H_1}{\gtrless}} \ln\eta \tag{4.37}$$

4.6.2 多元检测

在许多信号分析处理中，如医学信号或图像的统计诊断往往存在多个类别，

即需要根据观测数据从多个假设中作出判决，这就是信号检测的多元问题。

设假设数目为 M，各假设的先验概率为 $P(H_1),P(H_2),\cdots,P(H_M)$，条件先验概率密度函数表示为 $p_1(\boldsymbol{X}),p_2(\boldsymbol{X}),\cdots,p_M(\boldsymbol{X})$，其中 $\boldsymbol{X}=[x_1\quad x_2\quad\cdots\quad x_N]$ 为观测矢量。

这里只考虑极大后验概率准则的多元检测问题。其基本思路仍然是通过贝叶斯公式，将先验概率转换为后验概率的形式，即

$$P(H_i|\boldsymbol{X})=\frac{p_i(\boldsymbol{X})P(H_i)}{p(\boldsymbol{X})},\quad i=1,2,\cdots,M \tag{4.38}$$

观测矢量 $\boldsymbol{X}$ 的概率密度函数 $p(\boldsymbol{X})$ 由全概率公式得

$$p(\boldsymbol{X})=\sum_{k=1}^{M}p_k(\boldsymbol{X})P(H_k)$$

对于不同的假设 $H_i,i=1,2,\cdots,M$，式（4.38）的分母相同，因此只需要比较其分子的大小，就可以根据其取值最大而得到极大后验概率准则的判决式。若有

$$p_i(\boldsymbol{X})P(H_i)>p_j(\boldsymbol{X})P(H_j),\quad i\neq j;\quad i,j=1,2,\cdots,M \tag{4.39}$$

则判定情况属于 H_i。若在 M 个假设中任意选择一种假设 m，可以得到 M 个似然比函数为

$$l_i(\boldsymbol{X})=\frac{p_i(\boldsymbol{X})}{p_m(\boldsymbol{X})},\quad i=1,2,\cdots,M \tag{4.40}$$

由此可以得到一种等价的最大后验概率判决式，若有

$$l_i(\boldsymbol{X})P(H_i)>l_j(\boldsymbol{X})P(H_j),\quad i\neq j;\quad i,j=1,2,\cdots,M \tag{4.41}$$

则判定情况属于 H_i。

4.7　参数的非线性估计

4.7.1　贝叶斯估计

1. 估计的代价函数

贝叶斯估计的基本思路是对不同估计结果给予不同的代价，并使平均代价达到最小。在估计问题中，代价 c 是与待估计参数 s 及其估计值 $\hat{s}$ 有关的，即代价函数是 s 与 $\hat{s}$ 二元函数，一般记为 $c(s,\hat{s})$。

由于估计的代价主要是由估计误差引起的，因此在许多情况下，我们更关心估计的误差情况以及误差与代价的关系。估计误差可以定义为参数真值与其估计值之差，即 $e=s-\hat{s}$。这样，代价函数作为估计误差 $e=s-\hat{s}$ 的一元函数定义为 $c(e)=c(s-\hat{s})$。

常用的代价函数包括误差平方函数，误差绝对值函数，以及二次权重函数等。误差平方函数定义为

$$c(e) = c(s-\hat{s}) = (s-\hat{s})^2 \tag{4.42}$$

误差绝对值函数定义为

$$c(e) = c(s-\hat{s}) = |s-\hat{s}| \tag{4.43}$$

二次权重函数定义为

$$c(e) = c(s-\hat{s}) = \begin{cases} 0, & |s-\hat{s}| < \Delta/2 \\ 1, & |s-\hat{s}| > \Delta/2 \end{cases} \tag{4.44}$$

图 4.7 给出了上述三种代价函数的曲线形式。

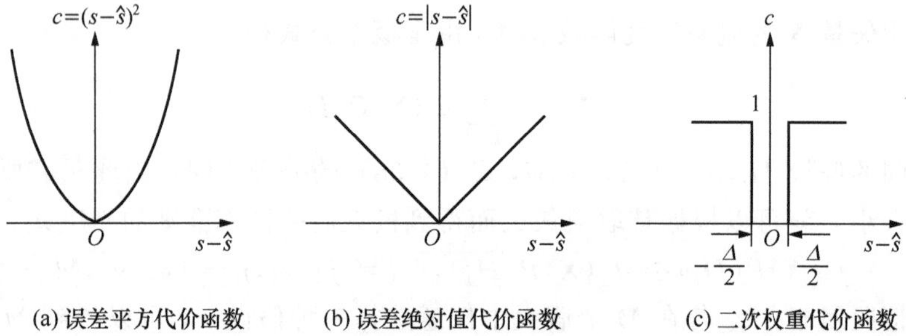

图 4.7　三种典型代价函数的曲线形式

贝叶斯估计是平均代价最小的估计，即

$$\bar{c} = E[c] \to \min \tag{4.45}$$

另一方面，由于估计值 $\hat{s}$ 是观测值 x 的函数，因此代价函数 c 最终是观测数据 x 和信号 s 的联合函数，即

$$\bar{c} = \int_{-\infty}^{+\infty}\int_{-\infty}^{+\infty} cp(x,s)\mathrm{d}s\mathrm{d}x \tag{4.46}$$

其中，$p(x,s)$ 为观测数据 x 和信号 s 的联合概率密度函数。

将联合概率密度函数表示为后验概率密度函数的形式，即 $p(x,s) = p(s|x)p(x)$，则平均代价函数可以写为

$$\bar{c} = \int_{-\infty}^{+\infty}\left[\int_{-\infty}^{+\infty} cp(s|x)\mathrm{d}s\right]p(x)\mathrm{d}x \tag{4.47}$$

由于内积分和 $p(x)$ 都是非负的，因此为使平均代价最小等价于内积分对每一个观测值 x 都达到最小，对于条件风险 R 最小，即

$$R \triangleq \int_{-\infty}^{+\infty} cp(s|x)\mathrm{d}s \tag{4.48}$$

2. 三种贝叶斯估计

(1) 均方误差估计

均方误差（mean square error）估计，简称为 MS 估计，记为 $\hat{s}_{\mathrm{MS}}$。在采用

MS 估计时，代价函数为 $c=(s-\hat{s})^2$，将其代入条件风险的表达式，有

$$R=\int_{-\infty}^{+\infty}(s-\hat{s})^2 p(s|x)\mathrm{d}s$$

为了使 $R\to\min$，对 $\hat{s}$ 求取一阶导数，并令其为 0，即

$$\frac{\mathrm{d}R}{\mathrm{d}\hat{s}}=-2\int_{-\infty}^{+\infty}(s-\hat{s})p(s|x)\mathrm{d}s=0$$

得到

$$\int_{-\infty}^{+\infty}\hat{s}\,p(s|x)\mathrm{d}s=\int_{-\infty}^{+\infty}sp(s|x)\mathrm{d}s$$

左边可以写为 $\int_{-\infty}^{+\infty}\hat{s}\,p(s|x)\mathrm{d}s=\hat{s}\int_{-\infty}^{+\infty}p(s|x)\mathrm{d}s=\hat{s}$，故得到 MS 估计的表达式为

$$\hat{s}_{\mathrm{MS}}=\int_{-\infty}^{+\infty}sp(s|x)\mathrm{d}s \tag{4.49}$$

由此可见，最小均方误差估计是信号 s 在后验概率密度函数意义上的均值，又称为条件均值（conditional mean），记为 $\hat{s}_{\mathrm{MS}}=E[s|x]$。

(2) 绝对值估计

绝对值（absolute）估计，简称为 ABS 估计，记为 $\hat{s}_{\mathrm{ABS}}$。在采用 ABS 估计时，代价函数为 $c=|s-\hat{s}|$，将其代入条件风险的表达式，有

$$R=\int_{-\infty}^{+\infty}|s-\hat{s}|p(s|x)\mathrm{d}s=\int_{-\infty}^{\hat{s}}(\hat{s}-s)p(s|x)\mathrm{d}s+\int_{\hat{s}}^{+\infty}(s-\hat{s})p(s|x)\mathrm{d}s$$

对 $\hat{s}$ 求导数，并令导数为 0，可得

$$\int_{-\infty}^{\hat{s}_{\mathrm{ABS}}}p(s|x)\mathrm{d}s=\int_{\hat{s}_{\mathrm{ABS}}}^{+\infty}p(s|x)\mathrm{d}s \tag{4.50}$$

由此可见，ABS 估计应该恰好取在后验概率密度函数曲线下面积的平分线上，即 $\hat{s}_{\mathrm{ABS}}$ 等于后验概率密度函数的中值。

(3) 均匀估计

均匀估计又称为最大后验概率（maximum aposteriori probability）估计，简称为 MAP 估计，记为 $\hat{s}_{\mathrm{MAP}}$。在采用 MAP 估计时，代价函数的曲线形式如图 4.7 (c)所示。将代价函数代入条件风险的表达式，有

$$R=\int_{-\infty}^{\hat{s}-\Delta/2}p(s|x)\mathrm{d}s+\int_{\hat{s}+\Delta/2}^{+\infty}p(s|x)\mathrm{d}s=1-\int_{\hat{s}-\Delta/2}^{\hat{s}+\Delta/2}p(s|x)\mathrm{d}s \tag{4.51}$$

当 Δ 很小时，在积分区间 $(\hat{s}-\Delta/2,\hat{s}+\Delta/2)$ 内的 $p(s|x)$ 可以看作常数。为了使式（4.51）达到最小，显然估计值应取在后验概率密度最大之处。由此，该估计又称为最大后验概率估计。对 $p(s|x)$ 求导数并令导数为 0，得到最大后验概率估计，即

$$\left.\frac{\partial p(s|x)}{\partial s}\right|_{s=\hat{s}_{\mathrm{MAP}}}=0 \tag{4.52}$$

根据对数函数的单调性，对 $p(s|x)$ 求取对数后再求导数，并令导数为 0，

得到对数形式的 MAP 估计，即

$$\left.\frac{\partial \ln p(s|x)}{\partial s}\right|_{s=\hat{s}_{\mathrm{MAP}}} = 0 \tag{4.53}$$

这种形式在实际应用中用得更为广泛。

(4) 形式转换

式 (4.49)、式 (4.50) 和式 (4.53) 给出的估计式还不是能够实际使用的结果，还需要根据贝叶斯公式，将上述各式变换为先验概率的形式。贝叶斯公式表示为

$$p(s|x) = \frac{p(s)p(x|s)}{p(x)} \tag{4.54}$$

对于 MS 估计，将式 (4.54) 代入式 (4.49)，有

$$\hat{s}_{\mathrm{MS}} = \frac{1}{p(x)}\int_{-\infty}^{+\infty} sp(s)p(x|s)\mathrm{d}s = \frac{\int_{-\infty}^{+\infty} sp(s)p(x|s)\mathrm{d}s}{\int_{-\infty}^{+\infty} p(s)p(x|s)\mathrm{d}s} \tag{4.55}$$

对于 ABS 估计，将式 (4.54) 代入式 (4.50)，并消去与积分无关的 $p(x)$，有

$$\int_{-\infty}^{\hat{s}_{\mathrm{ABS}}} p(s)p(x|s)\mathrm{d}s = \int_{\hat{s}_{\mathrm{ABS}}}^{+\infty} p(s)p(x|s)\mathrm{d}s \tag{4.56}$$

对于 MAP 估计，对式 (4.54) 取对数，有

$$\ln p(s|x) = \ln p(s) + \ln p(x|s) - \ln p(x)$$

再对上式相对于 s 求导数，并令导数为 0，有

$$\left[\frac{\partial \ln p(s)}{\partial s} + \frac{\partial \ln p(x|s)}{\partial s}\right]_{s=\hat{s}_{\mathrm{MAP}}} = 0 \tag{4.57}$$

式 (4.55)～式 (4.57) 是实际应用的三种贝叶斯估计的公式。

例 4.8 已知观测数据 $x = s + n$，信号 s 为服从 $p(s) = \begin{cases} \frac{s}{\sigma_s^2}\mathrm{e}^{-\frac{s^2}{2\sigma_s^2}}, & s \geqslant 0 \\ 0, & s < 0 \end{cases}$ 分布的瑞利随机变量，n 为服从 $N(0,\sigma_n^2)$ 分布的高斯噪声。试分别采用 MAP 估计和 MS 估计来估计信号 s。

采用 MAP 估计：

将 $p(x|s) = \frac{1}{\sqrt{2\pi\sigma_n^2}}\mathrm{e}^{-\frac{(x-s)^2}{2\sigma_n^2}}$ 代入 MAP 估计式 (4.57)，有

$$\frac{\partial \ln p(s)}{\partial s} + \frac{\partial \ln p(x|s)}{\partial s} = \frac{1}{s} - \frac{s}{\sigma_s^2} + \frac{x-s}{\sigma_n^2} = 0$$

化简后可得

$$s^2 - \frac{x}{a}s - \frac{\sigma_n^2}{a} = 0$$

其中，$a=1+\frac{\sigma_n^2}{\sigma_s^2}$。

由此得到

$$\hat{s}_{\mathrm{MAP}}=\frac{x}{2a}\left(1+\sqrt{1+\frac{4a\sigma_n^2}{x^2}}\right)$$

采用 MS 估计：

将各已知条件代入式（4.55），可以得到信号的 MS 估计。由于计算比较复杂，从略。

4.7.2　极大似然估计

极大似然估计是取似然函数 $p(x|s)$ 最大的 s 值作为估计值的估计方法，称为 ML 估计，记为 $\hat{s}_{\mathrm{ML}}$，即

$$\left.\frac{\partial p(x|s)}{\partial s}\right|_{s=\hat{s}_{\mathrm{ML}}}=0 \tag{4.58}$$

或

$$\left.\frac{\partial \ln p(x|s)}{\partial s}\right|_{s=\hat{s}_{\mathrm{ML}}}=0 \tag{4.59}$$

由此得到的 $\hat{s}$，使

$$\hat{s}_{\mathrm{ML}}=\max_s[p(x|s)]$$

成立。

采用极大似然估计有以下两个理由：

① 在前面介绍的贝叶斯估计问题中，所要估计的参数 s 均为随机变量，因此可以采用前面介绍的贝叶斯估计方法。在有些情况下，待估计的参数不是随机变量，其概率密度函数 $p(s)$ 是不存在的，因此不能采用贝叶斯估计方法，只能采用似然函数来估计。

② 将 ML 估计式（4.59）与 MAP 估计式（4.57）相对照，可以看出 MAP 估计的两项中，第一项表示先验知识的贡献，第二项表示似然函数的贡献。若对于信号 s 没有任何先验知识，则第一项可以设为 0，这相当于 s 服从均匀分布的情况。这样，MAP 估计就退化为 ML 估计了。一般来说，MAP 估计中的先验知识的使用，会对 ML 估计的结果有所改善。不过，在实际应用中还是经常采用 ML 估计，这一方面是由于 ML 计算比较简单，另一方面也是由于在实际问题中不容易得到待估计量的先验概率。

例 4.9　采用 ML 估计方法估计例 4.8 中的信号 s。

由例 4.8 的计算，可以得到

$$\frac{\partial \ln p(x|s)}{\partial s}=\frac{x-s}{\sigma_n^2}=0$$

解该方程，得到

$$\hat{s}_{\mathrm{ML}} = x$$

若能够确定后验概率密度函数具有高斯分布形式，则有

$$\hat{s}_{\mathrm{MS}} = \hat{s}_{\mathrm{MAP}} = \hat{s}_{\mathrm{ABS}} = m_s \tag{4.60}$$

其中，m_s 为信号的均值。

这是因为高斯分布的均值、中值和峰值均在同一横坐标位置。

4.7.3 观测为矢量的情况

以上贝叶斯估计和极大似然估计均可以推广到观测数据为矢量 $\boldsymbol{X} = [x_1 \quad x_2 \quad \cdots \quad x_M]$ 的情况。相应的估计式形式不变，只需要将式中 x 替换为 $\boldsymbol{X}$ 即可。

例 4.10 设 N 次观测为 $x_i = s + n_i, i = 1,2,\cdots,M$。已知信号 s 为服从 $N(0,\sigma_s^2)$ 高斯分布随机变量，n_i 为相互独立的服从 $N(0,\sigma_n^2)$ 高斯分布随机噪声。试分别采用 MS、ABS、MAP 和 ML 方法估计信号 s。

信号 s 的概率密度函数为

$$p(s) = \frac{1}{\sqrt{2\pi\sigma_s^2}} \mathrm{e}^{-\frac{s^2}{2\sigma_s^2}}$$

且

$$p(\boldsymbol{X}|s) = \prod_{i=1}^{M}\left[\frac{1}{\sqrt{2\pi}\sigma_n}\mathrm{e}^{-\frac{(x_i-s)^2}{2\sigma_n^2}}\right] = \left(\frac{1}{\sqrt{2\pi}\sigma_n}\right)^M \mathrm{e}^{-\frac{\sum_{i=1}^{M}(x_i-s)^2}{2\sigma_n^2}}$$

$$p(s|\boldsymbol{X}) = \frac{p(\boldsymbol{X}|s)p(s)}{p(\boldsymbol{X})} = \left(\frac{1}{\sqrt{2\pi}\sigma_n}\right)^M \frac{1}{p(\boldsymbol{X})}\exp\left\{-\frac{1}{2}\left[\frac{\sum_{i=1}^{M}(x_i-s)^2}{\sigma_n^2} + \frac{s^2}{\sigma_s^2}\right]\right\}$$

进行整理，对 s 配完全平方，并将与 s 无关的并入系数 $k(X)$，有

$$p(s|\boldsymbol{X}) = k(\boldsymbol{X})\left\{\exp\left[-\frac{1}{2\sigma_p^2}\left(s - \frac{\sigma_p^2}{\sigma_n^2}\sum_{i=1}^{M}x_i\right)^2\right]\right\}$$

其中，$\sigma_p^2 = \dfrac{\sigma_s^2\sigma_n^2}{M\sigma_s^2 + \sigma_n^2}$。

由于 $k(\boldsymbol{X})$ 在给定观测数据后为一常数，故后验概率密度函数 $p(s|\boldsymbol{X})$ 服从高斯分布。这样，可以直接得到结论

$$\hat{s}_{\mathrm{MS}} = \hat{s}_{\mathrm{MAP}} = \hat{s}_{\mathrm{ABS}} = \frac{\sigma_p^2}{\sigma_n^2}\sum_{i=1}^{M}x_i$$

再对 $p(\boldsymbol{X}|s)$ 求导数，并令导数为 0，有

$$\hat{s}_{ML} = \frac{1}{M}\sum_{i=1}^{M} x_i$$

4.8 估计量的性质

评价一个估计结果的优劣，一般的指标包括估计的无偏性、一致性和有效性，还包括估计的均值、方差等。这里着重介绍估计的方差评价问题。通常，直接推导估计量的方差有一定的困难，因此常采用一种间接的方式，即对任意无偏估计的方差寻找一个下界，然后把实际估计量的方差与该下界进行比较，从而判定其优劣。克拉美—罗下界（Cramer-Rao lower bound）是常用的一个下界。

4.8.1 非随机参数估计的克拉美—罗下界

定理 4.1（克拉美—罗不等式）　若 $\hat{a}(x)$ 是实变量 A 的任一无偏估计，也就是 $E[\hat{a}] = A$，则此估计的方差有一下界，即

$$\mathrm{Var}[\hat{a}] \geqslant \frac{1}{E\left[\left(\dfrac{\partial \ln p(x|A)}{\partial A}\right)^2\right]} \tag{4.61}$$

或等效表示为

$$\mathrm{Var}[\hat{a}] \geqslant -\frac{1}{E\left[\dfrac{\partial^2 \ln p(x|A)}{\partial A^2}\right]} \tag{4.62}$$

式（4.62）需满足 $\dfrac{\partial p(x|A)}{\partial A}$ 及 $\dfrac{\partial^2 p(x|A)}{\partial A^2}$ 存在且绝对可积的条件。

当式（4.61）和式（4.62）所示的克拉美—罗不等式取等式时，估计的方差达到最小。此时有

$$\frac{\partial \ln p(x|A)}{\partial A} = k(A)[\hat{a}(x) - A] \tag{4.63}$$

其中，k 为只与 A 有关而与 x 无关的系数。

利用著名的施瓦茨（Schwartz）不等式，可以证明克拉美—罗下界定理。

根据克拉美—罗下界，可以得到一些有意义的结论：

① 任何无偏估计的方差必有一下界。实际得到的估计方差只能大于或等于该下界，不可能小于该下界。具有最小方差的估计是有效估计。

② 当式（4.63）满足时，克拉美—罗下界成为等式，而满足式（4.63）的估计实际上是最大似然估计。

根据最大似然估计式 $\left.\dfrac{\partial \ln p(x|s)}{\partial s}\right|_{s=\hat{s}_{ML}} = 0$，若式（4.63）满足时，必有 $[\hat{a}(x) - A]_{A=\hat{a}_{ML}} = 0$，由此有 $\hat{a} = \hat{a}_{ML}$。

例 4.11　对非随机未知参量 $s=A$ 做 M 次独立观测，得到观测数据 $x_i=s+n_i, i=1,2,\cdots,M$，其中 n_i 均服从高斯分布 $N(0,\sigma_n^2)$。试求：

① s 的极大似然估计 $\hat{s}_{\mathrm{ML}}$。

② 分析此估计是否为有效估计，其方差如何。

由 $p(\boldsymbol{X}|A)=\prod_{i=1}^{M}\left[\frac{1}{\sqrt{2\pi}\sigma_n}\mathrm{e}^{-\frac{(x_i-s)^2}{2\sigma_n^2}}\right]$，令 $\frac{\partial \ln p(\boldsymbol{X}|A)}{\partial A}=0$，可得

$$\hat{s}_{\mathrm{ML}}=\frac{1}{M}\sum_{i=1}^{M}x_i$$

由于

$$E[\hat{s}_{\mathrm{ML}}]=E\left[\frac{1}{M}\sum_{i=1}^{M}x_i\right]=\frac{1}{M}\sum_{i=1}^{M}E[x_i]=s=A$$

显然，$\hat{s}_{\mathrm{ML}}$ 是无偏估计。又因为

$$\frac{\partial \ln p(\boldsymbol{X}|A)}{\partial A}=\frac{M}{\sigma_n^2}\left(\frac{1}{M}\sum_{i=1}^{M}x_i-A\right)=\frac{M}{\sigma_n^2}(\hat{s}_{\mathrm{ML}}-A)$$

符合式（4.63）的形式，故其方差达到克拉美—罗下界是有效估计，即

$$\mathrm{Var}[\hat{s}]=E[(\hat{s}_{\mathrm{ML}}-A)^2]\geqslant-\frac{1}{E\left[\frac{\partial^2 \ln p(\boldsymbol{X}|A)}{\partial A^2}\right]}=\frac{\sigma_n^2}{M}$$

极大似然估计是估计非随机参数（如 A）经常采用的方式。这一方面是由于非随机参数不具备先验概率，而且还由于当参与估计的数据样本数趋于无穷时，似然方程的解依概率收敛于 A 的真值，即极大似然估计是一致估计，并且极大似然估计的分布渐近为以 A 为均值的高斯分布。

4.8.2　随机参数估计的克拉美—罗下界

定理 4.2　若 $\hat{a}$ 是随机参数 a 的无偏估计，也就是 $E[\hat{a}]=E[a]$，则此估计的均方误差有一下界，即

$$E[(a-\hat{a})^2]\geqslant\frac{1}{E\left[\left(\frac{\partial \ln p(x,a)}{\partial a}\right)^2\right]}\tag{4.64}$$

或等效地

$$E[(a-\hat{a})^2]\geqslant-\frac{1}{E\left[\frac{\partial^2 \ln p(x,a)}{\partial a^2}\right]}\tag{4.65}$$

其中，式（4.65）需满足 $\frac{\partial p(x,a)}{\partial a}$ 及 $\frac{\partial^2 p(x,a)}{\partial a^2}$ 存在且 x 和 a 绝对可积的条件，并且

$$\lim_{a \to \pm\infty} p(a) \int_{-\infty}^{+\infty} (\hat{a} - a) p(x \mid a) \mathrm{d}x = 0$$

当 $\dfrac{\partial \ln p(x,a)}{\partial a} = k(\hat{a} - a)$ 时，式（4.64）和式（4.65）所示的克拉美—罗不等式成为等式。需要注意的是：$p(x,a)$ 为联合概率密度函数，不等式中的数学期望是对 x 和 a 两个变量而言的，且 k 是与 x 和 a 均无关的系数。

由于 $\dfrac{\partial \ln p(x,a)}{\partial a} = \dfrac{\partial \ln p(a \mid x)}{\partial a} + \dfrac{\partial \ln p(x)}{\partial a} = \dfrac{\partial \ln p(a \mid x)}{\partial a}$，因此在这种情况下满足克拉美—罗下界的估计必为最大后验概率估计。又由于 MS 估计的均方误差不会大于 MAP 的估计误差，则当有效估计存在时，有 $\hat{a}_{\mathrm{MS}} = \hat{a}_{\mathrm{MAP}}$。

4.8.3　MS 估计的无偏性

由 MS 估计式 $\hat{a}_{\mathrm{MS}} = \int a p(a \mid x) \mathrm{d}s$ 知，$\hat{a}_{\mathrm{MS}}$ 实际上是 a 在后验概率密度意义上的均值。另一方面，由 $\hat{a}_{\mathrm{MS}}$ 观测数据 x 决定，其均值为

$$\begin{aligned} E[\hat{a}_{\mathrm{MS}}] &= \int \hat{a}_{\mathrm{MS}} p(x) \mathrm{d}x \\ &= \iint a p(a \mid x) p(x) \mathrm{d}x \mathrm{d}a \\ &= \iint a p(a,x) \mathrm{d}x \mathrm{d}a \\ &= \int a p(a)\, \mathrm{d}a = E[a] \end{aligned} \tag{4.66}$$

显然，MS 估计是无偏的。

4.9　参数的线性估计

4.9.1　参数非线性估计的局限性

在参数的非线性估计中所采用的估计方法，无论是贝叶斯估计方法还是极大似然估计方法，均需要了解待估计信号和噪声的概率密度函数的统计先验知识。然而在实际应用中，诸如信号与噪声的概率密度函数这样的统计先验知识是非常难得到的，或者说常常是不可能得到的。这样，若仍要采用这些方法，就要用估计的概率密度函数来替代其理论值，由此而引入一定的参数估计误差。当这种误差不能被容忍时，人们开始考虑寻找另外一类信号参数估计的方法。本节介绍的信号参数的线性估计方法，就是这样一类估计方法。

信号参数的线性估计方法不需要关于信号与噪声的概率密度函数的先验信息，并且可以降低对信号和噪声其他统计先验知识的要求，仅要求知道信号和噪

声的一阶和二阶统计量，如均值、方差和相关函数等。另一方面，线性估计方法对估计算法的形式有所限制，要求采用观测值的线性函数，因此将这类方法称为线性估计方法。估计的判据一般采用二次代价函数，即使估计的均方误差函数达到最小。因此，这类线性估计方法实际上是均方误差估计在限制估计算法为线性函数时的特例。

4.9.2 线性均方估计

所谓线性均方估计，就是采用观测数据的线性组合的方式来估计观测数据中的信号参数，所采用的优化准则是使估计值与信号参数之间的均方误差最小。为了便于计算机处理，下面采用离散形式表示。

设观测数据为

$$x_i = s + n_i, \quad i = 1,2,\cdots,N \tag{4.67}$$

其中，s 为随机变量；n_i 为加性噪声。

用观测值 $x_1,x_2,\cdots,x_N$ 的线性组合来表示对信号 s 的估计，即

$$\hat{s} = \sum_{j=1}^{N} h_j x_j \tag{4.68}$$

为使估计值 $\hat{s}$ 与信号 s 之间的均方误差最小，需求解并确定式（4.68）中的各系数 h_j，使得 $E[(s-\hat{s})^2] \to \min$。由此得出的估计称为线性最小均方（LMS）估计，记为 $\hat{s}_{\mathrm{LMS}}$。

设估计误差为 $e = s - \hat{s}$，误差的均方值为

$$E[e^2] = E\left[\left(s - \sum_{j=1}^{N} h_j x_j\right)^2\right] \tag{4.69}$$

将 $E[e^2]$ 对各 h_j 求导数，并令导数为 0，可以得到一组线性方程组，即

$$\frac{\partial E[e^2]}{\partial h_i} = E\left[\frac{\partial e^2}{\partial h_i}\right] = 2E\left[e\frac{\partial e}{\partial h_i}\right] = 2E[ex_i] = 0$$

即

$$E\left[\left(s - \sum_{j=1}^{N} h_j x_j\right)x_i\right] = 0, \quad i = 1,2,\cdots,N \tag{4.70}$$

称为正交性原理，即估计误差 e 与每一观测值 x_i 乘积的数学期望等于 0。由于 x_i 与 x_j 间的相关函数可以写为 $r_{ij} = E[x_i x_j]$，并令 $g_i = E[sx_i]$，则式（4.70）可以改写为一组线性方程组，即

$$\sum_{j=1}^{N} h_j r_{ij} = g_i, \quad i = 1,2,\cdots,N \tag{4.71}$$

式（4.71）可以写为矩阵形式为

$$\boldsymbol{RH} = \boldsymbol{G} \tag{4.72}$$

其中，$\boldsymbol{H} = [h_1\ h_2\ \cdots\ h_N]^{\mathrm{T}}$ 为待求系数矢量；$\boldsymbol{G} = [g_1\ g_2\ \cdots\ g_N]^{\mathrm{T}}$ 为 s 与 x 间的互

相关矢量；$\boldsymbol{R}=\begin{bmatrix} r_{11} & r_{12} & \cdots & r_{1N} \\ r_{21} & r_{22} & \cdots & r_{2N} \\ \vdots & \vdots & & \vdots \\ r_{N1} & r_{N2} & \cdots & r_{NN} \end{bmatrix}$ 为 x 的自相关矩阵。

由于自相关矩阵 $\boldsymbol{R}$ 是正定的，故可以解得系数矢量为

$$\boldsymbol{H}=\boldsymbol{R}^{-1}\boldsymbol{G} \tag{4.73}$$

可以看出，线性最小均方估计方法不需要信号与噪声的概率密度等先验统计信息，其所需要的统计先验知识仅限于观测数据 x 的自相关函数和信号与观测数据之间的互相关函数。

由以上关于线性均方估计方法的推导，还有另外一些值得注意的结论：

① 在推导过程中，我们给出了正交性原理，即估计误差与每一个观测值正交。由于估计值 $\hat{s}$ 是观测数据 x_i 的线性组合，因此估计误差 e 与各 $\hat{s}$ 也满足正交性，即

$$E[e\hat{s}]=E[(s-\hat{s})\hat{s}]=0 \tag{4.74}$$

② 利用式（4.74），可以得到最小线性均方估计的最小均方误差为

$$\varepsilon_{\min}=E[(s-\hat{s})^2]_{\min}=E[(s-\hat{s})s]-E[(s-\hat{s})\hat{s}]=E[es] \tag{4.75}$$

例 4.12　设 N 次观测数据表示为 $x_i=s+n_i, i=1,2,\cdots,N$。其中 s 为信号，n_i 为各次观测噪声（为白噪声）。已知信号和噪声的统计先验知识如下：

① 观测噪声为 0 均值与方差 σ_n^2 的白噪声，满足 $E[n_in_j]=\sigma_n^2\delta_{ij}$，$E[n_i]=0$。

② 信号满足 0 均值、方差为 σ_s^2，即 $E[s]=0$，$E[s^2]=\sigma_s^2$。

③ 信号与噪声统计独立，即 $E[sn_i]=0$。

试采用最小均方误差估计方法，根据观测数据求解各系数 h_j，并求信号的最小均方误差估计 $\hat{s}_{\text{LMS}}$。

观测数据的自相关函数为

$$r_{ij}=E[x_ix_j]=E[(s+n_i)(s+n_j)]=\sigma_s^2+\sigma_n^2\delta_{ij}$$

信号与观测数据的互相关函数为

$$g_i=E[sx_i]=E[s(s+n_i)]=\sigma_s^2$$

这样，由式（4.72）有

$$\begin{bmatrix} \sigma_s^2+\sigma_n^2 & \sigma_s^2 & \cdots & \sigma_s^2 \\ \sigma_s^2 & \sigma_s^2+\sigma_n^2 & \cdots & \sigma_s^2 \\ \vdots & \vdots & & \vdots \\ \sigma_s^2 & \sigma_s^2 & \cdots & \sigma_s^2+\sigma_n^2 \end{bmatrix}\begin{bmatrix} h_1 \\ h_2 \\ \vdots \\ h_N \end{bmatrix}=\begin{pmatrix} \sigma_s^2 \\ \sigma_s^2 \\ \vdots \\ \sigma_s^2 \end{pmatrix}$$

解得

$$h_1=h_2=\cdots=h_N=\frac{\sigma_s^2}{N\sigma_s^2+\sigma_n^2}=\frac{1}{N+b}$$

其中，$b=\sigma_n^2/\sigma_s^2$ 为观测数据的噪信比。

在信号处理中，更多的是使用信噪比（signal to noise ratio，SNR）的概念。这样，有

$$\hat{s}_{\text{LMS}}=\sum_{i=1}^{N}h_i x_i=\frac{1}{N+b}\sum_{i=1}^{N}x_i$$

当 $b\ll N$ 时，$\hat{s}_{\text{LMS}}$ 趋于样本均值。

LMS 估计的最小均方误差为

$$\varepsilon_{\min}=E[(s-\hat{s}_{\text{LMS}})s]=\sigma_s^2-\frac{1}{N+b}E\left[s\sum_{i=1}^{N}x_i\right]=\sigma_s^2-\frac{N\sigma_s^2}{N+b}=\frac{\sigma_n^2}{N+b}$$

4.9.3　递推估计

到目前为止，我们所介绍的信号参数估计方法，均为基于观测数据的批处理方法，即依据所得到的全部（如 N 个）观测数据整批进行估计。批处理方法的缺点是当又有新的观测数据（如第 $N+1$ 个）出现时，算法需要重新进行整体计算，重新进行批处理，有较大的计算量的冗余。

实际上，存在另外一类估计方法，称为递推估计（recursive estimation）方法，又称为续贯估计或递归估计方法。在这种方法中，当前时刻的估计值仅由前一时刻的估计值和当前时刻的观测值决定，而与过去的观测值无关。下面，我们先介绍样本均值和样本方差的递推估计，然后再将其推广到线性均方估计方法中。

1. 样本均值的递推估计

假定 $\hat{m}_k$ 表示由观测值 $x_i, i=1,2,\cdots,k$ 计算得到的样本均值，即

$$\hat{m}_k=\frac{1}{k}\sum_{i=1}^{k}x_i \tag{4.76}$$

现在新增加一个新的观测值 x_{k+1}，于是新的样本均值为

$$\hat{m}_{k+1}=\frac{1}{k+1}\sum_{i=1}^{k+1}x_i \tag{4.77}$$

其中，$\hat{m}_k$ 和 $\hat{m}_{k+1}$ 分别表示观测值为 $x_i, i=1,2,\cdots,k$ 和 $x_i, i=1,2,\cdots,k,k+1$ 的样本均值估计。

显然，式（4.77）关于 $\hat{m}_{k+1}$ 的计算包含了计算 $\hat{m}_k$ 时的大量重复计算。为了避免这种重复计算，考虑如何仅用 $\hat{m}_k$ 和 x_{k+1} 来重新得到 $\hat{m}_{k+1}$。将式（4.77）重新写为

$$\hat{m}_{k+1}=\frac{k}{k+1}\left(\frac{1}{k}\sum_{i=1}^{k}x_i\right)+\frac{1}{k+1}x_{k+1}$$

$$=\frac{k}{k+1}\hat{m}_k+\frac{1}{k+1}x_{k+1}$$

整理可得递推估计信号均值的递推公式，即

$$\hat{m}_{k+1}=\hat{m}_k+\frac{1}{k+1}(x_{k+1}-\hat{m}_k) \tag{4.78}$$

2. 样本方差的递推估计

类似地，也可以得到计算样本方差 $\hat{\sigma}^2$ 的递推方法。设 $\hat{\sigma}_k^2$ 是从 k 个观测数据中计算得到的样本方差，即

$$\hat{\sigma}_k^2=\frac{1}{k}\sum_{i=1}^{k}(x_i-\hat{m}_k)^2 \tag{4.79}$$

当新的观测值 x_{k+1} 出现时，计算

$$\begin{aligned}\hat{\sigma}_{k+1}^2&=\frac{1}{k+1}\sum_{i=1}^{k+1}(x_i-\hat{m}_{k+1})^2\\&=\frac{1}{k+1}\sum_{i=1}^{k+1}[(x_i-\hat{m}_k)+(\hat{m}_k-\hat{m}_{k+1})]^2\end{aligned} \tag{4.80}$$

使用推导 $\hat{m}_{k+1}$ 所采用的方法，式（4.80）可以重写为

$$\hat{\sigma}_{k+1}^2=\frac{k}{k+1}\hat{\sigma}_k^2+\frac{1}{k+1}(x_{k+1}-\hat{m}_k)^2-(\hat{m}_k-\hat{m}_{k+1})^2 \tag{4.81}$$

将式（4.78）代入式（4.81），有

$$\hat{\sigma}_{k+1}^2=\frac{k}{k+1}\hat{\sigma}_k^2+\frac{k}{(k+1)^2}(x_{k+1}-\hat{m}_k)^2$$

整理可得样本方差估计的递推公式，即

$$\hat{\sigma}_{k+1}^2=\hat{\sigma}_k^2+\frac{1}{k+1}\left[\frac{k}{k+1}(x_{k+1}-\hat{m}_k)^2-\hat{\sigma}_k^2\right] \tag{4.82}$$

3. 递推线性最小均方估计

对于例 4.12 给出的线性最小均方估计，我们已经采用批处理方法，依据观测数据 $x_i=s+n_i, i=1,2,\cdots,k$ 得出了相应的结果，即

$$\hat{s}_k=\sum_{i=1}^{k}h_{i,k}x_i=\sum_{i=1}^{k}h_kx_i$$

式中第二个等号是由于

$$h_{i,k}=\frac{1}{k+b}\triangleq h_k,\quad i=1,2,\cdots,k \tag{4.83}$$

其中，$b=\sigma_n^2/\sigma_s^2$ 为信噪比。

若出现新的观测数据 x_{k+1}，参照前面关于均值与方差的递推估计方法，并考虑式（4.83）所示的关系，有

$$h_{i,k+1} = \frac{1}{k+1+b} \triangleq h_{k+1}, \quad i = 1,2,\cdots,k+1$$

容易证明，$h_{(k)}$ 与 $h_{(k+1)}$ 的内在联系为

$$h_{k+1} = \frac{h_k}{1+h_k} \tag{4.84}$$

于是

$$\begin{aligned}\hat{s}_{k+1} &= \sum_{i=1}^{k+1} h_{i,k+1} x_i = \sum_{i=1}^{k+1} \frac{h_k}{1+h_k} x_i = \sum_{i=1}^{k} \frac{h_k}{1+h_k} x_i + \frac{h_k}{1+h_k} x_{k+1} \\ &= a_{k+1}\hat{s}_k + b_{k+1} x_{k+1}\end{aligned} \tag{4.85}$$

其中，

$$a_{k+1} = \frac{1}{1+h_k}; b_{k+1} = \frac{h_k}{1+h_k} \tag{4.86}$$

由式（4.85）可以看出，$\hat{s}_{k+1}$ 可以经由上次估计 $\hat{s}_k$ 和新观测数据 x_{k+1} 的线性组合得到，即可以实现估计的递推。

由于 $a_{k+1} + b_{k+1} = 1$，故式（4.85）可以写为

$$\hat{s}_{k+1} = \hat{s}_k + b_{k+1}(x_{k+1} - \hat{s}_k) \tag{4.87}$$

实际上，式（4.87）所示的递推公式是在特定的情况下，并且问题的答案已知的情况得到的。实际情况应是答案事先不知道的，并且应该从一般的条件推导出具有普遍性的结论。通过以下步骤，可以从理论上推导出递推线性最小均方估计算法的递推公式。

设观测数据为 $x_i = s + n_i, i = 1,2,\cdots,k,\cdots$ 。统计先验知识为 $E[n_i] = E[sn_i] = 0$ ，$E[n_i n_j] = \sigma_n^2 \delta_{ij}$ ，$E[s^2] = D_s$ 。估计的判据为 $\varepsilon_{k+1} = E[(s - \hat{s}_{k+1})^2] \to \min$。

步骤 1，利用线性估计函数 $\hat{s} = ax + b$ 证明 LMS 估计是无偏估计，即 $E[\hat{s}] = E[s]$。

步骤 2，利用估计的无偏性推导出系数 a_{k+1} 与 b_{k+1} 的关系，即 $a_{k+1} + b_{k+1} = 1$。

步骤 3，由正交性原理证明均方误差 $\varepsilon_{k+1} = E[(s - \hat{s}_{k+1})^2]$ 与 σ_n^2 的关系为 $\varepsilon_{k+1} = b_{k+1}\sigma_n^2$。

步骤 4，经由定义和前面步骤，证明 $b_{k+1} = \dfrac{b_k}{1+b_k}$。

步骤 5，初始化条件设置 $b_1 = \dfrac{E[sx_1]}{E[x_1^2]} = \dfrac{1}{(1+\sigma_n^2)/D_s}$，$\hat{s}_0 = E[s] = 0$。

4.9.4　最小二乘估计

最小二乘（least square）法是德国数学家高斯为测定行星运动轨迹，于 1801 年提出的一种数学优化方法，其基本思路是通过使误差平方和最小而寻找

数据的最佳函数匹配。这种方法除了需要观测噪声的统计知识以外，不需要待估计量的任何统计先验知识，因而在许多领域得到广泛的应用。

1. 数量情况下的最小二乘估计

设为了估计未知参量 s，对其进行 N 次线性观测，得到观测数据为

$$x_i = c_i s + n_i,\quad i = 1,2,\cdots,N$$

其中，c_i 为由测量方法决定的已知系数；n_i 为第 i 次观测的误差。

记这个误差的平方和为

$$\varepsilon = \sum_{i=1}^{N} n_i^2 = \sum_{i=1}^{N} (x_i - c_i \hat{s})^2$$

为了使误差的平方和达到最小，对 $\hat{s}$ 求导，并令导数为 0，有

$$\sum_{i=1}^{N} (x_i - c_i \hat{s}) c_i = 0$$

进一步，有

$$\hat{s}_{\mathrm{LS}} = \frac{\sum_{i=1}^{N} c_i x_i}{\sum_{i=1}^{N} c_i^2} \tag{4.88}$$

可以证明，最小二乘估计 $\hat{s}_{\mathrm{LS}}$ 是无偏估计。

2. 矢量情况下的最小二乘估计

设 $\boldsymbol{S} = [s_1 \quad s_2 \quad \cdots \quad s_m]^{\mathrm{T}}$ 为 m 维待估计矢量，假定其维数 m 小于观测次数 N。设各次观测值 $\boldsymbol{X} = [x_1\ x_2 \cdots x_N]^{\mathrm{T}}$ 所对应的观测方程为

$$\boldsymbol{X} = \boldsymbol{CS} + \boldsymbol{N} \tag{4.89}$$

其中，$\boldsymbol{C} = \begin{bmatrix} c_{11} & c_{12} & \cdots & c_{1m} \\ c_{21} & c_{22} & \cdots & c_{2m} \\ \vdots & \vdots & & \vdots \\ c_{N1} & c_{N2} & \cdots & c_{Nm} \end{bmatrix}$ 为系数矩阵；$\boldsymbol{N} = [n_1 \quad n_2 \quad \cdots \quad n_N]^{\mathrm{T}}$ 为观测误差矢量。

式（4.89）可以写为线性方程组的形式为

$$\begin{aligned} x_1 &= c_{11} s_1 + c_{12} s_2 + \cdots + c_{1m} s_m + n_1 \\ x_2 &= c_{21} s_1 + c_{22} s_2 + \cdots + c_{2m} s_m + n_2 \\ &\vdots \\ x_N &= c_{N1} s_1 + c_{N2} s_2 + \cdots + c_{Nm} s_m + n_N \end{aligned} \tag{4.90}$$

将观测误差的平方和写为

$$\varepsilon=\sum_{i=1}^{N}n_i^2=\boldsymbol{N}^{\mathrm{T}}\boldsymbol{N}=[\boldsymbol{X}-\boldsymbol{C}\hat{\boldsymbol{S}}]^{\mathrm{T}}[\boldsymbol{X}-\boldsymbol{C}\hat{\boldsymbol{S}}] \tag{4.91}$$

为了使误差的平方和达到最小，对 $\hat{\boldsymbol{S}}$ 求导，并令导数为 0，可得

$$\hat{\boldsymbol{S}}_{\mathrm{LS}}=[\boldsymbol{C}^{\mathrm{T}}\boldsymbol{C}]^{-1}\boldsymbol{C}^{\mathrm{T}}\boldsymbol{X} \tag{4.92}$$

为了进一步减小估计误差，可以考虑在误差平方和 ε 中给各次观测以不同的权值，即

$$\varepsilon=\boldsymbol{N}^{\mathrm{T}}\boldsymbol{W}\boldsymbol{N}=[\boldsymbol{X}-\boldsymbol{C}\hat{\boldsymbol{S}}]^{\mathrm{T}}\boldsymbol{W}[\boldsymbol{X}-\boldsymbol{C}\hat{\boldsymbol{S}}] \tag{4.93}$$

其中，$\boldsymbol{W}$ 是根据具体问题选择的 $N\times N$ 阶加权矩阵，一般选择正定对称阵。

适当选取 $\boldsymbol{W}$ 可以使 ε 进一步减小。经过类似的推导，可以得到

$$\hat{\boldsymbol{S}}_{\mathrm{LSW}}=[\boldsymbol{C}^{\mathrm{T}}\boldsymbol{W}\boldsymbol{C}]^{-1}\boldsymbol{C}^{\mathrm{T}}\boldsymbol{W}\boldsymbol{X} \tag{4.94}$$

$\hat{\boldsymbol{S}}_{\mathrm{LSW}}$ 称为加权最小二乘估计。

例 4.13 设观测数据为 $x_1=220=s+n_1$，$x_2=210=s+n_2$。观测误差的均值与方差阵分别为 $E[n_1]=E[n_2]=0$，$R=\begin{bmatrix}\sigma_{n_1}^2 & 0\\ 0 & \sigma_{n_2}^2\end{bmatrix}=\begin{bmatrix}8^2 & 0\\ 0 & 4^2\end{bmatrix}$。试求最小二乘估计 $\hat{s}_{\mathrm{LS}}$。

将已知条件 $\boldsymbol{X}=[220\quad 210]^{\mathrm{T}}$，$C=[1\quad 1]^{\mathrm{T}}$，$R=\begin{bmatrix}8^2 & 0\\ 0 & 4^2\end{bmatrix}$ 代入最小二乘估计式，有

$$\hat{\boldsymbol{S}}_{\mathrm{LS}}=[\boldsymbol{C}^{\mathrm{T}}\boldsymbol{C}]^{-1}\boldsymbol{C}^{\mathrm{T}}\boldsymbol{X}=\left([1\quad 1]\begin{bmatrix}1\\1\end{bmatrix}\right)^{-1}[1\quad 1]\begin{bmatrix}220\\210\end{bmatrix}=\frac{220+210}{2}=215$$

思　考　题

4.1　试说明信号检测与信号参数估计的概念。

4.2　试说明信号检测问题所定义的各个概率。

4.3　试说明参数估计的无偏性、有效性和一致性的概念。

4.4　试说明信号检测的极大似然概率准则。

4.5　试说明信号检测的最小错误率准则的基本思路和方法。

4.6　试说明信号检测的贝叶斯准则的基本思路和方法。

4.7　试说明信号检测的纽曼—皮尔逊准则的基本思路和方法。

4.8　比较上述各种信号检测方法。

4.9　说明信号检测的多次观测与多元检测问题。

4.10　说明信号参数的贝叶斯估计方法。

4.11　说明信号参数的极大似然估计方法。

4.12　说明信号参数估计的克拉美—罗下界。

4.13　说明信号参数的线性均方估计方法。

4.14　说明信号参数的最小二乘估计方法

习　题

4.1　试推导如下情况的似然比。在 H_1 假设下，观测值 z 是高斯随机变量，均值为 m_1，标准差为 σ_1。在 H_0 假设下，观测值 z 也是高斯随机变量，均值为 m_0，标准差为 σ_0。求判决域和错误概率。

4.2　对信号 x 做单次观察 $x = s+n$，s 等于 1 或 2，以等概率出现；n 是零均值高斯噪声，方差为 σ_n^2。

① 试证明最小错误率或极大后验概率判决规则是：若 $x \leqslant 1.5$，则判定 $s = 1$；若 $x > 1.5$，则判定 $s = 2$。

② 如果 $\sigma_n^2 = 1$，试求相应的错误率。

4.3　随机变量 x 为 $N(0,\sigma^2)$，将它通过两个线性变换中的一个，$H_1: y = x^2$；$H_0: y = x^3$。试建立似然比检验。

4.4　考察一个假设检验问题，已知

$$p(z|H_1) = \frac{1}{\sqrt{2\pi}}\exp\{-z^2/2\}$$

$$p(z|H_0) = \frac{1}{2}\exp\{-|z|\}$$

① 设 $C_{11} = C_{00} = 0$，且 $C_{01} = C_{10} = 1$，若 $p(H_1) = 3/4$，试求贝叶斯检验的 P_F 和 P_D。

② 设 $P_F = 0.2$，试建立纽曼—皮尔逊检验。

4.5　二元假设检验问题，设两种假设下接收到的信号为

$$H_1: z = x_1^2 + x_2^2$$

$$H_0: z = x_1$$

其中，x_1 和 x_2 是独立同分布的高斯变量，均值为零，方差为 1。试求贝叶斯准则的最佳判决公式。

4.6　二元检测问题为 $\begin{matrix} H_1: z(t) = A + v(t) \\ H_0: z(t) = -A + v(t) \end{matrix}$。其中，$v$ 是正态分布噪声 $N(0,\sigma_v^2)$。设 $P(H_1) = P(H_0)$，采用一次观测进行检验，试求似然比检验判决表达式和平均错误概率。

4.7　在二元假设检验中，观测 z 服从具有不同参量的瑞利分布，即

$$P(z|H_i) = \frac{z}{\sigma_i^2}\exp\left\{-\frac{z^2}{2\sigma_i^2}\right\},\quad z > 0,\quad i = 0,1$$

① 试建立贝叶斯准则判决式。

② 试将结果扩展到 N 个独立观测下的最小平均错误准则，求 P_e 的表达式。

4.8　设观测量 $z=\frac{x}{2}+v$，v 是均值为零，方差为 1 的高斯随机变量。

① 试求 x 的最大似然估计。

② 若已知 x 的概率密度为 $f(x)=\begin{cases}0, & x\geqslant 0\\ \frac{1}{4}\exp\left(-\frac{x}{4}\right), & x<0\end{cases}$，求 x 的最大后验估计。

4.9　通过对车辆位移的测量，可以估计其加速度 a。设观测值有如下形式：$z_j=a_j^2+v_j, j=1,2,\cdots$。已知 $E(a)=0$，$E(a^2)=\sigma_a^2$，$E(v_j)=0$，$E(v_j^2)=\sigma_v^2$，$E(av_j)=0$，$E(v_iv_j)=0$，$i\neq j$。

① 已知噪声 v_j 服从正态分布，即

$$f(v_j)=\frac{1}{\sqrt{2\pi}\sigma_v}\exp\left(-\frac{v_j^2}{2\sigma_v^2}\right)$$

若两个观测值分别为 $x_1=a+v_1$ 和 $x_2=4a+v_2$，试求最大似然估计。

② 两个观测值与①相同。若设 a 与 v_j 均是正态，且 $E(a)=E(v_j)=0$，$E(a^2)=\sigma_a^2=\sigma_v^2$，求最大后验估计。

4.10　设观测信号 $z_i=\theta+v_i, i=1,2,\cdots,N$，已知 v_i 是相互独立且具有同分布的高斯噪声，其均值为 0，方差为 σ_v^2。信号 θ 也是一零均值、方差为 σ_θ^2 的高斯信号。通过 N 次观测对信号 θ 进行估计。求信号 θ 的均方估计 $\hat{\theta}_{\mathrm{MS}}$ 和最大后验估计 $\hat{\theta}_{\mathrm{MAP}}$。

4.11　已知信号 s 的概率密度函数是高斯型的，即服从 $N(0,\sigma_s^2)$ 分布，在叠加有噪声 $n\sim N(0,\sigma_n^2)$ 下被检测。

① 取单样本估计，$x_1=s+n_1$。试证明 $\hat{s}_{\mathrm{MAP}}=\frac{x_1}{1+b}$，$b=\frac{\sigma_n^2}{\sigma_s^2}$，$\hat{s}_{\mathrm{ML}}=x_1$。

② 取 m 个样本 $x_j=s+n_j\ (j=1,2,\cdots,m)$，各噪声样本相互独立。试证明 $\hat{s}_{\mathrm{MAP}}=\frac{1}{m+b}\sum_{j=1}^{m}x_j$，$\hat{s}_{\mathrm{ML}}=\frac{1}{m}\sum_{j=1}^{m}x_j$。

③ 证明这种情况下 $\hat{s}_{\mathrm{MS}}$ 是否等于 $\hat{s}_{\mathrm{MAP}}$。

4.12　设有 N 个独立的、正态分布 $N(m,\sigma^2)$ 的观测量 $z_i, i=1,2,\cdots,N$，其中 σ^2 未知。

① 求 σ^2 的最大似然估计 $\hat{\sigma}_{\mathrm{ML}}^2$。

② $\hat{\sigma}_{\mathrm{ML}}^2$ 是否无偏估计，是否有效估计。

③ 求 $\hat{\sigma}_{\mathrm{ML}}^2$ 估计的方差。

4.13　时变测量时单参数的线性最小均方估计问题。已知观测方程为

$$z_i = h_i x + v_i, \quad i = 1,2,\cdots,m; E\{x\} = x_0; \quad \mathrm{Var}\{x\} = \sigma_x^2$$

$$E\{v_i\} = 0; \quad E\{v_i v_j\} = \sigma_v^2 \delta_{ij}; \quad E\{x v_i\} = 0$$

求 x 的线性最小均方估计 $\hat{x}_{\mathrm{LMS}}$。

4.14　对未知参量 θ_1 和 θ_2 进行线性观测，得到观测值分别为 $z_1 = \theta_1 + \theta_2 + v_1$，$z_2 = \theta_1 + 3\theta_2 + v_2$。其中 $v_i\,(i = 1,2)$ 为测量噪声，满足 $E\{v_i\} = 0$，$E\{v_i v_j\} = \delta_{ij}, i,j = 1,2$。求参量 θ_1, θ_2 的加权最小二乘估计及估计的方差。

4.15　设被估计矢量 $\boldsymbol{X} = \begin{bmatrix} x_1 \\ x_2 \end{bmatrix}$，观测模型为 $\boldsymbol{Z} = \begin{bmatrix} z_1 \\ z_2 \\ z_3 \end{bmatrix} = \begin{bmatrix} x_1 + x_2 + v_2 \\ x_2 + v_2 \\ x_1 + 2x_2 + v_3 \end{bmatrix}$。其中 $v_i\,(i = 1,2,3)$ 是零均值的白噪声，彼此独立。若测得 $z_1 = 2$，$z_2 = 1$，$z_3 = 4$，试求 x 的最小二乘估计。

第5章　随机信号的相关函数估计与功率谱估计

本章主要介绍相关函数与功率谱密度函数的估计方法，包括自相关序列的无偏估计和有偏估计，自相关函数的快速估计方法，以周期图为核心的功率谱经典估计方法及其改进方法，以参数模型法为主的现代谱估计方法（AR、MA和ARMA参数模型法），最大熵谱估计方法，最小方差谱估计方法，皮萨伦科谱分解方法和基于自相关阵特征分解的方法等，并给出了多种谱估计方法的比较。

5.1　相关函数与功率谱密度函数

5.1.1　相关函数

1. 相关函数的定义

本书第3章已经给出了随机过程（随机信号）相关函数的概念。在这里，针对广义平稳随机信号（或随机序列）问题，再重点介绍相关函数的概念与性质。

设广义平稳随机信号 $X(t)$ 和 $Y(t)$，则其自相关函数和互相关函数定义为

$$R_{XX}(\tau)=E[X(t)X^*(t+\tau)]=\int_{-\infty}^{\infty}X(t)X^*(t+\tau)\mathrm{d}t$$

$$R_{XY}(\tau)=E[X(t)Y^*(t+\tau)]=\int_{-\infty}^{\infty}X(t)Y^*(t+\tau)\mathrm{d}t \tag{5.1}$$

其中，“$*$”号表示复共轭。

若考虑广义平稳离散随机序列 $X(n)$ 和 $Y(n)$，则其自相关函数和互相关函数定义为

$$R_{XX}(m)=E[X(n)X^*(n+m)]=\sum_{n=-\infty}^{\infty}X(n)X^*(n+m)$$

$$R_{XY}(m)=E[X(n)Y^*(n+m)]=\sum_{n=-\infty}^{\infty}X(n)Y^*(n+m) \tag{5.2}$$

如果广义平稳离散随机序列 $X(n)$ 和 $Y(n)$ 是各态历经的，则式（5.1）和式（5.2)所示的集总平均可以由单一样本 $x(n)$ 和 $y(n)$ 的时间平均来实现，即

$$R_{xx}(m)=\lim_{N\to\infty}\frac{1}{2N+1}\sum_{n=-N}^{N}x(n)x^*(n+m)$$

$$R_{xy}(m)=\lim_{N\to\infty}\frac{1}{2N+1}\sum_{n=-N}^{N}x(n)y^*(n+m) \tag{5.3}$$

其中，N 表示时间序列的长度。

在本章后面的介绍中，若不特别说明，我们均采用各态历经的广义平稳离散随机信号，并用符号 $x(n)$ 和 $y(n)$ 来表示。

2. 相关函数的主要性质

由相关函数的定义，我们可以得到其主要性质：

① 自相关函数是 m 的偶函数，即

$$R_{xx}(m) = R_{xx}(-m) \tag{5.4}$$

② 自相关函数在 $m=0$ 时取最大值，即

$$R_{xx}(m) \leqslant R_{xx}(0) \tag{5.5}$$

③ 周期信号的自相关函数仍为同频率的周期信号，但不具有原信号的相位信息。

④ 随机信号的自相关函数随 $|m|$ 的增大很快衰减为 0。

⑤ 互相关函数为非奇非偶函数，但满足

$$R_{xy}(-m) = R_{yx}(m) \tag{5.6}$$

⑥ 两周期信号的互相关函数仍为同频率的周期信号，且保留了原信号的相位差信息。

⑦ 两个非同频的周期信号互不相关。

相关函数的性质对于区别信号的类型具有重要的作用。例如，若信号中含有周期性成分，则其自相关函数也有一定的周期性，且在 m 较大时衰减较慢。不包含周期成分的随机信号，当 m 较大时，其自相关函数很快衰减并趋于 0。宽带随机信号的自相关函数很快衰减到 0，而窄带随机信号的自相关函数则有较慢的衰减特性。另一方面，互相关函数可以构成在噪声中提取信号的相关滤波方法，还可以用于估计两信号之间的时间延迟，用于测量运动物体的运动速度，并在定位技术中得到广泛的应用。

3. 常用随机信号的自相关函数

(1) 白噪声的自相关函数

设随机信号 $x(n)$ 为白色随机信号，即白噪声，表示为 $w(n)$。其自相关函数为

$$R_{xx}^{\mathrm{WN}}(m) = \frac{N_0}{2}\delta(m) \tag{5.7}$$

其中，N_0 表示白噪声功率谱密度。

若限制白噪声的带宽为 W，则白噪声变为带限白噪声，其自相关函数为

$$R_{xx}^{\mathrm{BLWN}}(m) = \frac{WN_0}{2}\,\frac{\sin(Wm)}{Wm} \tag{5.8}$$

（2）AR（p）信号的自相关函数

设AP（p）信号 $x(n)$ 表示为

$$x(n)=-\sum_{k=1}^{p}a_kx(n-k)+w(n) \tag{5.9}$$

其中，$w(n)$ 表示白噪声；p 表示AR模型的阶数。

$x(n)$ 的自相关函数表示为

$$R_{xx}(m)=-\sum_{k=1}^{p}a_kR_{xx}(m-k) \tag{5.10}$$

（3）MA（q）信号的自相关函数

设MA（q）信号 $x(n)$ 表示为

$$x(n)=\sum_{k=0}^{q}b_kw(n-k) \tag{5.11}$$

其中，q 表示MA模型的阶数；$x(n)$ 的自相关函数可表示为

$$R_{xx}(m)=\sigma^2\sum_{k=1}^{q-m}b_kb_{k+m},\quad 0\leqslant m\leqslant q \tag{5.12}$$

（4）ARMA（p,q）信号的自相关函数

设ARMA（p,q）信号 $x(n)$ 表示为

$$x(n)=\sum_{k=0}^{q}b_kw(n-k)-\sum_{k=1}^{p}a_kx(n-k) \tag{5.13}$$

其中，$x(n)$ 的自相关函数可表示为

$$R_{xx}(m)=-\sum_{k=1}^{p}a_kR_{xx}(m-k)+f_m(\boldsymbol{a},\boldsymbol{b}),\quad m=1,2,\cdots,p \tag{5.14}$$

式中，$f_m(\boldsymbol{a},\boldsymbol{b})=\sum_{k=0}^{q}b_kw(n-k)x(n+m),m=1,2,\cdots,p$ 是ARMA（p,q）模型参数矢量 $\boldsymbol{a}$ 和 $\boldsymbol{b}$ 的比较复杂的非线性函数，这里不再求解。

5.1.2　功率谱密度函数

1. 功率谱密度函数的定义

功率谱密度（power spectral density，PSD）函数是表示具有有限平均功率信号的频谱分量的单位带宽功率的频率函数，是研究分析随机信号的重要特性。功率谱密度函数通常简称为功率谱或谱。广义平稳离散随机信号 $x(n)$ 的功率谱密度函数有两个等价的定义，即

$$P_{xx}(\mathrm{e}^{\mathrm{j}\omega})=\sum_{m=-\infty}^{\infty}R_{xx}(m)\mathrm{e}^{\mathrm{j}\omega n} \tag{5.15}$$

$$P_{xx}(\mathrm{e}^{\mathrm{j}\omega})=\lim_{N\to\infty}E\left[\frac{1}{2N+1}\left|\sum_{n=-\infty}^{\infty}x(n)\mathrm{e}^{\mathrm{j}\omega n}\right|^2\right] \tag{5.16}$$

可以证明，这两个定义是等价的。式（5.16）中的 N 表示随机信号序列的长度。

2. 相关函数与功率谱密度函数的关系

实际上，式（5.15）所示的定义，又称为维纳—辛钦（Wiener-Khinchin）定理，其中 $R_{xx}(m)$ 为信号 $x(n)$ 的自相关函数。显然，信号 $x(n)$ 的自相关函数与其功率谱密度函数是一对傅里叶变换对。

这样，对于任意一个随机信号的自相关函数，我们都可依据维纳—辛钦定理，通过对自相关函数求取傅里叶变换而得到其功率谱密度函数。同理，也可以根据维纳—辛钦定理定义信号 $x(n)$ 与信号 $y(n)$ 的互功率谱密度函数，即

$$P_{xy}(e^{j\omega}) = \sum_{m=-\infty}^{\infty} R_{xy}(m)e^{j\omega n} \tag{5.17}$$

5.2　自相关序列的估计

5.2.1　自相关序列的无偏估计

1. 自相关序列的无偏估计

设均值为 0 的广义平稳随机信号 $x(n)$ 是各态历经的，其自相关函数为

$$R_{xx}(m) = E[x(n)x^*(n+m)] \tag{5.18}$$

如果观测数据长度 N 为有限值，记为 $x_N(n)$，则 $R_{xx}(m)$ 可以经由下式估计得到，即

$$\hat{R}_{xx}(m) = \frac{1}{N}\sum_{n=0}^{N-1} x_N(n)x_N^*(n+m) \tag{5.19}$$

其中，$\hat{R}_{xx}(m)$ 的长度为 $2N-1$，是以 $m=0$ 对称的。

由于 $x_N(n)$ 只有有限个观测值，对于每一个固定的延迟 m，可以利用的数据只有 $N-1-|m|$ 个，且在 $0 \sim N-1$ 的范围内。为了简化，仍然记 $x_N(n)=x(n)$，而将 $\hat{R}_{xx}(m)$ 写为 $\hat{R}_N^{(1)}(m)$。这样，式（5.19）所表示的自相关函数估计可以写为

$$\hat{R}_N^{(1)}(m) = \frac{1}{N-|m|}\sum_{n=0}^{N-1-|m|} x(n)x^*(n+m), \quad |m| \leqslant N-1 \tag{5.20}$$

其中，$\hat{R}_N^{(1)}(m)$ 的下标 N 表示数据 $x(n)$ 的长度为 N，上标 (1) 表示无偏估计。

2. 估计的性质

(1) 估计的偏差分析

对式（5.20）两边求取数学期望，有

$$E[\hat{R}_N^{(1)}(m)] = \frac{1}{N-|m|}\sum_{n=0}^{N-1-|m|} E[x(n)x^*(n+m)]$$
$$= \frac{1}{N-|m|}\sum_{n=0}^{N-1-|m|} R_{xx}(m)$$
$$= R_{xx}(m), \quad |m| \leqslant N-1 \tag{5.21}$$

显然，其偏差为

$$b[\hat{R}_N^{(1)}(m)] = E[\hat{R}_N^{(1)}(m)] - R_{xx}(m) = 0 \tag{5.22}$$

即式（5.20）所示的自相关函数估计是无偏的。

（2）估计的均方值分析

$\hat{R}_N^{(1)}(m)$ 的均方值为

$$E[(\hat{R}_N^{(1)}(m))^2] = \frac{1}{(N-|m|)^2}\sum_{n=0}^{N-1-|m|}\sum_{k=0}^{N-1-|m|} E[x(n)x^*(n+m)x(k)x^*(k+m)],$$
$$|m| \leqslant N-1 \tag{5.23}$$

当 $x(n)$ 为 0 均值白色高斯随机信号时，有

$$\begin{aligned} E[x(k)x(l)x(m)x(n)] = & E[x(k)x(l)]E[x(m)x(n)] \\ & + E[x(m)x(k)]E[x(l)x(n)] \\ & + E[x(k)x(n)]E[x(l)x(m)] \end{aligned} \tag{5.24}$$

这样，式（5.23）可以写为

$$\begin{aligned} E[(\hat{R}_N^{(1)}(m))^2] = & \frac{1}{(N-|m|)^2}\sum_{n=0}^{N-1-|m|}\sum_{k=0}^{N-1-|m|}[R_{xx}^2(m) + R_{xx}^2(n-k) \\ & + R_{xx}(n-k-m)R_{xx}(n-k+m)], \quad |m| \leqslant N-1 \end{aligned} \tag{5.25}$$

对式（5.25）进一步整理，有

$$\begin{aligned} E[(\hat{R}_N^{(1)}(m))^2] = & R_{xx}^2(m) + \frac{1}{(N-|m|)^2}\sum_{r=-(N-1-|m|)}^{N-1-|m|}(N-|m|-|r|)[R_{xx}^2(r) \\ & + R_{xx}(r-m)R_{xx}(r+m)], \quad r = n-k \end{aligned} \tag{5.26}$$

当满足 $N \gg |m| - |r|$ 时，可以得到 $\hat{R}_N^{(1)}(m)$ 的估计方差，即

$$\begin{aligned} \mathrm{Var}[\hat{R}_N^{(1)}(m)] = & E\{[\hat{R}_N^{(1)}(m)]^2\} - \{E[\hat{R}_N^{(1)}(m)]\}^2 \\ = & E\{[\hat{R}_N^{(1)}(m)]^2\} - R_{xx}^2(m) \\ \approx & \frac{N}{(N-|m|)^2}\sum_{r=-(N-1-|m|)}^{N-1-|m|}[R_{xx}^2(r) + R_{xx}(r-m)R_{xx}(r+m)] \end{aligned} \tag{5.27}$$

由式（5.27）可以看出，当 $N\to\infty$ 时，有

$$\lim_{N\to\infty}\mathrm{Var}[\hat{R}_N^{(1)}(m)]=0 \tag{5.28}$$

综合考虑式（5.22）和式（5.28），故 $\hat{R}_N^{(1)}(m)$ 是 $R_{xx}(m)$ 的一致估计。

需要注意的是，$\hat{R}_N^{(1)}(m)$ 的方差式（5.27）是在 $N\gg|m|-|r|$ 的假定下得出的。当 $|m|$ 接近于 N 时，用来计算 $\hat{R}_N^{(1)}(m)$ 的数据很少，从而使得 $\hat{R}_N^{(1)}(m)$ 的方差显著增加。

5.2.2 自相关序列的有偏估计

1. 自相关序列的有偏估计

将式（5.20）中的系数 $1/(N-|m|)$ 改为 $1/N$，可得到自相关信号的有偏估计，即

$$\hat{R}_N^{(2)}(m)=\frac{1}{N}\sum_{n=0}^{N-1-|m|}x(n)x^*(n+m),\quad -(N-1)\leqslant m\leqslant N-1 \tag{5.29}$$

比较式（5.20）与式（5.29），有

$$\hat{R}_N^{(2)}(m)=\frac{N-|m|}{N}\hat{R}_N^{(1)}(m),\quad |m|\leqslant N-1 \tag{5.30}$$

2. 估计性质

（1）估计偏差分析

计算 $\hat{R}_N^{(2)}(m)$ 的均值，有

$$E[\hat{R}_N^{(2)}(m)]=\frac{N-|m|}{N}E[\hat{R}_N^{(1)}(m)]=\frac{N-|m|}{N}R_{xx}(m),\quad |m|\leqslant N-1 \tag{5.31}$$

这样，$\hat{R}_N^{(2)}(m)$ 估计的偏差为

$$b[\hat{R}_N^{(2)}(m)]=R_{xx}(m)-E[\hat{R}_N^{(2)}(m)]=\frac{|m|}{N}R_{xx}(m),\quad |m|\leqslant N-1 \tag{5.32}$$

由式（5.32）可见，$\hat{R}_N^{(2)}(m)$ 是 $R_{xx}(m)$ 的有偏估计。

由于

$$\lim_{N\to+\infty}b[R_N^{(2)}(m)]=0 \tag{5.33}$$

可知 $\hat{R}_N^{(2)}(m)$ 是渐近无偏估计的。

（2）估计方差分析

根据自相关信号有偏估计的定义式（5.29）和无偏估计的方差计算，可以得

到有偏估计的方差，即

$$\begin{aligned}\operatorname{Var}[\hat{R}_N^{(2)}(m)] &= \left(\frac{N-|m|}{N}\right)^2 \operatorname{Var}[\hat{R}_N^{(1)}(m)] \\ &\approx \frac{1}{N}\sum_{r=-(N-1-|m|)}^{N-1-|m|}[R_{xx}^2(r)+R_{xx}(r-m)R_{xx}(r+m)]\end{aligned} \tag{5.34}$$

式（5.34）成立的条件与无偏估计的方差表达式（5.27）相同。显然，有

$$\lim_{N\to+\infty}\operatorname{Var}[\hat{R}_N^{(2)}(m)] = 0 \tag{5.35}$$

由式（5.35），并综合考虑 $\hat{R}_N^{(2)}(m)$ 的渐近无偏性，故 $\hat{R}_N^{(2)}(m)$ 是自相关函数 $R_{xx}(m)$ 的一致估计。

（3）与无偏估计的比较

对比分析自相关函数的无偏估计 $\hat{R}_N^{(1)}(m)$ 和有偏估计 $\hat{R}_N^{(2)}(m)$，可以得到以下结论：

① 对于接近于 N 的较大的 $|m|$ 值，无偏估计 $\hat{R}_N^{(1)}(m)$ 的均值与偏差不受影响，而有偏估计 $\hat{R}_N^{(2)}(m)$ 的均值趋于 0，并引起其偏差趋于 $R_{xx}(m)$，性能显著变坏。

② 由式（5.34）可以看出，有偏估计 $\hat{R}_N^{(2)}(m)$ 的方差永远不会大于无偏估计 $\hat{R}_N^{(1)}(m)$ 的方差。

③ 对于接近 N 的较大的 $|m|$ 值，无偏估计 $\hat{R}_N^{(1)}(m)$ 和有偏估计 $\hat{R}_N^{(2)}(m)$ 都不是自相关函数 $R_{xx}(m)$ 的好的估计。对于比 N 小得多的 $|m|$ 值，$\hat{R}_N^{(1)}(m)$ 和 $\hat{R}_N^{(2)}(m)$ 都是 $R_{xx}(m)$ 的一致估计。

④ 由于有偏估计 $\hat{R}_N^{(2)}(m)$ 的方差总是小于无偏估计 $\hat{R}_N^{(1)}(m)$ 的方差，以及后面还将讨论的其他理由，在实际进行功率谱估计的应用时，一般总是采用有偏估计 $\hat{R}_N^{(2)}(m)$，而不采用无偏估计 $\hat{R}_N^{(1)}(m)$。

5.2.3　自相关序列的快速估计方法

无论是采用无偏估计 $\hat{R}_N^{(1)}(m)$，还是采用有偏估计 $\hat{R}_N^{(2)}(m)$ 来估计广义平稳随机信号 $x(n)$ 自相关函数 $R_{xx}(m)$，当 N 和 m 较大时，所需的计算量非常大，这限制了上述两种估计方法的使用。

实际应用中通常采用快速傅里叶变换（FFT）的方法进行自相关函数估计的快速计算。以有偏估计 $\hat{R}_N^{(2)}(m)$ 的计算为例，并将数据长度为 N 的观测数据写

为 $x_N(n)$。这样有

$$\hat{R}_N^{(2)}(m) = \frac{1}{N}\sum_{n=0}^{N-1} x_N(n) x_N^*(n+m) \tag{5.36}$$

由于对两个 N 信号进行相关计算，其结果的长度为 $2N-1$ 点。为此，与快速计算卷积的情况一样，需要把 N 信号补 0 而扩充到 $2N-1$ 点，这样才能利用 FFT 来快速计算，即

$$x_{2N}(n) = \begin{cases} x_N(n), & n = 0,1,\cdots,N-1 \\ 0, & N \leqslant n \leqslant 2N-1 \end{cases} \tag{5.37}$$

这样，式 (5.36) 可写为

$$\hat{R}_{2N}^{(2)}(m) = \frac{1}{N}\sum_{n=0}^{N-1} x_{2N}(n) x_{2N}^*(n+m) \tag{5.38}$$

记 $x_{2N}(n)$ 的傅里叶变换为 $X_{2N}(e^{j\omega})$。对 $\hat{R}_{2N}^{(2)}(m)$ 求取傅里叶变换，有

$$\sum_{m=-(N-1)}^{N-1} \hat{R}_{2N}^{(2)}(m) e^{-j\omega m} = \frac{1}{N}\sum_{n=0}^{2N-1} x_{2N}(n) e^{j\omega n} \sum_{l=0}^{2N-1} x_{2N}(l) e^{-j\omega l} = \frac{1}{N}|X_{2N}(e^{j\omega})|^2 \tag{5.39}$$

其中，$X_{2N}(e^{j\omega})$ 可以经由 FFT 来计算。

这样，自相关函数的快速计算步骤如下：

步骤 1，对 $x_N(n)$ 补 0，使其长度为 $2N-1$，构成 $x_{2N}(n)$。对 $x_{2N}(n)$ 做 FFT，得到 $X_{2N}(k), k = 0,1,\cdots,2N-1$。

步骤 2，求 $X_{2N}(k)$ 的幅度平方，再除以 N，得到 $\frac{1}{N}|X_{2N}(k)|^2$。

步骤 3，对 $\frac{1}{N}|X_{2N}(k)|^2$ 做傅里叶逆变换，得到 $\hat{R}_0^{(2)}(m)$。

这里，$\hat{R}_0^{(2)}(m)$ 并不简单地等于 $\hat{R}_{2N}^{(2)}(m)$，而是等于 $\hat{R}_{2N}^{(2)}(m)$ 中 $-(N-1) \leqslant m < 0$ 的部分向右平移 $2N$ 点形成的新序列。不过，$\hat{R}_0^{(2)}(m)$ 与 $\hat{R}_{2N}^{(2)}(m)$ 的功率谱是相同的。

5.3 功率谱估计的经典方法

5.3.1 功率谱估计的发展概况

功率谱估计是信号处理的主要内容之一，主要研究信号在频率域中的特性，目的是在有限的观测数据中提取出被噪声淹没的信号或信号的参量。

最早的关于谱的研究可以追溯到人类的古代时期。那时，人们根据经验，推算了年、月和日的概念，并出现了计时方法和日历。公元前 600 年，希腊数学家毕达哥拉斯 (Pythagoras) 用一根两端固定的弦产生纯正弦振动，研究了音乐谱

波的定律。英国科学家牛顿（Newton）最早给出了“谱”（spectrum）的概念，他用棱镜将一束阳光分解为彩虹状的光谱。在1822年，法国工程师傅里叶（Fourier）提出了著名的傅里叶谐波分析理论，该理论至今依然是进行信号分析和信号处理的理论基础。

19世纪末，舒斯特（Schuster）提出了用傅里叶级数的幅度平方作为函数中功率的度量，并将其命名为周期图（periodogram）。这是经典谱估计的最早的提法，并沿用至今。

周期图估计方差较差，这促使人们研究其他的分析方法。1927年，Yule提出用线性回归方程来模拟时间序列，从而构成了现代谱估计中重要方法参数模型法谱估计的基础。Walker利用Yule的方法研究了衰减正弦时间序列，得出了Yule-Walker方程。

1930年，著名控制理论专家维纳（Wiener）在他的著作中首次精确定义了一个随机过程的自相关函数和功率谱密度，并把谱分析建立在随机过程统计特征的基础上，建立了著名的维纳—辛钦定理，将功率谱密度定义为频率的连续函数，而不像以往定义为离散谐波频率的函数。

1949年，Tukey根据维纳—辛钦定理提出了对有限长数据进行谱估计的自相关方法。1958年，Blackman和Tukey讨论了经典谱估计的自相关法，又称为BT法。周期图法和BT法都可以用快速傅里叶变换来实现，仍是目前较常用的谱估计方法。

1948年，巴特利特（Bartlett）首次提出了用自回归模型系数估计功率谱的方法。Levinson则根据Toeplitz矩阵的结构特点，提出了解Yule-Walker方程的快速计算方法。这些工作为现代谱估计的发展打下良好的理论基础。

1965年，Cooley和Tukey提出的FFT算法，有力促进了谱估计的发展。

现代谱估计始于1967年，主要是针对经典谱估计的分辨率差和方差不好等问题提出的。现代谱估计从方法上大致可以分为参数模型谱估计和非参数模型谱估计两种。前者包括AR模型法、MA模型法、ARMA模型法和PRONY指数模型法等，后者包括最小方差法和多信号分类MUSIC法等。其中1967年，伯格（Burg）受到线性预测方法的启发，提出了最大熵谱分析法。1968年，帕曾（Parzen）正式提出了AR谱估计法。1971年，Van Den Bos证明了最大熵谱分析与AR谱估计的等效性。至此，又进一步开展了其他参数模型谱估计法的研究。1972年，Prony提出了与自回归法等效的一种谱估计方法。1973年，皮萨伦科（Pisarenko）提出了估计正弦波陪频率的谐波分解方法。1981年，施密特（Schmidt）提出了多信号分类MUSIC算法。

现代谱估计的内容极其广泛，涉及的学科与应用领域也非常广泛，至今仍在发展中。功率谱估计方法的分类与汇总如图5.1所示。

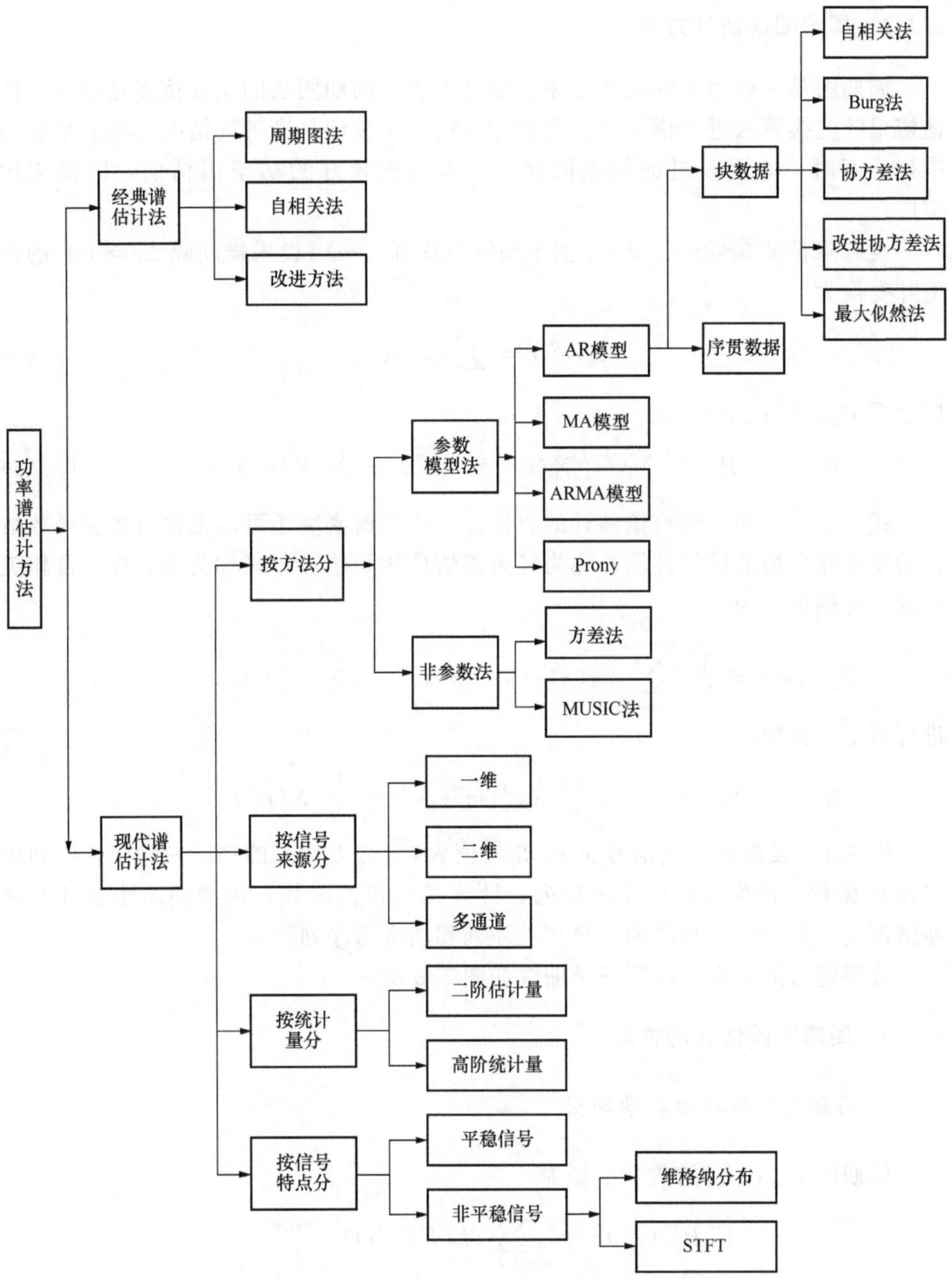

图 5.1　功率谱估计方法的分类与汇总

5.3.2 周期图谱估计方法

周期图是一种经典的功率谱密度估计方法。周期图法的主要优点是能应用快速傅里叶变换算法进行谱估计。这种方法适用于长信号序列的情况，在有足够的序列长度时，应用改进的周期图法，可以得到较好的功率谱估值，因而应用很广。

设有限长度 $0\leqslant n\leqslant N-1$ 实平稳随机序列 $x(n)$（设采样间隔 $\Delta t=1$）的傅里叶变换为

$$X(\mathrm{e}^{\mathrm{j}\omega})=\sum_{n=0}^{N-1}x(n)\mathrm{e}^{-\mathrm{j}\omega n} \tag{5.40}$$

周期图 $P_{\mathrm{Per}}(\mathrm{e}^{\mathrm{j}\omega})$ 的计算为

$$P_{\mathrm{per}}(\mathrm{e}^{\mathrm{j}\omega})=\frac{1}{N}X(\mathrm{e}^{\mathrm{j}\omega})X^{*}(\mathrm{e}^{\mathrm{j}\omega})=\frac{1}{N}|X(\mathrm{e}^{\mathrm{j}\omega})|^{2} \tag{5.41}$$

式（5.41）称为经典谱估计的直接法。功率谱密度还可以根据自相关函数估计的傅里叶变换来进行计算，称为经典谱估计的间接法，又称为 BT 法。自相关函数的有偏估计为

$$\hat{R}_N^{(2)}(m)=\frac{1}{N}\sum_{n=0}^{N-1-|m|}x(n)x(n+m),\quad -(N-1)\leqslant m\leqslant N-1$$

进行傅里叶变换，有

$$P_{\mathrm{per}}(\mathrm{e}^{\mathrm{j}\omega})=\sum_{m=-\infty}^{+\infty}\hat{R}_N^{(2)}(m)\mathrm{e}^{-\mathrm{j}\omega m}=\frac{1}{N}|X(\mathrm{e}^{\mathrm{j}\omega})|^{2}$$

例 5.1 设离散时间信号 $x(n)$ 是均值为 0、方差为 1 的高斯白噪声。试利用 Matlab 编程，产生上述白噪声序列，计算其自相关函数，用周期图法估计其功率谱密度，并绘出信号序列、自相关序列和功率谱序列。

按照题目的要求，得到三条曲线如图 5.2 所示。

5.3.3 周期图谱估计的性能

1. 周期图谱估计的数学期望

周期图 $P_{\mathrm{per}}(\mathrm{e}^{\mathrm{j}\omega})$ 的数学期望为

$$\begin{aligned}E[P_{\mathrm{per}}(\mathrm{e}^{\mathrm{j}\omega})]&=\sum_{m=-(N-1)}^{N-1}E[\hat{R}_N^{(2)}(m)]\mathrm{e}^{-\mathrm{j}\omega m}\\&=\sum_{m=-(N-1)}^{N-1}\frac{N-|m|}{N}R_{xx}(m)\mathrm{e}^{-\mathrm{j}\omega m}\\&=\sum_{m=-\infty}^{+\infty}w_{\mathrm{B}}(m)R_{xx}(m)\mathrm{e}^{-\mathrm{j}\omega m}\end{aligned} \tag{5.42}$$

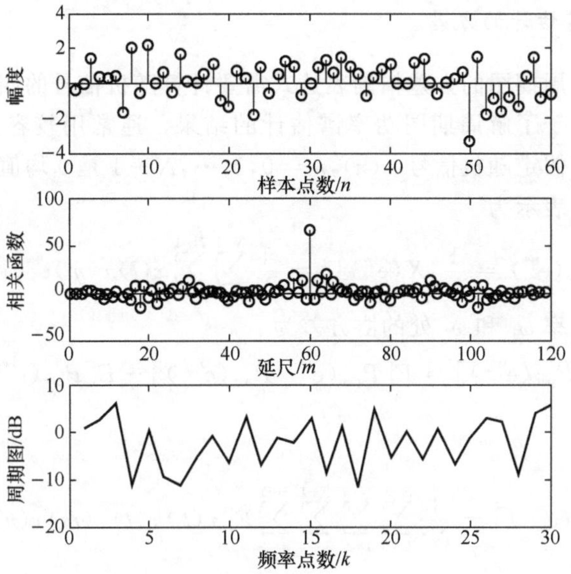

图 5.2　白噪声的时间序列、自相关序列和周期图功率谱序列示意图

其中，

$$w_{\mathrm{B}}(m)=\begin{cases}1-\dfrac{|m|}{N}, & |m|\leqslant N-1\\ 0, & |m|\geqslant N\end{cases} \tag{5.43}$$

为三角形窗函数，称为 Bartlett 窗。其傅里叶变换可表示为

$$W_B(\mathrm{e}^{\mathrm{j}\omega})=\frac{1}{N}\left[\frac{\sin(N\omega/2)}{N\sin(\omega/2)}\right]^2 \tag{5.44}$$

式 (5.42) 表明，周期图的数学期望 $E[P_{\mathrm{per}}(\mathrm{e}^{\mathrm{j}\omega})]$ 是窗函数 $w_{\mathrm{B}}(n)$ 与自相关函数 $R_{xx}(m)$ 乘积的傅里叶变换。根据卷积定理，这个乘积等于 $w_{\mathrm{B}}(n)$ 傅里叶变换 $W_B(\mathrm{e}^{\mathrm{j}\omega})$ 与 $R_{xx}(m)$ 傅里叶变换 $P_{xx}(\mathrm{e}^{\mathrm{j}\omega})$（功率谱的理论值）的卷积，即

$$E[P_{\mathrm{per}}(\mathrm{e}^{\mathrm{j}\omega})]=\frac{1}{2\pi}P_{xx}(\mathrm{e}^{\mathrm{j}\omega})*W_B(\mathrm{e}^{\mathrm{j}\omega}) \tag{5.45}$$

由于 $W_B(\mathrm{e}^{\mathrm{j}\omega})$ 不是一个单位冲激函数，因此在一般情况下，有

$$E[P_{\mathrm{per}}(\mathrm{e}^{\mathrm{j}\omega})]\neq P_{xx}(\mathrm{e}^{\mathrm{j}\omega}) \tag{5.46}$$

这表明 $P_{\mathrm{per}}(\mathrm{e}^{\mathrm{j}\omega})$ 是 $P_{xx}(\mathrm{e}^{\mathrm{j}\omega})$ 的有偏估计。不过，当 $N\to\infty$ 时，$W_B(\mathrm{e}^{\mathrm{j}\omega})$ 收敛于一个冲激函数。这样，有

$$\lim_{N\to\infty}E[P_{\mathrm{per}}(\mathrm{e}^{\mathrm{j}\omega})]=P_{xx}(\mathrm{e}^{\mathrm{j}\omega}) \tag{5.47}$$

这表明周期图谱估计是渐近无偏的。

2. 周期图谱估计的方差

一般来说，周期图的方差精确表达式需要计算随机信号的四阶矩，这是比较困难的。为了便于了解周期图功率谱估计的结果，通常用较容易理解的近似表达。为此，我们假定随机信号 $x(n), n=0,1,\cdots,N-1$ 是 0 均值的实高斯白噪声序列，其周期图表示为

$$P_{\text{per}}(e^{j\omega}) = \frac{1}{N}|X(e^{j\omega})|^2 = \frac{1}{N}\sum_{l=0}^{N-1}\sum_{m=0}^{N-1}x(l)x(m)e^{j\omega m}e^{-j\omega l} \tag{5.48}$$

周期图在频率 ω_1 和 ω_2 处的协方差为

$$\text{Cov}[P_{\text{per}}(e^{j\omega_1}), P_{\text{per}}(e^{j\omega_2})] = E[P_{\text{per}}(e^{j\omega_1})P_{\text{per}}(e^{j\omega_2})] - E[P_{\text{per}}(e^{j\omega_1})]E[P_{\text{per}}(e^{j\omega_2})] \tag{5.49}$$

其中，

$$E[P_{\text{per}}(e^{j\omega_1})P_{\text{per}}(e^{j\omega_2})] = \frac{1}{N^2}\sum_{k=0}^{N-1}\sum_{l=0}^{N-1}\sum_{m=0}^{N-1}\sum_{n=0}^{N-1}E[x(k)x(l)x(m)x(n)]e^{j[\omega_1(k-l)+\omega_2(m-n)]} \tag{5.50}$$

在高斯白噪声的情况下，由多元高斯随机变量的多阶矩公式，有

$$\begin{aligned} E[x(k)x(l)x(m)x(n)] = & E[x(k)x(l)]E[x(m)x(n)] \\ & + E[x(k)x(m)]E[x(l)x(n)] \\ & + E[x(k)x(n)]E[x(l)x(m)] \end{aligned} \tag{5.51}$$

由于 $x(n)$ 是白色的，则

$$E[x(k)x(l)x(m)x(n)] = \begin{cases} \sigma_x^4, & k=l, m=n, \text{或 } k=m, l=n, \text{或 } k=n, l=m \\ 0, & \text{其他} \end{cases} \tag{5.52}$$

将式（5.52）代入式（5.50），有

$$E[P_{\text{per}}(e^{j\omega_1})P_{\text{per}}(e^{j\omega_2})] = \sigma_x^4\left\{1 + \left[\frac{\sin(\omega_1+\omega_2)N/2}{N\sin(\omega_1+\omega_2)/2}\right]^2 + \left[\frac{\sin(\omega_1-\omega_2)N/2}{N\sin(\omega_1-\omega_2)/2}\right]^2\right\} \tag{5.53}$$

由于

$$E[P_{\text{per}}(e^{j\omega_1})] = E[P_{\text{per}}(e^{j\omega_2})] = \sigma_x^2 \tag{5.54}$$

将式（5.53）和式（5.54）代入式（5.49），有

$$\text{Cov}[P_{\text{per}}(e^{j\omega_1}), P_{\text{per}}(e^{j\omega_2})] = \sigma_x^4\left\{\left[\frac{\sin(\omega_1+\omega_2)N/2}{N\sin(\omega_1+\omega_2)/2}\right]^2 + \left[\frac{\sin(\omega_1-\omega_2)N/2}{N\sin(\omega_1-\omega_2)/2}\right]^2\right\} \tag{5.55}$$

当 $\omega_1=\omega_2=\omega$ 时，得到周期图的方差为

$$\text{Var}[P_{\text{per}}(e^{j\omega})] = \sigma_x^4\left\{1 + \left[\frac{\sin\omega N}{N\sin\omega}\right]^2\right\} \tag{5.56}$$

显然，当 N 趋于无穷大时，周期图的方差并不趋近于 0。因此，周期图不是功率谱的一致估计。

3. 周期图谱估计的泄漏现象

在周期图谱估计中，对于长度为 N 的有限长随机信号序列，可以看作由无限长随机信号序列经矩形窗截断而成的，即相当于无限长信号序列与窗函数的乘积。我们知道，对于这两个信号的乘积，其傅里叶变换为 $\frac{\sin N\pi f}{\sin\pi f}$ 的形式。因此，由有限长随机信号序列得到的频谱等于该信号的理想频谱与窗函数频谱 $\frac{\sin N\pi f}{\sin\pi f}$ 的卷积。如果信号的真正功率集中在一个较窄的频带内，则该卷积运算会把这个窄带的功率扩展到邻近的频段，这种现象称为频谱泄漏。泄漏现象除了对频谱估计产生畸变以外，还对功率谱估计及正弦分量的可测性带来有害的影响。因为弱信号的主瓣很容易被强信号泄漏到邻近旁瓣的部分淹没，从而造成谱估计的模糊与失真。另外，卷积运算使信号主瓣变宽，其增加的宽度由窗的主瓣所决定。对于矩形窗信号序列，其傅里叶变换的主瓣宽度近似地等于观测时间的倒数。因此，对于数据长度较短的观测信号，其功率谱估计的分辨率是不高的。

例 5.2　设一随机信号 $x(n)$ 由随机相位正弦信号与白噪声线性组合而成，即

$$x(n) = A\sin(\omega_0 n + \varphi) + v(n)$$

其中，φ 为在 $[-\pi,\pi]$ 均匀分布的随机变量；$v(n)$ 为方差 $\sigma_v^2 = 1$ 的白噪声；$A = 5$，$\omega_0 = 0.4\pi$。数据长度分别取 $N = 64$ 和 $N = 256$。试利用 Matlab 编程实现对功率谱的周期图估计。分别运行 50 次，并画出周期图的谱估计结果。

按照题目的要求，得到周期图法估计功率谱的结果如图 5.3 所示。

由图 5.3 可以看出，周期图谱估计存在频谱泄漏现象，原本正弦信号的线状谱，经过周期图谱估计之后展宽了；当数据量增加时，等效于窗函数加宽，从而使谱估计的主瓣变窄。这样，正弦信号的谱峰展宽减小了。

5.3.4　改善周期图谱估计性能的方法

由于周期图谱估计的特点，在许多情况下得到的结果不能令人满意。为此，出现了许多周期图方法的改进方法。

1. 平均周期图法

我们知道，将互不相关的随机变量取平均是一种保持随机变量均值不变，同时能减小其方差的常用方法。将其引入周期图功率谱估计中，设 $x_i(n), i = 0,$

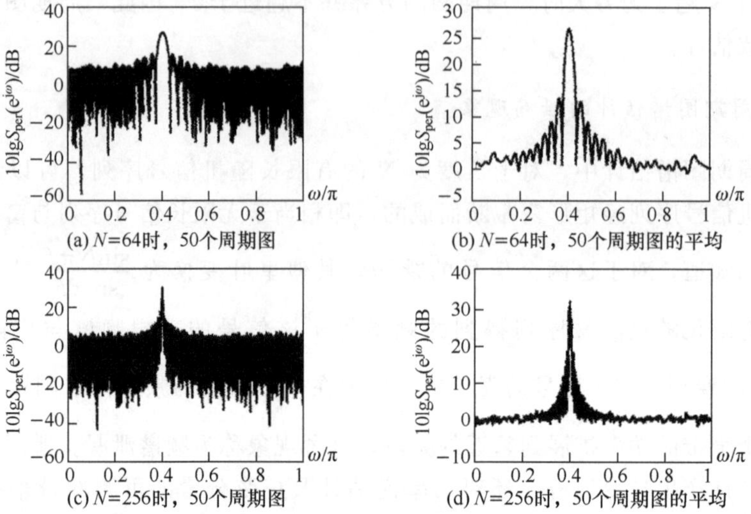

图 5.3　周期图法估计功率谱的例子

$1,\cdots,K-1$ 为随机过程 $x(n)$ 的 K 个互不相关的实现，且每个 $x_i(n)$ 的长度为 M，即 $n=0,1,\cdots,M-1$。这样，$x_i(n)$ 的周期图为

$$P_{\mathrm{per}}^{(i)}(\mathrm{e}^{\mathrm{j}\omega})=\frac{1}{M}\left|\sum_{n=0}^{M-1}x_i(n)\mathrm{e}^{-\mathrm{j}\omega n}\right|^2,\quad i=1,2,\cdots,K \tag{5.57}$$

将这些独立的周期图进行平均作为功率谱的估计，即

$$P_{\mathrm{per}}^{(\mathrm{av})}(\mathrm{e}^{\mathrm{j}\omega})=\frac{1}{K}\sum_{i=1}^{K}P_{\mathrm{per}}^{(i)}(\mathrm{e}^{\mathrm{j}\omega}) \tag{5.58}$$

可以证明，$P_{\mathrm{per}}^{(\mathrm{av})}(\mathrm{e}^{\mathrm{j}\omega})$ 是功率谱 $P_{xx}(\mathrm{e}^{\mathrm{j}\omega})$ 的渐近无偏估计，并且其方差为

$$\mathrm{Var}[P_{\mathrm{per}}^{(\mathrm{av})}(\mathrm{e}^{\mathrm{j}\omega})]=\frac{1}{K}\mathrm{Var}[P_{\mathrm{per}}^{(i)}(\mathrm{e}^{\mathrm{j}\omega})]\approx\frac{1}{K}P_{xx}^2(\mathrm{e}^{\mathrm{j}\omega}) \tag{5.59}$$

在实际应用中，往往难于得到一个随机信号的多次实现。为此，巴特利特提出可以将一个长度为 N 的随机信号平均分成 K 段，每段的长度为 M。这样，每个子信号记为 $x_i(n)=x(n+iM),n=0,1,\cdots,M-1;i=0,1,\cdots,K-1$，对每个子信号求周期图，然后求取平均，有

$$P_{\mathrm{per}}^{(\mathrm{BT})}(\mathrm{e}^{\mathrm{j}\omega})=\frac{1}{M}\sum_{i=0}^{K-1}\left|\sum_{n=0}^{M-1}x(n+iM)\mathrm{e}^{-\mathrm{j}\omega n}\right|^2 \tag{5.60}$$

式（5.61）称为 Bartlett 周期图。这种方法又称为 Bartlett 法。

2. 窗函数法

对随机信号序列进行加窗处理是改善周期图法功率谱估计的一种常用的方法。周期图表达式可写为

$$P_{\text{per}}(e^{j\omega}) = \frac{1}{N}\sum_{n=-\infty}^{+\infty} |x(n)w_R(n)e^{-j\omega n}|^2 \tag{5.61}$$

其中，窗函数 $w_R(n)$ 定义为

$$w_R(n) = \begin{cases} 1, & 0 \leqslant n \leqslant N-1 \\ 0, & \text{其他} \end{cases} \tag{5.62}$$

式中，$w_R(n)$ 表示宽度为 N，高度为 1 的矩形窗。

对式 (5.61) 求数学期望，有

$$E[P_{\text{per}}(e^{j\omega})] = \sum_{m=-\infty}^{+\infty} R_{xx}(m)w_B(m)e^{-j\omega m} \tag{5.63}$$

其中，$w_B(m)$ 与式 (5.43) 定义的三角窗相同。

实际上，$w_B(n)$ 是 $w_R(n)$ 与 $w_R(-n)$ 卷积的结果，即

$$w_B(n) = \frac{1}{N}w_R(n) * w_R(-n) \tag{5.64}$$

周期图的期望值被主瓣平滑的程度与主瓣功率向旁瓣泄漏的程度，取决于在数据 $x(n)$ 上加窗 $w(n)$ 的类型。常用的窗函数有矩形窗、三角形窗、汉宁 (Hanning) 窗、汉明 (Hamming) 窗和 Blackman 窗等。常用窗函数频率特性的主要参数如表 5.1 所示。

表 5.1　常用窗函数频率特性的主要参数

窗函数名	$\Delta w_{3\text{dB}}$/dB ($2\pi/N$)	B/dB	A/(dB/oct)
矩形窗	0.89	−13	−6
Bartlett 窗	1.28	−27	−12
Hanning 窗	1.44	−32	−18
Hamming 窗	1.30	−43	−6
Blackman 窗	1.68	−58	−18

表 5.1 中各参量的含义如图 5.4 所示。

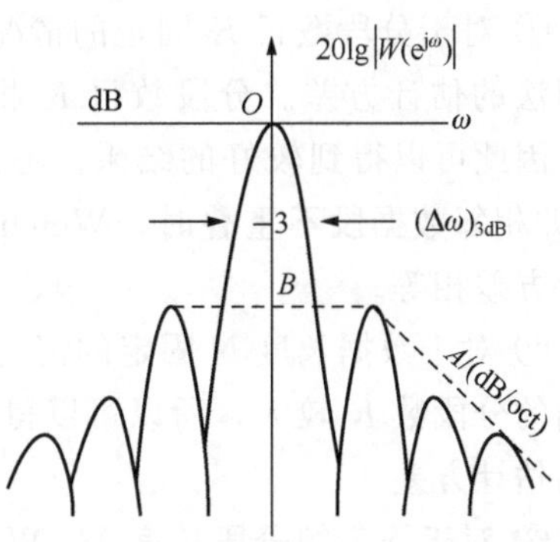

图 5.4　窗函数频谱中各参量示意图

3. 修正周期图的平均：Welch 法

Welch 法对 Bartlett 法进行了两点修正。首先，Welch 法将 $x(n)$ 的分段方法进行了改进。它允许每一段的数据与其相邻的数据段有一定的交叠。例如，每一段数据重合一半时，数据的段数变为

$$K=\frac{N-M/2}{M/2} \tag{5.65}$$

其中，M 为每段数据的长度；N 为数据的总长度。

第二，每一段的数据加窗可以不是矩形窗，如汉宁窗或汉明窗。这样可以改善矩形窗旁瓣较大所引起的谱失真。

Welch 法进行谱估计对每一段数据的功率谱估计 $P_{\mathrm{w}}^{(i)}(\mathrm{e}^{\mathrm{j}\omega})$ 表示为

$$P_{\mathrm{w}}^{(i)}(\mathrm{e}^{\mathrm{j}\omega})=\frac{1}{MU}\left|\sum_{n=0}^{M-1}x_i(n)w(n)\mathrm{e}^{-\mathrm{j}\omega n}\right|^2 \tag{5.66}$$

其中，$w(n)$ 为窗函数；$x_i(n)$ 表示第 i 段数据序列；U 定义为

$$U=\frac{1}{M}\sum_{n=0}^{M-1}w^2(n) \tag{5.67}$$

这样，Welch 法周期图谱估计的表达式为

$$P_{\mathrm{w}}(\mathrm{e}^{\mathrm{j}\omega})=\frac{1}{K}\sum_{i=0}^{K-1}P_{\mathrm{w}}^{(i)}(\mathrm{e}^{\mathrm{j}\omega})=\frac{1}{KMU}\sum_{i=0}^{K-1}\left|\sum_{n=0}^{M-1}x_i(n)w(n)\mathrm{e}^{-\mathrm{j}\omega n}\right|^2 \tag{5.68}$$

Welch 法估计功率谱的数学期望为

$$E[P_{\mathrm{w}}(\mathrm{e}^{\mathrm{j}\omega})]=\frac{1}{K}\sum_{i=0}^{K-1}E[P_{\mathrm{w}}^{(i)}(\mathrm{e}^{\mathrm{j}\omega})]=E[P_{\mathrm{w}}^{(i)}(\mathrm{e}^{\mathrm{j}\omega})] \tag{5.69}$$

Welch 法估计功率谱的方差与相邻数据段重叠的程度有关。当相邻数据段的重叠程度为 50%时，Welch 法的估计方差近似表示为

$$\mathrm{Var}[P_{\mathrm{w}}(\mathrm{e}^{\mathrm{j}\omega})]\approx\frac{9}{8K}P_{xx}^2(\mathrm{e}^{\mathrm{j}\omega}) \tag{5.70}$$

从式（5.69）和式（5.70）可以看出，Welch 法估计功率谱的均值与每一个数据段的估计均值相等，即平均的效果不影响谱估计的均值。另一方面，Welch 法估计功率谱的方差会因平均而得到改善。

Welch 法中关于 K、M 和 N 的选取对于谱估计的性能有较大的影响，现讨论如下：

① 对于分段数目 K 固定的情况，用 Welch 法得到的估计方差不优于平均周期图法的估计方差。分段数目 K 相同的情况下，Bartlett 法使用的数据量 N 较大，因此可以得到较好的结果。考虑极端情况，当 Welch 法的数据重叠程度为 0，即相邻数据段不重叠时，Welch 法就退化为 Bartlett 法了。这时两种算法的估计方差相等。

② 对于数据长度 N 固定的情况，若分段数据长度 M 固定，因为 Welch 法所使用的分段数 K 较大，所以可以得到较好的估计结果，其估计方差优于 Bartlett 法的估计方差。

③ 对于固定的分段长度 M，Welch 法与 Bartlett 法功率谱估计的频率分辨率相同，因为 Welch 法采用数据重叠技术，所以估计方差优于 Bartlett 法。

5.4　功率谱估计的现代方法

5.4.1　经典谱估计存在的问题

尽管以周期图为核心的经典功率谱估计及其改进方法具有计算效率较高等优点，但是这些方法有几个无法回避的主要缺点：第一，这些方法谱估计的方差性能较差；第二，这些方法谱估计的分辨率较低；第三，这些方法存在一定的频谱泄漏问题。

关于经典谱估计方差性能较差的问题，主要是由于在实际进行功率谱估计运算中无法实现定义中的求均值和求极限等运算，从而引起一定的估计误差。关于分辨率性能较差的问题，主要是这些经典方法均假定数据窗或自相关函数窗以外的数据全为 0，这是一种不合理的假定。关于频谱泄漏问题是由加窗引起的固有的问题，所以不容易消除。

针对经典谱估计存在的问题，长期以来人们进行了努力的探索和研究，提出了许多改进功率谱估计性能的方法。学术界将自 20 世纪 60 年代以来的参数模型法和非参数模型法的功率谱估计称为现代谱估计方法，以区别于以傅里叶变换为基础、以周期图方法为核心的经典功率谱估计。

现代谱估计的内容非常丰富，主要包括 AR 模型法、MA 模型法、ARMA 模型法、PRONY 指数模型法等参数模型法和最小方差法、多信号分类 MUSIC 法等非参数模型法。近年来，又出现了高阶谱估计、多维谱估计和多通道谱估计等新理论新方法，其中双谱和三谱估计已经得到广泛的应用。

5.4.2　AR 模型谱估计方法

1. AR 谱估计方法

AR 模型谱估计方法是一种基于 AR 模型参数估计的现代谱估计方法，其基本思路为：

① 根据对待估计信号的了解和分析，为其选定一个合适的模型。在实际应用中，较多地使用 AR 模型。

② 根据已知观测数据来对模型参数进行估计。对于 AR 模型来说，就是估计 AR 参数 $a_k, k=1,2,\cdots,p$ 和白噪声的方差 σ_w^2。

③ 根据估计得到的 AR 模型参数来估计随机信号的功率谱密度。

关于 AR 参数模型及 AR 参数估计问题，本书第 3 章已经做了详细介绍，这里对 AR 参数的估计方法做简要回顾。

设广义平稳随机信号 $x(n)$，将其表示为 AR 信号的形式为

$$x(n)=-\sum_{k=1}^{p}a_k x(n-k)+w(n) \tag{5.71}$$

其中，a_k 为 AR 模型系数；p 为模型的阶数；$w(n)$ 为白噪声。

根据 $x(n)$ 的自相关函数可以得到 Yule-Walker 方程为

$$\begin{bmatrix} R_{xx}(0) & R_{xx}(-1) & \cdots & R_{xx}(-p) \\ R_{xx}(1) & R_{xx}(0) & \cdots & R_{xx}(1-p) \\ \vdots & \vdots & & \vdots \\ R_{xx}(p) & R_{xx}(p-1) & \cdots & R_{xx}(0) \end{bmatrix}\begin{bmatrix} 1 \\ a_1 \\ \vdots \\ a_p \end{bmatrix}=\begin{bmatrix} \sigma_w^2 \\ 0 \\ \vdots \\ 0 \end{bmatrix} \tag{5.72}$$

其中，$R_{xx}(\cdot)$ 表示信号 $x(n)$ 的自相关函数。

求解 Yule-Walker 方程（采用 Levinson-Durbin 递推求解或其他方法求解），得到 AR（p）模型参数的估计 $\hat{a}_k, k=1,2,\cdots,p$ 和白噪声方差估计 $\hat{\sigma}_w^2$。模型阶数 p 可以采用 FPE（最终预测误差）方法递推得到。

根据式（5.71），可以将白噪声 $w(n)$ 作为线性系统的输入，将得到的 $x(n)$ 作为其输出。经由傅里叶变换，我们可以得到输入输出功率之间的关系，即

$$P_{xx}(z)=\sigma_w^2|H(z)|^2=\frac{\sigma_w^2}{|A(z)|^2} \tag{5.73}$$

或写为

$$P_{xx}(\mathrm{e}^{\mathrm{j}\omega})=\frac{\sigma_w^2}{|A(\mathrm{e}^{\mathrm{j}\omega})|^2} \tag{5.74}$$

其中，$A(\mathrm{e}^{\mathrm{j}\omega})=1+\sum_{k=1}^{p}a_k\mathrm{e}^{-\mathrm{j}\omega k}$ 为 AR 模型参数 a_k 的傅里叶变换。

AR 功率谱计算的理论表达式为

$$P_{\mathrm{AR}}(\mathrm{e}^{\mathrm{j}\omega})=\frac{\sigma_w^2}{\left|1+\sum_{k=1}^{p}a_k\mathrm{e}^{-\mathrm{j}\omega k}\right|^2} \tag{5.75}$$

将估计得到的 AR 模型参数 $\hat{a}_k, k=1,2,\cdots,p$ 和 $\hat{\sigma}_w^2$ 代入式（5.75），可得到 AR 功率谱估计的表达式，即

$$\hat{P}_{\mathrm{AR}}(\mathrm{e}^{\mathrm{j}\omega})=\frac{\hat{\sigma}_w^2}{\left|1+\sum_{k=1}^{p}\hat{a}_k\mathrm{e}^{-\mathrm{j}\omega k}\right|^2} \tag{5.76}$$

考虑到离散时间信号功率谱的周期性，若在 $-\pi<\omega\leqslant\pi$ 范围内的 N 个等间隔频率点均匀取样，则式（5.76）可以写为

$$\hat{P}_{\mathrm{AR}}(\mathrm{e}^{\mathrm{j}2\pi l/N})=\frac{\hat{\sigma}_w^2}{\left|1+\sum_{k=1}^{p}\hat{a}_k\mathrm{e}^{-\mathrm{j}2k\pi l/N}\right|^2} \tag{5.77}$$

例 5.3 设 AR（4）信号模型为

$$x(n) = 2.7607x(n-1) - 3.8106x(n-2) + 2.6535x(n-3) - 0.9237x(n-4) + w(n)$$

其中，$w(n)$ 为 0 均值方差为 1 的高斯白噪声。由此模型得到 100 个观测值。试利用周期图法和 AR 模型法依据观测数据分别估计信号的功率谱密度。

根据给定的条件有 $N = 100$。利用式（5.41）和式（5.77）分别估计信号的功率谱。其中，式（5.77）中的 AR 参数阶数为 $p = 7$。图 5.5 给出了两种方法进行功率谱估计的结果。

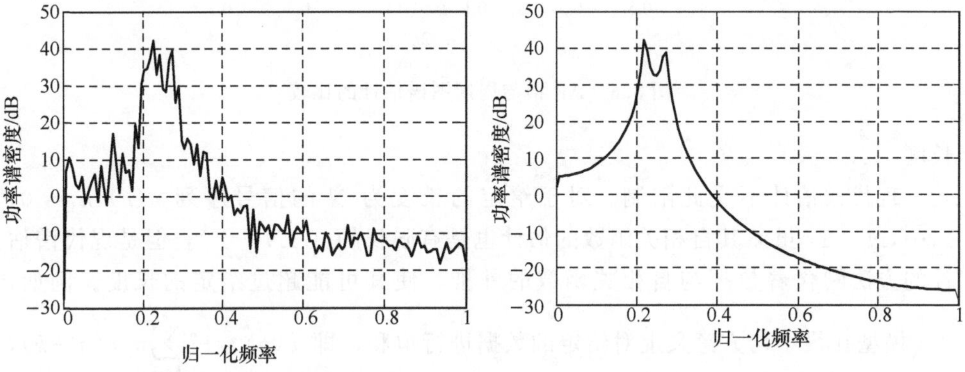

(a) 周期图法功率谱估计的结果　　(b) AR参数功率谱估计的结果

图 5.5　周期图与 AR 参数功率谱估计的结果

2. AR 谱估计的性能

（1）AR 谱的稳定性

AR 模型稳定的充分必要条件是其系统函数 $H(z)$（式（5.73））的极点都在单位圆内。如果 Yule-Walker 方程是正定的，则其解 $a_k, k = 1,2,\cdots,p$ 构成的 $A(z)$ 的根均在单位圆内。在用 Levinson-Durbin 算法进行递推的计算中，可得各阶 AR 模型激励信号的方差 $\sigma_{w,k}^2$，$k = 1,2,\cdots,p$ 均应大于 0，且满足 $\sigma_{w,k+1}^2 < \sigma_{w,k}^2, k = 1,2,\cdots,p$。

（2）AR 谱的平滑性

由于 AR 模型是一个有理分式，因而估计出的功率谱比较平滑，不需要像周期图法那样再做平滑或平均。图 5.6 给出了 AR 谱与周期图谱估计的比较。显然，AR 谱要平滑得多。

（3）AR 谱的分辨率

时间—带宽乘积为常数，数据长度为 N 的信号，其离散傅里叶变换的频率分辨率粗略地为 f_s/N，f_s 为信号的采样频率。经典谱估计的分辨率正比于 $2\pi k/N$，即窗函数主瓣的宽度，或者换言之，经典谱估计的分辨率反比于信号的

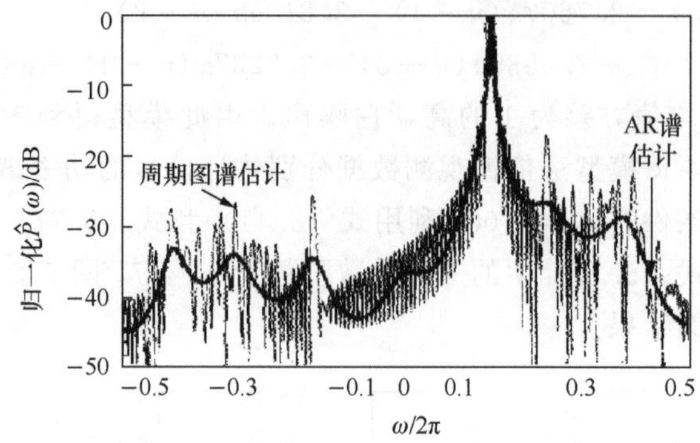

图 5.6　AR 谱与周期图谱估计的比较

长度。

现代谱估计不受此限制。对于给定的长度为 N 的信号序列 $x(n), n=0, 1, \cdots, N-1$，虽然其自相关函数的估计也是有限长的（$2N-1$），但是现代谱估计的方法隐含着数据与自相关函数的外推，使其可能超过给定的长度。例如，AR 模型在最小均方意义上对给定的数据进行拟和，即 $\hat{x}(n)=-\sum_{k=1}^{p}a_k x(n-k)$，$\hat{x}(n)$ 可能达到的长度为从 0 到 $N-1+p$，比数据长度 N 要长。此外，若用 $\hat{x}(n)$ 代替 $x(n)$，还可以继续外推。这样，进一步提高了 AR 谱估计的分辨率。

另一方面，AR 谱对应了一个无穷长的自相关序列，记为 $R_a(m)$，即

$$P_{AR}(e^{j\omega})=\frac{\sigma_w^2}{\left|1+\sum_{k=1}^{p}a_k e^{-j\omega k}\right|^2}=\sum_{m=-\infty}^{\infty}R_a(m)e^{-j\omega m}$$

可以证明，$R_a(m)$ 与真实自相关函数 $R_{xx}(m)$ 有如下关系，即

$$R_a(m)=\begin{cases}R_{xx}(m), & |m|\leqslant p\\ -\sum_{k=1}^{p}a_k R_a(m-k), & |m|>p\end{cases} \tag{5.78}$$

显然，当 $|m|>p$ 时，自相关函数 $R_a(m)$ 可以用式（5.78）进行外推。在经典谱估计中，均将 $|m|>p$ 的自相关函数视为 0，其分辨率不可避免地受到窗函数的限制。

3. AR 谱估计存在的问题

AR 参数模型法估计功率谱尚存在一些问题，主要包括：

① 谱线分裂问题，即谱估计中本应该存在一条谱处出现了两个紧挨着的谱峰。

② 谱峰频率偏移问题，即估计得到的谱峰位置偏离了真实谱峰的位置。

③ 噪声影响问题，若观测数据中含有噪声，AR 谱估计的分辨率会下降，这是由于附加噪声使估计的谱峰加宽、平滑，并偏离真实谱峰。

为了解决上述问题，人们提出了许多解决方法，可以参阅有关文献。

5.4.3　最大熵谱估计方法

1. 信息量与熵的概念

所谓信息量是关于信息多少的度量。信息量 $I(x_i)$ 是用事件 $x_i, i=1,2,\cdots,N$ 发生的概率 $P(x_i)$ 来表示的，即

$$I(x_i)=\log_a \frac{1}{P(x_i)}=-\log_a P(x_i) \tag{5.79}$$

其中，若 $a=2$，则信息量的单位为比特（bit），若 $a=e$，则信息量的单位为奈特（nat），若 $a=10$，则信息量的单位为哈特莱（Hartley）。

熵（entropy）是系统不确定程度的度量，在控制论、概率论、数论、天体物理、生命科学和信息技术等领域都有重要应用。信息论中的熵是与信息量密切相关的。实际上，所谓熵就是平均信息量，定义为

$$H=\sum_{i=1}^{N}P(x_i)I(x_i)=-\sum_{i=1}^{N}P(x_i)\ln P(x_i) \tag{5.80}$$

显然，熵是概率 $P(x_i)$ 的函数，而与事件 x_i 本身无关。熵越大意味着平均信息量越大，表示对应的事件越不容易发生。或者说熵越大，对应随机信号的不确定性或随机性越强。

2. 最大熵谱估计方法

最大熵谱估计（maximum entropy spectral estimation）方法是 1967 年由伯格提出的，是一种典型的现代谱估计方法。这种方法的基本思路是：对已知的（或已经估计得到的）有限个自相关函数 $R_{xx}(0), R_{xx}(1), \cdots, R_{xx}(M)$ 值不加修改，并依据这些已知值（估计值）对超过 $m\leqslant|M|$ 范围的未知延迟点上的自相关函数进行外推或预测，外推的原则是使熵达到最大。此外，在保持与已知自相关函数值一致的约束条件下，由外推得到的自相关序列进行功率谱估计。这样，由于扩大了自相关函数的信息量，可以比传统谱估计方法得到更好的分辨率。

设 0 均值高斯平稳随机信号序列表示为 $x(n)$，已知（或已经估计得到）其 $M+1$ 个自相关函数值 $R_{xx}(0), R_{xx}(1), \cdots, R_{xx}(M)$，则可以得到其自相关矩阵为

$$\boldsymbol{R}_M=\begin{bmatrix} R_{xx}(0) & R_{xx}(1) & \cdots & R_{xx}(M) \\ R_{xx}(1) & R_{xx}(0) & \cdots & R_{xx}(M-1) \\ \vdots & \vdots & & \vdots \\ R_{xx}(M) & R_{xx}(M-1) & \cdots & R_{xx}(0) \end{bmatrix} \tag{5.81}$$

已知 $M+2$ 维 0 均值高斯随机信号矢量的熵表示为

$$H=\ln\{(2\pi e)^{\frac{M+2}{2}}[\det[\boldsymbol{R}_M]]^{1/2}\} \tag{5.82}$$

其中，det[·] 表示求取矩阵的行列式；$\boldsymbol{R}_M$ 为外推自相关矩阵，即

$$\hat{\boldsymbol{R}}_{M+1}=\begin{bmatrix} R_{xx}(0) & R_{xx}(1) & \cdots & R_{xx}(M) & \hat{R}_{xx}(M+1) \\ R_{xx}(1) & R_{xx}(0) & \cdots & R_{xx}(M-1) & R_{xx}(M) \\ \vdots & \vdots & & \vdots & \vdots \\ R_{xx}(M) & R_{xx}(M-1) & \cdots & R_{xx}(0) & R_{xx}(1) \\ \hat{R}_{xx}(M+1) & R_{xx}(M) & \cdots & R_{xx}(1) & R_{xx}(0) \end{bmatrix}$$

$$=\begin{bmatrix} & & & \hat{R}_{xx}(M+1) \\ & \boldsymbol{R}_M & & R_{xx}(M) \\ & & & \vdots \\ & & & R_{xx}(1) \\ \hat{R}_{xx}(M+1) & R_{xx}(M) & \cdots\ R_{xx}(1) & R_{xx}(0) \end{bmatrix} \tag{5.83}$$

由式 (5.82) 可知，为了使新过程的熵最大，需要使外推自相关矩阵 $\hat{\boldsymbol{R}}_{M+1}$ 的行列式 $\det[\hat{\boldsymbol{R}}_{M+1}]$ 达到最大。

根据式 (5.83)，定义一个新的矢量，即

$$\boldsymbol{C}=\begin{bmatrix}\hat{R}_{xx}(M+1) & R_{xx}(M) & \cdots & R_{xx}(1) & R_{xx}(0)\end{bmatrix}^{\mathrm{T}} \tag{5.84}$$

利用矩阵恒等式，可将 $\det[\hat{\boldsymbol{R}}_{M+1}]$ 写为

$$\det[\hat{\boldsymbol{R}}_{M+1}]=\det[\boldsymbol{R}_M][R_{xx}(0)-\boldsymbol{C}^{\mathrm{T}}\boldsymbol{R}_M^{-1}\boldsymbol{C}] \tag{5.85}$$

对 $R_{xx}(M+1)$ 求导数，并令导数为 0，有

$$[1\ \ 0\ \ \cdots\ \ 0\ \ 0]\boldsymbol{R}_M^{-1}\boldsymbol{C}=0 \tag{5.86}$$

式 (5.86) 是 $\hat{R}_{xx}(M+1)$ 的一次函数。求解式 (5.86) 即可得到合适的 $\hat{R}_{xx}(M+1)$ 值。然后继续采用相同的方法，可以得到 $\hat{R}_{xx}(M+2)$ 等自相关函数的其他估计值。这种在最大熵原则上的自相关函数外推，扩大了自相关函数的信息，因而可以提高谱估计的分辨率。这种方法称为最大熵谱估计方法。

3. 与 AR 谱估计的等价性

设 AR (M) 信号 $x(n)=-\sum_{k=1}^{M}a_kx(n-k)+w(n)$ 的 Yule-Walker 方程为

$$\begin{bmatrix} R_{xx}(0) & R_{xx}(1) & \cdots & R_{xx}(M) \\ R_{xx}(1) & R_{xx}(0) & \cdots & R_{xx}(M-1) \\ \vdots & \vdots & & \vdots \\ R_{xx}(M) & R_{xx}(M-1) & \cdots & R_{xx}(0) \end{bmatrix}\begin{bmatrix} 1 \\ a_1 \\ \vdots \\ a_M \end{bmatrix}=\begin{bmatrix} \sigma_w^2 \\ 0 \\ \vdots \\ 0 \end{bmatrix} \tag{5.87}$$

其中，σ_w^2 为 0 均值白噪声 $w(n)$ 的方差；$a_1,a_2,\cdots,a_M$ 为 AR 模型参数。

进一步，可以改写为

$$[1\quad 0\quad \cdots\quad 0]\boldsymbol{R}_M^{-1}=\frac{1}{\sigma_w^2}[1\quad a_1\quad \cdots\quad a_M] \tag{5.88}$$

其中，$\boldsymbol{R}_M$ 为式 (5.87) 中的 $M\times M$ 自相关矩阵。

对信号 $x(n)$ 两边乘以 $x(n-M-1)$ 并求数学期望，有

$$R_{xx}(M+1)+\sum_{k=1}^{M}a_kR_{xx}(M+1-k)=0 \tag{5.89}$$

若已知自相关函数 $R_{xx}(0),R_{xx}(1),\cdots,R_{xx}(M)$，则 $M+1$ 时的自相关函数估计值 $\hat{R}_{xx}(M+1)$ 可以经由式 (5.89) 得到，即

$$\hat{R}_{xx}(M+1)=-\sum_{k=1}^{M}a_kR_{xx}(M+1-k) \tag{5.90}$$

若将式 (5.88) 代入式 (5.86)，则同样可以得到式 (5.90)。由于两者所得的外推自相关函数的估计值相等，表明最大熵谱估计与 AR 参数模型谱估计方法是等价的。这样，最大熵功率谱的理论表达式和最大熵谱估计的表达式分别为

$$P_{\mathrm{MEM}}(\mathrm{e}^{\mathrm{j}\omega})=\frac{\sigma_w^2}{\left|1+\sum_{k=1}^{p}a_k\mathrm{e}^{-\mathrm{j}\omega k}\right|^2} \tag{5.91}$$

$$\hat{P}_{\mathrm{MEM}}(\mathrm{e}^{\mathrm{j}\omega})=\frac{\hat{\sigma}_w^2}{\left|1+\sum_{k=1}^{p}\hat{a}_k\mathrm{e}^{-\mathrm{j}\omega k}\right|^2} \tag{5.92}$$

5.4.4 MA 模型与 ARMA 模型谱估计方法

1. MA 模型谱估计

我们知道 MA 模型是一种全零点模型，即

$$x(n)=\sum_{k=0}^{q}b_kw(n-k) \tag{5.93}$$

由于 MA 模型没有极点，因此其估计窄带功率谱不能得到较高的分辨率。然而，对于 MA 模型表示的随机过程却能够得到较好的结果，这主要是因为 MA 随机过程本身具有宽峰窄谷的特点。

实际上，MA 模型谱估计并不需要像 AR 模型谱估计那样先估计模型参数，而只需要根据观测数据得出自相关函数的估计 $\hat{R}_{xx}(m),|m|\leqslant q$，就可以得到功率谱估计，即

$$\hat{P}_{\mathrm{MA}}(\mathrm{e}^{\mathrm{j}\omega})=\sum_{m=-q}^{q}\hat{R}_{xx}(m)\mathrm{e}^{-\mathrm{j}\omega m},\quad |m|\leqslant q \tag{5.94}$$

可以看出，MA 模型功率谱估计实际上是周期图谱估计。

2. ARMA 模型谱估计

AR 模型谱估计一般可以得到较高的频率分辨率，但是当观测数据中含有噪声时，AR 谱估计的性能会有所下降。在这种情况下，若采用 ARMA 模型谱估计方法，则可以得到较好的结果。

广义平稳随机信号 $x(n)$ 的 AR 模型为

$$x(n)=\sum_{k=0}^{q}b_k w(n-k)-\sum_{k=1}^{p}a_k x(n-k) \tag{5.95}$$

由此可以得到 ARMA 模型的系统函数，即

$$H(z)=\frac{B(z)}{A(z)}=\frac{\sum_{k=0}^{q}b_k z^{-k}}{\sum_{k=0}^{p}a_k z^{-k}} \tag{5.96}$$

其中，$a_0=1;b_0=1$。

可以进一步得到 $x(n)$ 的 ARMA 模型功率谱估计为

$$\hat{P}_{\mathrm{ARMA}}(\mathrm{e}^{\mathrm{j}\omega})=\sigma_w^2\left|\frac{\hat{B}(\mathrm{e}^{\mathrm{j}\omega})}{\hat{A}(\mathrm{e}^{\mathrm{j}\omega})}\right|^2 \tag{5.97}$$

其中，

$$\hat{A}(\mathrm{e}^{\mathrm{j}\omega})=\sum_{k=0}^{p}\hat{a}_k\mathrm{e}^{-\mathrm{j}\omega k},\quad \hat{B}(\mathrm{e}^{\mathrm{j}\omega})=\sum_{k=0}^{q}\hat{b}_k\mathrm{e}^{-\mathrm{j}\omega k} \tag{5.98}$$

采用求解 Yule-Walker 方程或超定线性方程组的方法，可以得到 AR 参数 $\hat{a}_k,k=1,2,\cdots,p$ 的估计，采用谱分解方法可以得到 MA 参数 $\hat{b}_k,k=1,2,\cdots,q$ 的估计。将 $\hat{a}_k$ 和 $\hat{b}_k$ 代入式（5.97），则可得到 ARMA 模型的功率谱估计。

5.4.5 最小方差谱估计方法

最小方差功率谱估计（minimum variance spectrum estimation，MVSE）是

Capon 于 1968 年提出的，Locass 于 1971 年将其引入一维时间序列分析。MVSE 称为最大似然谱估计，但实际上这是名词的误用。最小方差谱估计不是最大似然谱估计。

设随机信号 $x(n)$ 通过 FIR 滤波器 $A(z)=\sum_{k=0}^{p}a_k z^{-k}$，则其输出 $y(n)$ 为

$$y(n)=\sum_{k=0}^{p}a_k x(n-k)=\boldsymbol{X}^{\mathrm{T}}\boldsymbol{a} \tag{5.99}$$

其中，$\boldsymbol{X}$ 和 $\boldsymbol{a}$ 分别为信号矢量和滤波器系数矢量。

输出信号的功率为

$$\rho=E[|y(n)|^2]=E[\boldsymbol{a}^{\mathrm{H}}\boldsymbol{X}^*\boldsymbol{X}^{\mathrm{T}}\boldsymbol{a}]=\boldsymbol{a}^{\mathrm{H}}E[\boldsymbol{X}^*\boldsymbol{X}^{\mathrm{T}}]\boldsymbol{a}=\boldsymbol{a}^{\mathrm{H}}\boldsymbol{R}_p\boldsymbol{a} \tag{5.100}$$

其中，符号“H”和“＊”分别表示矩阵的共轭转置和共轭；$\boldsymbol{R}_p$ 为 $y(n)$ 自相关矩阵，若 $y(n)$ 的均值为 0，则亦为 $y(n)$ 的方差。

为了求得滤波器的系数，需要有

$$\sum_{k=0}^{p}a_k \mathrm{e}^{-\mathrm{j}\omega_i k}=\boldsymbol{e}^{\mathrm{H}}(\omega_i)\boldsymbol{a}=1 \tag{5.101}$$

即需在滤波器通带频率 ω_i 处，使信号 $x(n)$ 能无失真地通过。其中，$\boldsymbol{e}^{\mathrm{H}}(\omega_i)=[1\quad \mathrm{e}^{\mathrm{j}\omega_i}\quad \cdots\quad \mathrm{e}^{\mathrm{j}\omega_i p}]^{\mathrm{T}}$。同时，还需要在频率 ω_i 附近，在保证式（5.101）成立的条件下，使功率 ρ 达到最小，并称为最小方差。可以证明，在保证上述两个制约条件下的滤波器系数为

$$\boldsymbol{a}_{\mathrm{MV}}=\frac{\boldsymbol{R}_p^{-1}\boldsymbol{e}(\omega_i)}{\boldsymbol{e}^{\mathrm{H}}(\omega_i)\boldsymbol{R}_p^{-1}\boldsymbol{e}(\omega_i)} \tag{5.102}$$

而最小方差为

$$\rho_{\mathrm{MV}}=\frac{1}{\boldsymbol{e}^{\mathrm{H}}(\omega_i)\boldsymbol{R}_p^{-1}\boldsymbol{e}(\omega_i)} \tag{5.103}$$

这样，最小方差功率谱表达式为

$$P_{\mathrm{MV}}(\mathrm{e}^{-\mathrm{j}\omega})=\frac{1}{\boldsymbol{e}^{\mathrm{H}}(\omega)\boldsymbol{R}_p^{-1}\boldsymbol{e}(\omega)} \tag{5.104}$$

根据最小方差谱估计与 AR 模型谱估计的关系可知，对于给定的随机信号 $x(n)$，只要求出 p 阶 AR 模型的系数，就可以求出最小方差功率谱估计，即

$$\hat{P}_{\mathrm{MV}}(\mathrm{e}^{-\mathrm{j}\omega})=\frac{1}{\sum_{m=-p}^{p}\hat{R}_{\mathrm{MV}}(m)\mathrm{e}^{-\mathrm{j}\omega m}} \tag{5.105}$$

其中，$\hat{R}_{\mathrm{MV}}(m)$ 是利用 AR 模型系数得到的自相关序列估计值，即

$$\hat{R}_{\mathrm{MV}}(m)=\frac{1}{\sigma_m^2}\sum_{i=0}^{p-m}(p+1-m-2i)a_p(m+i)a_p^*(i),\quad m=0,1,\cdots,p \tag{5.106}$$

5.4.6 皮萨伦科谱分解方法

对于白噪声中正弦组合的混合谱估计问题，皮萨伦科分解法将其作为一种特殊的 ARMA 过程来处理，并采用特征分析技术来求解。这种方法可以较为理想地复原正弦信号的频率与幅度信息，并为现代谱估计的奇异值分解法提供理论基础。

设 M 个实正弦随机信号组成的过程为

$$s(n) = \sum_{i=1}^{M} q_i \sin(n\omega_i + \varphi_i) \tag{5.107}$$

其中，初始相位 φ_i 是在区间 $(-\pi,\pi)$ 均匀分布的独立随机变量；ω_i 或对应的 f_i 可由特征多项式 $1-(2\cos\omega_i)z^{-1}+z^{-2}=0$ 来确定。

对于 M 个频率，有

$$\prod_{i=1}^{M}\left[1-(2\cos\omega_i)z^{-1}+z^{-2}\right]=0 \tag{5.108}$$

其中，z^{-1} 的 $2M$ 阶多项式，可以表示为

$$\sum_{k=1}^{2M} a_k z^{-k} = 0 \tag{5.109}$$

其中，$a_0=1;a_k,k=1,2,\cdots,2M$ 受根共轭出现和模值为 1 的约束，式 (5.109) 又可以写为

$$\sum_{k=1}^{2M} a_k z^{2M-k} = \prod_{i=1}^{M}(z-z_i)(z-z_i^*) \tag{5.110}$$

其中，$|z_i|=1$；$a_k=a_{2M-k},k=0,1,\cdots,M$。

这样，M 个实正弦所组成的过程可以表示为

$$s(n) = -\sum_{i=1}^{2M} a_i x(n-i) \tag{5.111}$$

若白噪声正弦组合过程为

$$x(n) = s(n) + w(n) = \sum_{i=1}^{M} q_i \sin(n\omega_i+\varphi_i) + w(n) \tag{5.112}$$

其中，$w(n)$ 为白噪声，且满足 $E[w(n)]=0,E[w(n)w(m)]=\sigma_w^2\delta_{nm}$，$E[s(n)w(m)]=0$。

利用式 (5.111) 和式 (5.112)，$y(n)$ 可以表示为

$$x(n) = -\sum_{i=1}^{2M} a_i s(n-i) + w(n) \tag{5.113}$$

将 $s(n-i)=x(n-i)-w(n-i)$ 代入，有

$$x(n) + \sum_{i=1}^{2M} a_i x(n-i) = w(n) + \sum_{i=1}^{2M} a_i w(n-i) \tag{5.114}$$

可见式 (5.114) 为 ARMA $(2M,2M)$ 的一种特殊形式。

根据式 (5.114)，采用特征分析技术，可以由特征多项式

$$1+a_1z^{-1}+\cdots+a_{2p}z^{-2M}=0 \tag{5.115}$$

的根 $z_i=\mathrm{e}^{\pm j2\pi f_i\Delta t}$ 得到各正弦信号的频率 $f_i, i=1,2,\cdots,M$。各正弦信号的幅度（或功率）信息及白噪声的方差，可以经由自相关分析而得到。

5.4.7 基于矩阵特征分解的谱估计方法

基于信号自相关矩阵特征分解的功率谱估计方法，在现代谱估计中占有重要的地位，对于改善谱估计的稳定性（抗噪声干扰的能力）具有重要作用。该方法比较适合白噪声中正弦组合随机信号的谱估计问题。其基本思路是：正弦信号和白噪声对自相关矩阵特征分解有完全不同的贡献，通过对自相关矩阵的特征分解，将带噪信号分为信号子空间和噪声子空间，通过消除噪声的影响而改善功率谱估计的性能。

1. 自相关阵的特征分解

设随机信号 $x(n)$ 由 M 个复正弦信号加白噪声组成，即

$$x(n)=s(n)+w(n) \tag{5.116}$$

其中，$s(n)=\sum_{i=1}^{M}q_i\mathrm{e}^{\mathrm{j}\omega_i n}$。

$x(n)$ 的自相关函数为

$$R_{xx}(m)=\sum_{i=1}^{M}A_i\mathrm{e}^{\mathrm{j}\omega_i n}+\sigma_w^2\delta_{nm} \tag{5.117}$$

式中，$A_i=q_i^2$ 和 ω_i 分别表示第 i 个复正弦信号的功率和频率；σ_w^2 表示白噪声的功率。

$x(n)$ 的 $(p+1)\times(p+1)$ 阶自相关阵为

$$\boldsymbol{R}_p=\begin{bmatrix} R_{xx}(0) & R_{xx}^*(1) & \cdots & R_{xx}^*(p) \\ R_{xx}(1) & R_{xx}(0) & \cdots & R_{xx}^*(p-1) \\ \vdots & \vdots & & \vdots \\ R_{xx}(p) & R_{xx}(p-1) & \cdots & R_{xx}(0) \end{bmatrix} \tag{5.118}$$

定义信号矢量为

$$\boldsymbol{e}_i=[1 \quad \mathrm{e}^{\mathrm{j}\omega_i} \quad \cdots \quad \mathrm{e}^{\mathrm{j}\omega_i p}]^{\mathrm{T}}, \quad i=1,2,\cdots,M \tag{5.119}$$

这样，有

$$\boldsymbol{R}_p=\sum_{i=1}^{M}A_i\boldsymbol{e}_i\boldsymbol{e}_i^{\mathrm{H}}+\sigma_w^2\boldsymbol{I}\triangleq\boldsymbol{S}_p+\boldsymbol{W}_p \tag{5.120}$$

式中，$\boldsymbol{I}$ 为 $(p+1)\times(p+1)$ 阶单位阵；$\boldsymbol{S}_p$ 和 $\boldsymbol{W}_p$ 分别称为信号阵和噪声阵。

由于信号阵的秩最大为 M，若 $p > M$，则 $\boldsymbol{S}_p$ 是奇异的。由于噪声阵的存在，$\boldsymbol{R}_p$ 的秩仍为 $p+1$，对 $\boldsymbol{R}_p$ 进行特征分解，可以得到

$$\boldsymbol{R}_p = \sum_{i=1}^{M}\lambda_i\boldsymbol{V}_i\boldsymbol{V}_i^{\mathrm{H}} + \sigma_w^2\sum_{i=1}^{p+1}\boldsymbol{V}_i\boldsymbol{V}_i^{\mathrm{H}} = \sum_{i=1}^{M}(\lambda_i+\sigma_w^2)\boldsymbol{V}_i\boldsymbol{V}_i^{\mathrm{H}} + \sigma_w^2\sum_{i=M+1}^{p+1}\boldsymbol{V}_i\boldsymbol{V}_i^{\mathrm{H}} \tag{5.121}$$

其中，$\lambda_i, i=1,2,\cdots,M$ 是 $\boldsymbol{R}_p$ 和 $\boldsymbol{S}_p$ 的特征值，且满足 $\lambda_1 \geqslant \lambda_2 \geqslant \cdots \geqslant \lambda_M > \sigma_w^2$ 关系；$\boldsymbol{V}_i$ 为对应于特征值 λ_i 的特征矢量，且各特征矢量之间是相互正交的。

从式（5.121）可以看出，$x(n)$ 自相关阵 $\boldsymbol{R}_p$ 的所有特征矢量 $\boldsymbol{V}_1,\boldsymbol{V}_2,\cdots,\boldsymbol{V}_{p+1}$ 构成了一个 $p+1$ 维矢量空间。该矢量空间又可以分为两个子空间，即一个是由 $\boldsymbol{S}_p$ 的特征矢量 $\boldsymbol{V}_1,\boldsymbol{V}_2,\cdots,\boldsymbol{V}_M$ 张成的信号子空间，其特征值为 $(\lambda_1+\sigma_w^2),(\lambda_2+\sigma_w^2),\cdots,(\lambda_M+\sigma_w^2)$；另一个是由 $\boldsymbol{W}_p$ 的特征矢量 $\boldsymbol{V}_{M+1},\boldsymbol{V}_{M+2},\cdots,\boldsymbol{V}_{p+1}$ 张成的噪声子空间，其特征值均为 σ_w^2。由信号和噪声子空间的概念，可以分别在信号子空间和噪声子空间进行功率谱估计，从而排除或削弱噪声的影响，得到更好的估计结果。

2. 基于信号子空间的功率谱估计

对于式（5.121）所示的特征分解，如果我们将噪声子空间对应的特征矢量 $\boldsymbol{V}_{M+1},\boldsymbol{V}_{M+2},\cdots,\boldsymbol{V}_{p+1}$ 丢弃，而仅保留信号子空间，那么我们可以用秩为 M 的自相关阵 $\hat{\boldsymbol{R}}_p$ 来替代 $\boldsymbol{R}_p$，即

$$\hat{\boldsymbol{R}}_p = \sum_{i=1}^{M}(\lambda_i+\sigma_w^2)\boldsymbol{V}_i\boldsymbol{V}_i^{\mathrm{H}} \tag{5.122}$$

这样可以显著改善信号 $x(n)$ 的信噪比。基于矩阵 $\hat{\boldsymbol{R}}_p$ 的特征分解，再利用其他任何一种谱估计的方法来估计信号 $x(n)$ 的功率谱，会得到改善的估计结果。

3. 多信号分类功率谱估计

多信号分类算法的基本思路为：基于信号矢量 $\boldsymbol{e}_i, i=1,2,\cdots,M$ 与噪声子空间各特征矢量是正交的这一事实，将其推广至 $\boldsymbol{e}_i$ 与各噪声特征矢量的线性组合也是正交的，即

$$\boldsymbol{e}_i\Big(\sum_{k=M+1}^{p+1}a_k\boldsymbol{V}_k\Big)=0,\quad i=1,2,\cdots,M \tag{5.123}$$

令 $\boldsymbol{e}(\omega)=[1\quad \mathrm{e}^{\mathrm{j}\omega}\quad \cdots\quad \mathrm{e}^{\mathrm{j}\omega M}]^{\mathrm{T}}$，则有 $\boldsymbol{e}(\omega)=\boldsymbol{e}_i$。由式（5.123），有

$$\boldsymbol{e}^{\mathrm{H}}(\omega)\Big[\sum_{k=M+1}^{p+1}a_k\boldsymbol{V}_k\boldsymbol{V}_k^{\mathrm{H}}\Big]\boldsymbol{e}(\omega)=\sum_{k=M+1}^{p+1}a_k\left|\boldsymbol{e}^{\mathrm{H}}(\omega)\boldsymbol{V}_k\right|^2 \tag{5.124}$$

由于在 $\omega=\omega_i$ 处应为 0，这样

$$\hat{P}(\omega)=\frac{1}{\sum\limits_{k=M+1}^{p+1}a_k\left|\boldsymbol{e}^{\mathrm{H}}(\omega)\boldsymbol{V}_k\right|^2} \tag{5.125}$$

在 $\omega=\omega_i$ 处应为无穷大，但是由于 $\boldsymbol{V}_k$ 是由自相关阵分解而得的，而自相关阵一般均由观测数据估计得到的，因此会有误差存在。这样，$\hat{P}(\omega)$ 不可能为无穷值，但是会呈现尖锐的峰值，其峰值对应的频率即为正弦信号的频率。采用这种方法估计得到的功率谱，其分辨率要优于由 AR 模型法估计得到的功率谱。

若取 $\omega_k=1, k=M+1, M+2, \cdots, p+1$，则所得估计式即为著名的 MUSIC 谱估计，即

$$\hat{P}_{\mathrm{MUSIC}}(\omega)=\frac{1}{\boldsymbol{e}^{\mathrm{H}}(\omega)\left(\sum\limits_{k=M+1}^{p+1}\left|\boldsymbol{V}_k\boldsymbol{V}_k^{\mathrm{H}}\right|\right)\boldsymbol{e}(\omega)} \tag{5.126}$$

若取 $\omega_k=1/\lambda_k, k=M+1, M+2, \cdots, p+1$，则得到的功率谱估计为特征矢量（eigenvector，EV）谱估计，即

$$\hat{P}_{\mathrm{EV}}(\omega)=\frac{1}{\boldsymbol{e}^{\mathrm{H}}(\omega)\left(\sum\limits_{k=M+1}^{p+1}\left|\frac{1}{\lambda_k}\boldsymbol{V}_k\boldsymbol{V}_k^{\mathrm{H}}\right|\right)\boldsymbol{e}(\omega)} \tag{5.127}$$

从式（5.126）和式（5.127）可以看出，MUSIC 谱估计和 EV 谱估计所取的特征矢量均为噪声子空间的特征矢量 $\boldsymbol{V}_{M+1}, \boldsymbol{V}_{M+2}, \cdots, \boldsymbol{V}_{p+1}$，因此这种谱估计方法也称为基于噪声子空间的谱估计方法。

5.4.8　各类现代谱估计方法的比较

各类现代谱估计方法性能的比较如图 5.7 所示。

由图 5.7 给出的各种现代谱估计方法的结果与比较，可以看出：

① 由自相关法得出的 AR 功率谱估计结果（图 5.7（b）和图 5.7（c）），当阶数较低时分辨率和谱线的检出能力均不好，随着阶数的提高，分辨率和检出能力均得到改善。

② 用 Burg 法得到的 AR 谱估计（图 5.7（d））分辨率很好。

③ MA 模型谱估计（图 5.7（e））的分辨率较差。

④ ARMA 模型谱估计（图 5.7（f））的分辨率优于 MA 模型的结果，且噪声谱部分较 AR 法平滑，但是分辨率不如 AR 法。

⑤ 最小方差法得到的结果（图 5.7（g）），其分辨率不如 AR 法谱估计。

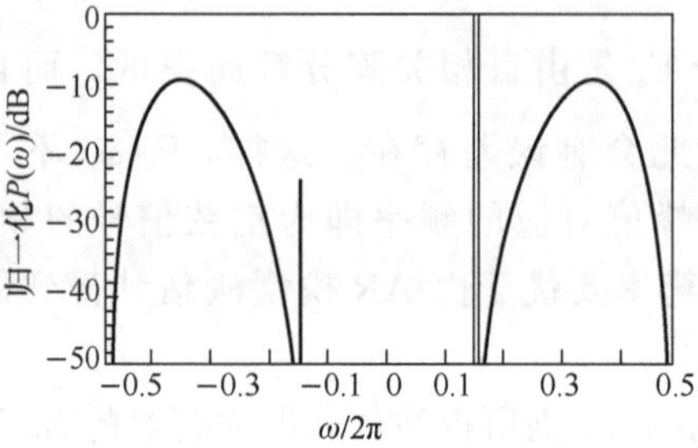

(a) 真实功率谱曲线

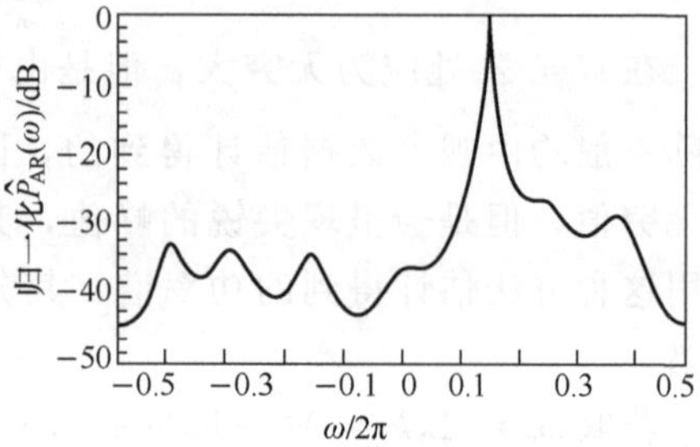

(b) AR功率谱估计结果(p=10)

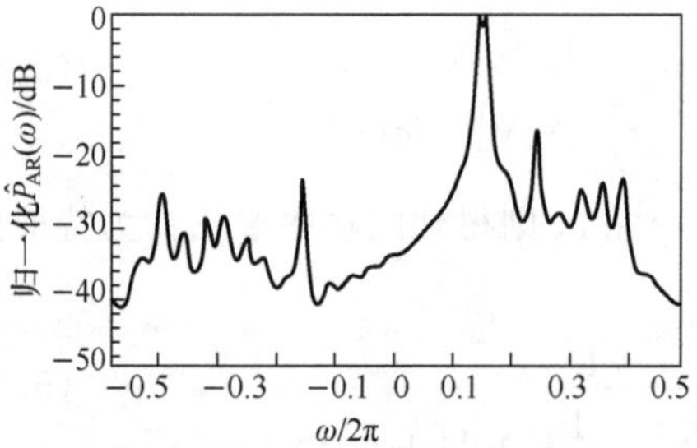

(c) AR功率谱估计的结果(p=30)

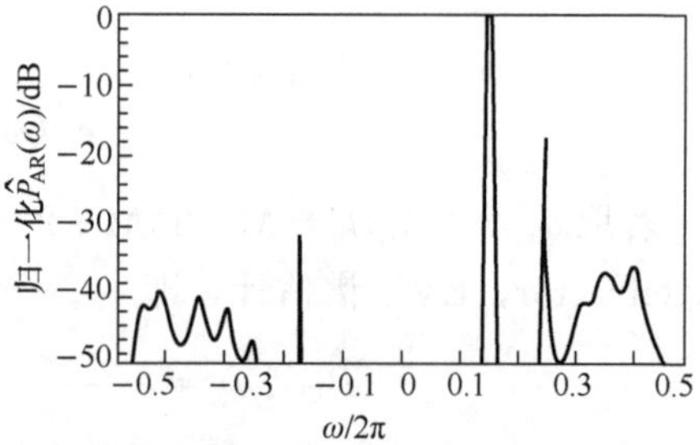

(d) 用Burg算法求出的AR功率谱估计的结果(p=13)

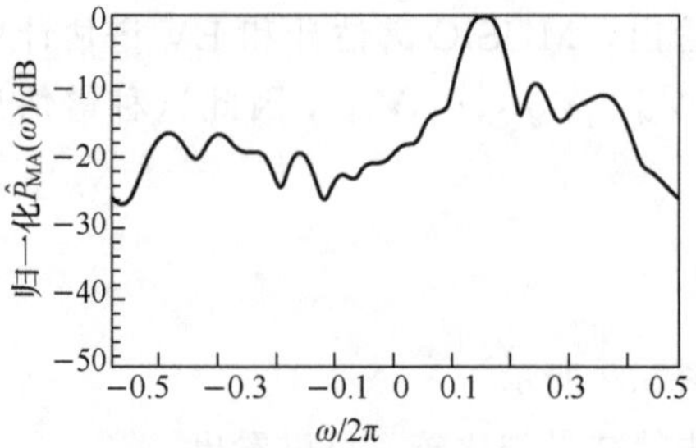

(e) MA功率谱估计结果(q=16)

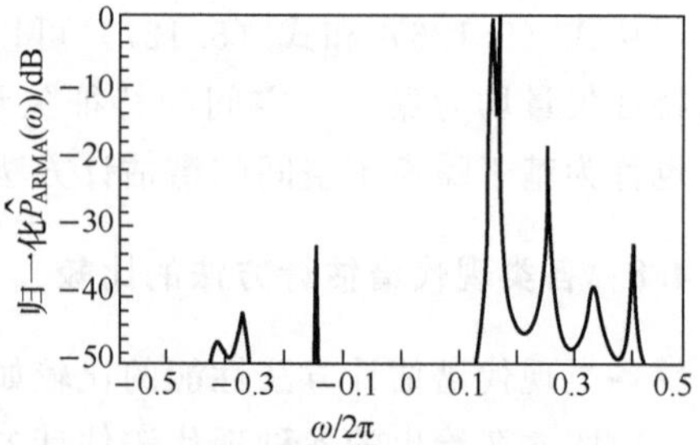

(f) ARMA功率谱估计的结果(p=10,q=13)

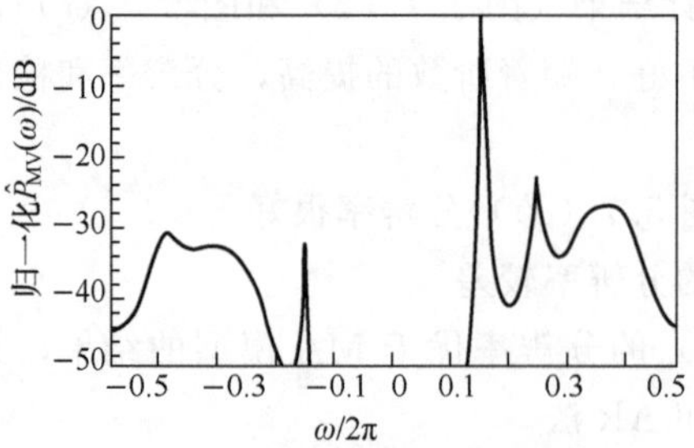

(g) 最小方差法得到的功率谱估计结果

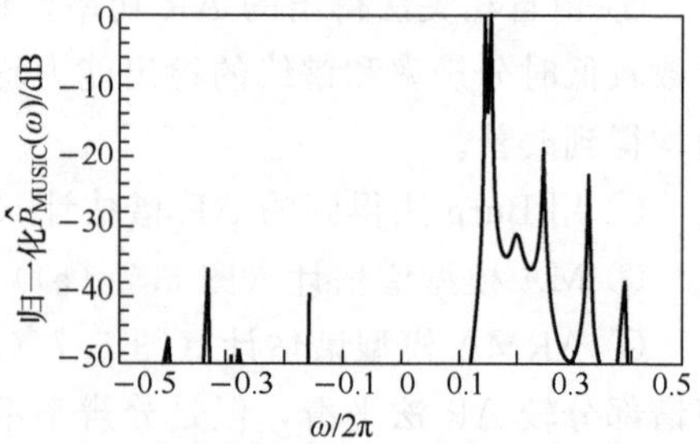

(h) 特征分解法得到的功率谱估计结果

图 5.7　各种现代谱估计方法性能比较

5.5　谱估计方法在医学信号分析中的应用

功率谱估计在生物医学信号处理中具有广泛的应用，包括电生理信号中的脑电图、肌电图和心电图等，以及非电的生理信号，如心音、血流和脉搏等信号的分析中，都有重要的应用。

5.5.1　脉搏信号的功率谱分析

脉象是中医诊断的重要手段，采用现代信号分析处理方法来分析脉象信号是非常值得研究的课题。据文献报道，采用直径为 1/2″的电容麦克风作为传感器，使脉搏波经过密闭小气室传送到麦克风的薄膜上转换成电信号。取脉时把传感器压在左、右手腕部的“寸”及“关”部位上，分轻按和重按两种情况取得不同的信号，经放大、量化后，再送入计算机进行谱分析。如图 5.8 所示。

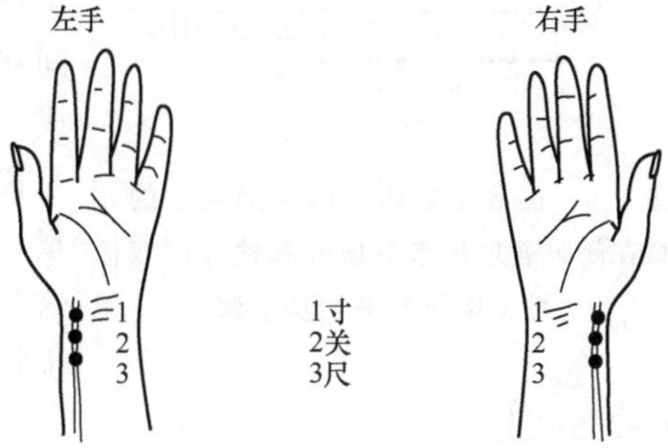

图 5.8　取脉时传感器的位置

在进行谱分析之前，先用带通滤波器将 50Hz 以上和 1Hz 以下的频率分量去除，再采用 Welch 法做谱分析，把每个谱在 1～50Hz 范围内每 10Hz 为一段分成五段（第一段是 1～10Hz），计算每段谱密度的均值 $E_1 \sim E_5$，并定义能量比为

$$\mathrm{ER} = \frac{E_1}{E_2 + E_3 + E_4 + E_5}$$

通过对正常人及急性肝炎、心脏病及肠胃病患者进行分析，发现正常人的 ER 值全部大于 100，而三种患者表现出不同的特点：

① 心脏病患者在左腕“寸”位重按时，ER 小于 100。

② 急性肝炎病患者在左腕“关”位重按时，ER 小于 100。

③ 肠胃病患者在右腕“关”位重按时，ER 小于 100。

分析结果显示，ER 有可能用来表示人体的健康状态，并且取脉位置有可能反映不同脏器的情况。

5.5.2　基于脑电图功率谱分析的读字困难症识别

脑电信号的节律可以通过功率谱估计技术来进行分析。在诸如睡眠和麻醉深度的分级、智力活动与脑电图之间的关系、脑病变或损伤在脑电图上的反映，以

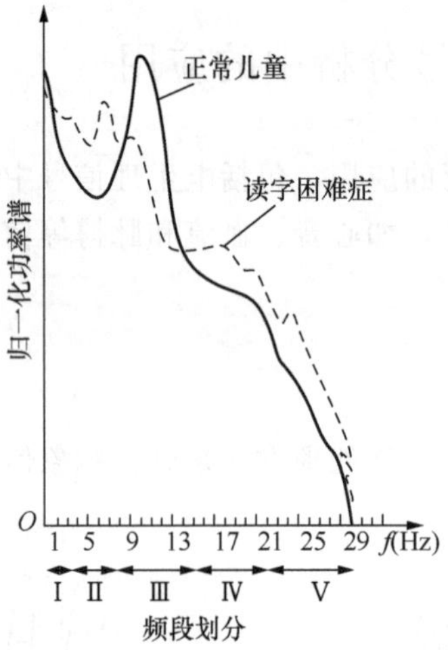

图 5.9 正常儿童和患读字困难症的儿童在闭眼静息状态下顶叶和枕叶间双极性脑电图的平均功率谱

及环境（噪声、超短波等）对人的影响等方面都有谱估计研究与应用的事例。

患有“读字困难”（dyslexia）症的儿童，抽象思维能力正常，但识字困难，常把互为镜像的字母（如 b 和 d、p 和 q 等）与上下相反的字母（如 M 和 W、u 和 n 等）混淆起来。只从脑电图的时域波形不易看出患者的异常现象，但其功率谱却能反映出异常来。图 5.9 给出了一组正常儿童和患读字困难症的儿童在闭眼静息状态下顶叶和枕叶间双极性脑电图的平均功率谱。如果把它分成 5 个频段，可以看出第Ⅱ段、第Ⅳ段和第Ⅴ段中病儿的脑电功率谱显著大于正常儿童，而第Ⅲ段中则正常儿童的功率较大。以这些频段的归一功率作为特征矢量，采用逐步判别分析，可使两类儿童的分类正确率达到 90％以上。

5.5.3 结肠压力信号的功率谱分析

结肠压力测量是广泛使用的评价消化道功能的检查手段，对结肠运动障碍疾病的诊断有较高的价值，是其他检查手段不可替代的。将结肠压力正常与结肠压力异常的两组数据相对照，做出它们的 AR 模型功率谱，在频域来比较两组数据的分布特性。这两组数据的 AR 功率谱如图 5.10 和图 5.11 所示。

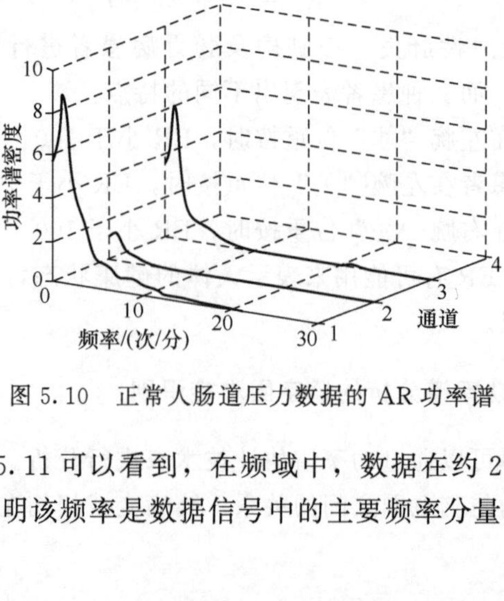

图 5.10 正常人肠道压力数据的 AR 功率谱

从图 5.10 和图 5.11 可以看到，在频域中，数据在约 2 次/分的位置上有最大的功率谱值。这表明该频率是数据信号中的主要频率分量。在压力数据中，包

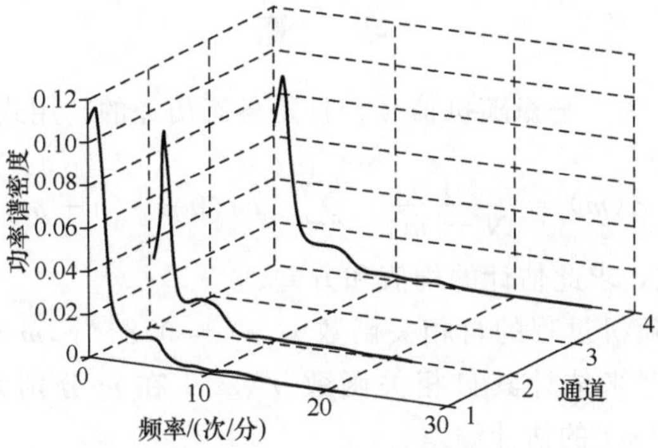

图 5.11　异常人肠道压力数据的 AR 功率谱

含有短时相收缩与长时相收缩，两者都含有 2 次/分这一频率。

从功率谱的峰值也可以看出，正常人结肠压力信号的谱峰值都比较大，最小的也大于 1，而功能异常者数据的谱峰值都很小，最大的也小于 0.12。功率谱峰值较小这一现象，也许反映了该患者的肠道动力较差，虽然还存在一定的收缩运动，但收缩的能量已经远远比不上正常人了。这种动力不足反映在信号的功率谱中，就是相应频率的谱能量较低。

思　考　题

5.1　说明随机信号相关函数与功率谱密度函数的概念。

5.2　给出自相关序列无偏估计的方法与性能。

5.3　给出自相关序列有偏估计的方法与性能。

5.4　说明自相关序列的快速估计方法。

5.5　说明周期图谱估计方法。

5.6　指出周期图谱估计方法存在的问题，并说明改进的方法。

5.7　指出经典谱估计方法存在的主要问题。

5.8　说明 AR 谱估计方法及其性能。

5.9　说明最大熵谱估计方法及其性能。

5.10　说明最大熵谱估计与 AR 谱估计方法的等价性。

5.11　说明 MA 模型谱估计方法与 ARMA 模型谱估计方法。

5.12　说明最小方差谱估计方法。

5.13　说明皮萨伦科谱分解方法。

5.14　说明多信号分类谱估计方法。

5.15　试比较各类谱估计方法及其性能。

习　题

5.1　设 $x(n)$ 为一平稳随机信号，且是各态历经的，用式

$$\hat{r}(m)=\frac{1}{N-|m|}\sum_{n=0}^{N-1-|m|}x_N(n)x_N(n+m)$$

估计其自相关函数，求此估计的均值和方差。

5.2　设一个随机过程的自相关函数 $r(m)=0.8^{|m|}$，$m=0,\pm1,\cdots$，现在取 $N=100$ 点数据来估计其自相关函数 $\hat{r}(m)$，在 m 分别为 0，10，50 和 80 时，求 $\hat{r}(m)$ 对 $r(m)$ 的估计偏差。

5.3　一段数据包含 N 点采样，其抽样率为 $f_s=1000$ Hz。用平均法改进周期图估计时将数据分成互不交叠的 K 段，每段数据长度 $M=N/K$。假定在频谱中有两个相距为 0.04π(rad)的谱峰，为了分辨它们，M 应取多大？

5.4　一段数据包含 N 点采样，用平均法改进周期图估计。分成不交叠的 K 段，每段数据点数 $M=N/K$。

① 已知真实功率谱中有一个单峰，其形状如图 5.12 所示，但不知该峰的位置究竟在何处。设 N 值很大，为使谱窗主瓣比尖峰更窄（这样才能确定出峰的位置），M 值应取多大？

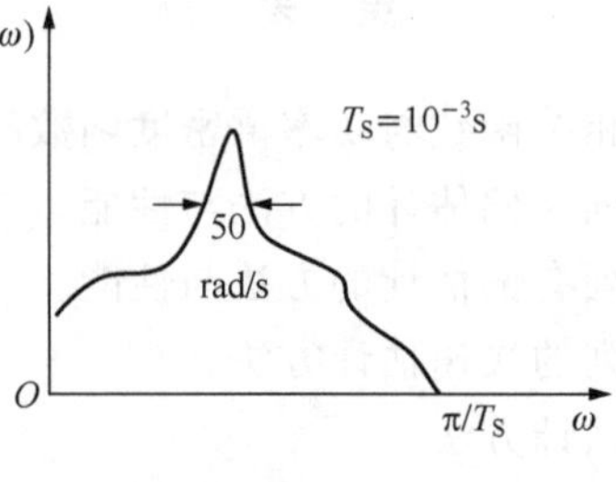

图 5.12

② 如果已知功率谱中有两个相隔 2rad/s 的峰，则 M 最少取多少才能在估计时分辨出这两个峰来？

③ 上述两种情况中 M 如取得太大，有何缺点？

5.5　已知心电图的频率上限约为 50Hz，因此以 $f_s=200$Hz 进行采样。如果要求的频率分辨率 $\Delta f=2$ Hz。试确定做谱估计时每段数据的点数。

5.6　试证明若保证一个 p 阶 AR 模型在白噪声的激励下的输出 $x(n)$ 是一个平稳随机过程，则该 AR 模型的极点必须都位于单位圆内。

5.7　一个 AR(2) 过程为 $x(n)=-a_1x(n-1)-a_2x(n-2)+u(n)$，试求该模型稳定的条件。

5.8　一个平稳随机信号的前 4 个自相关函数是

$r_x(0)=1, r_x(1)=-0.5, r_x(2)=0.625, r_x(3)=-0.6875, \; r_x(m)=r_x(-m)$

试利用这些自相关函数分别建立一阶、二阶及三阶 AR 模型，给出模型的系数及对应的均方误差（提示：求解 Yule-Walker 方程）。

5.9　已知某自回归过程的五个观测值为 $\{1,1,1,1,1\}$，试求一阶、二阶反射系数，以及该自回归过程的功率谱估计。

5.10　AR 谱估计的分辨率比经典谱估计高，其主要原因是它隐含着自相关函数的外推。设进行 AR (p) 谱估计，已知自相关函数的前 $p+1$ 个取样值为 $\{R_0, R_1, \cdots, R_p\}$，求外推后的自相关函数。

5.11　给定一个 ARMA(1，1) 过程的转移函数为 $H(z)=\dfrac{1+b(1)z^{-1}}{1+a(1)z^{-1}}$。现用一个无穷阶 AR($\infty$) 模型来近似，其转移函数为

$$H_{\mathrm{AR}}(z)=\frac{1}{1+c(1)z^{-1}+c(2)z^{-2}+\cdots}$$

试证明 $c(k)=\begin{cases}1, & k=0\\ [a(1)-b(1)][-b(1)]^{k-1}, & k\geqslant 1\end{cases}$。

5.12　产生 256 点白噪序列，应用 Welch 法估计其功率谱，每段长 64 点，重叠 32 点，输出平均后的功率谱曲线及对 256 点一次求周期图的功率谱曲线。

5.13　掌握在计算机上产生一组试验数据的方法，先产生一段零均值的白噪数据 $w(n)$，令功率为 σ^2，让 $w(n)$ 通过一个转移函数为 $H(z)=1-0.1z^{-1}+0.09z^{-2}+0.648z^{-3}$ 的三阶 FIR 系统，得到 $y(n)$ 的功率谱 $P_y(\mathrm{e}^{\mathrm{j}\omega})=\sigma^2|H(\mathrm{e}^{\mathrm{j}\omega})|^2$。在 $y(n)$ 上加上 3 个实正弦信号，归一化频率分别是 $f_1'=0.1$，$f_2'=0.25$，$f_3'=0.26$，调整 σ^2 和正弦信号的幅度，使在 f_1', f_2', f_3' 处的信噪比大致分别为 10dB，50dB，50dB。这样可得到已知功率谱的试验信号 $x(n)$。

① 令所得的试验数据长度 $N=256$，描绘该波形。

② 描绘出该试验信号的真实功率谱 $P_x(\mathrm{e}^{\mathrm{j}\omega})$。

5.14　利用 5.13 题的试验数据：

① 用自相关法求解 AR 模型系数以估计其功率谱，模型阶次 $p=8$，$p=11$，$p=14$，自己可调整。

② 用 Burg 方法重复①。

5.15　表 5.2 给出的是从 1770～1869 年这一百年间每年 12 个月所记录到的太阳黑子出现次数的平均值（请将此数据输入计算机中并以数据文件的形式保存）。

① 对该数据做自相关，输出其自相关函数的图形，观察太阳黑子活动的周期。

② 用周期图法做该数据的功率谱，从该曲线是否可以看出太阳黑子活动的

周期？

③ 对该数据建立一个三阶的AR模型，用Burg法求解AR模型的参数，并得到功率谱曲线，再一次地从该曲线来发现太阳黑子的活动周期。改变AR的阶次，重复本题的内容，试分析不同阶次下所估计出的周期的差别。

表 5.2　太阳黑子的年平均出现次数

年份	次数	年份	次数	年份	次数	年份	次数
1770	101	1795	21	1820	16	1845	40
1771	82	1796	16	1821	7	1846	62
1772	66	1797	6	1822	4	1847	98
1773	35	1798	4	1823	2	1848	124
1774	31	1799	7	1824	8	1849	96
1775	7	1800	14	1825	17	1850	66
1776	20	1801	34	1826	36	1851	64
1777	92	1802	45	1827	50	1852	54
1778	154	1803	43	1828	62	1853	39
1779	125	1804	48	1829	67	1854	21
1780	85	1805	42	1830	71	1855	7
1781	68	1806	28	1831	48	1856	4
1782	38	1807	10	1832	28	1857	23
1783	23	1808	8	1833	8	1858	55
1784	10	1809	2	1834	13	1859	94
1785	24	1810	0	1835	57	1860	96
1786	83	1811	1	1836	122	1861	77
1787	132	1812	5	1837	138	1862	59
1788	131	1813	12	1838	103	1863	44
1789	118	1814	14	1839	86	1864	47
1790	90	1815	35	1840	63	1865	30
1791	67	1816	46	1841	37	1866	16
1792	60	1817	41	1842	24	1867	7
1793	47	1818	30	1843	11	1868	37
1794	41	1819	24	1844	15	1869	74

第 6 章　维纳滤波与卡尔曼滤波

本章主要介绍维纳滤波和卡尔曼滤波的基本概念和原理，包括随机信号预测、滤波和平滑的基本方法，因果维纳滤波器的基本原理，维纳—霍夫方程的推导求解，维纳预测器的基本原理介绍等。同时，还介绍了卡尔曼滤波器的基本概念和原理，并给出了维纳滤波器和卡尔曼滤波器在医学信号分析处理中的应用举例。

6.1　概　　述

滤波器是信号处理中的一个常用概念，实际上我们可以将其看作一个黑箱。滤波器对输入其中的连续时间信号 $x(t)$ 或离散时间信号 $x(n)$ 进行处理或变换，然后输出连续时间信号 $y(t)$ 或离散时间信号 $y(n)$。例如，滤波器的输入信号可能是期望信号 $s(t)$ 与噪声 $v(t)$ 之和，表示为 $x(t)=s(t)+v(t)$。经过滤波器的处理后，我们希望得到一个“纯净”的期望信号。

所谓预测（prediction），是指根据输入信号 $x(t)$ 在当前时刻和以前时刻的状态估计其在未来某个时刻的状态。

所谓滤波（filtering），是指根据输入信号估计输出信号，其中输入信号与输出信号存在某种程度上的关联。

所谓平滑（smoothing）或称为插值（interpolation），是指滤波器根据 $x(t)$ 在 t 时刻以外的数据估计出 $x(t)$ 在 t 时刻的数据。t 时刻以外的数据既可以位于 t 时刻以前，也可以位于 t 时刻以后。

6.1.1　维纳滤波器的概念

1. 经典滤波器与现代滤波器

所谓滤波器实际上是一个系统，这个系统是由模拟电路、数字电路或计算机程序等软硬件构成的，其功能是允许某一部分频率的信号顺利通过，而另外一部分频率的信号则受到较大的衰减和抑制。

滤波器的种类繁多，应用非常广泛。如果按照所处理信号的类型来分，可以分为模拟滤波器和数字滤波器；按照通过信号的频段来分，可以分为低通滤波器、高通滤波器、带通滤波器和带阻滤波器；按照构成滤波器的元器件来分，可以分为有源滤波器和无源滤波器；按照滤波器参数的时变性，可以分为时变滤波器和时不变滤波器；按照信号的输入与输出关系来分，可以分为线性滤波器和非线性滤波器等。

尽管滤波器五花八门，但是归根结底可以划分为两大类，即经典滤波器和现代滤波器。所谓经典滤波器，一般假定输入信号 $x(n)$ 中的有用成分和希望去除的成分各自占有不同的频段，这样当信号 $x(n)$ 通过一个线性滤波器后，即可将希望去除的频率成分有效去除，而保留有用的信号成分。如果有用信号与噪声干扰等无用成分的频谱相互重叠时，经典滤波器就无能为力了。

与经典滤波器不同，现代滤波器主要不是依靠信号与噪声的频率差别来进行噪声抑制和信号提取的。现代滤波器的基本思路是依据某些统计最优准则，从带噪声的观测信号中对有用信号或信号的参数进行估计。一旦有用信号被估计出来，会比原信号有较高的信噪比。现代滤波器的理论研究起源于 20 世纪 40 年代及其以后维纳等的工作，维纳滤波器是现代滤波器的典型代表，其他重要的现代滤波器还包括卡尔曼滤波器、线性预测器和自适应滤波器等。基于特征分解的频率估计和奇异值分解算法等也可以归为现代滤波器的范围。

2. 维纳滤波器的概念

所谓维纳滤波器，实际上是一类线性最优滤波器的统称。从被噪声污染的观测信号中提取有用信号的波形或估计信号的参数，是维纳滤波器的基本任务。维纳滤波器理论假定线性滤波器的输入为有用信号与噪声之和，两者均为广义平稳随机过程，且已知它们的二阶统计特性（均值、方差和相关函数等）。维纳根据滤波器输出信号与期望信号之差的均方值最小的最小均方误差准则，求得了最优线性滤波器的系数，称这种滤波器为维纳滤波器。在维纳研究的基础上，人们还提出了多种最优准则，包括最大输出信噪比准则和统计检测准则等，求得了一些等价的最优线性滤波器。维纳滤波器是 20 世纪线性滤波理论最重要的理论成果之一。维纳滤波器系统的原理如图 6.1 所示。

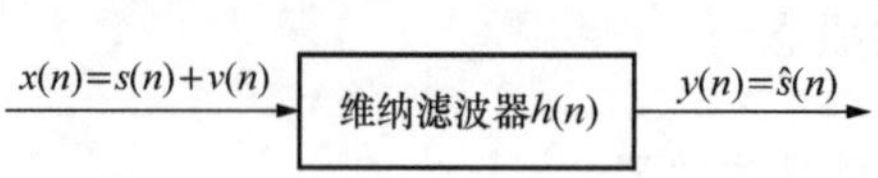

图 6.1　维纳滤波器的原理框图

6.1.2　卡尔曼滤波器的概念

卡尔曼滤波器是一种以卡尔曼的名字命名的用于线性时变系统的递归滤波器。这种滤波器将过去的测量估计误差合并到新的测量误差中来估计将来的误差，可以用包含正交状态变量的微分方程模型来描述。当输入信号为由白噪声产生的随机信号时，卡尔曼滤波器可以使期望输出和实际输出之间的均方根误差达到最小。

卡尔曼滤波器的首次实现是由施密特（Schmidt）完成的。卡尔曼在美国航空航天局（NASA）研究中心访问时，发现卡尔曼滤波器对于解决阿波罗计划的轨道预测很有意义，并且后来在阿波罗飞船的导航电脑中实际上使用了这种滤波器。多年来，卡尔曼滤波器和卡尔曼滤波方法在信号处理领域一直受到广泛的重视，并且近年来有了一些新的发展，包括施密特扩展滤波器、信息滤波器和平方根滤波器等。在无线电和计算机等技术中广泛使用的锁相环技术实际上也是一种卡尔曼滤波器。

卡尔曼滤波器的一个典型应用是从有限的带噪观测数据中估计信号的参数。例如，在雷达应用中，人们感兴趣的是能够跟踪目标的位置、速度和加速度等参数。但是，由于观测噪声的影响，得到的测量值往往不够准确。如果利用卡尔曼滤波器对观测数据进行处理，依据目标的动态信息，设法去掉观测数据中噪声的影响，则可以得到关于目标参数的较好的估计，包括对目标参数的滤波、预测和平滑等功能。

6.2　随机信号预测、滤波与平滑的基本方法

6.2.1　随机信号的预测

假设 $\{x(t)\}$ 是零均值的广义平稳随机过程（在不引起混乱的情况下，简记为 $x(t)$），其自相关函数为 $R_{xx}(\tau)$。设已知随机信号 $x(t)$ 在时刻 $t_1, t_2, \cdots, t_N$ 的取值分别为 $x(t_1), x(t_2), \cdots, x(t_N)$，且满足 $t_1 < t_2 < \cdots < t_N$，现需预测随机信号 $x(t)$ 在时刻 $t_N+\lambda$ 的值。若预测值是所有已知随机变量的线性组合，以 $\hat{x}(t_N+\lambda)$ 表示对 $x(t_N+\lambda)$ 的估计，则

$$\hat{x}(t_N+\lambda) = \sum_{i=1}^{N} a_i x(t_i) \tag{6.1}$$

根据均方误差准则，有代价函数为

$$J = E[(x(t_N+\lambda) - \hat{x}(t_N+\lambda))^2] \tag{6.2}$$

这样，信号预测问题的关键是适当地选择式（6.1）中的参数 a_i，使代价函数式（6.2）中的 J 达到最小。

使用正交性原理来求解，为使预测误差与已知数据正交，需调整参数 a_i 使下式成立，即

$$J = E\Big[\Big(x(t_N+\lambda) - \sum_{i=1}^{N} a_i x(t_i)\Big)x(t_k)\Big] = 0, \quad k = 1,2,\cdots,N \tag{6.3}$$

展开，并利用 $x(t)$ 的广义平稳特性取数学期望，然后对等式重新整理，可以发

现参数 a_i 是下列方程组的解，即

$$R_{xx}(t_N+\lambda-t_k)=\sum_{i=1}^{N}a_iR_{xx}(t_i-t_k),\quad k=1,2,\cdots,N \tag{6.4}$$

根据正交性原理，J 的最小值（最小均方误差）可以写为

$$\begin{aligned}J_{\min}&\triangleq e_{\text{mmse}}\\&=E\Big[\Big(x(t_N+\lambda)-\sum_{i=1}^{N}a_ix(t_i)\Big)x(t_N+\lambda)\Big]\\&=R_{xx}(0)-\sum_{i=1}^{N}a_iR_{xx}(t_N+\lambda-t_i)\end{aligned} \tag{6.5}$$

可以看出，若 $R_{xx}(t_N+\lambda-t_i)$ 在任何时刻 t_i 都等于零，则式中 $R_{xx}(t_N+\lambda-t_i)$ 对应的这一项对误差的贡献为零。也就是说，若 $x(t_i)$ 与 $x(t_N+\lambda)$ 正交，则最小均方误差将保持为固定值 $R_{xx}(0)$。

6.2.2 随机噪声的滤除

设随机信号 $x(t)$ 由零均值的纯净信号 $s(t)$ 和零均值的噪声 $v(t)$ 组成。其中信号 $s(t)$ 和噪声 $v(t)$ 的自相关函数分别为 $R_{ss}(t,u)$ 和 $R_{vv}(t,u)$，互相关函数为 $R_{sv}(t,u)$。这里，我们希望使用一个瞬时线性时变的滤波器从 $x(t)$ 中估计出 $s(t)$ 来。换句话说，我们只使用 $x(t)$ 当前时刻的数据来估计 $s(t)$，而不使用过去的和将来的数据。$s(t)$ 的当前估计值表示为

$$\hat{s}(t)=a(t)x(t) \tag{6.6}$$

采用均方误差准则得到代价函数为

$$J(t)=E[(s(t)-a(t)x(t))^2] \tag{6.7}$$

使用正交性原理求解，即令误差信号 $s(t)-a(t)x(t)$ 与接收信号 $x(t)$ 正交，目的是找到适当的 $a(t)$ 而使 $J(t)$ 达到最小，设

$$E[(s(t)-a(t)x(t))x(t)]=0 \tag{6.8}$$

对于所有的时间 t 都成立。将式（6.8）展开并取数学期望，得到 $a(t)$ 在最小均方意义上的最优解为

$$a(t)=\frac{R_{sx}(t,t)}{R_{xx}(t,t)} \tag{6.9}$$

其中，$R_{sx}(t,t)$ 和 $R_{xx}(t,t)$ 分别表示 $x(t)$ 与 $s(t)$ 的互相关函数和 $x(t)$ 的自相关函数，即 $R_{sx}(t,t)=E[s(t)x(t)]$，$R_{xx}(t,t)=E[x(t)x(t)]$。

$J(t)$ 的最小值即最小的均方误差为

$$J_{\min}(t)=E[(s(t)-a(t)x(t))s(t)]=R_{ss}(t,t)-a(t)R_{xs}(t,t) \tag{6.10}$$

例 6.1 如果 $s(t)$ 和 $v(t)$ 是零均值且不相关的，那么对于所有的 t 和 u，有互相关函数 $R_{sv}(t,u)=0$。如果 $s(t)$ 和 $v(t)$ 还是联合广义平稳的，可以从式

(6.9) 看出 $a(t)$ 独立于时间 t，最小均方误差也不再是时间 t 的函数。根据以上分析，式 (6.9) 和式 (6.10) 可以简化为

$$a(t)=\frac{R_{ss}(t,t)}{R_{ss}(t,t)+R_{vv}(t,t)}=\frac{R_{ss}(0)}{R_{ss}(0)+R_{vv}(0)}$$

$$J_{\min}(t)=(1-a(t))R_{ss}(t,t)=\frac{R_{vv}(0)R_{ss}(0)}{R_{ss}(0)+R_{vv}(0)} \tag{6.11}$$

例 6.2　如果 $s(t)$ 和 $v(t)$ 有相同的功率，即 $R_{ss}(0)=R_{vv}(0)$，则式 (6.11) 中的 $a(t)=\frac{1}{2}$，最小的均方误差值 $J_{\min}(t)=\frac{1}{2}R_{ss}(0)$。从直观的角度来看，这个结论也是有道理的。也就是说，估计值 $\hat{s}(t)$ 是 $x(t)$ 的一半，另一半来自噪声。如果 $R_{ss}(0)=2R_{vv}(0)$，则有 $a(t)=\frac{2}{3}$。

在许多其他问题中，我们希望不仅仅从瞬时的角度估计期望信号，而且还希望从连续的数据集合中估计出期望信号。此时，估计 $s(t)$ 要使用到 $\alpha\leqslant t$ 的所有数据。这些内容将在后续章节中讨论。

6.2.3　随机信号的插值

已知 $x(t)$ 为零均值的广义平稳随机信号，其自相关函数为 $R_{xx}(\tau)$，设 $x(t)$ 在 $t=0$ 和 $t=1$ 时刻采样所得到随机变量为 $x(0)$ 和 $x(1)$。我们希望估计出 $x(t)$ 在 0 和 1 之间某个时刻的数值，则这个问题称为信号插值，又称为信号平滑。设插值是线性且随时间变化的，于是插值过程可以表示为

$$\hat{x}(t)=a_0(t)x(0)+a_1(t)x(1) \tag{6.12}$$

采用最小均方误差准则，使插值系数 $a_0(t)$ 和 $a_1(t)$ 满足下面两个方程，即

$$\begin{aligned}R_{xx}(t)&=a_0(t)R_{xx}(0)+a_1(t)R_{xx}(1)\\R_{xx}(t-1)&=a_0(t)R_{xx}(1)+a_1(t)R_{xx}(0)\end{aligned} \tag{6.13}$$

经过运算，可以得到 $a_0(t)$ 和 $a_1(t)$ 的解为

$$\begin{aligned}a_0(t)&=\frac{R_{xx}(0)R_{xx}(t)-R_{xx}(1)R_{xx}(t-1)}{R_{xx}^2(0)-R_{xx}^2(1)}\\a_1(t)&=\frac{R_{xx}(0)R_{xx}(t-1)-R_{xx}(1)R_{xx}(t)}{R_{xx}^2(0)-R_{xx}^2(1)}\end{aligned} \tag{6.14}$$

例 6.3　考虑上述插值问题的一个特例，如果 $R_{xx}(\tau)=\exp(-|\tau|)$，且 $t=1/2$（位于 0 和 1 的中点），容易得到 $a_0(1/2)$ 和 $a_1(1/2)$ 的解为

$$a_0\left(\frac{1}{2}\right)=a_1\left(\frac{1}{2}\right)=\frac{\mathrm{e}^{-\frac{1}{2}}}{1+\mathrm{e}^{-1}}=0.4434094$$

这里，插值系数 $a_0(1/2)$ 和 $a_1(1/2)$ 并不等于 1/2。然而，1/2 却是确定性函数插值中通常使用的一个数值。另外我们还发现，随机信号 $x(t)$ 的自相关函数在求

解插值问题中起着关键的作用。

6.3　维纳滤波器的基本原理与方法

6.3.1　因果维纳滤波器

设线性离散系统的单位脉冲响应为 $h(n)$，其输入信号 $x(n)$ 是有用信号 $s(n)$ 与观测噪声 $v(n)$ 的线性组合，即

$$x(n) = s(n) + v(n) \tag{6.15}$$

则系统的输出 $y(n)$ 为输入信号与系统的卷积，即

$$y(n) = x(n) * h(n) = \sum_{m=-\infty}^{+\infty} h(m)x(n-m) \tag{6.16}$$

维纳滤波器的任务是使输出信号 $y(n)$ 与有用信号 $s(n)$ 尽可能地接近。通常，称 $y(n)$ 为 $s(n)$ 的估计，可以记为 $y(n) = \hat{s}(n)$。这样，维纳滤波器又称为对有用信号 $s(n)$ 的估计器。例如，若 $h(n)$ 是因果的，则输出的 $y(n) = \hat{s}(n)$ 可以看作是由当前时刻的观测值 $x(n)$ 与过去时刻的观测值 $x(n-1), x(n-2), \cdots$ 的线性组合来估计的。一般来说，若用当前和过去的观测数据来估计当前的输出信号，称为滤波问题；若用过去的观测数据来估计当前或将来的输出信号，称为预测问题；若用过去的观测数据来估计过去的输出信号，称为平滑问题。

系统估计得到的输出信号 $y(n) = \hat{s}(n)$ 与有用信号 $s(n)$ 之间一般不可能完全相等。通常采用 $e(n)$ 来表示 $\hat{s}(n)$ 与 $s(n)$ 之间的估计误差，称为误差函数，即

$$e(n) = s(n) - \hat{s}(n) \tag{6.17}$$

显然，误差函数是随机的。维纳滤波器采用最小均方误差准则来求解均方误差最小意义下的系统对有用信号的估计。最小均方误差准则表示为

$$E[e^2(n)] = E[(s(n) - \hat{s}(n))^2] \tag{6.18}$$

对于因果系统 $h(n)$，式 (6.16) 变为

$$y(n) = x(n) * h(n) = \hat{s}(n) = \sum_{m=0}^{+\infty} h(m)x(n-m) \tag{6.19}$$

这样，均方误差表达式写为

$$E[e^2(n)] = E[(s(n) - \sum_{m=0}^{+\infty} h(m)x(n-m))^2] \tag{6.20}$$

为了使均方误差达到最小，将式 (6.20) 对各 $h(m), m = 0, 1, \cdots$ 求偏导，并令导数为 0，有

$$2E[(s(n) - \sum_{m=0}^{+\infty} h(m)x(n-m))x(n-l)] = 0, \quad l = 0, 1, \cdots \tag{6.21}$$

即

$$E[s(n)x(n-l)]=\sum_{m=0}^{+\infty}h(m)E[x(n-m)x(n-l)],\quad l=0,1,\cdots \tag{6.22}$$

若用相关函数表示上式，则有

$$R_{xs}(l)=\sum_{m=0}^{+\infty}h(m)R_{xx}(l-m),\quad l=0,1,\cdots \tag{6.23}$$

式（6.23）称为维纳—霍夫方程（Wiener-Hopf equation），又译为维纳—霍普夫方程。维纳—霍夫方程是研究各种数学物理问题的一种常用方法，其基本思想是通过积分变换，将原方程转化为一个泛函方程，然后再用函数因子分解法来求解。

若已知信号 $x(n)$ 的自相关函数及有用信号与观测数据的互相关函数，则可以从维纳—霍夫方程中解出系统单位脉冲响应 $h(n)$，这就是最小均方误差意义上的最优 $h_{\mathrm{opt}}(n)$，并得到最小均方误差为

$$\begin{aligned}E[e^2(n)]_{\min}&=E[(s(n)-\sum_{m=0}^{+\infty}h_{\mathrm{opt}}(m)x(n-m))^2]\\&=E[s^2(n)-2s(n)\sum_{m=0}^{+\infty}h_{\mathrm{opt}}(m)x(n-m)\\&\quad+\sum_{m=0}^{+\infty}\sum_{r=0}^{+\infty}h_{\mathrm{opt}}(m)x(n-m)h_{\mathrm{opt}}(r)x(n-r)]\\&=R_{ss}(0)-2\sum_{m=0}^{+\infty}h_{\mathrm{opt}}(m)R_{xs}(m)+\sum_{m=0}^{+\infty}h_{\mathrm{opt}}(m)\left[\sum_{r=0}^{+\infty}h_{\mathrm{opt}}(r)R_{xx}(m-r)\right]\end{aligned} \tag{6.24}$$

将式（6.24）进一步化简，有

$$E[e^2(n)]_{\min}=R_{ss}(0)-\sum_{m=0}^{+\infty}h_{\mathrm{opt}}(m)R_{xs}(m) \tag{6.25}$$

6.3.2　维纳—霍夫方程的求解

1. 有限脉冲响应求解法

式（6.19）隐含了系统的单位脉冲响应是无穷序列这样一个假设。由于在实际应用中，我们无法获得这样的序列，因此必须用一个有限长的序列来近似。这样，式（6.19）改写为

$$y(n)=\hat{s}(n)=\sum_{m=0}^{N-1}h(m)x(n-m) \tag{6.26}$$

其中，假定 $h(n)$ 的序列长度为 N。

同样，式（6.20）也改写为

$$E[e^2(n)] = E[(s(n) - \sum_{m=0}^{N-1} h(m)x(n-m))^2] \tag{6.27}$$

将式（6.27）对 $h(m)$ 求导数，并令导数等于 0，有

$$2E[s(n) - \sum_{m=0}^{N-1} h(m)x(n-m))x(n-l)] = 0, \quad l = 0,1,\cdots,N-1 \tag{6.28}$$

和

$$E[s(n)x(n-l)] = \sum_{m=0}^{N-1} h(m)E[x(n-m)x(n-l)], \quad l = 0,1,\cdots,N-1 \tag{6.29}$$

这样，有

$$R_{xs}(l) = \sum_{m=0}^{N-1} h(m)R_{xx}(l-m), \quad l = 0,1,\cdots,N-1 \tag{6.30}$$

由式（6.30）可以写出 N 个线性方程，即

$$\begin{cases} R_{xs}(0) = h(0)R_{xx}(0) + h(1)R_{xx}(1) + \cdots + h(N-1)R_{xx}(N-1) \\ R_{xs}(1) = h(0)R_{xx}(1) + h(1)R_{xx}(0) + \cdots + h(N-1)R_{xx}(N-2) \\ \cdots \\ R_{xs}(N-1) = h(0)R_{xx}(N-1) + h(1)R_{xx}(N-2) + \cdots + h(N-1)R_{xx}(0) \end{cases} \tag{6.31}$$

写成矩阵形式，有

$$\begin{bmatrix} R_{xx}(0) & R_{xx}(1) & \cdots & R_{xx}(N-1) \\ R_{xx}(1) & R_{xx}(0) & \cdots & R_{xx}(N-2) \\ \vdots & \vdots & & \vdots \\ R_{xx}(N-1) & R_{xx}(N-2) & \cdots & R_{xx}(0) \end{bmatrix} \begin{bmatrix} h(0) \\ h(1) \\ \vdots \\ h(N-1) \end{bmatrix} = \begin{bmatrix} R_{xs}(0) \\ R_{xs}(1) \\ \vdots \\ R_{xs}(N-1) \end{bmatrix} \tag{6.32}$$

或

$$\boldsymbol{R}_{xx}\boldsymbol{H} = \boldsymbol{R}_{xs} \tag{6.33}$$

其中，

$$\boldsymbol{H} = [h(0) \quad h(1) \quad \cdots \quad h(N-1)]^{\mathrm{T}} \tag{6.34}$$

为待求维纳滤波器的单位脉冲响应；

$$\boldsymbol{R}_{xx} = \begin{bmatrix} R_{xx}(0) & R_{xx}(1) & \cdots & R_{xx}(N-1) \\ R_{xx}(1) & R_{xx}(0) & \cdots & R_{xx}(N-2) \\ \vdots & \vdots & & \vdots \\ R_{xx}(N-1) & R_{xx}(N-2) & \cdots & R_{xx}(0) \end{bmatrix} \tag{6.35}$$

为信号 $x(n)$ 的自相关矩阵；

$$\boldsymbol{R}_{xs} = [R_{xs}(0) \quad R_{xs}(1) \quad \cdots \quad R_{xs}(N-1)]^{\mathrm{T}} \tag{6.36}$$

为信号 $x(n)$ 与待估计信号 $s(n)$ 的互相关矢量。

若满足自相关阵是非奇异的，则通过矩阵求逆有

$$\boldsymbol{H} = \boldsymbol{R}_{xx}^{-1}\boldsymbol{R}_{xs} \tag{6.37}$$

进一步，最小均方误差为

$$E[e^2(n)]_{\min} = R_{ss}(0) - \sum_{m=0}^{N-1} h_{\mathrm{opt}}(m)R_{xs}(m) \tag{6.38}$$

显然，若已知自相关函数 $R_{xx}(m)$ 和互相关函数 $R_{xs}(m)$，则由式（6.30）或式（6.33）所示的维纳—霍夫方程就可以求解出最优系统的单位脉冲响应 $h_{\mathrm{opt}}(n)$，从而在噪声中估计出有用信号 $\hat{s}(n)$，实现最优维纳滤波。另一方面，如果维纳—霍夫方程的阶数 N 较大时，计算量会非常大，并且式（6.33）会涉及矩阵求逆的运算，比较复杂。实际上，维纳—霍夫方程的求解，可以采用类似于 AR 模型参数估计的方法，如 Levinson-Durbin 算法来求解。

若信号和噪声满足互不相关的条件，即

$$R_{sv}(m) = R_{vs}(m) = 0 \tag{6.39}$$

则有

$$R_{xs}(m) = E[x(n)s(n+m)] = E[s(n)s(n+m) + v(n)s(n+m)] = R_{ss}(m)$$

$$\begin{aligned} R_{xx}(m) &= E[x(n)x(n+m)] \\ &= E[(s(n)+v(n))(s(n+m)+v(n+m))] \\ &= R_{ss}(m) + R_{vv}(m) \end{aligned} \tag{6.40}$$

这样，式（6.30）和式（6.38）变为

$$R_{ss}(l) = \sum_{m=0}^{N-1} h(m)[R_{ss}(l-m) + R_{vv}(l-m)], \quad l = 0,1,\cdots,N-1 \tag{6.41}$$

和

$$E[e^2(n)]_{\min} = R_{ss}(0) - \sum_{m=0}^{N-1} h_{\mathrm{opt}}(m)R_{ss}(m) \tag{6.42}$$

例 6.4　设广义平稳随机信号 $x(n)$ 由有用信号 $s(n)$ 和噪声 $v(n)$ 组成，且 $s(n)$ 与 $v(n)$ 统计独立，表示为 $x(n) = s(n) + v(n)$。已知 $s(n)$ 的自相关函数序列为 $R_{ss}(m) = 0.6^{|m|}$，$v(n)$ 是均值为 0 方差为 1 的白噪声。

① 设计一个 $N = 2$ 的维纳滤波器来估计有用信号 $s(n)$。

② 求该维纳滤波器的最小均方误差。

根据给定的已知条件，有 $R_{ss}(m) = 0.6^{|m|}$，$R_{vv}(m) = \delta(m)$。将已知条件代入维纳—霍夫方程式（6.30），有

$$\begin{cases} 2h(0) + 0.6h(1) = 1 \\ 0.6h(0) + 2h(1) = 0.6 \end{cases}$$

由此，$h(0)=0.451, h(1)=0.165$。

将 $h(0), h(1)$ 的值代入最小均方误差表达式（6.42），有

$$E[e^2(n)]_{\min}=R_{ss}(0)-\sum_{m=0}^{N-1}h_{\text{opt}}(m)R_{ss}(m)=1-h(0)-0.6h(1)=0.45$$

若已知 $x(n)$ 的值，则可以得到 $s(n)$ 的估计值。如果增加维纳滤波器的阶数，则可以改善系统的估计精度，减小均方误差。

2. 预白化求解法

预白化求解法是由波德（Bode）和香农（Shannon）提出的，该方法的关键是利用预白化滤波器将输入信号 $x(n)$ 转化为白噪声过程 $w(n)$，并进一步求解维纳—霍夫方程。

一般情况下，输入信号（观测信号）$x(n)$ 往往是非白色的，可以先将其通过一个白化滤波器 $H_W(e^{j\omega})$，然后再通过白噪声输入条件下的最优线性滤波器 $G(e^{j\omega})$。如图 6.2 所示，$w(n)$ 表示将 $x(n)$ 预白化后得到的白噪声。由此可见，只要得到了白化滤波器 $H_W(e^{j\omega})$，就可以实现预白化，并进一步确定对输入信号的最优估计。

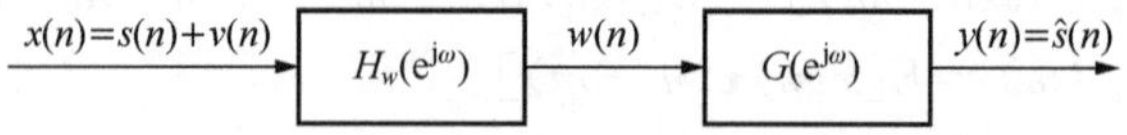

图 6.2　预白化及维纳滤波器示意图

由随机信号的参数建模方法可知，随机信号 $x(n)$ 一般可以看作白噪声 $w(n)$ 激励一个线性系统（AR、MA 和 ARMA 模型）所产生的响应。设该线性系统的 z 域系统函数为 $B(z)$，并分别设 $x(n)$ 和 $w(n)$ 的 z 变换为 $X(z)$ 和 $W(z)$。根据随机信号通过线性系统的原理，有

$$R_{xx}(z)=\sigma_w^2 B(z)B(z^{-1}) \tag{6.43}$$

其中，$R_{xx}(z)$ 表示随机信号 $x(n)$ 自功率谱密度函数的 z 域形式；$B(z)$ 和 $B(z^{-1})$ 分别对应 $R_{xx}(z)$ 中极点、零点在单位圆内和单位圆外的部分。

由于 $B(z)$ 的零点和极点均在单位圆内，是一个物理可实现的最小相位系统，$1/B(z)$ 也是一个物理可实现的最小相位系统。这样，可以把 $x(n)$ 作为系统的输入，$w(n)$ 作为系统的输出，从而实现输入信号 $x(n)$ 的预白化处理，即

$$W(z)=\frac{1}{B(z)}X(z) \tag{6.44}$$

系统函数 $1/B(z)$，实际上就是图 6.2 中的白化滤波器 $H_W(e^{j\omega})$，或写为

$$H_W(z)=\frac{1}{B(z)} \tag{6.45}$$

对照图 6.1，维纳滤波问题实质上是在最小均方误差准则下求解最优滤波器 $h_{\mathrm{opt}}(n)$ 的问题，现根据对 $x(n)$ 预白化的过程，将图 6.1 进一步细化，如图 6.3 所示。

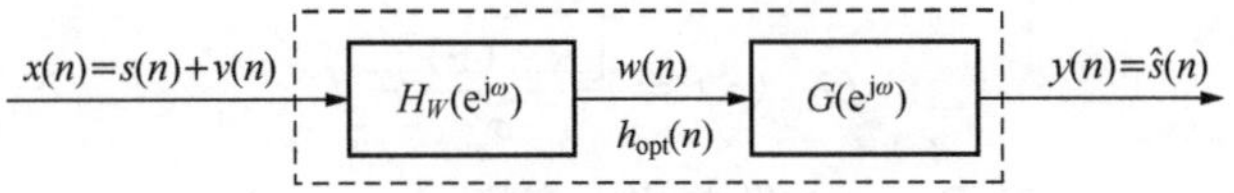

图 6.3　预白化维纳滤波法

图 6.3 中，虚线框中的部分与图 6.1 中的维纳滤波器相同，记为 $h_{\mathrm{opt}}(n)$，是白化滤波器 $H_W(\mathrm{e}^{\mathrm{j}\omega})$ 与最优线性滤波器 $G(\mathrm{e}^{\mathrm{j}\omega})$ 的级联。对 $h_{\mathrm{opt}}(n)$ 做 z 变换，有

$$H_{\mathrm{opt}}(z)=H_W(z)G(z)=\frac{G(z)}{B(z)} \tag{6.46}$$

可以看出，只要知道白化滤波器 $H_W(z)=1/B(z)$ 和最优线性滤波器 $G(z)$，就可以得到维纳滤波器的解。其中，$B(z)$ 可以通过已知观测信号 $x(n)$ 的自相关函数求得。$G(z)$ 的激励信号是白噪声，可以按照以下方法求解。

由图 6.3，有

$$y(n)=\hat{s}(n)=\sum_{m=0}^{+\infty}g(m)w(n-m) \tag{6.47}$$

均方误差为

$$\begin{aligned}E[e^2(n)]&=E\Big[\Big(s(n)-\sum_{m=0}^{+\infty}g(m)w(n-m)\Big)^2\Big]\\&=E\Big[s^2(n)-2s(n)\sum_{m=0}^{+\infty}g(m)w(n-m)\\&\quad+\sum_{m=0}^{+\infty}\sum_{r=0}^{+\infty}g(m)w(n-m)g(r)w(n-r)\Big]\\&=R_{ss}(0)-2\sum_{m=0}^{+\infty}g(m)R_{ws}(m)+\sum_{m=0}^{+\infty}g(m)\Big[\sum_{r=0}^{+\infty}g(r)R_{ww}(m-r)\Big]\end{aligned} \tag{6.48}$$

其中，$g(n)$ 表示 $G(z)$ 的单位脉冲响应。

将 $R_{ww}(m)=\sigma_w^2\delta(m)$ 代入上式，并进行整理，有

$$\begin{aligned}E[e^2(n)]&=R_{ss}(0)-2\sum_{m=0}^{+\infty}g(m)R_{ws}(m)+\sigma_w^2\sum_{m=0}^{+\infty}g^2(m)\\&=R_{ss}(0)+\sum_{m=0}^{+\infty}\Big[\sigma_w g(m)-\frac{R_{ws}(m)}{\sigma_w}\Big]^2-\frac{1}{\sigma_w^2}\sum_{m=0}^{+\infty}R_{ws}^2(m)\end{aligned} \tag{6.49}$$

使均方误差 $E[e^2(n)]$ 最小，等价于使式（6.49）的中间一项最小，令 $\sigma_w g(m)-\dfrac{R_{ws}(m)}{\sigma_w}=0$，有

$$g_{\text{opt}}(m)=\frac{R_{ws}(m)}{\sigma_w^2},\quad m\geqslant 0 \tag{6.50}$$

需要注意的是 $g_{\text{opt}}(m)$ 是因果的。对上式做单边 z 变换，有

$$G_{\text{opt}}(z)=\frac{[R_{ws}(z)]_+}{\sigma_w^2} \tag{6.51}$$

其中，$[R_{ws}(z)]_+$ 表示对 $R_{ws}(m)$ 做单边 z 变换。

维纳—霍夫方程的系统函数可以表示为

$$H_{\text{opt}}(z)=\frac{G_{\text{opt}}(z)}{B(z)}=\frac{[R_{ws}(z)]_+}{\sigma_w^2 B(z)} \tag{6.52}$$

由于观测信号 $x(n)$ 与有用信号 $s(n)$ 之间的互相关函数可以表示为

$$\begin{aligned}R_{xs}(m)&=E[x(n)s(n+m)]=E\Big[\sum_{k=-\infty}^{+\infty}b(k)w(n-k)s(n+m)\Big]\\&=\sum_{k=-\infty}^{+\infty}b(k)R_{ws}(m+k)=R_{ws}(m)*b(-m)\end{aligned} \tag{6.53}$$

其中，$b(n)$ 为 $B(z)$ 的单位脉冲响应。

进行 z 变换，有

$$R_{xs}(z)=R_{ws}(z)B(z^{-1}) \tag{6.54}$$

这样，式（6.52）所示的维纳滤波器可以进一步写为

$$H_{\text{opt}}(z)=\frac{G_{\text{opt}}(z)}{B(z)}=\frac{[R_{ws}(z)]_+}{\sigma_w^2 B(z)}=\frac{[R_{xs}(z)/B(z^{-1})]_+}{\sigma_w^2 B(z)} \tag{6.55}$$

因果维纳滤波器的最小均方误差为

$$E[e^2(n)]_{\min}=R_{ss}(0)-\frac{1}{\sigma_w^2}\sum_{m=0}^{+\infty}R_{ws}^2(m) \tag{6.56}$$

利用帕色伐尔（Parseval）定理，可以得到 z 域表示的最小均方误差，即

$$E[e^2(n)]_{\min}=\frac{1}{2\pi j}\oint_c[R_{ss}(z)-H_{\text{opt}}(z)R_{xs}(z^{-1})]\frac{\mathrm{d}z}{z} \tag{6.57}$$

式中的围线积分可以取单位圆。

由此，我们可以总结白化法求解维纳—霍夫方程的步骤如下：

步骤 1，对观测信号 $x(n)$ 的自相关函数 $R_{xx}(m)$ 求 z 变换，得到 $R_{xx}(z)$。

步骤 2，利用式（6.43）$R_{xx}(z)=\sigma_w^2 B(z)B(z^{-1})$ 找到最小相位系统 $B(z)$。

步骤 3，利用均方误差最小原则，求解因果系统 $G_{\text{opt}}(z)$，得到 $H_{\text{opt}}(z)=\dfrac{G_{\text{opt}}(z)}{B(z)}=\dfrac{[R_{ws}(z)]_+}{\sigma_w^2 B(z)}$。

步骤 4，根据式（6.55）$H_{\text{opt}}(z)=\dfrac{G_{\text{opt}}(z)}{B(z)}=\dfrac{[R_{ws}(z)]_+}{\sigma_w^2 B(z)}=\dfrac{[R_{xs}(z)/B(z^{-1})]_+}{\sigma_w^2 B(z)}$，即可得到维纳—霍夫方程的系统函数 $H_{\text{opt}}(z)$，经过逆 z 变换可以得到维纳滤波器的最优单位脉冲响应 $h_{\text{opt}}(n)$。

例 6.5　已知线性时不变系统的输入信号为 $x(n)=s(n)+v(n)$，其中 $s(n)$ 的自相关序列为 $R_{ss}(m)=0.8^{|m|}$，$v(n)$ 是均值为 0 方差为 1 的白噪声，且 $s(n)$ 与 $v(n)$ 统计独立。试设计一个因果维纳滤波器来估计 $s(n)$，并求出最小均方误差。

由题意知：$R_{ss}(m)=0.8^{|m|}$，$R_{vv}(m)=\delta(m)$，$R_{sv}(m)=0$，$R_{xs}(m)=R_{ss}(m)$。

步骤 1，由 $R_{xx}(m)$ 求 $R_{xx}(z)$。

由于 $R_{xx}(m)=R_{ss}(m)+R_{vv}(m)$，对其做 z 变换，有

$$
\begin{aligned}
R_{xx}(z)&=R_{ss}(z)+R_{vv}(z)\\
&=\frac{0.36}{(1-0.8z^{-1})(1-0.8z)}+1\\
&=1.6\times\frac{(1-0.5z^{-1})(1-0.5z)}{(1-0.8z^{-1})(1-0.8z)},\quad 0.8<|z|<1.25
\end{aligned}
$$

步骤 2，利用式（6.43）求最小相位系统 $B(z)$ 和白噪声方差。

由于 $R_{xx}(z)=\sigma_w^2 B(z)B(z^{-1})$，根据零点和极点的分布，容易得到最小相位系统 $B(z)$ 和白噪声的方差为

$$
B(z)=\frac{1-0.5z^{-1}}{1-0.8z^{-1}},\ |z|>0.8;
$$

$$
B(z^{-1})=\frac{1-0.5z}{1-0.8z},\quad |z|<1.25;\quad \sigma_w^2=1.6。
$$

步骤 3，根据均方误差最小原则，求解因果系统 $G_{\text{opt}}(z)$，并求得 $H_{\text{opt}}(z)$。

由式（6.55），有

$$
H_{\text{opt}}(z)=\frac{[R_{xs}(z)/B(z^{-1})]_+}{\sigma_w^2 B(z)}=\frac{1-0.8z^{-1}}{1.6\times(1-0.5z^{-1})}\left[\frac{0.36}{(1-0.8z^{-1})(1-0.5z)}\right]_+
$$

其中，方括号中部分的收敛域为 $0.8<|z|<2$。

对其求 z 逆变换，有

$$
Z^{-1}\left[\frac{0.36}{(1-0.8z^{-1})(1-0.5z)}\right]=0.6\times(0.8)^n u(n)+0.6\times 2^n u(-n-1)
$$

其中，$u(n)$ 为单位阶跃信号。

取其因果部分，即第一项，所对应的单边 z 变换为

$$
\left[\frac{0.36}{(1-0.8z^{-1})(1-0.5z)}\right]_+=0.6\times\frac{1}{1-0.8z^{-1}}
$$

这样，有

$$H_{\text{opt}}(z)=\frac{[R_{xs}(z)/B(z^{-1})]_+}{\sigma_w^2 B(z)}=\frac{1-0.8z^{-1}}{1.6\times(1-0.5z^{-1})}\left[\frac{0.6}{1-0.8z^{-1}}\right]=\frac{3/8}{1-0.5z^{-1}}$$

$$h_{\text{opt}}(n)=0.375\times(0.5)^n,\quad n\geqslant 0$$

步骤 4，根据式（6.56）求取最小均方误差。

由 $E[e^2(n)]_{\min}=R_{ss}(0)-\frac{1}{\sigma_w^2}\sum_{m=0}^{+\infty}R_{ws}^2(m)$ 可以求出最小均方误差为

$$E[e^2(n)]_{\min}=0.375$$

6.4 维纳预测器

与维纳滤波器类似，维纳预测器也是一种最小均方意义上的估计器，它是用过去的观测值 $x(n-1),x(n-2),\cdots$ 来估计信号的当前值和未来值 $y(n)=\hat{s}(n+N),N\geqslant 0$。

6.4.1 因果维纳预测器

图 6.4 给出维纳预测器的模型，其中 $y_d(n)$ 和 $y(n)$ 分别表示系统期望的输出和实际的输出，即估计值。

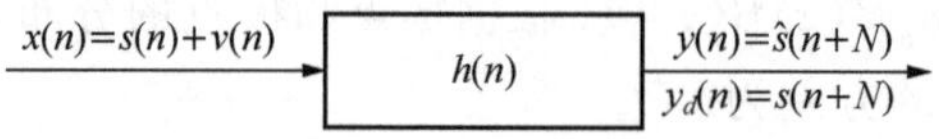

图 6.4 维纳预测器模型

对于图 6.4 所示的模型，假定 $h(n)$ 为因果系统，则有

$$y(n)=\hat{s}(n+N)=\sum_{m=0}^{+\infty}h(m)x(n-m)\tag{6.58}$$

均方误差为

$$E[e^2(n)]=E\left[(\hat{s}(n+N)-\sum_{m=0}^{+\infty}h(m)x(n-m))^2\right]\tag{6.59}$$

采用与维纳滤波器相同的方法将上式对 $h(m)$ 求导数，并令导数为 0，经整理有

$$R_{xx}(M+l)=\sum_{m=0}^{+\infty}h(m)R_{xx}(l-m),\quad l\geqslant 0\tag{6.60}$$

由于 $y_d(n)=s(n+N)$，则

$$R_{xy_d}(m)=E[x(n)s(n+m+N)]=R_{xs}(m+N)$$

做 z 变换，有

$$R_{xy_d}(z)=z^N R_{xs}(z),\quad R_{xy_d}(z^{-1})=z^{-N}R_{xs}(z^{-1})\tag{6.61}$$

由于维纳滤波器的期望输出 $y_d(n)=s(n)$ 对应于维纳预测器的期望输出 $y_d(n)=s(n+N)$，参考维纳滤波器的结果，可以得到维纳预测器的系统函

数为

$$H_{\mathrm{opt}}(z)=\frac{[R_{xy_d}(z)/B(z^{-1})]_+}{\sigma_w^2 B(z)}=\frac{[z^N R_{xs}(z)/B(z^{-1})]_+}{\sigma_w^2 B(z)} \tag{6.62}$$

最小均方误差为

$$E[e^2(n+N)]_{\min}=R_{ss}(0)-\frac{1}{\sigma_w^2}\sum_{m=0}^{+\infty}R_{wy_d}^2(m) \tag{6.63}$$

或经帕色伐尔定理，表示为 z 域的形式，即

$$E[e^2(n+N)]_{\min}=\frac{1}{2\pi j}\oint_c[R_{ss}(z)-H_{\mathrm{opt}}(z)z^{-N}R_{xs}(z^{-1})]\frac{\mathrm{d}z}{z} \tag{6.64}$$

例 6.6　已知观测数据 $x(n)=s(n)+v(n)$，其中 $s(n)$ 的自相关序列为 $R_{ss}(m)=0.8^{|m|}$，$v(n)$ 是均值为 0 方差为 1 的白噪声，且 $s(n)$ 与 $v(n)$ 统计独立。试设计一个因果维纳预测器来估计 $s(n+N)$，并求出最小均方误差。

由题意知，$R_{ss}(m)=0.8^{|m|}$，$R_{vv}(m)=\delta(m)$，$R_{sv}(m)=0$，$R_{xs}(m)=R_{ss}(m)$。

由于 $R_{xx}(m)=R_{ss}(m)+R_{vv}(m)$，对其做 z 变换，有

$$\begin{aligned}R_{xx}(z)&=R_{ss}(z)+R_{vv}(z)\\&=\frac{0.36}{(1-0.8z^{-1})(1-0.8z)}+1\\&=1.6\times\frac{(1-0.5z^{-1})(1-0.5z)}{(1-0.8z^{-1})(1-0.8z)},\quad 0.8<|z|<1.25\end{aligned}$$

由于 $R_{xx}(z)=\sigma_w^2B(z)B(z^{-1})$，根据零点和极点的分布，容易得到最小相位系统 $B(z)$ 和白噪声的方差为

$$B(z)=\frac{1-0.5z^{-1}}{1-0.8z^{-1}},\quad |z|>0.8$$

$$B(z^{-1})=\frac{1-0.5z}{1-0.8z},\quad |z|<1.25,\quad \sigma_w^2=1.6$$

由式 (6.48)，当 $N=1$ 时，有

$$H_{\mathrm{opt}}(z)=\frac{[zR_{xs}(z)/B(z^{-1})]_+}{\sigma_w^2B(z)}=\frac{1-0.8z^{-1}}{1.6\times(1-0.5z^{-1})}\left[\frac{0.36z}{(1-0.8z^{-1})(1-0.5z)}\right]_+$$

其中，方括号中部分的收敛域为 $0.8<|z|<2$。

对这一部分求逆 z 变换，有

$$Z^{-1}\left[\frac{0.36z}{(1-0.8z^{-1})(1-0.5z)}\right]=0.48\times(0.8)^n u(n)+1.2\times 2^n u(-n-1)$$

其中，$u(n)$ 为单位阶跃信号。

取其因果部分，即等式右边的第一项，所对应的单边 z 变换为

$$\left[\frac{0.36z}{(1-0.8z^{-1})(1-0.5z)}\right]_+=0.48\times\frac{1}{1-0.8z^{-1}}$$

这样，有

$$H_{\mathrm{opt}}(z)=\frac{[zR_{xs}(z)/B(z^{-1})]_+}{\sigma_w^2B(z)}=\frac{1-0.8z^{-1}}{1.6\times(1-0.5z^{-1})}\left(\frac{0.48}{1-0.8z^{-1}}\right)=\frac{0.3}{1-0.5z^{-1}}$$

$$h_{\mathrm{opt}}(n)=0.3\times(0.5)^n,\quad n\geqslant 0$$

写成差分方程的形式，有

$$s(n+1)=0.3x(n)+0.5s(n)$$

最小均方误差为

$$E[e^2(n+1)]_{\min}=\frac{1}{2\pi j}\oint_c[R_{ss}(z)-H_{\mathrm{opt}}(z)z^{-1}R_{xs}(z^{-1})]\frac{\mathrm{d}z}{z}$$

$$=\frac{1}{2\pi j}\oint_c\left[\frac{0.36}{(z-0.5)(1-0.8z)}\right]\mathrm{d}z=0.6$$

6.4.2 N 步纯预测器

所谓 N 步纯预测器，是指当观测信号中不存在噪声，即 $x(n)=s(n)$ 情况下对 $s(n+N)$ 的预测。考虑采用预白化法求解维纳系统，由于 $R_{xx}(z)=\sigma_w^2B(z)B(z^{-1})$，则有

$$R_{xx}(z)=R_{ss}(z)=R_{xs}(z)=\sigma_w^2B(z)B(z^{-1})\tag{6.65}$$

代入式（6.63）和式（6.64），有

$$H_{\mathrm{opt}}(z)=\frac{[z^NR_{xs}(z)/B(z^{-1})]_+}{\sigma_w^2B(z)}=\frac{[z^N\sigma_w^2B(z)B(z^{-1})/B(z^{-1})]_+}{\sigma_w^2B(z)}=\frac{[z^NB(z)]_+}{B(z)}\tag{6.66}$$

$$\begin{aligned}E[e^2(n+N)]_{\min}&=\frac{1}{2\pi j}\oint_c[R_{ss}(z)-H_{\mathrm{opt}}(z)z^{-N}R_{xs}(z^{-1})]\frac{\mathrm{d}z}{z}\\&=\frac{\sigma_w^2}{2\pi j}\oint_c\{B(z)B(z^{-1})-[z^NB(z)]_+z^{-N}B(z^{-1})\}\frac{\mathrm{d}z}{z}\end{aligned}\tag{6.67}$$

若 $B(z)$ 对应的单位脉冲响应 $b(n)$ 为实序列，则利用帕色伐尔定理，可以进一步化简最小均方误差，即

$$E[e^2(n+N)]_{\min}=\sigma_w^2\left[\sum_{n=-\infty}^{+\infty}b^2(n)-\sum_{n=-\infty}^{+\infty}b(n+N)u(n)b(n+N)\right]$$

又由于 $B(z)$ 是最小相位的，必为因果的，可进一步化简为

$$E[e^2(n+N)]_{\min}=\sigma_w^2\left[\sum_{n=0}^{+\infty}b^2(n)-\sum_{n=0}^{+\infty}b^2(n+N)\right]=\sigma_w^2\sum_{n=0}^{N-1}b^2(n)\tag{6.68}$$

该式表明最小均方误差随预测步数 N 的增加而增加，即预测距离越远，预测误差越大。

6.4.3　一步线性维纳预测器

通常，预测问题需要根据过去的 p 个观测值来预测当前值或未来值，对于一步预测来说，可以得到线性预测式为

$$\hat{x}(n)=\sum_{m=1}^{p}h(m)x(n-m) \tag{6.69}$$

进一步，可写为类似于 AR 模型的形式，即

$$\hat{x}(n)=-\sum_{m=1}^{p}a_{m,p}x(n-m) \tag{6.70}$$

其中，$a_{m,p}=-h(m)$ 表示 p 阶 AR 模型参数的第 m 个系数。

采用 AR 模型参数求解的方法，可以得到一组 Yule-Walker 方程为

$$R_{xx}(l)+\sum_{m=1}^{p}a_{m,p}R_{xx}(l-m)=0,\quad l=1,2,\cdots,p \tag{6.71}$$

进一步，可以得到最小预测均方误差为

$$E[e^2(n)]_{\min}=R_{xx}(0)+\sum_{m=1}^{p}a_{m,p}R_{xx}(m) \tag{6.72}$$

例 6.7　纯信号线性预测问题：已知 $x(n)=s(n),R_{ss}(m)=0.8^{|m|}$，试设计一个一步线性预测器，并求最小均方误差。

由已知条件，有 $R_{xx}(m)=R_{ss}(m)=0.8^{|m|}$，且 $R_{xx}(0)=0,R_{xx}(\pm1)=0.8,R_{xx}(\pm2)=0.64$。

利用式（6.71），有

$$\begin{cases}0.8+a_{1,p}+0.8a_{2,p}=0\\0.64+0.8a_{1,p}+a_{2,p}=0\end{cases}$$

由此，$a_{1,p}=-0.8,a_{2,p}=0$，即 $\hat{x}(n)=0.8x(n-1)$。

最小均方误差为

$$E[e^2(n)]_{\min}=R_{xx}(0)+\sum_{m=1}^{p}a_{m,p}R_{xx}(m)=1-0.64=0.36$$

6.5　维纳滤波器在医学信号处理中的应用

6.5.1　维纳滤波器提取诱发电位

诱发电位的提取是维纳滤波在生物医学信号处理中的典型应用之一。在人的头皮表面，可以记录到两种脑电活动，即自发脑电图（electroencephalogram，EEG）和与一定刺激相关的脑诱发电位（evoked potentials，EP）。诱发电位的幅度要显著小于自发脑电，即诱发电位是淹没在自发脑电中的。目前，脑诱发电

位分析方法还很不成熟，得到广泛应用的仍然是叠加平均技术，其主要问题是需要的刺激次数过多，一般需要几百甚至上千组数据样本才可能得到诱发电位的累加平均波形。在叠加平均的过程中，忽略了各次刺激所产生诱发电位的差异，把每次诱发电位看成具有完全相同的潜伏期和波幅。这样，叠加后的诱发电位可能在潜伏期和波幅上出现偏差。Walter 于 1969 年提出采用维纳滤波来提取诱发电位，其主要判据是使估计信号值与理想信号值之间的均方误差最小。但是，维纳滤波只适合处理平稳信号，之后 Nogawa、Doyle、Hartwell 和 Erwin 等进行了这方面的研究与改进。

图 6.5 给出了一例诱发电位提取的结果波形。图中的虚线表示叠加平均后的诱发电位信号，点划线表示维纳滤波后的信号，实线表示仿真估计的信号。经过计算，可知叠加平均方法的均方误差为 0.157，而维纳滤波的均方误差 0.119。显然，维纳滤波提取诱发电位引起的误差比叠加平均方法小。

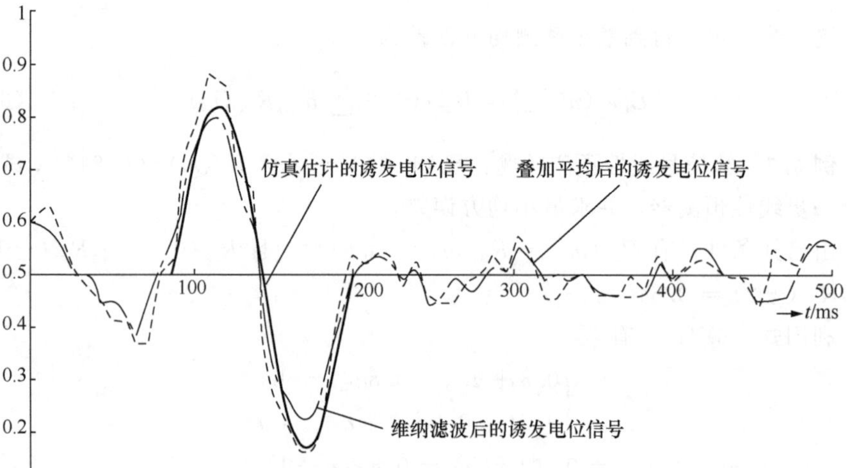

图 6.5　诱发电位提取的结果

6.5.2　维纳滤波器提取诱发电位信号的另一个例子

分别采用维纳滤波器和平均滤波器对 34 例视觉诱发电位信号进行滤波处理，如图 6.6 所示。

显然，维纳滤波的结果要优于 100 次平均滤波的结果，噪声的影响减弱了许多。

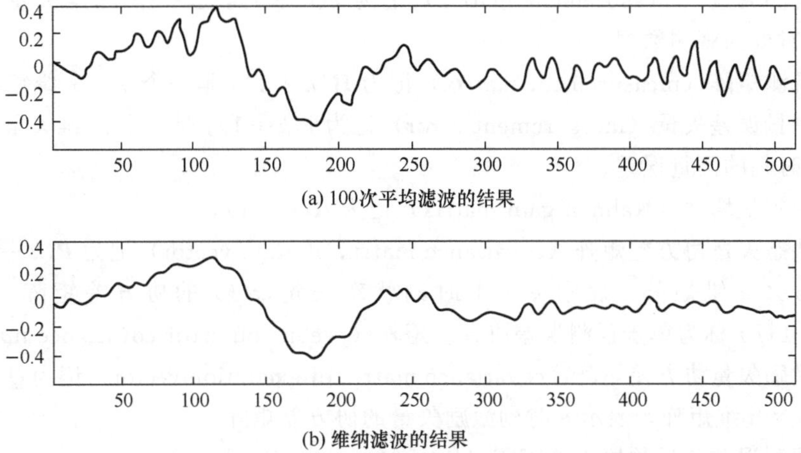

(a) 100次平均滤波的结果

(b) 维纳滤波的结果

图 6.6　维纳滤波与平均滤波提取诱发电位的比较

6.6　卡尔曼滤波器简介

6.6.1　卡尔曼滤波器的基本原理

维纳滤波器解决了基于最小均方误差准则的最优线性滤波问题，但还是存在一定的局限性。例如，这种滤波器要求输入信号是平稳的，并且由于这种最优滤波器是由多种相关函数，或功率谱密度函数决定的，所以从本质上说是一种频域方法。如果观测数据是矢量过程的话，谱分解问题是很难处理的，有时甚至无法进行求解。

卡尔曼滤波器（Kalman filter）可以被认为是维纳滤波器的推广。它不仅可以适用于平稳过程，而且可以适用于非平稳过程；不仅可以用于线性滤波问题，还可以用于非线性控制问题，甚至可以用于多输入—多输出系统。卡尔曼滤波器的基本特点是在时域内分析，并且应用状态空间分析方法。由于卡尔曼滤波器具有广泛的适用性和许多优良的性能，因此在雷达、目标定位与跟踪、噪声抑制和信号估计等领域得到广泛的应用。

在介绍卡尔曼滤波器的基本原理之前，先定义几个重要的量：

状态矢量（state vector）记为 $\boldsymbol{x}(k)$，是一个 n 维的矢量。

激励矢量（excitation vector）记为 $\boldsymbol{w}(k)$，一般为 p 维高斯白噪声矢量。

状态转移矩阵（state transition matrix）记为 $\boldsymbol{\Phi}(k+1,k)$，表示从时刻 k 到时刻 $k+1$ 的状态转移，为一个 $n\times n$ 维矩阵。

激励转移矩阵（excitation transition matrix）记为 $\boldsymbol{\Gamma}(k+1,k)$，表示从时刻 k 到时刻 $k+1$ 的激励转移，为一个 $n\times p$ 维矩阵。

观测矢量（measurement matrix）记为 $\boldsymbol{z}(k+1)$，是一个 m 维矢量，表示 $k+1$ 时刻的观测数据。

观测矩阵（measurement matrix）记为 $\boldsymbol{H}(k+1)$，是一个 $m\times n$ 维矩阵。

测量误差矢量（measurement error）记为 $\boldsymbol{v}(k+1)$，是一个 m 维矢量，表示 $k+1$ 时刻的测量误差。

卡尔曼增益（Kalman gain matrix）记为 $\boldsymbol{K}(k+1)$。

状态矢量协方差矩阵（covariance matrix of state vector）记为 $\boldsymbol{P}(k+1)$，是一个 $n\times n$ 维矩阵，表示 $k+1$ 时刻状态矢量 $\boldsymbol{x}(k)$ 的协方差矩阵。其中，$\boldsymbol{P}(k+1|k)$ 称为单步预测误差协方差矩阵（prediction error covariance matrix）。

激励矢量协方差矩阵（covariance matrix of excitation vector）记为 $\boldsymbol{Q}(k)$，是一个 $n\times n$ 维矩阵，表示 k 时刻激励矢量的协方差矩阵。

观测误差矢量的协方差矩阵（covariance matrix of measurement error）记为 $\boldsymbol{R}(k+1)$，是一个 $m\times m$ 维矩阵，表示 $k+1$ 时刻观测误差矢量的协方差矩阵。

初始条件（initial condition）记为 $\boldsymbol{x}(0)$，其均值和协方差矩阵分别记为 $\bar{x}(0)$ 和 $\boldsymbol{P}(0)$。

卡尔曼滤波器的状态方程和观测方程分别为

$$\boldsymbol{x}(k+1)=\boldsymbol{\Phi}(k+1,k)\boldsymbol{x}(k)+\boldsymbol{\Gamma}(k+1,k)\boldsymbol{w}(k),\quad k=0,1,\cdots \tag{6.73}$$

$$\boldsymbol{z}(k+1)=\boldsymbol{H}(k+1)\boldsymbol{x}(k+1)+\boldsymbol{v}(k+1),\quad k=0,1,\cdots \tag{6.74}$$

其中，激励矢量和测量误差矢量均假设为高斯白噪声。

在给定时刻 $1,2,\cdots,j$ 观测矢量 $\boldsymbol{z}(1),\boldsymbol{z}(2),\cdots,\boldsymbol{z}(j)$ 的条件下，考虑由这些观测值估计状态矢量 $\boldsymbol{x}(k)$。设用 $\hat{\boldsymbol{x}}(k|j)$ 代表给定 $\boldsymbol{z}(1),\boldsymbol{z}(2),\cdots,\boldsymbol{z}(j)$ 时对 $\boldsymbol{x}(k)$ 的估计，则有

$$\hat{\boldsymbol{x}}(k|j)=g[\boldsymbol{z}(1),\boldsymbol{z}(2),\cdots,\boldsymbol{z}(j)] \tag{6.75}$$

根据时刻 k 和 j 的相对关系，可以把上述估计问题分为三个主要类型，即若 $k>j$，则为预测问题；若 $k=j$，则为滤波问题；若 $k<j$，则为平滑或者插值问题。

线性离散时间系统状态方程和输出方程的结构如图 6.7 所示。

由式（6.73），可以从 k 时刻的状态 $\boldsymbol{x}(k)$ 递推出 $k+1$ 时刻的状态 $\boldsymbol{x}(k+1)$。实际上，经过递推，任意时刻 k 的系统状态 $\boldsymbol{x}(k)$ 均可以写为系统的初始状态、状态转移矩阵、激励矢量和激励转移矩阵构成的形式，即

$$\boldsymbol{x}(k)=\boldsymbol{\Phi}(k,0)\boldsymbol{x}(0)+\sum_{i=1}^{k}\boldsymbol{\Phi}(k,i)\boldsymbol{\Gamma}(i,i-1)\boldsymbol{w}(i-1),\quad k=1,2,\cdots \tag{6.76}$$

在假定 $\boldsymbol{\Phi}(k+1,k)$ 和 $\boldsymbol{\Gamma}(k+1,k)$ 为确定性的条件下，利用式（6.73）和式（6.76），可以得到状态矢量 $\boldsymbol{x}(k+1)$ 的协方差矩阵为

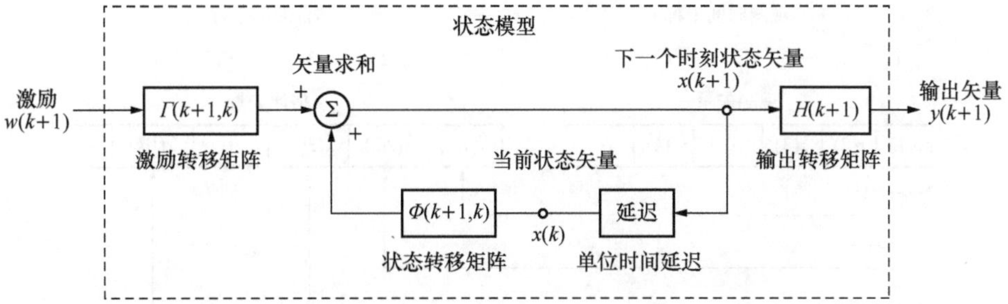

图 6.7　线性离散时间系统状态方程和输出方程结构图

$$\boldsymbol{P}(k+1|k)=\boldsymbol{\Phi}(k+1,k)\boldsymbol{P}(k|k)\boldsymbol{\Phi}^{\mathrm{T}}(k+1,k)+\boldsymbol{\Gamma}(k+1,k)\boldsymbol{Q}(k)\boldsymbol{\Gamma}^{\mathrm{T}}(k+1,k) \tag{6.77}$$

其中，$\boldsymbol{Q}(k)$ 为激励矢量的协方差矩阵，假设已知；初始条件 $\boldsymbol{P}(0|0)=\boldsymbol{P}(0),k=0,1,\cdots$ 也认为是已知的。

将系统当前时刻状态的预测结果与状态的测量值相结合，可以得到对系统状态的最优估计值，即

$$\begin{aligned}\hat{\boldsymbol{x}}(k+1|k+1)=&\boldsymbol{\Phi}(k+1,k)\hat{\boldsymbol{x}}(k|k)\\&+\boldsymbol{K}(k+1)[\boldsymbol{z}(k+1)-\boldsymbol{H}(k+1)\boldsymbol{\Phi}(k+1,k)\hat{\boldsymbol{x}}(k|k)]\end{aligned} \tag{6.78}$$

其中，$\hat{\boldsymbol{x}}(0|0)=\boldsymbol{0},k\geqslant 0$；卡尔曼增益为

$$\boldsymbol{K}(k+1)=\boldsymbol{P}(k+1|k)\boldsymbol{H}^{\mathrm{T}}(k+1)[\boldsymbol{H}(k+1)\boldsymbol{P}(k+1|k)\boldsymbol{H}^{\mathrm{T}}(k+1)+\boldsymbol{R}(k+1)]^{-1},\quad k=0,1,\cdots \tag{6.79}$$

式中，$\boldsymbol{R}(k+1)$ 为测量误差的协方差矩阵。

实际上，式 (6.78) 已经给出了 $k+1$ 时刻系统状态的最优估计值，但是为了使卡尔曼滤波器能够不断运行下去，直到过程结束，我们还需要继续对其协方差矩阵进行更新，即

$$\boldsymbol{P}(k+1|k+1)=[\boldsymbol{I}-\boldsymbol{K}(k+1)\boldsymbol{H}(k+1)]\boldsymbol{P}(k+1|k),\quad k=0,1,\cdots \tag{6.80}$$

其中，$\boldsymbol{I}$ 为单位矩阵。

这样，卡尔曼滤波器就可以自回归地运行下去。在卡尔曼滤波器中，状态矢量 $\boldsymbol{x}(k)$ 是观测数据 $\boldsymbol{z}(k)$ 的函数。在给出观测值 $\boldsymbol{z}(1),\boldsymbol{z}(2),\cdots,\boldsymbol{z}(k)$ 之后，用 $\hat{\boldsymbol{x}}(k|k)$ 表示时刻 k 的状态估计。作为观测值的函数，卡尔曼滤波器对时刻 k 的状态进行连续不断的估计。如图 6.8 所示。

图 6.9 给出了由式 (6.78) 决定的卡尔曼滤波估计的结构框图。

如果将式 (6.78) 中的 $\hat{\boldsymbol{x}}(k|k)$ 项进行合并，则可以得到卡尔曼滤波器的另一种形式，即

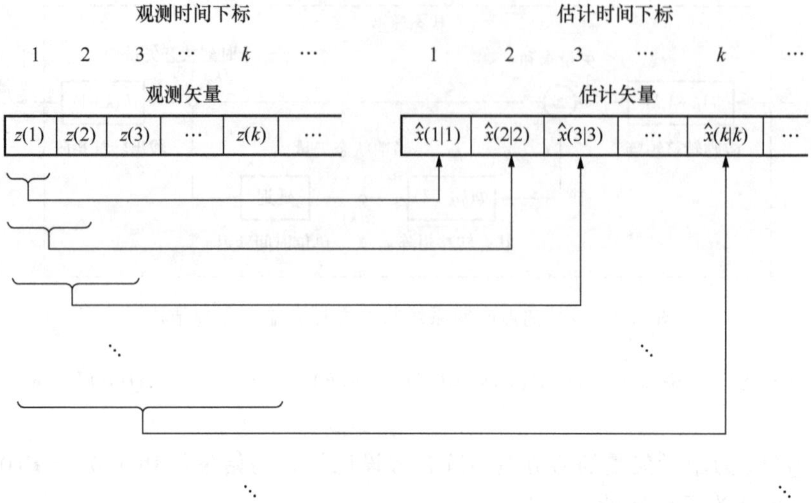

图 6.8　离散卡尔曼滤波的时序示意图

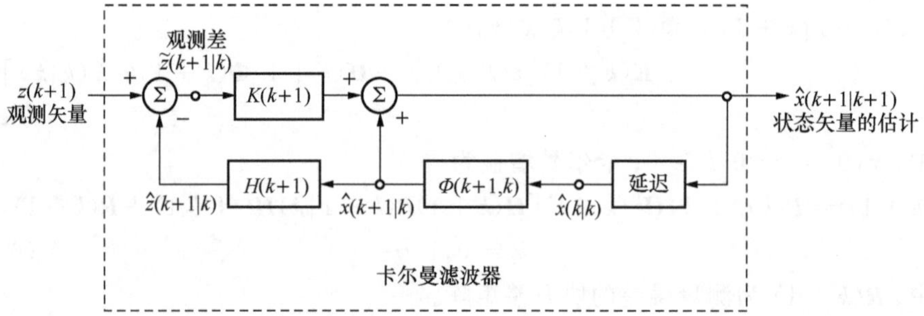

图 6.9　由观测数据得到的卡尔曼滤波估计结构框图

$$
\begin{aligned}
&\hat{\boldsymbol{x}}(k+1|k+1)\\
&=[\boldsymbol{\Phi}(k+1,k)-\boldsymbol{K}(k+1)\boldsymbol{H}(k+1)\boldsymbol{\Phi}(k+1,k)]\hat{\boldsymbol{x}}(k|k)\\
&\quad+\boldsymbol{K}(k+1)\boldsymbol{z}(k+1),\quad k\geqslant 0
\end{aligned}
\tag{6.81}
$$

与式（6.78）一样，上式的初始条件可选为 $\hat{\boldsymbol{x}}(0|0)=\boldsymbol{0}$。这种卡尔曼滤波器的结构如图 6.10 所示。

6.6.2　卡尔曼滤波器的分析

从式（6.78）可以看到，由 $k+1$ 个观测值所得到的时刻 $k+1$ 的滤波估计是用 k 个观测值得到的 k 时刻最优估计的函数，在 $k+1$ 时刻新的观测值如图 6.11 所示。观测误差 $\tilde{\boldsymbol{z}}(k+1|k)$ 定义为

$$
\tilde{\boldsymbol{z}}(k+1|k)=\boldsymbol{z}(k+1)-\hat{\boldsymbol{z}}(k+1|k)
\tag{6.82}
$$

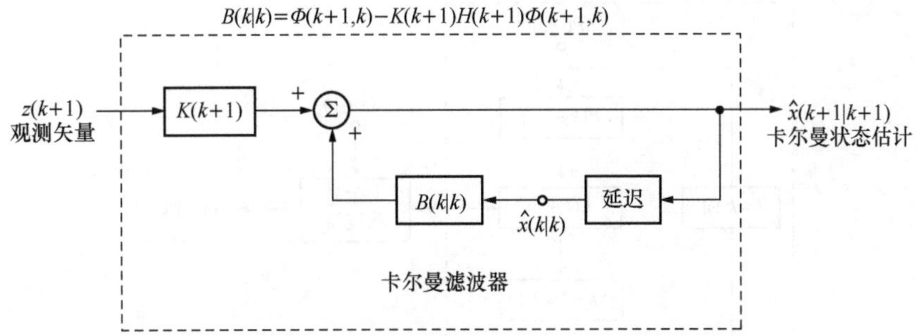

图 6.10　卡尔曼滤波器的另一种矢量形式

图 6.11 中的滤波方程部分表明了卡尔曼滤波器作为一个预测－修正器是如何工作的。首先，要预测出新的状态（单步预测），然后通过加一项卡尔曼增益与观测误差的乘积来进行修正。观测误差是新的观测值与单步预测值的差值。如果它们相同，则残差为零，不需要进行修正。

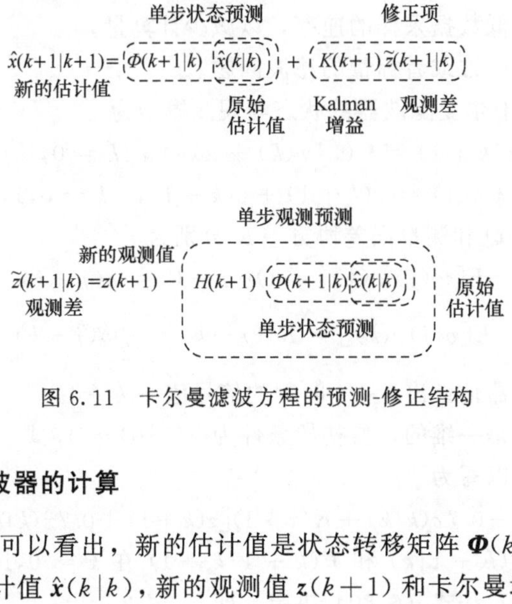

图 6.11　卡尔曼滤波方程的预测-修正结构

6.6.3　卡尔曼滤波器的计算

由式（6.78）可以看出，新的估计值是状态转移矩阵 $\boldsymbol{\Phi}(k+1|k)$，观测矩阵 $\boldsymbol{H}(k+1)$，旧的估计值 $\hat{\boldsymbol{x}}(k|k)$，新的观测值 $\boldsymbol{z}(k+1)$ 和卡尔曼增益 $\boldsymbol{K}(k+1)$ 的函数。这些量中只有卡尔曼增益需要计算。卡尔曼增益矩阵（在不同时刻可能是不同的）是由式（6.77）、式（6.79）和式（6.80）决定的，即对 $\boldsymbol{P}(k+1|k)$，$\boldsymbol{K}(k+1)$ 和 $\boldsymbol{P}(k+1|k+1)$ 进行递归计算得到的。如图 6.12 所示。需要注意的是，$\boldsymbol{P}(k+1|k)$，$\boldsymbol{K}(k+1)$ 和 $\boldsymbol{P}(k+1|k+1)$ 必须按照图中的顺序进行计算。

可以看出，$\boldsymbol{P}(k+1|k)$，$\boldsymbol{K}(k+1)$ 和 $\boldsymbol{P}(k+1|k+1)$ 是不依赖于观测值和估计值的。因此，这些量可以在需要之前进行“离线”计算，也可以在观测值到来时

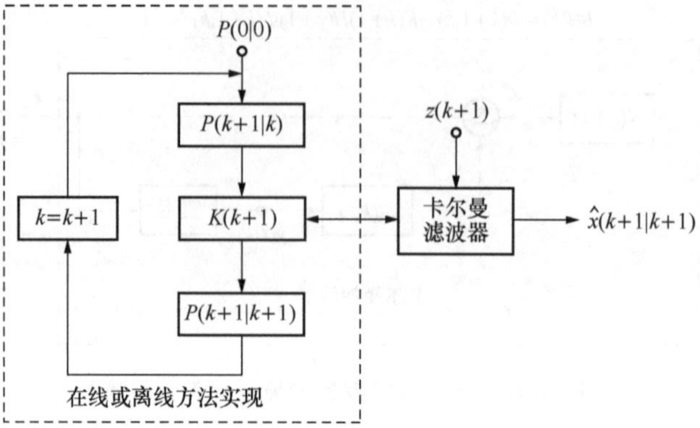

图 6.12 预测误差协方差、卡尔曼增益和滤波误差协方差矩阵的递归计算流程

进行“实时”计算。如果对它们提前进行离线计算，则必须有足够的空间来存储滤波时所要用到的所有时刻 k 的 $\boldsymbol{K}(k+1)$ 值。如果在得到观测值时进行实时计算，则需要尽量降低数据采样的速率，以减少计算量。

下面给出一个一维或者标量的滤波问题。

例 6.8 已知卡尔曼滤波器的状态与观测模型为

$$x(k+1)=-0.7x(k)+w(k),\quad k=0,1,\cdots$$

$$z(k+1)=x(k+1)+v(k+1),\quad k=0,1,\cdots$$

设激励信号协方差 Q 和测量误差协方差 R 分别为

$$E[w(j)w(k)]=Q\delta(j-k)=\delta(j-k)$$

$$E[v(j)v(k)]=R\delta(j-k)=\frac{1}{2}\delta(j-k)$$

试采用卡尔曼滤波器估计出 $k+1$ 时刻的信号值 $x(k+1)$。

由于状态矢量是一维的，设初始条件为 $\hat{x}(0|0)=0$，式（6.78）中卡尔曼滤波器的标量形式可以写为

$$\hat{x}(k+1|k+1)=-0.7\hat{x}(k|k)+K(k+1)[z(k+1)+0.7\hat{x}(k|k)],\quad k=0,1,\cdots$$

其中，$K(k+1)$，$P(k+1|k)$ 和 $P(k+1|k+1)$ 在 $k=0,1,\cdots$ 时刻的值由式（6.77），式（6.79）和式（6.80）决定，即

$$P(k+1|k)=-0.7P(k|k)(-0.7)+0.5$$

$$K(k+1)=P(k+1|k)[P(k+1|k)+0.5]^{-1}$$

$$P(k+1|k+1)=[1-K(k+1)]P(k+1|k)$$

由以上各式以及 $P(0|0)=10$，可以计算出 $P(k+1|k)$，$K(k+1)$ 和 $P(k+1|k+1)$，如图 6.13 所示。

我们发现，卡尔曼增益 $K(k+1)$ 在初始阶段是波动的，但是很快收敛到一

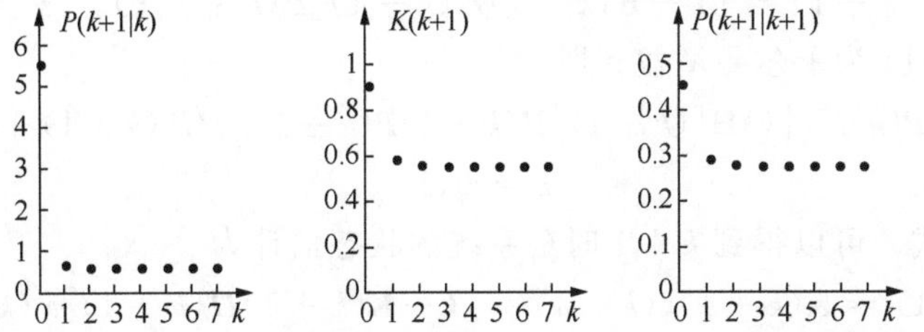

图 6.13　$P(k+1|k)$，$K(k+1)$ 和 $P(k+1|k+1)$ 的收敛情况

个稳态值，即 0.5603575。单步预测误差 $P(k+1|k)$ 的稳态值为 0.6372876，而 $P(k+1|k+1)$ 初始阶段的值比较大，但迅速收敛到稳态值 0.2801788，表示了稳态时滤波估计的均方误差。

可以看出，卡尔曼滤波器的形式与观测数据无关，因此如果需要的话，可以在观测值得到之前进行离线计算。

6.7　卡尔曼滤波器的应用举例

例 6.9　基于卡尔曼滤波技术的心电信号在线检测。

根据卡尔曼滤波器的最优信号滤波特性，可以实现噪声中动态检测心电信号的某些异常和突变，从而为临床心脏疾病的诊断提供辅助信息。

对临床获取心电信号建立状态方程和观测方程为

$$\boldsymbol{x}(k+1)=\boldsymbol{\Phi}(k+1,k)\boldsymbol{x}(k)+\boldsymbol{\Gamma}(k+1,k)\boldsymbol{w}(k),\quad k=0,1,\cdots$$

$$\boldsymbol{z}(k+1)=\boldsymbol{H}(k+1)\boldsymbol{x}(k+1)+\boldsymbol{v}(k+1),\quad k=0,1,\cdots$$

其中，$\boldsymbol{x}(k+1)$ 表示系统在 $k+1$ 时刻的状态；$\boldsymbol{z}(k+1)$ 是 $k+1$ 的观测矢量；$\boldsymbol{w}(k)$ 和 $\boldsymbol{v}(k)$ 均假定为高斯分布的白噪声；$\boldsymbol{\Phi}(k+1,k)$ 为状态转移矩阵；$\boldsymbol{\Gamma}(k+1,k)$ 为激励转移矩阵；$\boldsymbol{H}(k+1)$ 为观测矩阵。

卡尔曼滤波的第一步是对根据以前的系统状态进行状态估计，即

$$\hat{\boldsymbol{x}}(k+1|k)=\boldsymbol{\Phi}(k+1,k)\hat{\boldsymbol{x}}(k)$$

更新状态矢量协方差矩阵为

$$\boldsymbol{P}(k+1|k)=\boldsymbol{\Phi}(k+1,k)\boldsymbol{P}(k|k)\boldsymbol{\Phi}^{\mathrm{T}}(k+1,k)+\boldsymbol{Q}(k)$$

第二步根据新的观测值来修正第一步的估计，从而产生新的估计。新估计误差为

$$\boldsymbol{e}(k+1)=\boldsymbol{z}(k+1)-\boldsymbol{H}(k+1)\hat{\boldsymbol{x}}(k+1|k)$$

接着根据误差估计给出一种改善的状态估计，即

$$\hat{\boldsymbol{x}}(k+1)=\hat{\boldsymbol{x}}(k+1|k)+\boldsymbol{K}(k+1)\boldsymbol{e}(k+1)$$

递归形式的状态矢量协方差矩阵为

$$\boldsymbol{P}(k+1\,|\,k+1)=[\boldsymbol{I}-\boldsymbol{K}(k+1)\boldsymbol{H}(k+1)]\boldsymbol{P}(k+1\,|\,k),\quad k=0,1,\cdots$$

其中，$\boldsymbol{K}(k+1)$ 为卡尔曼增益，即

$$\boldsymbol{K}(k+1)=\boldsymbol{P}(k+1\,|\,k)\boldsymbol{H}^{\mathrm{T}}(k+1)[\boldsymbol{H}(k+1)\boldsymbol{P}(k+1\,|\,k)\boldsymbol{H}^{\mathrm{T}}(k+1)+\boldsymbol{R}(k+1)]^{-1},\quad k=0,1,\cdots$$

整理上面各式，可以得到 $k+1$ 时刻系统的状态估计为

$$\hat{\boldsymbol{x}}(k+1)=\boldsymbol{K}(k+1)\boldsymbol{z}(k+1)+[\boldsymbol{I}-\boldsymbol{K}(k+1)\boldsymbol{H}(k+1)]\hat{\boldsymbol{x}}(k+1\,|\,k)$$

图 6.14 给出了一位心律不齐患者心电图（ECG）的信号波形和经卡尔曼滤波器检测其心电信号突变的波形。

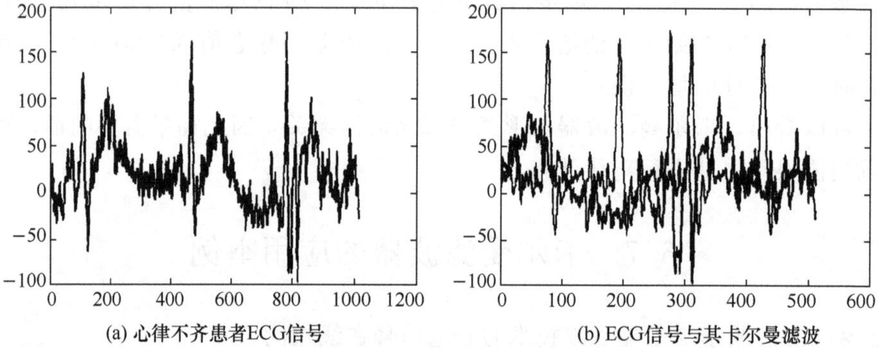

图 6.14　心律不齐患者 ECG 信号与其卡尔曼滤波

图 6.15 给出了心律不齐患者 ECG 信号卡尔曼滤波的修正误差与估计误差。

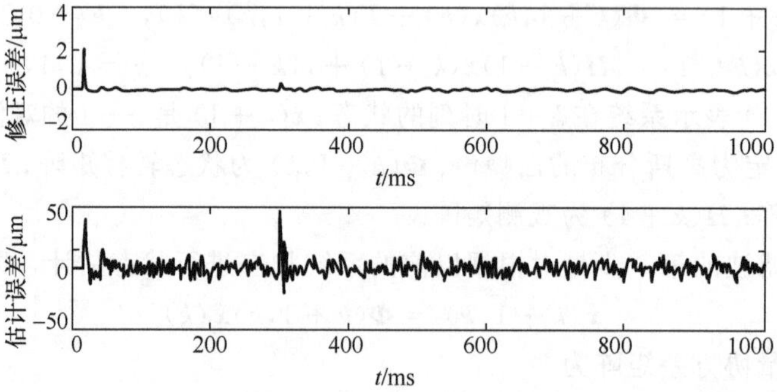

图 6.15　心律不齐患者 ECG 信号卡尔曼滤波的修正误差与估计误差

可以看出，大约在 300ms 处患者的心电信号出现突发点，在图 6.14（a）所示的原始 ECG 信号中，则由于噪声的存在而不易检测出上述突发点。

例 6.10　卡尔曼滤波器用于脑电诱发电位的提取。

EP 信号是中枢神经系统在外界声、光、电等刺激下产生的响应，它反映了中枢神经系统及其传导通路的状态及病变情况。由于诱发电位信号非常微弱（微

伏量级)，且与 EEG 信号混叠在一起，信噪比通常低于 0dB，有时甚至低于 －20dB。再加上脑电信号较强的非平稳特性和个体差异，使得诱发电位的提取一直是脑电信号分析处理的一个重要问题。采用卡尔曼滤波器可以较有效地去除 EP 信号中 EEG 干扰，便于进行进一步的信号分析和诊断。

产生 EP 和 EEG 信号的仿真模型如图 6.16 所示。

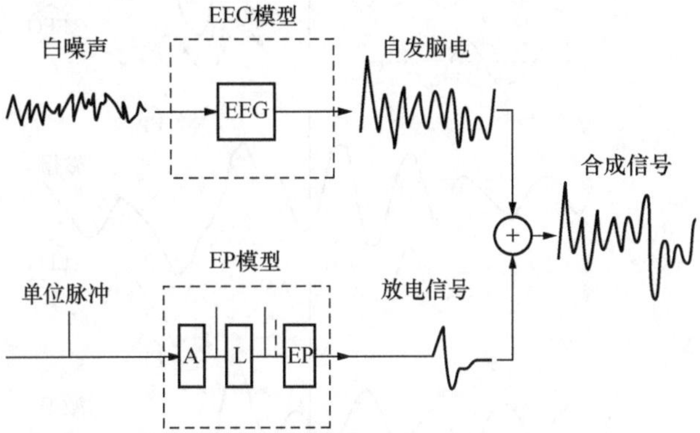

图 6.16　产生 EP 和 EEG 信号的仿真模型

EEG 信号可以用 p 阶 AR 模型为

$$e(n)=\sum_{i=1}^{p}a_i e(n-i)+w(n) \tag{6.83}$$

EP 信号的模型为

$$s(n)=\sum_{i=1}^{m}c_i s(n-i)+\sum_{i=0}^{q}d_i\delta(n-d-i) \tag{6.84}$$

其中，d 表示单位脉冲刺激开始的时刻。

由图 6.17 可知，观测信号（图中的合成信号）是 EEG 和 EP 的线性组合。若用 $y_i(n)$ 表示第 i 次刺激后得到的信号，并对 M 次测量进行平均，有 $\bar{y}(n)=\frac{1}{M}\sum_{i=1}^{M}y_i(n),n=d,d+1,\cdots,d+N-1$。

按照卡尔曼滤波器的状态方程和观测方程，对状态变量 $x(k)$ 进行迭代估计。EP 信号和 EEG 信号的估计与 $x(k)$ 估计的关系可以分别表示为

$$\hat{s}(n)=\hat{x}_k(n+k-1)$$

$$\hat{e}(n)=\hat{x}_{k+m+q+1}(n+k-1)$$

其中，$k=\min(m,p)$。

图 6.17 给出了采用卡尔曼滤波器对 EP 信号进行提取的结果。图中实线表示测量信号，虚线表示滤波后得到的 EEG 信号，点线（……）表示滤波后提取的 EP 信号。作为对 EP 信号提取结果的对比，图 6.17（d）给出了对 320 次刺

激所得信号进行平均的结果。显然，采用卡尔曼滤波可以排除 EEG 信号的干扰，得到较为纯净的 EP 信号。

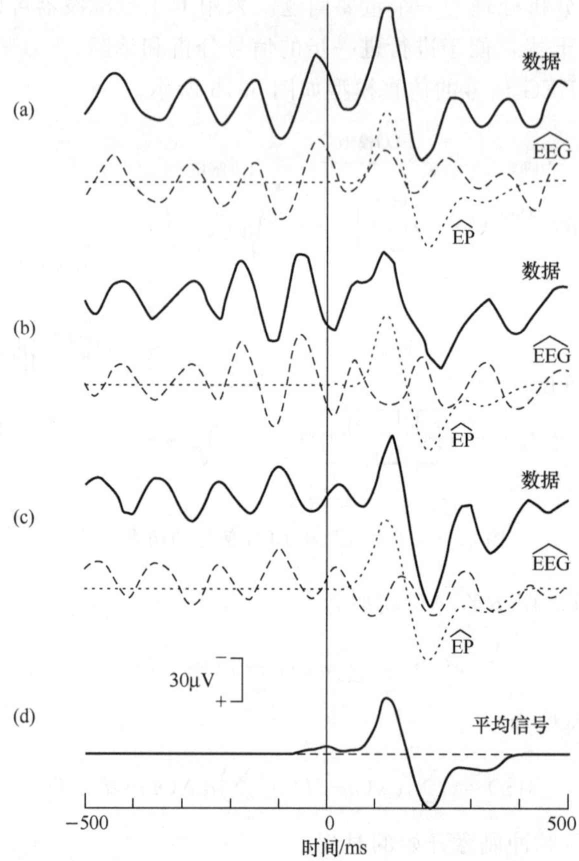

图 6.17　采用卡尔曼滤波器对 EP 信号进行提取的结果

思 考 题

6.1　说明维纳滤波器的基本概念与基本原理。

6.2　说明卡尔曼滤波器的基本概念与基本原理。

6.3　试推导因果维纳滤波器。

6.4　试参考相关文献推导非因果维纳滤波器。

6.5　试说明求解维纳—霍夫方程的方法与步骤。

6.6　说明维纳预测器的概念。

6.7　说明卡尔曼滤波器中各量的含义。

6.8　说明卡尔曼滤波器的状态方程与观测方程。

6.9　说明卡尔曼滤波器的递推求解方法。

习　题

6.1　设信号 $s(t)$ 的功率谱为 $P_{ss}(s)=\dfrac{1}{1-s^2}$，噪声 $v(t)$ 的功率谱为 $P_{vv}(s)=\dfrac{1}{4-s^2}$，信号与噪声互不相关，试求因果连续维纳滤波器的传递函数。

6.2　用以下形式的线性估计，按照最小均方误差判据来进行线性预测 $s(t+\tau)$

$$\hat{d}(t)=as(t)+b\frac{\mathrm{d}s}{\mathrm{d}t}$$

试分别用正交原理及分数极值法确定系数 a 和 b。证明两种估计方法的结果一致，并求此时估计的均方误差。

6.3　设线性滤波器的输入信号为 $x(t)=s(t)+v(t)$，满足 $E[s(t)]=E[v(t)]=0$，且 $R_{ss}(\tau)=\mathrm{e}^{-|\tau|}$，$R_{vv}(\tau)=\mathrm{e}^{-2|\tau|}$，$R_{sv}(\tau)=0$。试求因果连续维纳滤波器的传递函数。

6.4　如果题 6.2 的估计式改为

$$\hat{d}(t)=as(t)+b\frac{\mathrm{d}s}{\mathrm{d}t}+c\frac{\mathrm{d}^2s}{\mathrm{d}t^2}$$

试求 a、b 和 c，并证明此时的均方误差比 6.2 题的要小。

6.5　内插问题。已知 $x(0)$ 和 $x(T)$（随机过程 $x(t)$ 在 $t=0$ 和 $t=T$ 处的取值，是随机变量），限定用 $x(t)=ax(0)+bx(T)$ 的线性估计的形式对 $0<t<T$ 区间的 $x(t)$ 进行估计。试确定参数 a 和 b。

6.6　设 $x(t)$ 是一个带限随机过程，在 $|\omega|<\omega_c=\dfrac{\pi}{T_s}$ 范围内，满足 $S_x(\omega)=1$。如图 6.18 所示。

现在要用 $x(t)$ 在 $t=kT_s$ 时采样序列 $x(kT_s)$ 的线性组合来估计 $\hat{x}(t)$，即

$$\hat{x}(t)=\sum_{k=-\infty}^{+\infty}a_k(t)x(kT_s)$$

试证明按照最小均方判据有 $a_k=\dfrac{\sin\omega_c(t-kT_s)}{\omega_c(t-kT_s)}$（提示：本题即为随机情况的采样定理）。

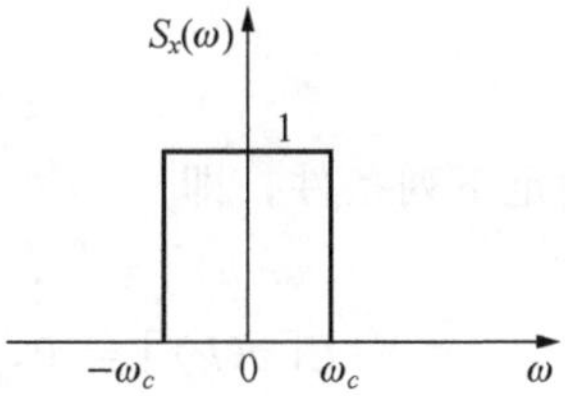

图 6.18

6.7　已知信号 $s(t)$ 和噪声 $v(t)$ 的功率谱分别为 $P_{ss}(\omega)=\dfrac{2a}{\omega^2+a^2}$ 和 $P_{vv}(\omega)=1$，且信号与噪声相互独立。试设计非因果维纳滤波器来估计 $s(t)$ 和 $s(t+\tau)$，$\tau>0$。

6.8 已知接收信号为 $x(t)=s(t)+v(t)$，其中 $s(t)$ 为纯净信号，$v(t)$ 为噪声，满足 $E[s(t)]=E[v(t)]=0$，且信号与噪声相互独立。

① 用正交原理来估计 $s'(t)=\dfrac{\mathrm{d}s(t)}{\mathrm{d}t}$，试证明最优 $s'(t)$ 估计可由下式得到，即

$$R_{xs^*}=\int_0^{+\infty}R_x(\tau-\lambda)\hat{h}(\lambda)\mathrm{d}\lambda,\quad \tau=0\sim+\infty$$

② 若不要求因果性，试证明 $\hat{H}(\mathrm{j}\omega)=\dfrac{\mathrm{j}\omega S_{xs}(\omega)}{S_x(\omega)}$。

③ 已知 $R_{ss}(\tau)=\mathrm{e}^{-|\tau|}$，$R_n(\tau)=2\delta(\tau)$，试求 $s'(t)$ 的非因果最优估计。

6.9 设系统模型为 $x(n+1)=0.6x(n)+w(n)$，观测方程为 $z(n)=x(n)+v(n)$，其中 $w(n)$ 为方差 $\sigma_w^2=0.82$ 的白噪声，$v(n)$ 为方差 $\sigma_v^2=1$ 的白噪声，$v(n)$ 与 $x(n)$ 互不相关，试求其离散维纳滤波器。

6.10 设信号 $s(n)$ 的自相关函数 $R_{ss}(m)=0.7^{|m|}$，$m=0,\pm1,\pm2,\cdots$，被一零均值方差 $\sigma_v^2=0.4$ 的白噪声 $v(n)$ 淹没，$s(n)$ 与 $v(n)$ 统计独立。

① 试设计一长度为 3 的 FIR 数字滤波器，其输出 $y(n)$ 将 $E[(y(n)-s(n))^2]$ 最小化。

② 试设计一非因果最优滤波器。

6.11 设定常系统模型为

$$x(k+1)=2x(k)+w(k)$$
$$z(k+1)=x(k+1)+v(k+1)$$

满足 $E[w(k)]=0$，$E[w^2(k)]=4$，$E[v(k)]=0$，$E[v^2(k)]=8$。试给出卡尔曼滤波器中 $P(k)$ 的变化规律。

6.12 设有数量系统

$$x(k+1)=\frac{1}{2}x(k)+w(k)$$
$$z(k+1)=x(k+1)+v(k+1)$$

满足下列条件，即

$$E[w(k)]=0,\quad \mathrm{Cov}[w(k),w(j)]=E[w(k)w(j)]=Q_k\delta_{kj}$$
$$E[v(k)]=0,\quad \mathrm{Cov}[v(k),v(j)]=E[v(k)v(j)]=R_k\delta_{kj}$$
$$E[x(0)]=\bar{x}(0),\quad \mathrm{Var}[x(0)]=P_0,\quad \mathrm{Cov}[x(0),w(k)]=0$$
$$\mathrm{Cov}[w(k),v(j)]=0,\quad \mathrm{Cov}[x(0),v(k)]=0$$

并且已知 $\bar{x}(0)=0$，$P_0=1$，$Q_k=1$，$R_k=2$。设已知前两次观测值为 $z(1)=2$，$z(2)=1$。试求最优滤波值 $\hat{x}(1)$ 和 $\hat{x}(2)$。

第 7 章　自适应滤波及其应用

本章系统介绍了自适应滤波器的基本原理及其在生物医学信号分析处理中的应用，主要包括：自适应滤波器的基本概念，横向自适应滤波器结构与随机梯度法，最小均方算法和递归最小二乘算法，以及自适应滤波器的多种结构形式和在医学信号噪声抑制、信号提取和生理状态控制方面的应用。

7.1　自适应滤波的基本概念

自适应滤波（adaptive filtering）或自适应滤波器（adaptive filter）是信号处理领域的一个非常重要的分支。自 1959 年 Widrow 提出自适应的概念以来，自适应滤波理论一直受到广泛的重视，并得到不断的发展和完善。尤其是近年来，随着超大规模集成电路技术和计算机技术的迅速发展，出现了许多性能优异的高速信号处理专用芯片和高性能的通用计算机，为信号处理特别是自适应滤波器的发展和应用提供了重要的物质基础。另一方面，信号处理理论和应用的发展，也为自适应滤波理论的进一步发展提供了必要的理论基础。可以这样说，自适应滤波理论和信号处理技术正在日益受到人们的重视，并将继续在通信、雷达、声呐、自动控制、图像与语音处理、模式识别、生物医学以及地震勘探等领域得到广泛的应用，进一步推动这些领域的发展。

自适应一词具有主动适应外部环境的含义。顾名思义，自适应滤波器是一种能够根据输入信号自动调整自身性能并进行数字信号处理的数字滤波器，其本质特点是具有自学习和自调整即所谓自适应的能力。一般来说，自适应滤波器能够依据某种预先确定的准则，在迭代过程中自动调整自身的参数和/或结构，去适应变化的环境，以实现在这种最优准则下的最优滤波。

自适应滤波器的原理如图 7.1 所示。其中，$x(n)$、$y(n)$ 和 $d(n)$ 分别表示时刻 n 的输入信号、输出信号和参考信号（或称为期望响应信号）；$e(n)$ 表示时刻 n 的误差信号。

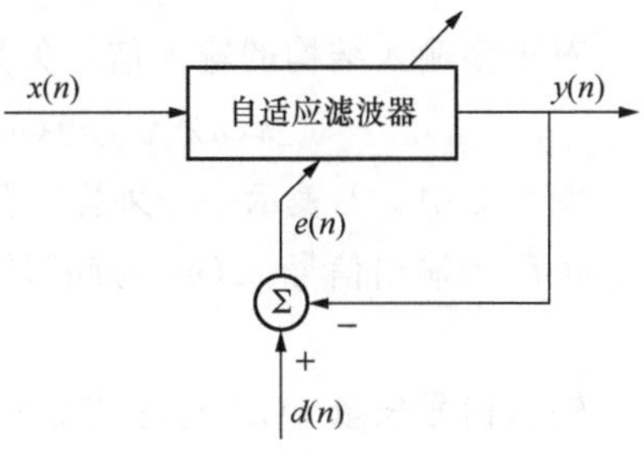

图 7.1　自适应滤波器原理框

自适应滤波器的系统参数受误差信号控制，并根据 $e(n)$ 的值自动调整，使之适合下一时刻 $n+1$ 的输入 $x(n+1)$，以使输

出信号 $y(n+1)$ 更加接近期望信号 $d(n+1)$，并使误差信号 $e(n+1)$ 进一步减小。

7.2　横向自适应滤波器结构与随机梯度法

7.2.1　横向自适应滤波器的结构及其性能函数

1. 横向自适应滤波器

横向自适应滤波器是一类基本的自适应滤波器形式，一般分为单输入和多输入两种结构。如图 7.2 和图 7.3 所示。

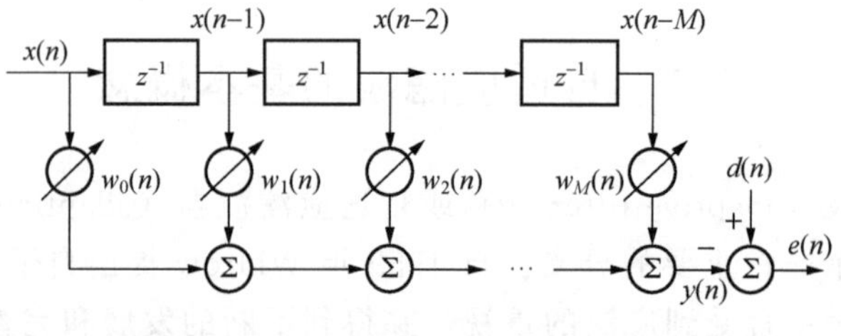

图 7.2　单输入横向自适应滤波器原理

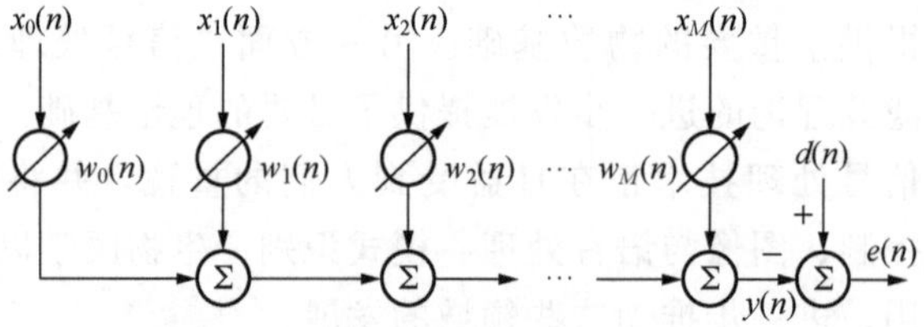

图 7.3　多输入横向自适应滤波器原理

在图 7.2 和图 7.3 中，自适应滤波器的权矢量为

$$\boldsymbol{w}(n)=[w_0(n)\quad w_1(n)\quad \cdots\quad w_M(n)]^{\mathrm{T}} \tag{7.1}$$

对于单输入结构，输入信号矢量 $\boldsymbol{x}(n)$ 来自单一的信号源，即

$$\boldsymbol{x}(n)=[x(n)\quad x(n-1)\quad \cdots\quad x(n-M)]^{\mathrm{T}} \tag{7.2}$$

对于多输入结构的输入信号矢量来自 $M+1$ 个不同的信号源，即

$$\boldsymbol{x}(n)=[x_0(n)\quad x_1(n)\quad \cdots\quad x_M(n)]^{\mathrm{T}} \tag{7.3}$$

图 7.2 中 z^{-1} 表示一个采样间隔的延迟，$d(n)$ 为自适应滤波器的期望响应信号，$y(n)$ 为输出信号，$e(n)$ 为期望响应 $d(n)$ 与输出信号 $y(n)$ 之差，称为误差信号。

输入信号矢量 $\boldsymbol{x}(n)$ 与滤波器权系数矢量 $\boldsymbol{w}(n)$ 相乘，形成了时刻 n 的输出信号 $y(n)$，即

$$y(n) = \boldsymbol{x}^{\mathrm{T}}(n)\boldsymbol{w}(n) = \boldsymbol{w}^{\mathrm{T}}(n)\boldsymbol{x}(n) \tag{7.4}$$

自适应系统的误差信号则为

$$\begin{aligned} e(n) &= d(n) - y(n) \\ &= d(n) - \boldsymbol{w}^{\mathrm{T}}(n)\boldsymbol{x}(n) = d(n) - \boldsymbol{x}^{\mathrm{T}}(n)\boldsymbol{w}(n) \end{aligned} \tag{7.5}$$

误差信号被反馈回来用作自适应滤波器权系数调整的控制信号。实际上，所谓的自适应能力就是依靠这种误差控制或结构调整来实现的。当输入信号为平稳随机序列时，对式（7.5）两边平方，并取数学期望，可得

$$E[e^2(n)] = E[d^2(n)] + \boldsymbol{w}^{\mathrm{T}}(n)E[\boldsymbol{x}(n)\boldsymbol{x}^{\mathrm{T}}(n)]\boldsymbol{w}(n) - 2E[d(n)\boldsymbol{x}^{\mathrm{T}}(n)\boldsymbol{w}(n)] \tag{7.6}$$

定义输入信号的自相关矩阵 $\boldsymbol{R}$ 为

$$\begin{aligned} \boldsymbol{R} &= E[\boldsymbol{x}(n)\boldsymbol{x}^{\mathrm{T}}(n)] \\ &= E\begin{bmatrix} x^2(n) & x(n)x(n-1) & \cdots & x(n)x(n-M) \\ x(n-1)x(n) & x^2(n-1) & \cdots & x(n-1)x(n-M) \\ \vdots & \vdots & & \vdots \\ x(n-M)x(n) & x(n-M)x(n-1) & \cdots & x^2(n-M) \end{bmatrix} \end{aligned} \tag{7.7}$$

或者

$$\boldsymbol{R} = E[\boldsymbol{x}(n)\boldsymbol{x}^{\mathrm{T}}(n)] = E\begin{bmatrix} x_0^2(n) & x_0(n)x_1(n) & \cdots & x_0(n)x_M(n) \\ x_1(n)x_0(n) & x_1^2(n) & \cdots & x_1(n)x_M(n) \\ \vdots & \vdots & & \vdots \\ x_M(n)x_0(n) & x_M(n)x_1(n) & \cdots & x_M^2(n) \end{bmatrix} \tag{7.8}$$

式（7.7）对应于单输入的情况，式（7.8）对应于多输入的情况。定义输入信号与期望响应的互相关矢量 $\boldsymbol{p}$ 为

$$\boldsymbol{p} = E[d(n)\boldsymbol{x}(n)] = E[d(n)x(n) \quad d(n)x(n-1) \quad \cdots \quad d(n)x(n-M)]^{\mathrm{T}} \tag{7.9}$$

或者

$$\boldsymbol{p} = E[d(n)\boldsymbol{x}(n)] = E[d(n)x_0(n) \quad d(n)x_1(n) \quad \cdots \quad d(n)x_M(n)]^{\mathrm{T}} \tag{7.10}$$

这样，式（7.6）变为

$$E[e^2(n)] = E[d^2(n)] + \boldsymbol{w}^{\mathrm{T}}(n)\boldsymbol{R}\boldsymbol{w}(n) - 2\boldsymbol{p}^{\mathrm{T}}(n)\boldsymbol{w}(n) \tag{7.11}$$

2. 自适应滤波器的性能函数

习惯上称均方误差 $E[e^2(n)]$ 为自适应滤波器的性能函数，并记为 ξ、J 或 MSE，即

$$\mathrm{MSE} = \xi = J = E[e^2(n)] \tag{7.12}$$

由式（7.11），当输入信号 $x(n)$ 与期望响应 $d(n)$ 为平稳随机过程时，性能函数 ξ 精确地为权矢量 $\boldsymbol{w}(n)$ 的二次函数。二维均方误差函数的曲面形式为一碗状抛物面，当权矢量的维数大于 2 时，性能函数为一超抛物面形式。由于自相关阵是正定的，故此超抛物面向上凹（碗口朝上），表示均方误差函数有唯一的最小值。该最小值所对应的权系数矢量为自适应滤波器的最佳权矢量 $\boldsymbol{w}_{\text{opt}}$，即等于维纳滤波器的权矢量 $\boldsymbol{h}_{\text{opt}}$。

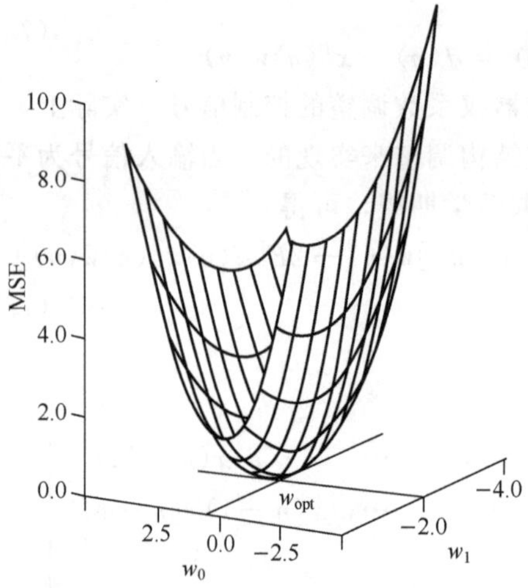

图 7.4　二维均方误差函数示意图

图 7.4 为典型的二维均方误差函数的示意图，通常称性能函数的曲面为自适应滤波器的性能表面。如果自适应滤波器的权系数个数大于 2，其性能表面的超抛物面仍有唯一的全局最优点。

7.2.2　二次型性能表面的搜索

所谓在性能表面上搜索，其目的是找出性能函数的最小值，并由此得到这个最小值对应的最佳权矢量，在数学上是利用导数求取曲线和曲面极值的问题。对于性能函数来说，需要求其梯度，再根据二次型的性质，当梯度值为 0 时，即对应着性能函数的最小值。

对式（7.11）所示的均方误差函数求梯度，有

$$\nabla = \frac{\partial \xi}{\partial \boldsymbol{w}} = \frac{\partial E[e^2(n)]}{\partial \boldsymbol{w}} = \left[\frac{\partial \xi}{\partial w_0}\ \frac{\partial \xi}{\partial w_1} \cdots \frac{\partial \xi}{\partial w_M}\right]^{\mathrm{T}} = 2\boldsymbol{R}\boldsymbol{w} - 2\boldsymbol{p} \tag{7.13}$$

令式（7.13）等于 0，可得最佳权系数矢量，即

$$\boldsymbol{w}_{\text{opt}} = \boldsymbol{R}^{-1}\boldsymbol{p} \tag{7.14}$$

式（7.14）称为维纳—霍夫方程。显然，式（7.14）与式（6.23）所示的维纳滤波器具有相同的形式和意义。因此，自适应滤波器的最佳权矢量又称为维纳权系数矢量。将式（6.78）代入式（7.11），可得到自适应滤波器的最小均方误差为

$$\begin{aligned}\xi_{\min} &= E[e^2(n)]_{\min} \\ &= E[d^2(n)] + \boldsymbol{w}_{\text{opt}}^{\mathrm{T}}\boldsymbol{R}\boldsymbol{w}_{\text{opt}} - 2\boldsymbol{p}^{\mathrm{T}}\boldsymbol{w}_{\text{opt}} \\ &= E[d^2(n)] + [\boldsymbol{R}^{-1}\boldsymbol{p}]^{\mathrm{T}}\boldsymbol{R}\boldsymbol{R}^{-1}\boldsymbol{p} - 2\boldsymbol{p}^{\mathrm{T}}\boldsymbol{R}^{-1}\boldsymbol{p}\end{aligned} \tag{7.15}$$

运用矩阵运算规则，可进一步简化为

$$\xi_{\min} = E[d^2(n)] + \boldsymbol{p}^{\mathrm{T}}\boldsymbol{R}^{-1}\boldsymbol{p} = E[d^2(n)] - \boldsymbol{p}^{\mathrm{T}}\boldsymbol{w}_{\text{opt}} \tag{7.16}$$

由式（7.14）可知，只要知道了输入信号的自相关阵 $\boldsymbol{R}$ 和期望响应与输入信号的互相关矢量 $\boldsymbol{p}$，就可以由该式直接得出最佳权矢量 $\boldsymbol{w}_{\mathrm{opt}}$。但是在实际应用中，这种方法往往是难于实现的。一方面，我们通常难于得到有关信号和噪声的统计先验知识，另一方面，当 $\boldsymbol{R}$ 的阶数较高时，直接计算 $\boldsymbol{R}$ 的逆矩阵有一定的困难。因此，最佳权矢量的实现，一般都采用迭代的方法，一步一步地在性能表面上搜索，并最终达到最小均方值和实现最佳权矢量。

常用的性能表面搜索方法为梯度下降的迭代算法，如牛顿法、共轭梯度法和最速下降法等。下面简要介绍牛顿法和最速下降法。

1. 牛顿法

牛顿法是一种通过迭代寻找函数 $f(x)$ 的过零点的数学方法，即求 $f(x)=0$ 的解。假定 $f(x)$ 为变量 x 的一元函数，牛顿法的求解过程是由初始估值 x_0 开始，利用 $f(x)$ 的一阶导数在 x_0 点的值 $f'(x_0)$ 来计算新值 x_1，即

$$x_1 = x_0 - \frac{f(x_0)}{f'(x_0)} \tag{7.17}$$

然后，再利用 x_1 点的导数值 $f'(x_1)$ 和 $f(x_1)$ 来计算下一步的估值 x_2。其一般的迭代公式为

$$x_{k+1} = x_k - \frac{f(x_k)}{f'(x_k)}, \quad k = 0,1,\cdots \tag{7.18}$$

牛顿法的收敛与初始估值 x_0 和函数 $f(x)$ 本身的性质有关，不过已经知道，对于一大类函数，牛顿法的收敛是相当快的。另一方面，往往需要对导数加以估计。通常采用式（7.19）对导数值进行估计，即

$$f'(x_k) = \frac{f(x_k) - f(x_{k-1})}{x_k - x_{k-1}} \tag{7.19}$$

这样，牛顿法可以表示为

$$x_{k+1} = x_k - \frac{x_k - x_{k-1}}{f(x_k) - f(x_{k-1})} f(x_k), \quad k = 0,1,\cdots \tag{7.20}$$

需要注意的是，在使用牛顿法时分母不能为零。

利用牛顿法搜索性能表面，实际上是寻找性能函数的最小值，即其一阶导数（或梯度）为零的点。定义 $\xi'(w_m), m=0,1,\cdots,M$ 为性能函数第 m 个权系数的一阶导数，则权系数的迭代公式为

$$w_m(n+1) = w_m(n) - \frac{\xi'(w_m(n))}{\xi''(w_m(n))}, \quad m = 0,1,\cdots,M \tag{7.21}$$

其中，$\xi'(w_m(n))$ 和 $\xi''(w_m(n))$ 分别为均方误差函数相对于第 m 个权系数的一阶导数和二阶导数。

考虑矢量形式，性能函数的梯度可以表示为

$$\nabla(n)=\xi'(\boldsymbol{w}(n))=\left[\frac{\partial\xi}{\partial w_0}\ \frac{\partial\xi}{\partial w_1}\cdots\ \frac{\partial\xi}{\partial w_M}\right]^{\mathrm{T}} \tag{7.22}$$

其性能函数的二阶导数为

$$\nabla'(n)=\xi''(\boldsymbol{w}(n))=\left[\frac{\partial^2\xi}{\partial w_0^2}\ \frac{\partial^2\xi}{\partial w_1^2}\cdots\ \frac{\partial^2\xi}{\partial w_M^2}\right]^{\mathrm{T}} \tag{7.23}$$

另一方面，已知均方误差性能函数的梯度表示为

$$\nabla(n)=2\boldsymbol{R}\boldsymbol{w}(n)-2\boldsymbol{p} \tag{7.24}$$

用 $\frac{1}{2}\boldsymbol{R}^{-1}$ 左乘上式两边，并根据 $\boldsymbol{w}_{\text{opt}}=\boldsymbol{R}^{-1}\boldsymbol{p}$，有

$$\boldsymbol{w}_{\text{opt}}=\boldsymbol{w}(n)-\frac{1}{2}\boldsymbol{R}^{-1}\nabla(n) \tag{7.25}$$

写成自适应迭代的形式，有

$$\boldsymbol{w}(n+1)=\boldsymbol{w}(n)-\frac{1}{2}\boldsymbol{R}^{-1}\nabla(n) \tag{7.26}$$

这表明，当性能函数为二次型函数时，牛顿法经过一步迭代就可以达到最佳解 $\boldsymbol{w}_{\text{opt}}$。

在实际应用中，牛顿法的计算要复杂得多。一方面，由于缺少关于信号噪声的统计先验知识，必须对矩阵 $\boldsymbol{R}$ 和矢量 $\boldsymbol{p}$ 进行估计；另一方面，性能函数还有可能是非二次型的。这些因素都直接影响牛顿法的性能。通常，需要引入一个收敛因子 μ 来调节牛顿自适应迭代的速度，这样式（7.26）变为

$$\boldsymbol{w}(n+1)=\boldsymbol{w}(n)-\mu\boldsymbol{R}^{-1}\nabla(n),\quad 0<\mu<1 \tag{7.27}$$

2. 最速下降法

最速下降法是一种古老而又非常有用的通过迭代寻找极值的方法。从几何意义上来说，迭代调整权矢量的结果，是使系统的均方误差沿其梯度的反方向下降，并最终达到最小均方误差 $\xi_{\min}$。在最小均方误差实现时，权矢量变为最佳权矢量 $\boldsymbol{w}_{\text{opt}}$。

最速下降法可以用反馈系统来表示，从这个意义上来说，最速下降法是递归的。把最速下降法应用于维纳滤波时，可以得到一种能够跟踪信号的统计量随时间变化的算法，而不必在每次统计量变化时都求解维纳—霍夫方程。

在自适应滤波器的性能表面搜索过程中，最速下降法沿性能表面最速下降的方向，即负梯度方向，或性能函数 $\xi(\boldsymbol{w}(n))$ 的梯度 $\nabla(n)$ 的反方向连续调整滤波器的权矢量 $\boldsymbol{w}(n)$。梯度矢量可以表示为

$$\nabla(n)=\frac{\partial\xi(\boldsymbol{w}(n))}{\partial\boldsymbol{w}(n)} \tag{7.28}$$

这样，最速下降法可以表示为

$$\boldsymbol{w}(n+1)=\boldsymbol{w}(n)-\mu\nabla(n) \tag{7.29}$$

其中，μ 是正值常数，称为收敛因子，用于调整自适应迭代的步长，故又称为自适应算法的迭代步长。

为了证明最速下降法满足 $\xi(\boldsymbol{w}(n+1))<\xi(\boldsymbol{w}(n))$，即在迭代的每一步都满足在性能表面上下降，将性能函数在 $\boldsymbol{w}(n)$ 处进行一阶泰勒展开，并利用式(7.29)，有

$$\xi(\boldsymbol{w}(n+1))\approx\xi(\boldsymbol{w}(n))-\mu\|\nabla(n)\|^2 \tag{7.30}$$

由于收敛因子 μ 是正值常数，因此随着 n 的增加，性能函数 $\xi(\boldsymbol{w}(n))$ 不断减小，当 $n\to\infty$ 时，性能函数趋于最小值 $\xi_{\min}$。

最速下降法的自适应迭代公式可以通过把式（7.24）代入式（7.29）得到，即

$$\boldsymbol{w}(n+1)=\boldsymbol{w}(n)+\mu[\boldsymbol{p}-\boldsymbol{R}\boldsymbol{w}(n)] \tag{7.31}$$

最速下降法的稳定性取决于两个因素，一是收敛因子 μ 的取值，二是自相关矩阵 $\boldsymbol{R}$ 的特性。定义权误差矢量 $\boldsymbol{c}(\mathrm{n})$ 为

$$\boldsymbol{c}(n)=\boldsymbol{w}(n)-\boldsymbol{w}_{\mathrm{opt}} \tag{7.32}$$

利用式（7.32）和 $\boldsymbol{w}_{\mathrm{opt}}=\boldsymbol{R}^{-1}\boldsymbol{p}$，消去式（7.31）中的互相关矢量 $\boldsymbol{p}$，有

$$\boldsymbol{c}(n+1)=(\boldsymbol{I}-2\mu\boldsymbol{R})\boldsymbol{c}(n) \tag{7.33}$$

其中，$\boldsymbol{I}$ 为单位阵。

式（7.33）再次强调了最速下降法的稳定性是由 μ 和 $\boldsymbol{R}$ 控制的。利用正交相似变换，可以将自相关阵 $\boldsymbol{R}$ 表示为

$$\boldsymbol{R}=\boldsymbol{Q}\boldsymbol{\Lambda}\boldsymbol{Q}^{-1} \tag{7.34}$$

其中，$\boldsymbol{Q}$ 为正交矩阵，满足

$$\boldsymbol{Q}^{-1}=\boldsymbol{Q}^{\mathrm{T}} \tag{7.35a}$$

和

$$\boldsymbol{Q}\boldsymbol{Q}^{-1}=\boldsymbol{I} \tag{7.35b}$$

矩阵 $\boldsymbol{Q}$ 的各个列矢量为自相关矩阵 $\boldsymbol{R}$ 的特征值相对应的特征矢量。$\boldsymbol{\Lambda}$ 为一对角阵，其对角元素为矩阵 $\boldsymbol{R}$ 的特征值。通常将这些特征值表示为 $\lambda_0,\lambda_1,\cdots,\lambda_M$，且均为正的实值。每一个特征值对应矩阵 $\boldsymbol{Q}$ 中一列特征矢量。将式（7.34）代入式（7.33），有

$$\boldsymbol{c}(n+1)=[\boldsymbol{I}-2\mu\boldsymbol{Q}\boldsymbol{\Lambda}\boldsymbol{Q}^{-1}]\boldsymbol{c}(n) \tag{7.36}$$

两边左乘 $\boldsymbol{Q}^{-1}$，并利用正交矩阵的性质，有

$$\boldsymbol{Q}^{-1}\boldsymbol{c}(n+1)=[\boldsymbol{I}-2\mu\boldsymbol{\Lambda}]\boldsymbol{Q}^{-1}\boldsymbol{c}(n) \tag{7.37}$$

定义

$$\boldsymbol{c}'(n)=\boldsymbol{Q}^{-1}\boldsymbol{c}(n)=\boldsymbol{Q}^{-1}[\boldsymbol{w}(n)-\boldsymbol{w}_{\mathrm{opt}}] \tag{7.38}$$

有

$$\boldsymbol{c}'(n+1) = [\boldsymbol{I} - 2\mu\boldsymbol{\Lambda}]\boldsymbol{c}'(n) \tag{7.39}$$

设 $\boldsymbol{c}'(n)$ 的初始值为

$$\boldsymbol{c}'(0) = \boldsymbol{Q}^{-1}[\boldsymbol{w}(n) - \boldsymbol{w}_{\text{opt}}] \tag{7.40}$$

再假定自适应滤波器权矢量的初始值为 $\boldsymbol{w}(0) = \boldsymbol{0}$，则有

$$\boldsymbol{c}'(0) = -\boldsymbol{Q}^{-1}\boldsymbol{w}_{\text{opt}} \tag{7.41}$$

考虑 $\boldsymbol{c}'(n)$ 矢量的第 m 个模式，则式（7.39）所示最速下降法的迭代公式变为

$$c'_m(n+1) = [1 - 2\mu\lambda_m]c'_m(n), \quad m = 0,1,\cdots,M \tag{7.42}$$

其中，λ_m 为自相关矩阵 $\boldsymbol{R}$ 的第 m 个特征值；$c'_m(n)$ 为矢量 $c'(n)$ 的第 m 个元素。

设 $c'_m(n)$ 的初始值为 $c'_m(0)$，则该差分方程的解为

$$c'_m(n) = [1 - 2\mu\lambda_m]^n c'_m(0), \quad m = 0,1,\cdots,M \tag{7.43}$$

由于矩阵 $\boldsymbol{R}$ 为正定阵，其特征值均为正实值。这样，$c'_m(n), n = 0,1,\cdots$ 构成了一个等比级数，其公比为 $1 - 2\mu\lambda_m$。为了保证最速下降法稳定收敛，必须有

$$-1 < 1 - 2\mu\lambda_m < 1, \quad m = 0,1,\cdots,M \tag{7.44}$$

即保证 $1-2\mu\lambda_m$ 的幅值小于 1。当迭代次数 $n\to\infty$ 时，最速下降法的各个模式均趋于 0，而与初始状态无关。这意味着当 $n\to\infty$ 时，自适应滤波器的权矢量趋于最佳权矢量 $\boldsymbol{w}_{\text{opt}}$。将式（7.42）写成矢量形式，有

$$\boldsymbol{c}'(n) = [\boldsymbol{I} - 2\mu\boldsymbol{\Lambda}]^n\boldsymbol{c}'(0) \tag{7.45}$$

由式（7.44），可以得到最速下降法收敛因子 μ 的限制条件，即

$$0 < \mu < \frac{1}{\lambda_{\max}} \tag{7.46}$$

其中，$\lambda_{\max}$ 为自相关矩阵 $\boldsymbol{R}$ 的最大的特征值。

最速下降法的主要优点是其简单性，然而这种方法却需要大量的迭代，才能使算法收敛于充分接近最优解的点。这个性能是由于最速下降法是以围绕当前点的性能表面的一阶近似为基础的。在实际应用中，如果计算的简单性相对重要，则选择最速下降法是合适的。然而，如果收敛速度是更重要的，则应该选用牛顿法及其改进方法。

7.3　自适应滤波器的最小均方算法

7.3.1　最小均方算法

在最速下降法中，如果我们能够在迭代过程的每一步得到梯度 $\nabla(n)$ 的准确值，并且适当地选择了收敛因子 μ，则最速下降法肯定会收敛于最佳维纳解。然而，在迭代的每一步准确地测量梯度矢量是难以做到的。因为这需要具有关于自相关矩阵 $\boldsymbol{R}$ 和互相关矢量 $\boldsymbol{p}$ 的先验知识。在实际应用中，梯度矢量需要在迭代

的每一步依据数据进行估计。换句话说，自适应滤波器的权矢量是根据输入数据在最优准则的控制下不断更新的。Widrow 等提出的最小均方（least mean square，LMS）算法就是一种以期望响应和滤波器输出信号之间误差的均方值最小为准则的，依据输入信号在迭代过程中估计梯度矢量，并更新权系数以达到最优的自适应迭代算法。LMS 算法是一种梯度最速下降算法，显著特点是其简单性。这种算法不需要计算相应的相关矩阵，也不需要进行矩阵运算。

LMS 算法是一种线性自适应滤波算法。一般来说，LMS 算法包括滤波过程和自适应过程。在滤波过程中，自适应滤波器计算其对输入的响应，并且通过与期望响应比较，得到估计的误差信号。在自适应过程中，系统估计误差自动调整滤波器自身的参数。这两个过程共同组成一个反馈环，如图 7.5 所示。

由图 7.5 可知，横向自适应滤波器部分用于完成滤波过程，自适应权值控制算法用于实现对滤波器权系数的自适应调整。与图 7.2 和图 7.3 所示的单输入和多输入两种结构的横向自适应滤波器一并考虑，得到自适应滤波器的误差信号为

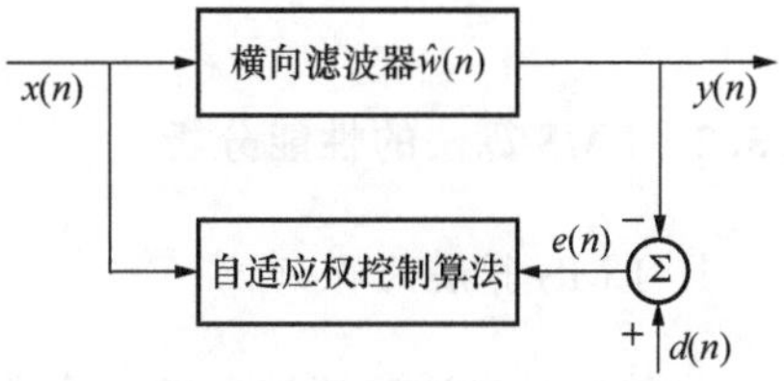

图 7.5　自适应横向滤波器的原理

$$e(n) = d(n) - y(n) \tag{7.47}$$

其中，$y(n)$ 为自适应滤波器的输出信号，即

$$y(n) = \boldsymbol{x}^{\mathrm{T}}(n)\boldsymbol{w}(n) = \boldsymbol{w}^{\mathrm{T}}(n)\boldsymbol{x}(n) \tag{7.48}$$

其中，$\boldsymbol{x}(n)$ 为输入信号矢量，$\boldsymbol{x}(n)=[x(n)\quad x(n-1)\quad \cdots\quad x(n-M)]^{\mathrm{T}}$（单输入结构）或 $\boldsymbol{x}(n)=[x_0(n)\quad x_1(n)\quad \cdots\quad x_M(n)]^{\mathrm{T}}$（多输入结构）。

现在的任务是采用一种方法来估计均方误差函数 $\xi = E[e^2(n)]$ 的梯度 $\nabla(n)$，并以此梯度估值 $\hat{\nabla}(n)$ 来替代最速下降法中的理论情况下的梯度真值。LMS 算法进行梯度估计的方法是以误差信号每一次迭代的瞬时平方值替代其均方值，并以此来估计梯度的，即

$$\hat{\nabla}(n) = \left[\frac{\partial e^2(n)}{\partial w_0(n)}\ \frac{\partial e^2(n)}{\partial w_1(n)} \cdots \frac{\partial e^2(n)}{\partial w_M(n)}\right]^{\mathrm{T}} \tag{7.49a}$$

写成矢量形式，有

$$\hat{\nabla}(n) = \frac{\partial e^2(n)}{\partial \boldsymbol{w}(n)} \tag{7.49b}$$

将式（7.47）和式（7.48）代入式（7.49b），有

$$\hat{\nabla}(n) = 2e(n)\frac{\partial e(n)}{\partial \boldsymbol{w}(n)} = -2e(n)\boldsymbol{x}(n) \tag{7.50}$$

用梯度估值 $\hat{\nabla}(n)$ 替代最速下降法中的梯度真值 $\nabla(n)$，有

$$\boldsymbol{w}(n+1) = \boldsymbol{w}(n) + \mu(-\hat{\nabla}(n)) = \boldsymbol{w}(n) + 2\mu e(n)\boldsymbol{x}(n) \tag{7.51}$$

其中，μ 为自适应滤波器的收敛因子。

式（7.51）即为著名的LMS算法的滤波器权矢量迭代公式。可以看出，自适应迭代下一时刻的权系数矢量，可以由当前时刻的权系数矢量加上以误差函数为比例因子的输入矢量得到。图7.6给出了实现LMS算法的流程图。

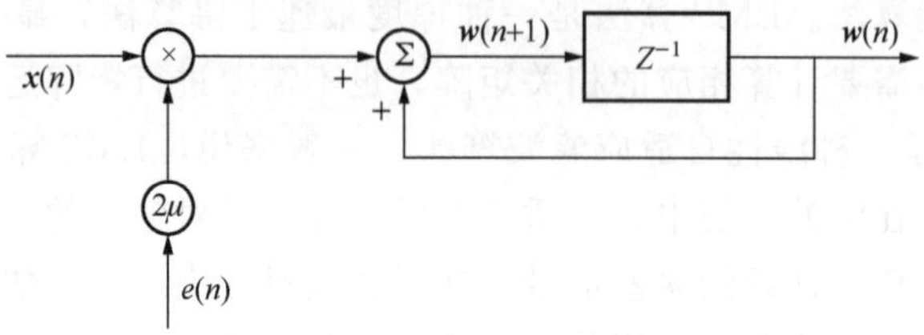

图 7.6　LMS算法的流程图

7.3.2　LMS算法的性能分析

1. LMS算法的收敛性

收敛性是自适应滤波器的一个非常重要的指标。为了检验LMS算法的收敛性，首先需要证明式（7.50）所示的梯度估计是无偏的。对式（7.50）的两边求取数学期望，并利用式（7.47）和式（7.48），有

$$\begin{aligned}E[\hat{\nabla}(n)] &= -2E[e(n)\boldsymbol{x}(n)]\\ &= -2E[(d(n)-y(n))\boldsymbol{x}(n)]\\ &= -2E[d(n)\boldsymbol{x}(n)-\boldsymbol{x}(n)\boldsymbol{x}^{\mathrm{T}}(n)\boldsymbol{w}(n)]\\ &= 2[\boldsymbol{R}\boldsymbol{w}(n)-\boldsymbol{p}]\\ &= \nabla(n)\end{aligned} \tag{7.52}$$

由此可见，LMS算法对性能函数梯度的估值是无偏的。

为了研究方便，假设LMS算法的连续两次迭代时间足够长，以保证输入信号 $\boldsymbol{x}(n)$ 和 $\boldsymbol{x}(n+1)$ 互不相关。由式（7.51），权系数矢量 $\boldsymbol{w}(n)$ 只是输入矢量 $\boldsymbol{x}(n-1),\boldsymbol{x}(n-2),\cdots,\boldsymbol{x}(0)$ 的函数，由于这些输入矢量是互不相关的，故 $\boldsymbol{w}(n)$ 与 $\boldsymbol{x}(n)$ 也是互不相关的。这样，对式（7.51）取数学期望，有

$$\begin{aligned}E[\boldsymbol{w}(n+1)] &= E[\boldsymbol{w}(n)]+2\mu E[e(n)\boldsymbol{x}(n)]\\ &= E[\boldsymbol{w}(n)]+2\mu\{E[d(n)\boldsymbol{x}(n)]-E[\boldsymbol{x}(n)\boldsymbol{x}^{\mathrm{T}}(n)\boldsymbol{w}(n)]\}\end{aligned} \tag{7.53}$$

利用 $\boldsymbol{R}$ 和 $\boldsymbol{p}$ 的定义及 $\boldsymbol{x}(n)$ 与 $\boldsymbol{w}(n)$ 的互不相关性，有

$$\begin{aligned}E[\boldsymbol{w}(n+1)] &= E[\boldsymbol{w}(n)]+2\mu\{\boldsymbol{p}-\boldsymbol{R}E[\boldsymbol{w}(n)]\}\\ &= (\boldsymbol{I}-2\mu\boldsymbol{R})E[\boldsymbol{w}(n)]+2\mu\boldsymbol{p}\end{aligned} \tag{7.54}$$

其中，$\boldsymbol{I}$ 为与 $\boldsymbol{R}$ 具有相同维数的单位阵。

设权系数矢量的初始值为 $\boldsymbol{w}(0)$，则经过 $n+1$ 次迭代，有

$$E[\boldsymbol{w}(n+1)] = (\boldsymbol{I}-2\mu\boldsymbol{R})^{n+1}\boldsymbol{w}(0) + 2\mu\sum_{j=0}^{n}(\boldsymbol{I}-2\mu\boldsymbol{R})^{j}\boldsymbol{p} \tag{7.55}$$

利用矩阵的正交相似变换，有

$$E[\boldsymbol{c}'(n+1)] = [\boldsymbol{I}-2\mu\boldsymbol{\Lambda}]^{n}\boldsymbol{c}'(0) \tag{7.56}$$

其中，$\boldsymbol{c}'(n)$ 为权矢量 $\boldsymbol{w}(n)$ 的主轴坐标形式，即经过平移和旋转变换后的 $\boldsymbol{w}(n)$；$\boldsymbol{\Lambda}$ 为自相关矩阵 $\boldsymbol{R}$ 的对角阵形式，其对角元素为 $\boldsymbol{R}$ 的特征值，即

$$\Lambda = \begin{bmatrix} \lambda_0 & & & \\ & \lambda_1 & & \\ & & \ddots & \\ & & & \lambda_M \end{bmatrix} \tag{7.57}$$

由于 $\boldsymbol{R}$ 是正定的，故所有特征值均为正实值。对于对角阵 $(\boldsymbol{I}-2\mu\boldsymbol{\Lambda})$，只要它的所有对角元素的值小于 1，则有

$$\lim_{n\to\infty}[\boldsymbol{I}-2\mu\boldsymbol{\Lambda}]^{n} = \boldsymbol{0} \tag{7.58}$$

这样，主轴坐标下权矢量 $\boldsymbol{c}'(n)$ 的期望值达到最佳权矢量，即

$$\boldsymbol{c}'_{\text{opt}} = E[\boldsymbol{c}'(n)] = \boldsymbol{0} \tag{7.59}$$

收敛因子应该满足下列收敛条件，即

$$0 < \mu < \frac{1}{\lambda_{\max}} \tag{7.60}$$

其中，$\lambda_{\max}$ 是自相关矩阵 $\boldsymbol{R}$ 的最大的特征值，也是 $\boldsymbol{\Lambda}$ 阵中最大的对角元素。

由于

$$\lambda_{\max} \leqslant \text{tr}[\Lambda] = \text{tr}[\boldsymbol{R}] \tag{7.61}$$

因此，式（7.60）所示收敛因子的限制条件可以改写为

$$0 < \mu < \frac{1}{\text{tr}[\boldsymbol{R}]} \tag{7.62}$$

或

$$0 < \mu < \frac{1}{(M+1)P_{\text{in}}} \tag{7.63}$$

其中，$\text{tr}[\cdot]$ 表示矩阵的迹；P_{in} 为输入信号的功率。

通常，式（7.63）比式（7.62）更便于使用。这是因为输入信号的功率比其自相关矩阵的特征值更容易估计。

由式（7.59）知，当收敛条件 $0 < \mu < \frac{1}{\lambda_{\max}}$ 得到满足时，自适应滤波器的主轴坐标权矢量 $\boldsymbol{c}'(n)$ 最终将收敛为 $\boldsymbol{0}$ 矢量。将 $\boldsymbol{c}'(n)$ 变回到原始坐标系下，则由 $\boldsymbol{c}'(n)$ 的定义式（7.38）可知，LMS 算法最终收敛为维纳滤波器，$\boldsymbol{c}'_{\text{opt}} = \boldsymbol{0}$ 对应于

$$\boldsymbol{w}_{\text{opt}} = \boldsymbol{R}^{-1}\boldsymbol{p} \tag{7.64}$$

在上面的讨论过程中，对于两输入样本间不相关的假设是十分苛刻的。实际上，这类自适应滤波器的具体实现表明，即使在输入样本间有较大相关性时，权系数矢量的数学期望值也能收敛到维纳解，但这时得到的均方误差值比不相关时要大。

2. 自适应时间常数与学习曲线

由均方误差函数和最小均方误差表达式（7.11）和式（7.16），可以得到均方误差函数的另一种表达形式，即

$$\xi = \xi_{\min} + [\boldsymbol{w}(n) - \boldsymbol{w}_{\text{opt}}]^{\mathrm{T}} R [\boldsymbol{w}(n) - \boldsymbol{w}_{\text{opt}}] \tag{7.65}$$

按照式（7.32）的定义，可进一步改写为

$$\xi = \xi_{\min} + \boldsymbol{c}^{\mathrm{T}}(n)\boldsymbol{R}\boldsymbol{c}(n) \tag{7.66}$$

再经过正交相似变换，将坐标轴旋转至主轴坐标系，有

$$\xi = \xi_{\min} + \boldsymbol{c}'^{\mathrm{T}}(n)\boldsymbol{\Lambda}\boldsymbol{c}'(n) \tag{7.67}$$

将式（7.45）代入式（7.67），有

$$\begin{aligned}\xi &= \xi_{\min} + [(\boldsymbol{I} - 2\mu\boldsymbol{\Lambda})^n \boldsymbol{c}'(0)]^{\mathrm{T}} \boldsymbol{\Lambda} [(\boldsymbol{I} - 2\mu\boldsymbol{\Lambda})^n \boldsymbol{c}'(0)] \\ &= \xi_{\min} + \boldsymbol{c}'^{\mathrm{T}}(0)[(\boldsymbol{I} - 2\mu\boldsymbol{\Lambda})^n]^{\mathrm{T}} \boldsymbol{\Lambda} (\boldsymbol{I} - 2\mu\boldsymbol{\Lambda})^n \boldsymbol{c}'(0)\end{aligned} \tag{7.68}$$

由于矩阵（$\boldsymbol{I} - 2\mu\boldsymbol{\Lambda}$）和矩阵 $\boldsymbol{\Lambda}$ 为对角阵，因此有

$$\xi = \xi_{\min} + \boldsymbol{c}'^{\mathrm{T}}(0)(\boldsymbol{I} - 2\mu\boldsymbol{\Lambda})^{2n}\boldsymbol{\Lambda}\boldsymbol{c}'(0) \tag{7.69}$$

或写为标量形式

$$\xi = \xi_{\min} + \sum_{m=0}^{M} c'^2_m(0)\lambda_m(1 - 2\mu\lambda_m)^{2n} \tag{7.70}$$

其中，$c'_m(0)$ 为矢量 $\boldsymbol{c}'(0)$ 的第 m 个分量；λ_m 为对角阵 $\boldsymbol{\Lambda}$ 中第 m 个对角元素。

式（7.70）即为LMS算法的自适应学习曲线，可见均方误差函数 ξ 是迭代次数 n 的指数函数。只要收敛条件式（7.62）得到满足，均方误差将随着迭代的进行而指数下降，并最终收敛为最小均方误差 $\xi_{\min}$。均方误差函数学习曲线如图 7.7所示。

定义

$$r_m = 1 - 2\mu\lambda_m, \quad m = 0,1,\cdots,M \tag{7.71}$$

实际上，r_m 为式（7.43）所示等比级数的公比。若用指数包络曲线拟合这个等比级数，则可以得到时间常数，即

$$r_m = \exp\left(-\frac{1}{\tau_m}\right), \quad m = 0,1,\cdots,M \tag{7.72}$$

$$r_m = 1 - \frac{1}{\tau_m} + \frac{1}{2!\tau_m^2} - \frac{1}{3!\tau_m^3} + \cdots, \quad m = 0,1,\cdots,M \tag{7.73}$$

如果取式（7.71）的前 2 项，有

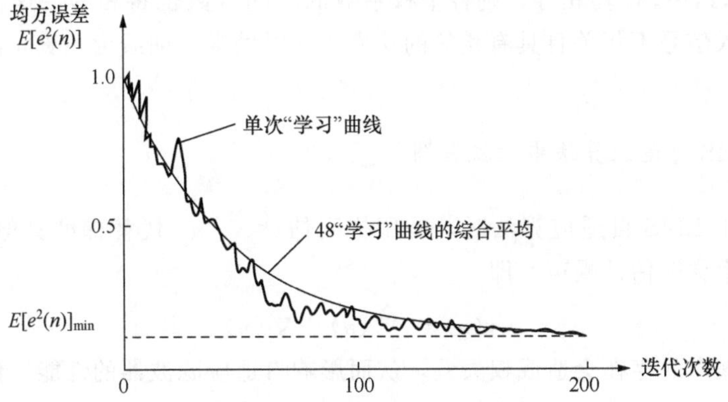

图 7.7　LMS 算法的学习曲线

$$r_m \approx 1-\frac{1}{\tau_m},\quad m=0,1,\cdots,M \tag{7.74}$$

比较式（7.71）和式（7.74），有

$$\tau_m=\frac{1}{2\mu\lambda_m},\quad m=0,1,\cdots,M \tag{7.75}$$

式（7.75）即为 LMS 算法的第 m 个权系数的时间常数。由公比 r_m 的定义及自适应学习曲线式（7.70），可以得到均方误差时间常数 τ_{mse} 与权系数时间常数 τ 的关系，即

$$(r_{\text{mse}})_m=r_m^2,\quad m=0,1,\cdots,M \tag{7.76a}$$

$$(\tau_{\text{mse}})_m=\frac{\tau_m}{2},\quad m=0,1,\cdots,M \tag{7.76b}$$

这样，第 m 模式的均方误差时间常数为

$$(\tau_{\text{mse}})_m\approx\frac{1}{4\mu\lambda_m},\quad m=0,1,\cdots,M \tag{7.77}$$

其中，τ_m 和 $(\tau_{\text{mse}})_m$ 分别表示第 m 个权系数和第 m 个模式的权系数时间常数和均方误差时间常数；$(r_{\text{mse}})_m$ 为式（7.70）所示学习曲线的公比，定义为

$$(r_{\text{mse}})_m=(1-2\mu\lambda_m)^2,\quad m=0,1,\cdots,M \tag{7.78}$$

由于在 LMS 算法中，每次梯度估计是基于一个输入数据样本进行的，这样关于输入数据的时间常数 $(T_{\text{mse}})_m$ 就与算法均方误差的时间常数 $(\tau_{\text{mse}})_m$ 相等，即

$$(T_{\text{mse}})_m=(\tau_{\text{mse}})_m\approx\frac{1}{4\mu\lambda_m},\quad m=0,1,\cdots,M \tag{7.79}$$

时间常数的大小决定自适应学习过程的长短或收敛的快慢。一般来说，λ_m，$m=0,1,\cdots,M$ 并不一定都相等。这样，各个权系数或各个模式的收敛速度并不相等。只有当各个权系数都收敛了，整个自适应滤波器才能收敛。如果所有的

$\lambda_m, m=0,1,\cdots,M$ 均相等，则各个权系数的时间常数也将相等，这种情形相当于全部输入信号不相关且具有相等的功率。此时的学习曲线为一真正的指数函数曲线。

3. LMS 自适应算法中的权失调

在使用 LMS 自适应算法时，是用梯度估计 $\hat{\nabla}(n)$ 代替梯度真值 $\nabla(n)$。这样，会产生梯度估计噪声，即

$$\boldsymbol{v}(n)=\hat{\nabla}(n)-\nabla(n) \tag{7.80}$$

梯度噪声的存在会造成权失调，从而影响自适应滤波器的性能，使滤波器的权矢量不能达到维纳权矢量，并且不能达到最小均方误差。定义失调系数为

$$M_{\mathrm{d}}=\frac{\xi_{\mathrm{ss}}-\xi_{\min}}{\xi_{\min}} \tag{7.81}$$

其中，

$$\xi_{\mathrm{ss}}=\lim_{n\to\infty}E[e^2(n)] \tag{7.82}$$

为稳态均方误差。

(1) 梯度估计噪声

在 LMS 算法中，梯度估计为

$$\hat{\nabla}(n)=-2e(n)\boldsymbol{x}(n)=\nabla(n)+\boldsymbol{v}(n) \tag{7.83}$$

由式 (7.52) 知，梯度估计噪声是零均值的。此外，当 n 足够大时，梯度估计噪声的方差阵为

$$\begin{aligned}\mathrm{Var}[\boldsymbol{v}(n)]&=E[\boldsymbol{v}(n)\boldsymbol{v}^{\mathrm{T}}(n)]\approx 4E[e^2(n)\boldsymbol{x}(n)\boldsymbol{x}^{\mathrm{T}}(n)]\\&=4E[e^2(n)]E[\boldsymbol{x}(n)\boldsymbol{x}^{\mathrm{T}}(n)]\approx 4\xi_{\mathrm{ss}}\boldsymbol{R}\end{aligned} \tag{7.84}$$

将梯度估计噪声 $\boldsymbol{v}(n)$ 进行正交坐标变换，有

$$\boldsymbol{v}'(n)=\boldsymbol{Q}\boldsymbol{v}(n) \tag{7.85}$$

$\boldsymbol{v}'(n)$ 的方差阵为

$$\mathrm{Var}[\boldsymbol{v}'(n)]=E[\boldsymbol{Q}\boldsymbol{v}(n)\boldsymbol{v}^{\mathrm{T}}(n)\boldsymbol{Q}^{\mathrm{T}}]=\boldsymbol{Q}\{\mathrm{Var}[\boldsymbol{v}(n)]\}\boldsymbol{Q}^{-1} \tag{7.86}$$

由上面的研究，我们可以得到以下结论：

第一，当 n 足够大时，梯度估计噪声 $\boldsymbol{v}(n)$ 可以近似地看成广义平稳随机序列。因为其平均值 $E[\boldsymbol{v}(n)]=\boldsymbol{0}$，与时间无关；其二阶矩 $\mathrm{Var}[\boldsymbol{v}(n)]\approx 4\xi_{\mathrm{ss}}\boldsymbol{R}$，也与时间无关。

第二，当 n 足够大时，梯度估计噪声 $\boldsymbol{v}(n)$ 在各个迭代时刻上是互不相关的，即

$$E[\boldsymbol{v}(n)\boldsymbol{v}(n+k)]=\boldsymbol{0},\quad k\neq 0 \tag{7.87}$$

第三，当 n 足够大时，经正交变换后的梯度估计噪声的方差为对角阵。

(2) 权噪声矢量

当考虑梯度估计噪声 $\boldsymbol{v}(n)$ 时，LMS 算法可以表示为

$$\boldsymbol{w}(n+1)=\boldsymbol{w}(n)-\mu\hat{\nabla}(n)=\boldsymbol{w}(n)-\mu[\nabla(n)+\boldsymbol{v}(n)] \tag{7.88}$$

令第 n 次迭代所用的权矢量 $\boldsymbol{w}(n)$ 与最佳权矢量 $\boldsymbol{w}_{\text{opt}}$ 之差为 $\boldsymbol{c}(n)$，并称 $\boldsymbol{c}(n)$ 为权误差矢量。由梯度的表达式 (7.13)，有

$$\begin{aligned}\nabla(n)&=-2\boldsymbol{p}+2\boldsymbol{R}\boldsymbol{w}(n)\\&=-\boldsymbol{p}+2\boldsymbol{R}[\boldsymbol{w}_{\text{opt}}-\boldsymbol{c}(n)]\\&=2\boldsymbol{R}\boldsymbol{c}(n)\end{aligned} \tag{7.89}$$

将式 (7.88) 两边同时减去 $\boldsymbol{w}_{\text{opt}}$，并将式 (7.89) 代入，有

$$\boldsymbol{c}(n+1)=\boldsymbol{c}(n)-2\mu\boldsymbol{R}\boldsymbol{c}(n)-\mu\boldsymbol{v}(n)=(\boldsymbol{I}-2\mu\boldsymbol{R})\boldsymbol{c}(n)-\mu\boldsymbol{v}(n) \tag{7.90}$$

式 (7.90) 是一个具有激励函数 $[-\mu\boldsymbol{v}(n)]$ 的关于 $\boldsymbol{c}(n)$ 的一阶矢量差分方程。由于激励函数是随机的，因而响应也是随机的。这说明了权系数矢量的随机性来源于梯度估计的随机性。此外，当 n 足够大时，由于 $\boldsymbol{v}(n)$ 是平稳的，故可推知 $\boldsymbol{c}(n)$ 也是平稳的。对式 (7.90) 进行正交坐标变换，有

$$\begin{aligned}\boldsymbol{c}'(n+1)&=\boldsymbol{Q}\boldsymbol{c}(n+1)=\boldsymbol{Q}[\boldsymbol{Q}^{-1}\boldsymbol{Q}-2\mu\boldsymbol{Q}^{-1}\boldsymbol{\Lambda}\boldsymbol{Q}]\boldsymbol{c}(n)-\mu\boldsymbol{Q}\boldsymbol{v}(n)\\&=(\boldsymbol{I}-2\mu\boldsymbol{\Lambda})\boldsymbol{c}'(n)-\mu\boldsymbol{v}'(n)\end{aligned} \tag{7.91}$$

写为分量形式，有

$$c'_m(n+1)=(1-2\mu\lambda_m)c'_m(n)-\mu v'_m(n),\quad m=0,1,\cdots,M \tag{7.92}$$

当 n 足够大时，不同的 $v'_m(n)$ 是彼此互不相关的，故 $c'_m(n)$ 也是彼此互不相关的。方差阵 $\text{Var}[\boldsymbol{c}'(n)]$ 也是一对角阵。由于当 n 足够大时 $\boldsymbol{c}'(n)$ 是平稳的，故

$$\text{Var}[\boldsymbol{c}'(n)]=E[\boldsymbol{c}'(n)\boldsymbol{c}'^{\text{T}}(n)]=E[\boldsymbol{c}'(n+1)\boldsymbol{c}'^{\text{T}}(n+1)] \tag{7.93}$$

由式 (7.91)，有

$$\text{Var}[\boldsymbol{c}'(n)]=(\boldsymbol{I}-2\mu\boldsymbol{\Lambda})\text{Var}[\boldsymbol{c}'(n)](\boldsymbol{I}-2\mu\boldsymbol{\Lambda})+\mu^2\text{Var}[\boldsymbol{v}'(n)] \tag{7.94}$$

由于 $\text{Var}[\boldsymbol{c}'(n)]$ 是对角阵，由此有

$$\text{Var}[\boldsymbol{c}'(n)]=\mu^2[4\mu\boldsymbol{\Lambda}-\mu^2\boldsymbol{\Lambda}^2]^{-1}\text{Var}[\boldsymbol{v}'(n)] \tag{7.95}$$

在实际应用中，LMS 算法总是取最小的 μ 值，因而有 $\mu\boldsymbol{\Lambda}\ll\boldsymbol{I}$。因此，式 (7.95) 中的 $\mu\boldsymbol{\Lambda}$ 的平方项可以忽略不计。这样，有

$$\text{Var}[\boldsymbol{c}'(n)]=\frac{\mu}{4}\boldsymbol{\Lambda}^{-1}\text{Var}[\boldsymbol{v}'(n)] \tag{7.96}$$

将式 (7.86) 代入式 (7.96)，有

$$\text{Var}[\boldsymbol{c}'(n)]=\frac{\mu}{4}\boldsymbol{\Lambda}^{-1}(4\xi_{\text{ss}}\boldsymbol{\Lambda})=\mu\xi_{\text{ss}}\boldsymbol{I} \tag{7.97}$$

由于 $\boldsymbol{c}'(n)=\boldsymbol{Q}\boldsymbol{c}(n),\boldsymbol{Q}^{\text{T}}\boldsymbol{Q}=\boldsymbol{I}$，故对原坐标系的误差矢量 $\boldsymbol{c}(n)$ 也成立，即

$$\text{Var}[\boldsymbol{c}(n)]=\mu\xi_{\text{ss}}\boldsymbol{I} \tag{7.98}$$

其分量形式为

$$E[c_m^2(n)] = \mu\xi_{ss}, \quad m = 0,1,\cdots,M \tag{7.99}$$

由上可见，权矢量的噪声分量有相等的方差，且互不相关。

（3）由梯度估计噪声引起的失调

若权矢量无噪声并收敛于维纳解，则均方误差达到最小，即 $\xi_{\min}$。当权矢量出现随机噪声时，权矢量稳态解将平均“失调”于其维纳解，并造成过量均方误差，使稳态均方误差 ξ_{ss} 大于最小均方误差 $\xi_{\min}$。由式（7.67），我们可以得到过量平均均方误差，即

$$\begin{aligned}\xi_{ss} - \xi_{\min} &= \lim_{n\to\infty} E[\boldsymbol{c}'^{\mathrm{T}}(n)\boldsymbol{\Lambda}\boldsymbol{c}'(n)] = \lim_{n\to\infty}\sum_{m=0}^{M}\lambda_m E[c'^2_m(n)] \\ &= \mu\xi_{ss}\,\mathrm{tr}[\boldsymbol{R}]\end{aligned} \tag{7.100}$$

由此可得

$$\xi_{ss} = \frac{\xi_{\min}}{1-\mu\,\mathrm{tr}[\boldsymbol{R}]} \tag{7.101}$$

代入失调的定义式（7.81），有

$$M_{\mathrm{d}} = \frac{\xi_{ss}-\xi_{\min}}{\xi_{\min}} = \frac{\mu\,\mathrm{tr}[\boldsymbol{R}]}{1-\mu\,\mathrm{tr}[\boldsymbol{R}]} \tag{7.102}$$

由此可见，为了使失调系数 M_{d} 保持较小的数值，应选择 $\mu\,\mathrm{tr}[\boldsymbol{R}] \ll 1$。由前述权矢量数学期望值收敛的要求，应取 $0 < \mu < \frac{1}{\lambda_{\max}}$，故

$$0 < \mu < \frac{1}{\mathrm{tr}[\boldsymbol{R}]} \tag{7.103}$$

在这种小 μ 值条件下，失调系数 M_{d} 可以表示为

$$M_{\mathrm{d}} = \mu\,\mathrm{tr}[\boldsymbol{R}] = \mu\sum_{m=0}^{M}\lambda_m \tag{7.104}$$

其中，求和上限 M 表示权矢量的维数。将 LMS 算法中的失调系数表示成自适应速度与权系数的函数是很有用的。由式（7.77），有

$$\mu\lambda_m = \frac{1}{4(\tau_{\mathrm{mse}})_m}, \quad m = 0,1,\cdots,M \tag{7.105}$$

代入式（7.104），有

$$M_{\mathrm{d}} = \sum_{m=0}^{M}\frac{1}{4(\tau_{\mathrm{mse}})_m} = \frac{M+1}{4}\left[\frac{1}{(\tau_{\mathrm{mse}})_m}\right]_{\mathrm{av}} \tag{7.106}$$

其中

$$\left[\frac{1}{(\tau_{\mathrm{mse}})_m}\right]_{\mathrm{av}} = \frac{1}{M+1}\sum_{m=0}^{M}\frac{1}{(\tau_{\mathrm{mse}})_m} \tag{7.107}$$

当 $\boldsymbol{R}$ 的所有特征值相等时，各时间常数相等，记为 τ_{mse}，则失调系数变为

$$M_{\mathrm{d}} = \frac{M+1}{4\tau_{\mathrm{mse}}} \tag{7.108}$$

即失调系数与权系数数目成正比。式（7.108）表明，选择大的自适应时间常数，可以使失调系数减小，对于给定的时间常数，失调系数随加权数目成正比例增加。

LMS 自适应滤波器的主要优点是其收敛性能稳定，且算法比较简单。然而，作为梯度算法的一种，LMS 算法也有其固有的缺点。首先，这种方法一般来说不能从任意初始点出发通过最短的路径到达极值点。其次，当输入信号自相关阵 $\boldsymbol{R}$ 的特征值在数值上分散性较大时，这种方法的性能趋于恶化，可能出现收敛缓慢甚至发散的问题。事实上，已经出现了许多关于自适应滤波器的改进算法。不过，LMS 自适应滤波器仍然具有十分重要的理论意义和应用价值。

7.3.3　LMS 自适应滤波器的改进形式

许多自适应算法都是从 LMS 算法出发，试图改进 LMS 算法的某些性能，包括改进 LMS 算法的收敛特性、减小稳态均方误差，减小计算复杂度等。

1. 归一化 LMS 算法（NLMS）

我们知道，LMS 算法的稳定性、收敛性和稳态性能均与自适应滤波器权系数矢量的系数数目和输入信号的功率直接相关。为了确保自适应滤波器的稳定收敛，出现了对收敛因子 μ 进行归一化的 NLMS 算法。这种算法的归一化收敛因子表示为

$$\mu' = \frac{\mu}{\sigma_x^2} \tag{7.109}$$

其中，σ_x^2 为输入信号 $\boldsymbol{x}(n)$ 的方差。

通常用时间平均来代替上式中的统计方差，即

$$\hat{\sigma}_x^2(n) = \sum_{i=0}^{M} x^2(n-i) = \boldsymbol{x}^{\mathrm{T}}(n)\boldsymbol{x}(n) \tag{7.110}$$

其中，$\hat{\sigma}_x^2(n)$ 表示在时刻 n 对信号方差的估值。

对于平稳随机输入信号 $\boldsymbol{x}(n)$ 来说，$\hat{\sigma}_x^2(n)$ 是 σ_x^2 的无偏一致估计。将归一化收敛因子代入 LMS 算法，有

$$\boldsymbol{w}(n+1) = \boldsymbol{w}(n) + 2\frac{\mu}{\boldsymbol{x}^{\mathrm{T}}(n)\boldsymbol{x}(n)}e(n)\boldsymbol{x}(n) \tag{7.111}$$

为了避免分母为 0，通常在分母上加上一个小的正的常数 c，即

$$\boldsymbol{w}(n+1) = \boldsymbol{w}(n) + 2\frac{\mu}{c+\boldsymbol{x}^{\mathrm{T}}(n)\boldsymbol{x}(n)}e(n)\boldsymbol{x}(n) \tag{7.112}$$

这样，只要保证收敛条件

$$0 < \mu < 1 \tag{7.113}$$

就能够保证经过足够大的 n 次迭代，自适应滤波器能够稳定收敛。由于式

(7.112) 中的归一化收敛因子 $\mu' = \dfrac{\mu}{c + \boldsymbol{x}^{\mathrm{T}}(n)\boldsymbol{x}(n)}$ 是在迭代过程中随时间变化的，因此实际上这是一种归一化变步长算法。在这类算法中，关于输入信号方差的估计，还可以采用不同的方法，由此构成不同的归一化变步长算法。例如，为了减小信号波动对信号方差估计的影响，可以对当前时刻及其之前若干时刻的信号样本进行加权平均来估计信号方差。还可以采用一阶 AR 模型的形式在自适应迭代过程中进行递推估计，即

$$\hat{\sigma}_x^2(n) = \beta\hat{\sigma}_x^2(n-1) + (1-\beta)x^2(n) \tag{7.114}$$

其中，β 称为平滑参数，通常取接近 1 的正值。

2. *泄漏 LMS 算法*

泄漏 LMS 算法的迭代公式为

$$\boldsymbol{w}(n+1) = \gamma\boldsymbol{w}(n) + 2\mu e(n)\boldsymbol{x}(n) \tag{7.115}$$

其中，γ 为正值常数，需要满足

$$0 < \gamma < 1 \tag{7.116}$$

通常取 γ 近似为 1。若 $\gamma = 1$，则泄漏 LMS 算法变为 LMS 算法。对于常规的 LMS 算法，当 μ 突然变为 0 时，权矢量系数将不再发生变化而保持 μ 变为 0 时的值。对于泄露 LMS 算法，当 μ 值变为 1 值之后，滤波器的权矢量将逐渐变化，并最终变为 0 矢量，这个过程称为泄漏。泄漏 LMS 算法在通信系统的自适应差分脉冲编码调制（ADPCM）中得到应用，用来减小或消除通道误差。另一方面，泄漏 LMS 算法也常用来在自适应阵列中消除旁瓣效应。

实际上，在无噪声的条件下，泄漏 LMS 算法的性能并没有常规 LMS 算法好。由式 (7.114)，有

$$\begin{aligned}\boldsymbol{w}(n+1) &= \gamma\boldsymbol{w}(n) + 2\mu\boldsymbol{x}(n)[d(n) - \boldsymbol{x}^{\mathrm{T}}(n)(n)] \\ &= [\gamma\boldsymbol{I} - 2\mu\boldsymbol{x}(n)\boldsymbol{x}^{\mathrm{T}}(n)]\boldsymbol{w}(n) + 2\mu d(n)\boldsymbol{x}(n)\end{aligned} \tag{7.117}$$

假定输入信号与权矢量是相互独立的，则

$$E[\boldsymbol{w}(n+1)] = (\gamma\boldsymbol{I} - 2\mu\boldsymbol{R})E[\boldsymbol{w}(n)] + 2\mu\boldsymbol{p} \tag{7.118}$$

或者

$$E[\boldsymbol{w}(n+1)] = \left[\boldsymbol{I} - 2\mu\left(\boldsymbol{R} + \frac{1-\gamma}{2\mu}\right)\boldsymbol{I}\right]E[\boldsymbol{w}(n)] + 2\mu\boldsymbol{p} \tag{7.119}$$

若要保证上述算法的稳定，需要有

$$\lim\{E[\underset{n\to\infty}{\boldsymbol{w}(n)}]\} = \left[\boldsymbol{R} + \frac{1-\gamma}{2}\boldsymbol{I}\right]^{-1}\boldsymbol{p} \tag{7.120}$$

显然，式 (7.120) 与最佳权矢量 $\boldsymbol{w}_{\mathrm{opt}} = \boldsymbol{R}^{-1}\boldsymbol{p}$ 有偏差。因此，泄漏 LMS 算法是一种有偏的 LMS 算法。γ 越接近于 1，偏差越小。可以证明，泄露 LMS 算法的稳定性条件为

$$1<\mu<\frac{1}{\lambda_{\min}+\frac{1-\gamma}{2\mu}} \tag{7.121}$$

由于矩阵 $\left[\boldsymbol{R}+\frac{1-\gamma}{2}\boldsymbol{I}\right]$ 是严格正定的，故没有零值的特征值。此外，泄漏 LMS 算法的第 i 个权系数的时间常数为

$$\tau_i^{(L)}=\frac{1}{2\mu\lambda_i+(1-\gamma)}<\tau_i \tag{7.122}$$

其中，$\tau_i^{(L)}$ 表示泄漏 LMS 算法第 i 个权系数的时间常数。显然，$\tau_i^{(L)}$ 比 LMS 算法的时间常数 τ_i 小，即可能以更快的速度收敛。

3. 极性 LMS 算法

在有些应用领域，尤其是在高速通信领域，实际问题对算法的计算量有很严格的要求。这样，产生了一类称为极性（或符号）算法的自适应算法。这种算法可以显著地减小自适应滤波器的计算量，有效地简化相应的硬件电路和程序计算。这类极性算法可以分为 3 种不同的实现方式，即对误差取符号的误差极性算法（SE），对输入信号取符号的信号极性算法（SR）和对误差和输入信号二者均取符号的简单极性算法（SS）。这 3 种算法的权矢量迭代公式为

$$\begin{aligned}\boldsymbol{w}(n+1)&=\boldsymbol{w}(n)+2\mu\mathrm{sgn}[e(n)]\boldsymbol{x}(n)\\ \boldsymbol{w}(n+1)&=\boldsymbol{w}(n)+2\mu e(n)\mathrm{sgn}[\boldsymbol{x}(n)]\\ \boldsymbol{w}(n+1)&=\boldsymbol{w}(n)+2\mu\mathrm{sgn}[e(n)]\mathrm{sgn}[\boldsymbol{x}(n)]\end{aligned} \tag{7.123}$$

其中，符号函数 sgn[·] 定义为

$$\mathrm{sgn}(t)=\begin{cases}1, & t>0\\ 0, & t=0\\ -1, & t<0\end{cases} \tag{7.124}$$

极性 LMS 算法的主要优点是计算量小。显然，这种算法把一个数据样本的 N 比特运算简化为一个比特的运算，即符号或极性的运算。另一方面，与基本 LMS 算法相比，这种算法在梯度估计性能上有所退化，这是由于其较粗的量化精度引起的，并由此引起了收敛速度的下降和稳态误差的增加。

4. LMS 算法梯度估计的平滑

在迭代方程中用带噪的瞬时梯度估值 $\hat{\nabla}(n)$ 来替代梯度真值 $\nabla(n)$，是 LMS 算法的一个显著缺点。如果使用连续几次梯度估值的平滑结果来替换这个瞬时值，则有可能改善 LMS 算法的性能。有许多方法可以用于对一个时间序列进行平滑，归纳起来，可以分为线性平滑和非线性平滑两类。

设平滑 LMS 梯度估计的自适应迭代算法为

$$w(n+1)=w(n)+2\mu b(n) \tag{7.125}$$

其中，

$$b(n)=[b_0(n)\ b_1(n)\ \cdots\ b_M(n)]^{\mathrm{T}} \tag{7.126}$$

对于线性平滑，一种有效的平滑方法是邻域平均法，即

$$b(n)=\frac{1}{N}\sum_{j=n-N+1}^{n}e(j)x(j) \tag{7.127}$$

其中，N 表示参加平滑的梯度估值的样本点数。

另一种有效的平滑方法是低通滤波法，即

$$b_i(n)=\mathrm{LPF}\{e(n)x(n-i)\ e(n)x(n-i+1)\ \cdots\ e(n)x(n-i+N)\} \tag{7.128}$$

其中，LPF{·} 表示低通滤波器。

对于非线性平滑处理，常采用中值滤波技术。$b(n)$ 矢量中的第 i 个元素 $b_i(n)$ 为

$$b_i(n)=\mathrm{Med}[e(n)x(n-i)]_N \tag{7.129}$$

或者

$$b_i(n)=\mathrm{Med}[e(n)x(n-i)\ \cdots\ e(n-N+1)x(n-i-N+1)] \tag{7.130}$$

其中，Med 表示取中值运算。

中值平滑除了像线性平滑一样可以用于消除梯度估计的噪声之外，对信号的“边缘”成分影响不大。图 7.8 给出了基于中值平滑的 LMS 算法在自适应滤波中应用的结果。

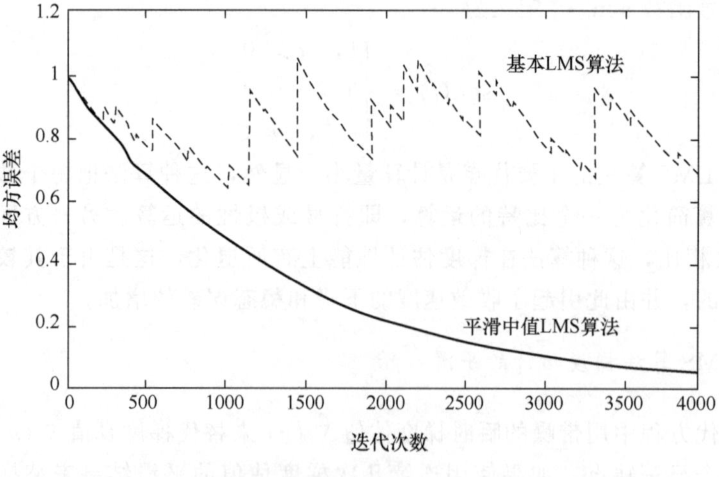

图 7.8 平滑 LMS 自适应算法与基本 LMS 算法的比较

由于脉冲状噪声的影响，基本 LMS 算法不能很好地收敛，而中值滤波器平滑的 LMS 算法则得到很好的结果。

5. 解相关 LMS 算法

LMS 算法的一个主要缺点是其收敛速度比较慢，这主要是由于算法的输入信号矢量的各元素具有一定的相关性。研究已经表明，对输入信号矢量解相关可以有效地加快 LMS 算法的收敛速度。

定义 $\boldsymbol{x}(n)$ 与 $\boldsymbol{x}(n-1)$ 在时刻 n 的相关系数为

$$c(n)=\frac{\boldsymbol{x}^{\mathrm{T}}(n)\boldsymbol{x}(n-1)}{\boldsymbol{x}^{\mathrm{T}}(n-1)\boldsymbol{x}(n-1)} \tag{7.131}$$

若 $c(n)=1$，则称 $\boldsymbol{x}(n)$ 是 $\boldsymbol{x}(n-1)$ 的相干信号；若 $c(n)=0$，则称 $\boldsymbol{x}(n)$ 与 $\boldsymbol{x}(n-1)$ 之间不相关；若 $0<c(n)<1$，则称 $\boldsymbol{x}(n)$ 与 $\boldsymbol{x}(n-1)$ 相关。$c(n)$ 值越大，$\boldsymbol{x}(n)$ 与 $\boldsymbol{x}(n-1)$ 之间的相关性就越强。实际上，$c(n)\boldsymbol{x}(n-1)$ 代表了信号 $\boldsymbol{x}(n)$ 中与 $\boldsymbol{x}(n-1)$ 相关的部分。如果从 $\boldsymbol{x}(n)$ 中减去这一部分，相当于一种解相关运算。定义解相关方向矢量为

$$\boldsymbol{v}(n)=\boldsymbol{x}(n)-c(n)\boldsymbol{x}(n-1) \tag{7.132}$$

另一方面，考虑自适应迭代的收敛因子满足下列最小化问题的解，有

$$\mu(n)=\arg\min_{\mu} J[\boldsymbol{w}(n-1)+\mu\boldsymbol{v}(n)] \tag{7.133}$$

由此得到时变收敛因子为

$$\mu(n)=\frac{e(n)}{\boldsymbol{x}^{\mathrm{T}}(n)\boldsymbol{v}(n)} \tag{7.134}$$

这样，解相关 LMS 自适应算法的迭代公式为

$$\boldsymbol{w}(n+1)=\boldsymbol{w}(n)+\mu(n)\boldsymbol{v}(n) \tag{7.135}$$

上述解相关 LMS 算法可以看做一种自适应辅助变量法，其中的辅助变量由 $\boldsymbol{v}(n)=\boldsymbol{x}(n)-c(n)\boldsymbol{x}(n-1)$ 给出。一般来说，辅助变量的选取原则是，它应该与滞后的输入和输出强相关，而与干扰不相关。

7.3.4　应用中需要注意的问题

由于 LMS 自适应滤波器具有简单易实现且对干扰和模型误差具有一定的韧性，因此得到了广泛的应用。在具体应用 LMS 自适应滤波器时，我们需要注意以下几个问题。

1. 信号的有限字长问题

自适应数字滤波器的实现包含了有限字长的运算，从而造成了实际的自适应滤波器（有限精度）与理想的自适应滤波器（无限精度）之间的性能差别。引起这种性能差别的主要因素包括输入信号与期望信号的量化，滤波器系数的量化，以及滤波器运算过程中的舍入误差等。由于自适应滤波器本身的非线性与有限字

长运算引起的非线性相互耦合，使得对自适应滤波器性能的分析与估计相当困难。一般来说，理论分析是有效的，但是如果进行理论分析有困难，则可以通过计算机仿真来分析和测量自适应滤波器的性能。

假定使用 $\boldsymbol{w}_{\text{ip}}$ 和 $\boldsymbol{w}_{\text{fp}}$ 分别表示无限精度和有限精度自适应滤波器的权矢量。如果这两个矢量的差矢量 $\boldsymbol{w}_{\text{ip}}-\boldsymbol{w}_{\text{fp}}$ 总是保持有界，即舍入误差传播系统总是稳定的，则认为自适应滤波器是数值稳定的。数值稳定性是自适应算法的固有特性，不能通过提高数字精度来改变，增加字长或重新组织运算只会延缓自适应滤波器的发散。只有通过改进舍入误差传播系统的性能，使算法产生实质性的变化，才能达到自适应滤波器的稳定。

自适应数字滤波器的数值准确性可以用来度量稳态下由于舍入误差引起的实际值与理论值的偏差。数值准确性达不到要求，会导致系统输出的误差增加，通过增加字长，可以减小这种误差。然而，在数值稳定性不够的情况下，如果舍入误差的积累得不到有效的抑制，则可能产生灾难性的后果，即导致算法发散或崩溃。上述两个问题都与数值准确性相关，但是二者并不互相包含。

2. LMS 自适应滤波器的韧性

自适应滤波器的韧性可以表示为自适应系统对于初始条件 $\boldsymbol{w}(0)$ 和系统最优残差及其他误差 $e_0(n)$ 的敏感程度。定义干扰的能量 $E_{\text{d}}(n)$ 和估计误差的能量 $E_{\text{e}}(n)$ 为

$$E_{\text{d}}(n)=\frac{1}{2\mu}\|\boldsymbol{w}(0)\|^2+\sum_{j=0}^{n}|e_0(n)|^2$$

$$E_{\text{e}}(n)=\frac{1}{2\mu}\|\boldsymbol{w}(n)\|^2+\sum_{j=0}^{n}|y(n)|^2 \tag{7.136}$$

假定收敛因子满足 $0<2\mu\leqslant\|\boldsymbol{x}(n)\|^2$，则可以证明 LMS 算法确定的系数矢量满足条件，即

$$E_{\text{e}}(n)\leqslant E_{\text{d}}(n) \tag{7.137}$$

该式表示系统残差的能量以干扰的能量为上限，由此表明了 LMS 算法的韧性。另一方面，对于所有的有限能量干扰，LMS 算法能够使这两种能量间最大可能的区别最小化，根据极大极小化准则，这种算法是最优的。

3. 收敛因子与系统误差

收敛因子 μ 是 LMS 自适应滤波器的重要参数，控制着收敛速度与稳态失调的平衡。一般来说，较小的收敛因子会导致较慢的收敛速度和较小的稳态失调。在数字自适应系统中，当迭代增量（修正项）的大小比数字量的最低有效位的一

半还小的时候，LMS 算法的自适应迭代将停止，即

$$|2\mu e(n)x(n-i)| \leqslant \frac{\mathrm{LSB}}{2} \tag{7.138}$$

因此，μ 的减小将导致系统性能的下降。由式（7.139）可以看出迭代因子与系统误差的关系，即

$$|e(n)| \leqslant \frac{\mathrm{LSB}}{4\mu X_{\mathrm{rms}}} \triangleq \mathrm{DRE} \tag{7.139}$$

其中，X_{rms} 为输入信号幅度的均方根值；DRE 为数字化残差。

对于给定的字长，如果减小收敛因子 μ，则 DRE 将显著增加。因此，在实际应用中，LMS 算法的收敛因子不能无限制地减小，其下界由量化和有限精度运算对系统的影响程度来决定。

当输入信号自相关阵的一个或多个特征值为 0 时，由于非线性量化的影响，自适应滤波器有可能不收敛，通常采用泄漏技术来防止这一现象的发生。

在自适应滤波器权系数的更新中引入一定的非线性变换，可以在一定程度上简化权系数更新过程中的乘法运算，并简化 LMS 自适应滤波器的硬件或程序实现。符号函数的引入，简化了自适应滤波器的计算，但是由于信号或系统精度的降低，引起了系统性能的下降，因此在使用这种非线性变换时，需要综合考虑运算量和系统其他特性的关系。

4. 块 LMS 算法

在有些应用中，实际问题要求自适应滤波器安排很高的阶数。例如，在电话会议系统中，用于回波抵消的自适应滤波器的阶数可能高达 8000 阶，要实时实现自适应回波抵消是相当困难的。如果采用块 LMS 自适应算法，则可以有效减小上述应用问题的计算复杂度，同时具有较好的性能。

所谓块自适应滤波器就是在自适应迭代中，每次处理一个数据块，滤波器的系数每块更新一次，而在每块的处理过程中保持不变。LMS 块自适应滤波器的结构如图 7.9 所示。这种滤波器主要具有以下特点：较高的数值准确性，易于实现并行计算和数据传送，可以利用 FFT 计算卷积和相关矩阵，从而降低计算复杂度。

另一种降低计算复杂度的方法是采用子带自适应滤波。这种方法把输入信号和期望信号的响应分为若干较小的频带，对得到的信号进行二次采样，用不同的 LMS 滤波器对每个子带进行处理，最后对子带进行内插和重组，得到滤波器的输出。由于子带的频谱动态范围小于全频带的动态范围，因此将使收敛速度得到提高。由于相邻的子带间存在串扰，会使子带滤波器的性能有所下降。

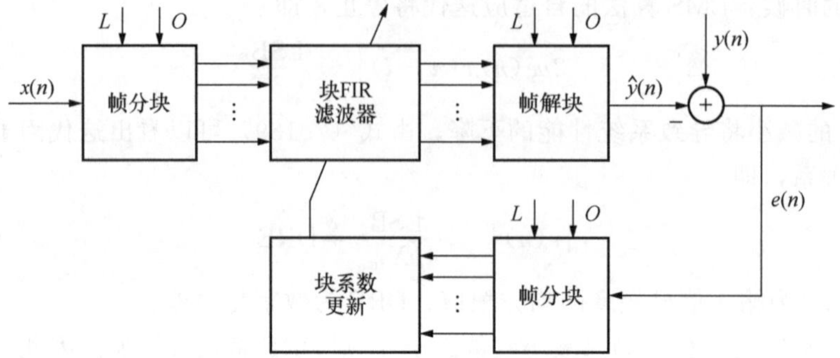

图 7.9　块自适应滤波器结构图

5. 变换域 LMS 算法

影响 LMS 自适应滤波器收敛速度的主要因素是输入信号自相关矩阵 $\boldsymbol{R}_{xx}$ 的最大特征值与最小特征值之比 $\lambda_{max}/\lambda_{min}$。当输入信号自相关阵为对角阵且有相等的特征值时，LMS 算法将取得最快的收敛速度。在 FIR 类滤波器的情况下，这意味着输入信号是白噪声过程。因此，提高系统收敛速度的有效方法之一是设法白化输入信号。变换域 LMS 自适应滤波器正是基于这一概念提出的。

变换域 LMS 自适应滤波器的原理如图 7.10 所示。其中，N 维输入矢量 $\boldsymbol{x}(n)$ 先经过 $N\times N$ 正交归一化变换矩阵 $\boldsymbol{T}$ 变换成另一 N 维矢量 $\boldsymbol{z}(n)=[z_0(n)\ z_1(n)\ \cdots\ z_{N-1}(n)]^{\mathrm{T}}$，即

$$\boldsymbol{z}(n)=\boldsymbol{T}\boldsymbol{x}(n) \tag{7.140}$$

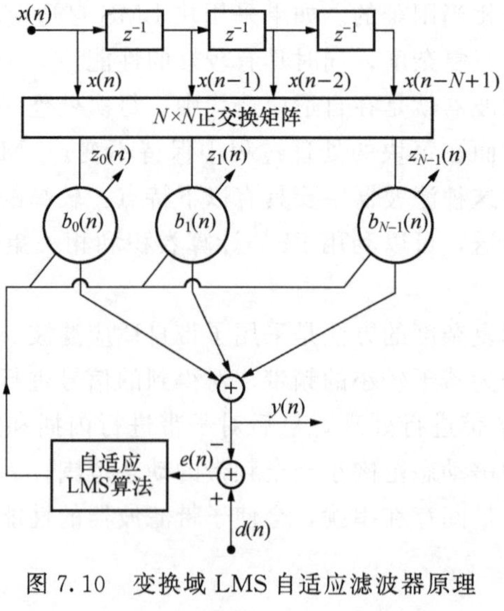

图 7.10　变换域 LMS 自适应滤波器原理

其中，

$$TT^{\mathrm{T}} = I \tag{7.141}$$

设变换域权矢量 $\boldsymbol{b}(n)$ 为

$$\boldsymbol{b}(n) = [b_0(n)\ b_1(n)\ \cdots\ b_{N-1}(n)]^{\mathrm{T}} \tag{7.142}$$

$\boldsymbol{z}(n)$ 经 $\boldsymbol{b}(n)$ 加权后形成自适应滤波器的输出为

$$y(n) = \boldsymbol{z}^{\mathrm{T}}(n)\boldsymbol{b}(n) = \boldsymbol{b}^{\mathrm{T}}(n)\boldsymbol{z}(n) \tag{7.143}$$

若 $d(n)$ 为期望响应信号，输出误差为

$$e(n) = d(n) - y(n) = d(n) - \boldsymbol{b}^{\mathrm{T}}(n)\boldsymbol{z}(n) \tag{7.144}$$

变换域 LMS 自适应算法为

$$b_i(n+1) = b_i(n) + 2\mu_i e(n) z_i(n), \quad i = 0,1,\cdots,N-1 \tag{7.145}$$

其中

$$\mu_i = \frac{\mu}{E[z_i^2(n)]} \tag{7.146}$$

变换域 LMS 算法的迭代式还可以写为矢量形式，即

$$\boldsymbol{b}(n+1) = \boldsymbol{b}(n) + 2\mu\boldsymbol{\Lambda}^{-2} e(n)\boldsymbol{z}(n) \tag{7.147}$$

其中

$$\boldsymbol{\Lambda}^2 = \mathrm{diag}[E[z_0^2(n)], E[z_1^2(n)], \cdots, E[z_{N-1}^2(n)]] \tag{7.148}$$

在实际应用中，变换域自适应滤波器常用的正交变换为傅里叶变换和离散余弦变换。

采用与研究普通 LMS 自适应滤波器相类似的方法，可以得到变换域 LMS 自适应滤波器的权矢量维纳解 $\boldsymbol{b}_{\mathrm{opt}}$ 与相应的最小均方误差 $e_{\min}^{\mathrm{TR}}(n)$ 分别为

$$\boldsymbol{b}_{\mathrm{opt}} = \boldsymbol{R}_{zz}^{-1}\boldsymbol{p}_{zd} \tag{7.149}$$

和

$$e_{\min}^{\mathrm{TR}}(n) = E[d^2(n)] - \boldsymbol{p}_{zd}^{\mathrm{T}}\boldsymbol{b}_{\mathrm{opt}} \tag{7.150}$$

其中

$$\boldsymbol{R}_{zz} = E[\boldsymbol{z}(n)\boldsymbol{z}^{\mathrm{T}}(n)] = \boldsymbol{T}\boldsymbol{R}_{xx}\boldsymbol{T}^{\mathrm{T}} \tag{7.151a}$$

$$\boldsymbol{p}_{zd} = E[\boldsymbol{z}(n)d(n)] = \boldsymbol{T}\boldsymbol{p}_{xd} \tag{7.151b}$$

分别为正交变换后信号 $\boldsymbol{z}(n)$ 的自相关阵及其与期望信号 $d(n)$ 的互相关矢量。矩阵 $\boldsymbol{T}$ 为正交变换矩阵。将式 (7.150) 分别代入式 (7.148) 和式 (7.149)，有

$$\boldsymbol{h}_{\mathrm{opt}} = (\boldsymbol{T}\boldsymbol{R}_{xx}\boldsymbol{T}^{\mathrm{T}})^{-1}\boldsymbol{T}\boldsymbol{p}_{xd} = \boldsymbol{T}\boldsymbol{R}_{xx}^{-1}\boldsymbol{p}_{xd} = \boldsymbol{T}\boldsymbol{w}_{\mathrm{opt}} \tag{7.152}$$

和

$$\begin{aligned} e_{\min}^{\mathrm{TR}}(n) &= E[d^2(n)] - \boldsymbol{p}_{xd}^{\mathrm{T}}\boldsymbol{T}^{\mathrm{T}}\boldsymbol{T}\boldsymbol{w}_{\mathrm{opt}} \\ &= E[d^2(n)] - \boldsymbol{p}_{xd}^{\mathrm{T}}\boldsymbol{w}_{\mathrm{opt}} \\ &= e_{\min}(n) \end{aligned} \tag{7.153}$$

其中，$\boldsymbol{w}_{\mathrm{opt}} = \boldsymbol{R}_{xx}^{-1}\boldsymbol{p}_{xd}$ 与 $e_{\min}(n)$ 分别为普通 LMS 自适应滤波器的权矢量维纳解与

相应的最小均方误差。

式 (7.152) 和式 (7.153) 表明，变换域 LMS 算法中权矢量维纳解与普通 LMS 算法中权矢量维纳解之间的关系与所采用的正交变换有关。不论采用何种正交变换，只要加权系数数目相同，变换域 LMS 算法的最小均方误差与普通 LMS 算法的最小均方误差总是相等的。

关于变换域 LMS 算法的收敛特性，只要适当选择正交变换矩阵 $\boldsymbol{T}$，可以使变换域 LMS 自适应算法具有比普通 LMS 自适应算法更好的收敛性能。

7.4　自适应滤波器的递归最小二乘算法

最小二乘法是一种典型的根据观测数据推断未知参量的数据处理方法。其基本思想是使实际观测值与计算值之差的平方乘和为最小。自 1795 年高斯提出以来，最小二乘法在许多领域得到了广泛的应用，并成为系统辨识、参数估计和自适应信号处理等领域的基本算法之一。

在前面介绍的 LMS 自适应滤波器算法中，为了便于其实现，均采用输出误差的瞬时平方（瞬时功率）$e^2(n)$ 的梯度来近似代替均方误差 $E[e^2(n)]$ 的梯度。实际上，我们可以直接考察一个由平稳信号输入的自适应系统在一段时间内输出误差信号的平均功率（在时间上求平均）。这就是本节将要介绍的递归最小二乘 (RLS) 算法。

7.4.1　线性最小二乘原理

设线性组合器的结构如图 7.11 所示

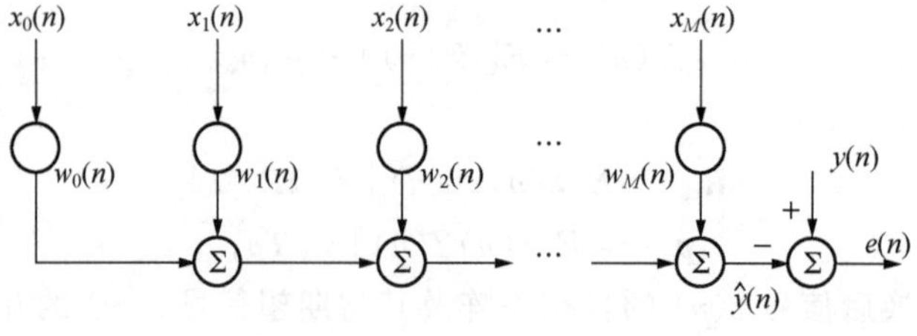

图 7.11　线性组合器的结构

现在的问题是利用线性组合器来估计期望响应 $y(n)$，即

$$\hat{y}(n) = \sum_{k=1}^{M} w_k(n)x_k(n) = \boldsymbol{w}^{\mathrm{T}}(n)\boldsymbol{x}(n) \tag{7.154}$$

定义估计误差为

$$e(n) = y(n) - \hat{y}(n) = y(n) - \boldsymbol{w}^{\mathrm{T}}(n)\boldsymbol{x}(n) \tag{7.155}$$

误差 $e(n)$ 的平方和为

$$E=\sum_{n=0}^{N-1}|e(n)|^2 \tag{7.156}$$

设系数矢量在整个测量期间保持恒定，即线性时不变系统，则当平方误差最小时所得到的系数矢量为最小二乘准则下估计期望响应 $y(n)$ 的最佳矢量 $\boldsymbol{w}_{\mathrm{LS}}$。$\boldsymbol{w}(n)$ 又称为回归矢量，$e(n)$ 称为残差。式 (7.155) 可以写为矢量形式为

$$\boldsymbol{e}=\boldsymbol{y}-\boldsymbol{X}\boldsymbol{w} \tag{7.157}$$

其中，$\boldsymbol{e}=[e(0)\ e(1)\ \cdots\ e(N-1)]^{\mathrm{T}}$ 和 $\boldsymbol{y}=[y(0)\ y(1)\ \cdots\ y(N-1)]^{\mathrm{T}}$ 分别为 $N\times 1$ 维误差矢量和期望响应；$\boldsymbol{X}=[\boldsymbol{x}(0)\ \boldsymbol{x}(1)\ \cdots\ \boldsymbol{x}(N-1)]^{\mathrm{T}}$ 为 $N\times M$ 维输入数据矩阵；$\boldsymbol{w}=[w_1\ w_2\ \cdots\ w_M]^{\mathrm{T}}$ 为线性组合器的参数矢量。

利用矢量形式的回归方程，误差信号的能量可以写为

$$\begin{aligned}E&=\boldsymbol{e}^{\mathrm{T}}\boldsymbol{e}\\&=(\boldsymbol{y}^{\mathrm{T}}-\boldsymbol{w}^{\mathrm{T}}\boldsymbol{X}^{\mathrm{T}})(\boldsymbol{y}-\boldsymbol{X}\boldsymbol{w})\\&=\boldsymbol{y}^{\mathrm{T}}\boldsymbol{y}-\boldsymbol{w}^{\mathrm{T}}\boldsymbol{X}^{\mathrm{T}}\boldsymbol{y}-\boldsymbol{y}^{\mathrm{T}}\boldsymbol{X}\boldsymbol{w}+\boldsymbol{w}^{\mathrm{T}}\boldsymbol{X}^{\mathrm{T}}\boldsymbol{X}\boldsymbol{w}\\&=E_y-\boldsymbol{w}^{\mathrm{T}}\hat{\boldsymbol{p}}-\hat{\boldsymbol{p}}^{\mathrm{T}}\boldsymbol{w}+\boldsymbol{w}^{\mathrm{T}}\hat{\boldsymbol{R}}\boldsymbol{w}\end{aligned} \tag{7.158}$$

其中，

$$E_y=\boldsymbol{y}^{\mathrm{T}}\boldsymbol{y}=\sum_{n=0}^{N-1}|y(n)|^2 \tag{7.159}$$

$$\hat{\boldsymbol{R}}=\boldsymbol{X}^{\mathrm{T}}\boldsymbol{X}=\sum_{n=0}^{N-1}\boldsymbol{x}(n)\boldsymbol{x}^{\mathrm{T}}(n) \tag{7.160}$$

$$\hat{\boldsymbol{p}}=\boldsymbol{X}^{\mathrm{T}}\boldsymbol{y}=\sum_{n=0}^{N-1}\boldsymbol{x}(n)\boldsymbol{y}(n) \tag{7.161}$$

显然，最小二乘法与最小均方误差方法都是基于二次代价函数的，如果用时间平均算子 $\sum_{n=0}^{N-1}$ 替代期望算子 $E[\cdot]$，则二者的导出公式是一致的。如果时间平均的相关矩阵 $\hat{\boldsymbol{R}}$ 是正定的，则最小二乘估计 $\boldsymbol{w}_{\mathrm{LS}}$ 可以由求解下列正则方程得到，即

$$\hat{\boldsymbol{R}}\boldsymbol{w}_{\mathrm{LS}}=\hat{\boldsymbol{p}} \tag{7.162}$$

平方误差的最小值为

$$E_{\mathrm{LS}}=E_y-\boldsymbol{p}^{\mathrm{T}}\hat{\boldsymbol{R}}^{-1}\hat{\boldsymbol{p}}=E_y-\hat{\boldsymbol{p}}^{\mathrm{T}}\boldsymbol{w}_{\mathrm{LS}} \tag{7.163}$$

关于正则方程的求解，有各种不同的方法，如 Cholesky 分解法、奇异值分解法等。

7.4.2　递归最小二乘自适应滤波器

1. 最小二乘自适应滤波器

最小二乘自适应滤波器是一种基于最小二乘准则、在滤波器运行的每一个时

刻都使系数的平方误差达到最小的滤波器，其迭代价函数为

$$E(n)=\sum_{j=0}^{n}\lambda^{n-j}|e(j)|^2=\sum_{j=0}^{n}\lambda^{n-j}|y(j)-\boldsymbol{w}^{\mathrm{T}}(j)\boldsymbol{x}(j)|^2 \tag{7.164}$$

其中，$y(j)$ 和 $\hat{y}(j)=\boldsymbol{w}^{\mathrm{T}}\boldsymbol{x}(j)$ 分别为自适应滤波器的期望响应和输出信号；$e(j)$ 为瞬时误差信号，λ 是一个不大于 1 的正常数，称为遗忘因子。遗忘因子的作用是确保滤波器能够仅保留“最近的”数据而忘记“过去的”数据，从而使算法适用于非平稳的环境。图 7.12 给出了遗忘因子作用的示意图。

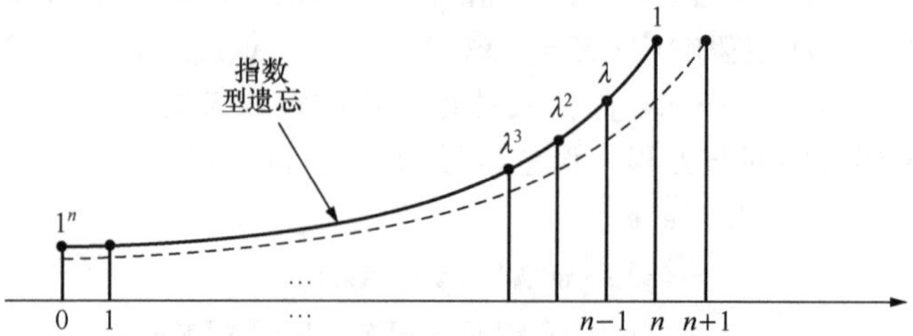

图 7.12　遗忘因子作用示意图

由式 (7.164) 可以得到以下三个结论：第一，代价函数 $E(n)$ 是 n 的函数，即在迭代的每一步均发生变化，以反映新数据样本的影响；第二，使 $E(n)$ 最小的最优准则为加权最小二乘法；第三，当 $\lambda=1$ 时，使 $E(n)$ 最小的最优准则为普通最小二乘法。

对式 (7.164) 所示的代价函数相对于自适应滤波器权系数矢量求导，并令导数为 0，可以得到正则方程，即

$$\hat{\boldsymbol{R}}(n)\boldsymbol{w}(n)=\hat{\boldsymbol{p}}(n) \tag{7.165}$$

其中，

$$\hat{\boldsymbol{R}}(n)=\sum_{j=0}^{n}\lambda^{n-j}\boldsymbol{x}(j)\boldsymbol{x}^{\mathrm{T}}(j)$$

$$\hat{\boldsymbol{p}}(n)=\sum_{j=0}^{n}\lambda^{n-j}\boldsymbol{x}(j)y(j) \tag{7.166}$$

如果 $\hat{\boldsymbol{R}}(n)$ 是满秩的，则式 (7.165) 可以采用矩阵求逆的方法进行求解，从而得到自适应系统的权系数矢量 $\boldsymbol{w}(n)$。但是，这种方法是非常耗时的，并且随着新观测数据的不断输入，计算要反复进行，非常麻烦。实际上，$\hat{\boldsymbol{R}}(n)$ 是可以通过迭代来递推计算的，即

$$\hat{\boldsymbol{R}}(n)=\lambda\hat{\boldsymbol{R}}(n-1)+\boldsymbol{x}(n)\boldsymbol{x}^{\mathrm{T}}(n) \tag{7.167}$$

用遗忘因子 λ 对上一次迭代得到的相关矩阵进行加权，然后加入新的信息，就得到了新的相关矩阵。类似地，可得互相关矢量的迭代式为

$$\hat{\boldsymbol{p}}(n) = \lambda\hat{\boldsymbol{p}}(n-1) + \boldsymbol{x}(n)y(n) \tag{7.168}$$

利用这两个递推公式和新观测数据，不解式（7.165），就可以递推求出自适应滤波器的权系数矢量 $\boldsymbol{w}(n)$。将式（7.167）和式（7.168）代入式（7.165），有

$$[\hat{\boldsymbol{R}}(n) - \boldsymbol{x}(n)\boldsymbol{x}^{\mathrm{T}}(n)]\boldsymbol{w}(n-1) = \hat{\boldsymbol{p}}(n) - \boldsymbol{x}(n)y(n) \tag{7.169}$$

整理，有

$$\hat{\boldsymbol{R}}(n)\boldsymbol{w}(n-1) + \boldsymbol{x}(n)e(n) = \hat{\boldsymbol{p}}(n) \tag{7.170}$$

估计误差为

$$e(n) = y(n) - \boldsymbol{w}^{\mathrm{T}}(n-1)\boldsymbol{x}(n) \tag{7.171}$$

如果 $\hat{\boldsymbol{R}}(n)$ 是可逆的，则用 $\hat{\boldsymbol{R}}^{-1}(n)$ 左乘式（7.170）的两边，再根据式（7.165），有

$$\boldsymbol{w}(n+1) + \hat{\boldsymbol{R}}^{-1}(n)\boldsymbol{x}(n)e(n) = \hat{\boldsymbol{R}}^{-1}(n)\hat{\boldsymbol{p}}(n) = \boldsymbol{w}(n) \tag{7.172}$$

定义自适应增益矢量 $\boldsymbol{g}(n)$ 为

$$\hat{\boldsymbol{R}}(n)\boldsymbol{g}(n) \triangleq \boldsymbol{x}(n) \tag{7.173}$$

式（7.172）可以写为

$$\boldsymbol{w}(n) = \boldsymbol{w}(n-1) + \boldsymbol{g}(n)e(n) \tag{7.174}$$

2. 递归最小二乘算法

式（7.174）中的自适应增益矢量 $\boldsymbol{g}(n)$ 一般采用递推方式计算。其基本思路是寻找一个递归公式，对自相关矩阵的逆 $\boldsymbol{P}(n) = \hat{\boldsymbol{R}}^{-1}(n)$ 进行递归修正，则可以有效简化求解 $\boldsymbol{g}(n)$ 的计算。根据矩阵求逆引理，有

$$(\boldsymbol{A} + \boldsymbol{u}\boldsymbol{v}^{\mathrm{T}})^{-1} = \boldsymbol{A}^{-1} - \frac{\boldsymbol{A}^{-1}\boldsymbol{u}\boldsymbol{v}^{\mathrm{T}}\boldsymbol{A}^{-1}}{1 + \boldsymbol{v}^{\mathrm{T}}\boldsymbol{A}^{-1}\boldsymbol{u}} \tag{7.175}$$

其中，$\boldsymbol{A}$ 为 $N \times N$ 阶可逆阵；$\boldsymbol{u}$ 和 $\boldsymbol{v}$ 均为 $N \times 1$ 阶矢量。

$\boldsymbol{P}(n)$ 的递推公式为

$$\boldsymbol{P}(n) = \lambda^{-1}\boldsymbol{P}(n-1) - \boldsymbol{g}(n)\bar{\boldsymbol{g}}^{\mathrm{T}}(n) \tag{7.176}$$

实际上，根据前一时刻的矩阵 $\boldsymbol{P}(n-1)$ 和当前时刻的新观察值 $\boldsymbol{x}(n)$ 和 $y(n)$，通过下列步骤可以计算得到新矩阵 $\boldsymbol{P}(n)$，即

$$\bar{\boldsymbol{g}}(n) = \lambda^{-1}\boldsymbol{P}(n-1)\boldsymbol{x}(n)$$

$$\alpha(n) = 1 + \bar{\boldsymbol{g}}^{\mathrm{T}}(n)\boldsymbol{x}(n)$$

$$\boldsymbol{g}(n) = \frac{\bar{\boldsymbol{g}}(n)}{\alpha(n)}$$

$$\boldsymbol{P}(n) = \lambda^{-1}\boldsymbol{P}(n-1) - \boldsymbol{g}(n)\bar{\boldsymbol{g}}^{\mathrm{T}}(n) \tag{7.177}$$

式（7.177）所式的算法常称为常规的递归最小二乘算法。式（7.177）与式（7.171）和式（7.174）相结合，构成了完整的 RLS 算法的自适应增益计算，滤

波和权系数更新算法。

7.4.3 应用中需要注意的问题

1. 计算复杂度问题

式（7.177）、式（7.171）和式（7.174）构成的RLS算法的计算复杂度主要由进行一次修正所需要的运算量（一次乘法和一次加法）决定。由于 $\boldsymbol{P}(n)$ 是厄米特阵，实施算法时每次迭代需要的计算量为 $2M^2+4M$。$\overline{g}(n)$ 的计算和 $\boldsymbol{P}(n)$ 的修正的计算量为 $O(M^2)$，而包括点积及矢量与标量相乘的计算量为 $O(M)$。

2. 算法的初始化

在实际应用中，通常采用下列方法确定 $\boldsymbol{P}(n)$ 的初值 $\boldsymbol{P}(-1)$ 和 $\boldsymbol{w}(n)$ 的初值 $\boldsymbol{w}(-1)$，即令 $\boldsymbol{P}(-1)=\delta^{-1}\boldsymbol{I}$，$\boldsymbol{w}(-1)=0$。这里，$\delta$ 是很小的正数（与 $0.001\sigma_x^2$ 同数量级）。

3. 有效字长效应

在实际应用中，由于受到有限字长效应的影响，RLS算法原有的准确的数学关系受到影响，可能会导致数值不稳定性。例如，由式（7.177）、式（7.171）和式（7.174）表示的RLS算法的关键部分是利用式（7.176）对 $\boldsymbol{P}(n)$ 进行更新。当 $\boldsymbol{P}(n)$ 由于有限字长效应而失去对称性或正定性时，则导致算法的不稳定性。实际上，我们可以只计算式（7.176）的上三角（或下三角）部分，然后根据其对称性补充其余部分，从而保持 $\boldsymbol{P}(n)$ 的厄米特对称性。另外一种方法是在将 $\boldsymbol{P}(n-1)$ 修正为 $\boldsymbol{P}(n)$ 之后，用 $[\boldsymbol{P}(n)+\boldsymbol{P}^{\mathrm{T}}(n)]/2$ 来代替 $\boldsymbol{P}(n)$。

7.5 自适应滤波器在医学信号分析处理中的应用

7.5.1 自适应噪声抵消及其在医学信号噪声抑制中的应用

1. 自适应噪声抵消的基本原理

自适应噪声抵消（adaptive noise cancellation，ANC）系统是一种借助噪声的相关性在噪声中提取有用信号的自适应方法。自适应噪声抵消系统的原理如图7.13所示。

原始输入信号 $d(n)$ 为有用信号 $s(n)$ 与噪声 $v(n)$ 之和，参考输入信号 $x(n)$ 是与 $v(n)$ 相关的噪声 $u(n)$。假定 $s(n)$，$v(n)$ 和 $u(n)$ 均为零均值平稳随机过程，且满足 $s(n)$ 与 $v(n)$ 及 $u(n)$ 互不相关。由图7.13可见，自适应滤波器的输出 $v'(n)$ 为噪声 $u(n)$ 的滤波信号，则整个自适应噪声抵消系统的输出 $y(n)$ 为

$$y(n)=s(n)+v(n)-v'(n) \tag{7.178}$$

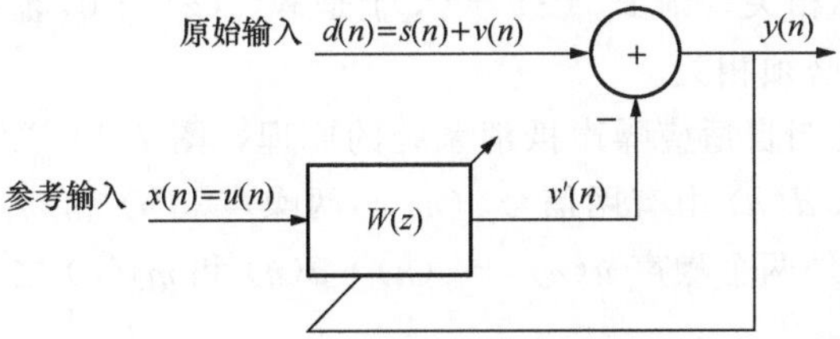

图 7.13　自适应噪声抵消系统的原理框图

而

$$y^2(n) = s^2(n) + [v(n) - v'(n)]^2 + 2s(n)[v(n) - v'(n)] \tag{7.179}$$

取数学期望，由于 $s(n)$ 与 $v(n)$ 及 $u(n)$ 互不相关，且 $s(n)$ 与 $v'(n)$ 也不相关，故有

$$E[y^2(n)] = E[s^2(n)] + E[(v(n) - v'(n))^2] \tag{7.180}$$

信号功率 $E[s^2(n)]$ 与自适应滤波器的调节无关，因此自适应滤波器调节使 $E[y^2(n)]$ 最小，等价于使 $E[(v(n) - v'(n))^2]$ 最小。由式 (7.178)，有

$$v(n) - v'(n) = y(n) - s(n) \tag{7.181}$$

由此可见，当 $E[(v(n)-v'(n))^2]$ 最小时，$E[(y(n)-s(n))^2]$ 也达到最小，即自适应噪声抵消系统的输出信号 $y(n)$ 与有用信号 $s(n)$ 的均方误差最小。

在理想情况下，当 $v(n) = v'(n)$ 时，有 $y(n) = s(n)$。这时，自适应滤波器自动地调节其权系数，将 $u(n)$ 加工成 $v(n)$，与原始输入信号 $d(n)$ 中的 $v(n)$ 相减，使输出信号 $y(n)$ 的噪声完全被抵消，而只保留有用信号 $s(n)$。

自适应滤波器能够完成上述任务的必要条件是参考输入信号 $x(n) = u(n)$ 必须与被抵消的噪声 $v(n)$ 相关。这种必要性证明如下：

由自适应滤波器的基本理论知，如果自适应滤波器的自适应过程是收敛的，且最小均方误差存在，则自适应滤波器与维纳滤波器等效。该维纳滤波器的物理不可实现最优传递函数为

$$W_{\text{opt}}(z) = \frac{P_{xd}(z)}{P_{xx}(z)} \tag{7.182}$$

其中

$$P_{xd}(z) = \sum_{j=-\infty}^{\infty} E[x(n)d(n+j)]z^{-j} \tag{7.183}$$

$$P_{xx}(z) = \sum_{j=-\infty}^{\infty} E[x(n)x(n+j)]z^{-j} \tag{7.184}$$

现 $d(n) = s(n) + v(n)$，且 $x(n) = u(n)$，由于 $s(n)$ 与 $u(n)$ 不相关，则有

$$P_{xd}(z) = P_{uv}(z) = \sum_{j=-\infty}^{\infty} E[u(n)v(n+j)]z^{-j} \tag{7.185}$$

若 $u(n)$ 与 $v(n)$ 不相关，则 $P_{xd}(z)=0$，于是 $W_{\text{opt}}(z)=0$，滤波器没有意义。因此，$u(n)$ 与 $v(n)$ 必须相关。

为了进一步说明自适应噪声抵消系统的原理，图 7.14 说明其工作原理和工作过程。原始输入 $d(n)$ 由有用信号 $s(n)$ 与两噪声 $v(n)$ 和 $m_1(n)$ 之和组成，参考输入 $x(n)$ 有另外两个噪声 $u(n)=v(n)*a(n)$ 和 $m_2(n)$ 之和组成。

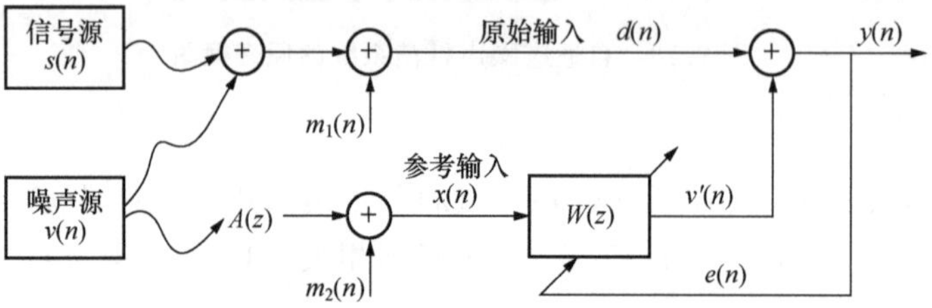

图 7.14　常见的自适应噪声抵消系统

其中 $a(n)$ 为传输通道的单位脉冲响应，其对应的传递函数为 $A(z)$。由于 $v(n)$ 与 $u(n)=v(n)*a(n)$ 共源，因此二者是相关的。另一方面，$v(n)$ 与 $s(n)$ 是不相关的。噪声 $m_1(n)$ 与 $m_2(n)$ 是互不相关的，且二者与 $s(n),v(n),u(n)$ 均不相关。$d(n)=s(n)+v(n)+m_1(n)$ 为期望响应。$e(n)$ 为误差信号，等于自适应噪声抵消系统的输出，即 $e(n)=y(n)$。若自适应过程是收敛的，并且有最小均方解，则自适应滤波器与维纳滤波器等效，其最优传递函数等于维纳滤波器的传递函数，与式（7.182）完全相同。这时，自适应滤波器的输入功率谱为

$$P_{xx}(z)=P_{m_2m_2}(z)+P_{vv}(z)|A(z)|^2 \tag{7.186}$$

滤波器输入与期望响应之间的互功率谱 $P_{xd}(z)$ 仅与其原始输入及参考输入的相关分量有关，即

$$P_{xd}(z)=P_{vv}(z)A(z^{-1}) \tag{7.187}$$

这样，式（7.182）变为

$$W_{\text{opt}}(z)=\frac{P_{vv}(z)A(z^{-1})}{P_{m_2m_2}(z)+P_{vv}|A(z)|^2} \tag{7.188}$$

由此可见，$W_{\text{opt}}(z)$ 与原始输入中有用信号的功率谱 $P_{ss}(z)$ 及非相关噪声功率谱 $P_{m_1m_1}(z)$ 无关。若参考输入中的加性噪声 $m_2(n)$ 为零，则 $P_{m_2m_2}(z)$ 为零，滤波器最优传递函数变为

$$W_{\text{opt}}(z)=\frac{1}{A(z)} \tag{7.189}$$

式（7.189）表明，自适应滤波器的最优传递函数 $W_{\text{opt}}(z)$ 等于参考输入传输通道传递函数 $A(z)$ 的逆。这时，自适应滤波器可以使噪声 $v(n)$ 在自适应噪声抵消系统的输出为零，但原始不相关噪声 $m_1(n)$ 则完全不能抵消。

2. 自适应噪声抵消的应用

下面举例说明自适应噪声抵消系统在医学信号检测分析中的应用。

例 7.1　母腹电极上胎儿心电信号的提取

胎儿的心电图监护是孕妇怀孕期间保证母子安全的重要技术手段之一。借助胎儿心电图的观测，临床医生可以了解疑难胎位，单胎、双胎以及分娩期间心率是否正常等情况。在优生学方面，孕妇怀孕的中期和后期，可以借助胎儿心电图的检查，了解并预测胎儿在子宫内的生理状况。这里我们以胎儿心电信号处理为例，说明自适应噪声抵消系统的应用。

胎儿的心电图是在孕妇母体腹壁测量的，称为腹壁胎儿心电图，简称为胎儿心电图。从母体腹壁测量得到的信号 $x(t)$ 可以表示为

$$x(t) = s(t) + m(t) + v(t) \tag{7.190}$$

其中，$s(t)$ 为胎儿的心电图信号；$m(t)$ 为母亲的心电信号；$v(t)$ 为噪声干扰。

胎儿心电图信号测量如图 7.15 所示。

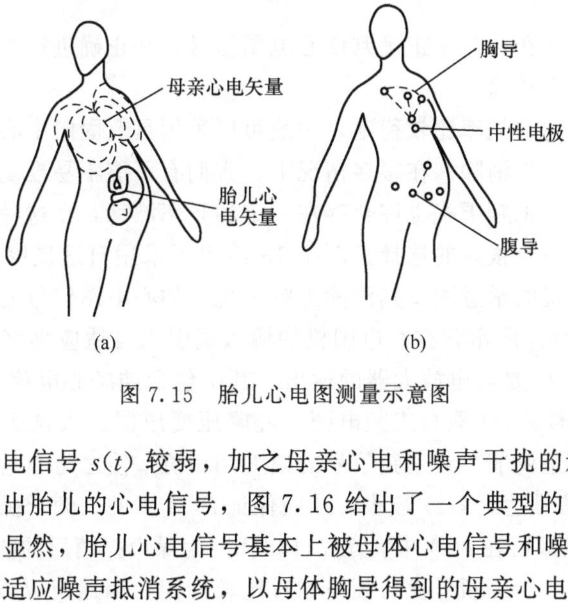

图 7.15　胎儿心电图测量示意图

由于胎儿心电信号 $s(t)$ 较弱，加之母亲心电和噪声干扰的影响，因此医生很难直观地鉴别出胎儿的心电信号，图 7.16 给出了一个典型的由母体腹壁得到的胎儿心电图。显然，胎儿心电信号基本上被母体心电信号和噪声干扰所淹没。

如果采用自适应噪声抵消系统，以母体胸导得到的母亲心电信号作为参考信号，以母体腹壁信号作为原始信号输入，则可以有效消除母体心电信号对胎儿心电信号的影响，从而提取出较为纯净的胎儿心电信号。图 7.17 给出了采用自适应噪声抵消方法提取胎儿心电信号的结果。

例 7.2　心电图中工频干扰的消除

所谓工频干扰，一般指由供电电网所产生的 50Hz 的干扰。在心电测量时，如果心电图机的屏蔽或接地处理不当，则有可能在心电图中引入一定的工频干

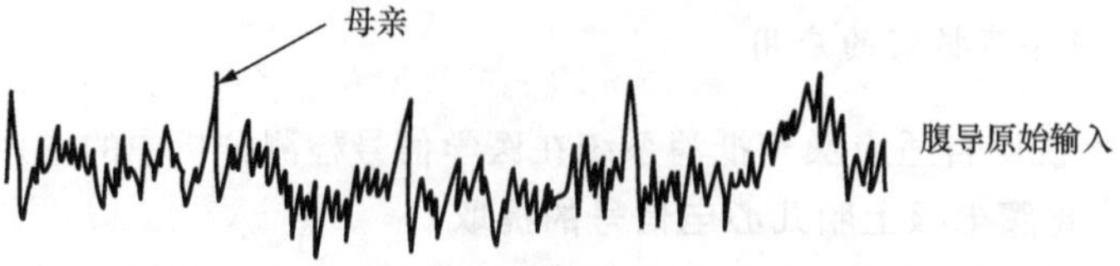

图 7.16　由母体腹壁测量得到的胎儿心电图，胎儿心电信息被母体心电和噪声干扰淹没

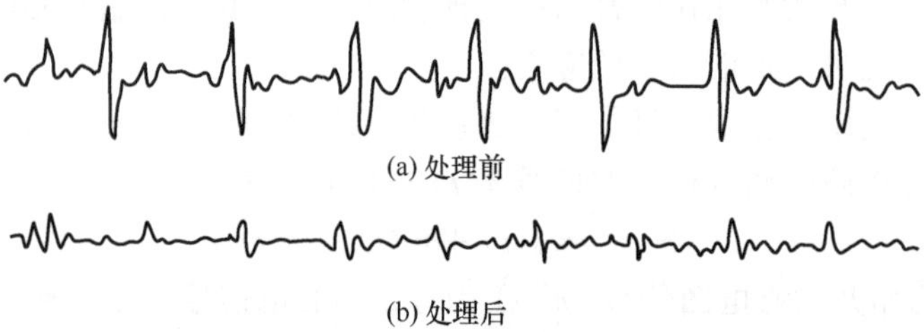

图 7.17　采用自适应噪声抵消方法提取胎儿心电信号的结果

扰。工频干扰的存在，对于正确判读心电图信号，并正确进行临床诊断具有很大的危害，应该尽力消除。

如果工频干扰的频率比较稳定，一般可以采用具有固定中心频率的窄带带阻滤波器（陷波器）来消除。在很多情况下，人们有可能不易准确知道工频干扰的频率，另一方面，工频干扰也许会存在一定的频率漂移，在这种情况下，自适应噪声抵消系统是一个很好的选择。图 7.18 给出了采用自适应噪声抵消系统在临床上消除工频干扰的示意图及其消除工频干扰后的心电图信号波形。

如图 7.18（a）所示，在心电图机的输入端引入自适应噪声抵消系统，图中 $d(t)=s(t)+n(t)$ 是心电放大器的输出，其中包含纯净心电信号 $s(t)$ 和工频干扰 $n(t)$。参考信号 $n'(t)$ 取自工频电源，经降压变压器送入自适应滤波器。自适应滤波器的作用是调节工频正弦信号的幅度和相位，使之与心电放大器输出的信号 $d(t)$ 的误差信号达到 $e(t)$ 最小，从而保证 $d(t)$ 中的工频干扰被抵消，而纯净心电信号 $s(t)$ 被保留在 $e(t)$ 中。图 7.18（b）为噪声抵消后的心电信号。

另一方面，由于工频干扰的频率相对比较固定，因此可以设计一个 90°移相网络，使图 7.19 上取得的两路参考信号 $n_s'(t)$ 和 $n_c'(t)$ 相互正交。由于采用多个正交分量经加权组合来进行自适应处理，每路只需一个权重的一阶处理器，且每路可以单独调节，从而使系统收敛速度提高，算法也相对比较简单。

例 7.3　心电图中高频电刀干扰的去除

当高频电流通过人体组织时，由于每一振荡的电脉冲时间极短，很难引起离子迁移，故仅在富有黏滞性的体液中振动，从而产生热量。高频电刀就是利用高

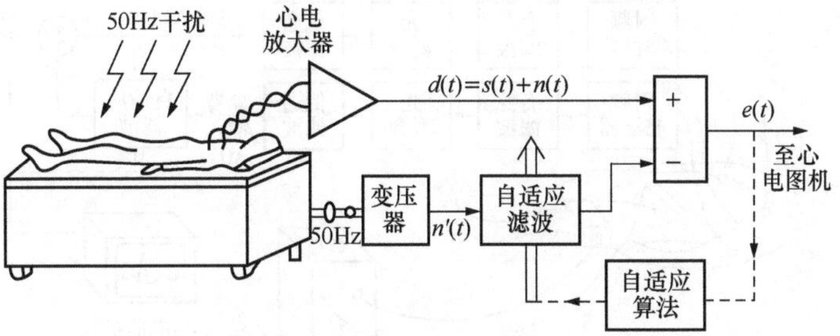

(a) 去除工频干扰的框图

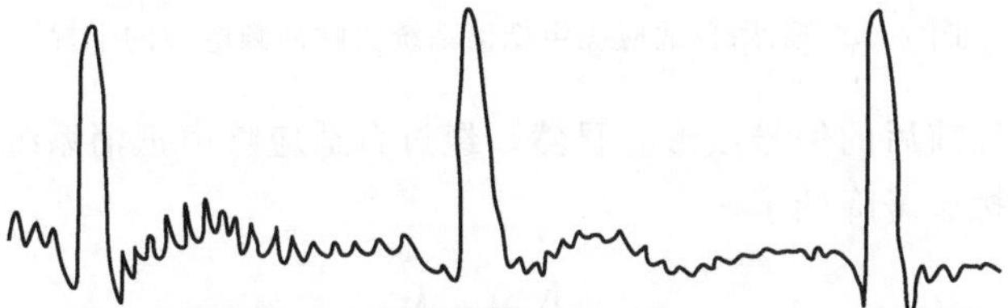

(b) 处理结果

图 7.18　采用自适应噪声抵消系统消除工频干扰示意图及其消除工频干扰后的心电图信号

频电流通过机体的这种热效应而制成的，是一种取代机械手术刀进行组织切割的电外科器械。它通过有效电极尖端产生的高频高压电流与肌体接触时对组织进行加热，实现对肌体组织的分离和凝固，从而起到切割和止血的目的。

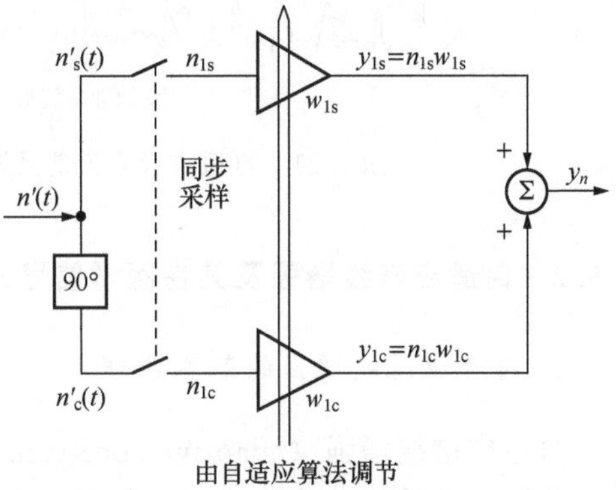

图 7.19　带有移相网络的自适应系统

高频电刀的工作频率一般为 0.3～5MHz，且工作时的功率较大，有可能对其周边的医疗仪器产生高频干扰，从而影响这些仪器的正常使用。自适应噪声抵消系统可以用来消除高频电刀对心电监护波形的干扰，如图 7.20 所示。主输入信号 $d(t)$ 取自一段心电图导联，其中既含有心电信号，又含有高频电刀所引入的干扰。参考输入信号 $x(t)$ 取自臂上相聚不远的两点，因此只含有高频电刀干扰。

射频滤波器用来消除来自高频电刀高频信号的直接干扰，其前级是无源滤波，以提高输入阻抗为目的，后级是有源滤波。光耦合的作用是避免共地等共模干扰的产生。低通滤波器用于消除 600Hz 以上的频率分量。图 7.21 给出了自适

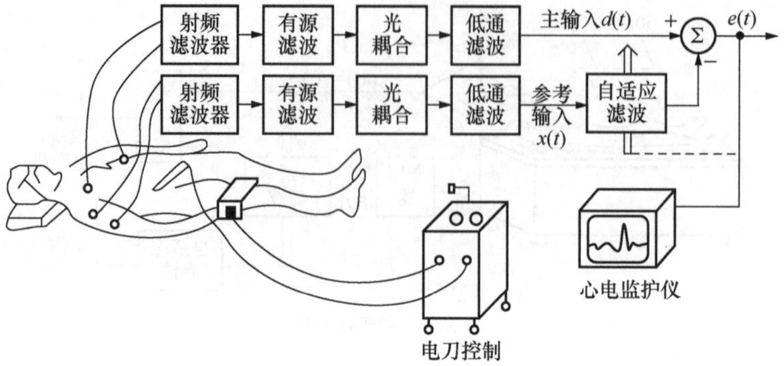

图 7.20　采用自适应噪声抵消系统去除高频电刀的干扰

应噪声抵消处理前后的信号波形。显然，经过自适应噪声抵消系统处理之后，信号中的高频干扰显著降低了。

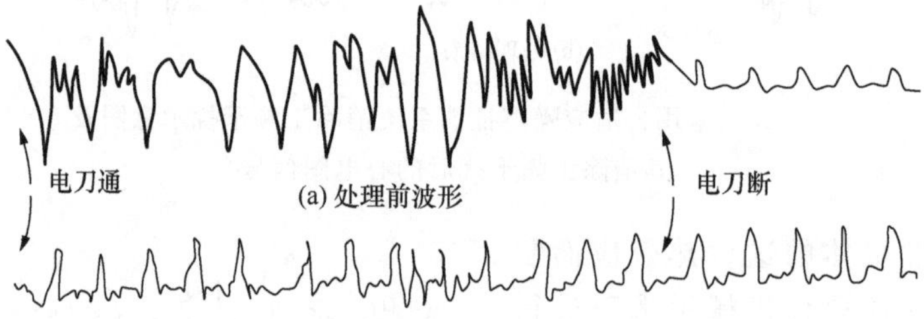

图 7.21　自适应噪声抵消系统消除高频电刀干扰的结果

7.5.2　自适应谱线增强及其在医学信号分析处理中的应用

1. 自适应谱线增强的基本原理

自适应谱线增强（adaptive spectrum enhancement，ALE）是一种在宽带噪声中检测较弱的正弦信号或窄带信号的自适应方法。自适应谱线增强器的原理如图 7.22 所示。

ASE 实际上是一个没有外界参考输入信号的自适应噪声抵消系统。其作用是抑制宽带噪声，尽可能地增强或突出窄带或正弦信号，以便进行谱分析等后续处理。设图中右半部分 ANC 系统的原始输入信号为 $x(t)=s(t)+v(t)$，其中 $s(t)$ 为窄带或周期性信号，$v(t)$ 表示宽带噪声。将 $x(t)$ 延迟 Δ 个采样间隔后再送入自适应噪声抵消系统，自适应滤波器的系数仍然按照最小均方准则进行调整。为使误差信号 $e(t)$ 的均方值 $E[e^2(t)]$ 达到最小，应使自适应的输出 $y(t)$ 尽量抵消 $x(t)$ 中的 $s(t)$ 成分，使得误差信号 $e(t)$ 中仅剩下 $x(t)$ 中的宽带噪声成分

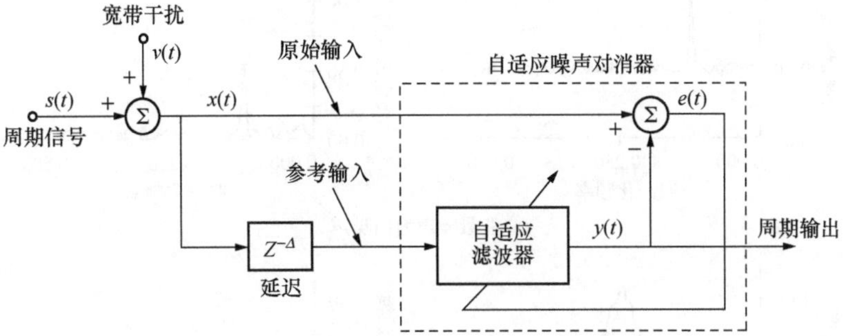

图 7.22　自适应谱线增强器的原理框图

$v(t)$。这样，当自适应算法收敛时，$y(t)$ 是 $s(t)$ 的最优逼近，即可获得所要提取的窄带或正弦信号。

ASE 系统能够正常工作的关键是要保证延迟 Δ 后信号 $x(t-\Delta)$ 中的 $v(t-\Delta)$ 与 $v(t)$ 不相关，并同时保证 $s(t-\Delta)$ 与 $s(t)$ 仍然相关。由于正弦或周期信号具有周期性的相关性，其延迟 Δ 之后仍然保持很好的相关性，而宽带噪声则因延迟 Δ 而失去相关性，因此自适应谱线增强器可以有效地增强带噪信号中的窄带或正弦信号，抑制宽带噪声的影响。还需要说明的是，合理地选择延迟 Δ，对于改善谱线增强效果具有重要的意义。一般来说，一个较好的选择是使正弦波经过滤波后所产生的相移再加上 Δ 的等效相移恰好等于 360°。

2. 自适应谱线增强的应用

例 7.4　自适应谱线增强器用于增强窄带信号的谱线

图 7.23 给出了一组自适应谱线增强器增强窄带信号的结果。可以看出，输入信号分别为 (a) 单一正弦波加上白噪声；或者 (b) 或 (c) 噪声总功率中一半为白噪声，另一半为有色噪声。在这三种情况下，用自适应谱线增强器得到的正弦波均在幅度零值附近波动，而常规傅里叶变换得到的谱则有较强的背景噪声谱。显然，自适应谱线增强有效抑制了白色和有色噪声的谱峰，达到了信号谱线增强的目的。

自适应谱线增强方法可以与 AR 谱估计相结合而用于对超声多普勒回波进行动态谱估计，即对非平稳随机信号随时间动态进行功率谱估计。这种做法比常规的分段傅里叶变换求周期图的方法可以更好地反映信号功率谱随时间变化的特性。

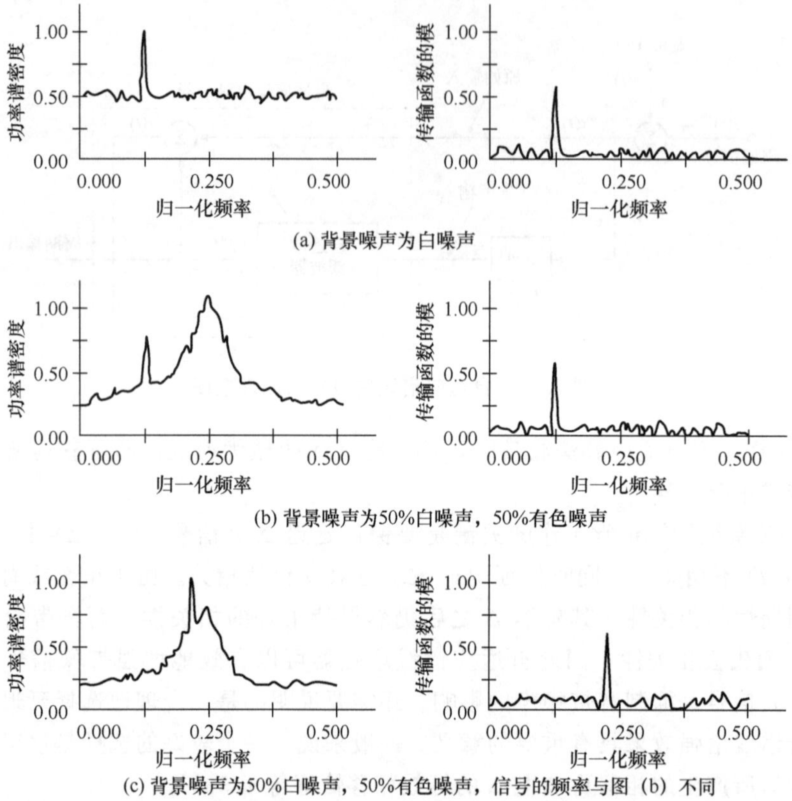

图 7.23　经典傅里叶变换（左图）与自适应谱线增强（右图）进行功率谱估计的结果对比

7.5.3　自适应系统辨识及其在医学信号分析处理中的应用

1. 自适应系统辨识的基本原理

在某些情况下，并不需要了解真实物理系统的内部结构，只要了解其输入输出特性，即它对信号的传输特性就可以了。所谓系统辨识（system identification）就是根据系统的输入输出特性来确定描述系统行为的方法，而自适应系统辨识（adaptive system identification），则是采用自适应滤波器来实现对系统的辨识。自适应系统辨识又称为自适应模拟。自适应系统辨识的原理如图 7.24 所示。

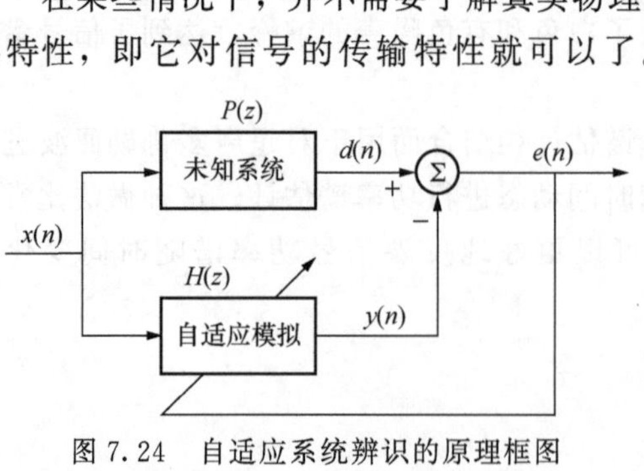

图 7.24　自适应系统辨识的原理框图

假设未知系统的系统函数用 $P(z)$ 表示，自适应滤波器达到稳态后的系统函数用 $H(z)$ 来表示。在自适应迭代过程中，当误差信号 $e(n) \to \min$ 时，表明 $d(n)$ 与 $y(n)$ 之间的误差达到最小，即 $y(n) \approx d(n)$。由于未知系统 $P(z)$ 与自适应系统 $H(z)$ 有相同的输入信号 $x(n)$ 和近似相同的输出信号，因此可以认为 $H(z)$ 是对 $P(z)$ 的一个很好的近似，称 $H(z)$ 是对 $P(z)$ 的模拟或辨识。

2. 自适应系统辨识的应用

例 7.5　血压的自适应控制

血压的自适应调节或控制对于术后监测病人或长期休克病人具有重要的临床意义。采用自适应系统辨识技术，可以实现对血压的自适应控制。血压自适应控制如图 7.25 所示。

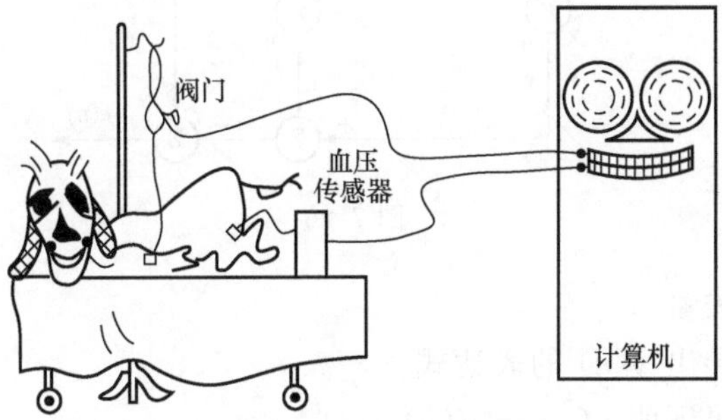

图 7.25　血压自适应控制的示意图

如图 7.25 所示，采用血压计连续监测血压的变化，并以平均血压作为系统的输出；以调节血管收缩药物的注射量作为系统的输入，通过控制阀门实现药物注射量的调节。自适应系统辨识的作用是通过对生理系统的监测和对自适应系统的调节来逼近生理系统的模型，当模拟得到的系统与真实生理系统基本一致时，可以使血压的测量值大致等于期望的血压值，从而使血压自动保持在给定的期望值附近。

思　考　题

7.1　说明自适应滤波器的概念与基本原理。

7.2　说明自适应滤波器性能函数的概念。

7.3　说明性能表面搜索的方法。

7.4　解释牛顿法与最速下降法。

7.5　说明自适应滤波器 LMS 算法的基本原理。

7.6　概括说明 LMS 算法的性能。

7.7　总结归纳 LMS 算法的改进形式及各自的特点。

7.8　说明块 LMS 算法与变换域 LMS 算法。

7.9　说明自适应滤波器的 RLS 算法。

7.10　说明自适应噪声抵消系统的基本原理与应用。

7.11　说明自适应谱线增强的基本原理与应用。

7.12　说明自适应系统辨识的基本原理与应用

习　　题

7.1　如图 7.26 所示的自适应线性组合器，令 $N=10$。

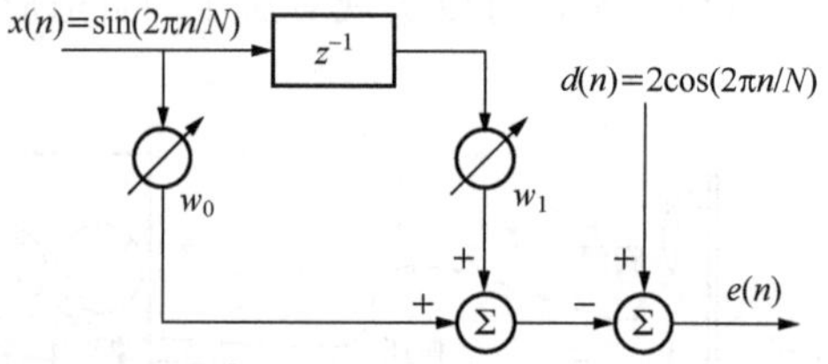

图 7.26

① 求最佳权矢量。

② 用①的解导出 $y(n)$ 的表达式。

③ 用②的结果证明 $y(n)=d(n)$。

7.2　试证明白噪声自相关阵的所有特征值都相等。

7.3　在习题 7.1 中的性能表面上，若 $w_1=0, N=8$，且 $\varepsilon(n)$ 的均方值为 2.0 时，求系统的梯度矢量。

7.4　考虑图 7.27 所示的单权自适应线性组合器，设开关 S 是断开的。满足 $E[x^2(n)]=1, E[x(n)x(n-1)]=0.5, E[d^2(n)]=4, E[d(n)x(n)]=-1, E[d(n)x(n-1)]=1$。试导出性能函数表达式，并给出性能函数的图形。

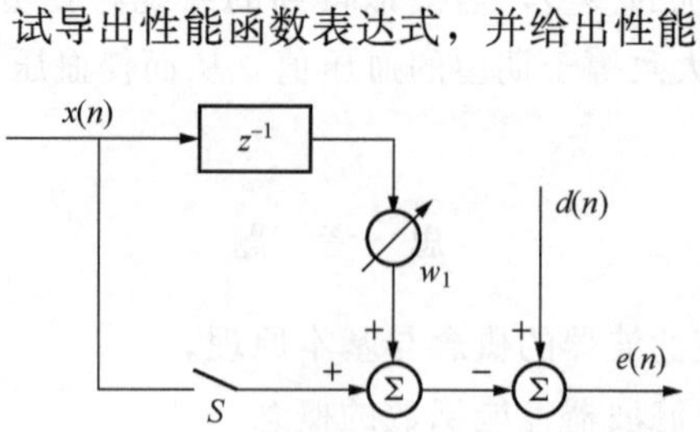

图 7.27

7.5　若图 7.27 中的开关 S 闭合，按照上题的条件和要求再做一次。

7.6　设一自适应系统的收敛因子为 $\mu=0.1$，权矢量初值为 $\boldsymbol{w}(0)=$

$[5\quad 2]^{T}$，性能函数为

$$\xi = 2w_0^2 + 2w_1^2 + 2w_0w_1 - 14w_0 - 16w_1 + 42$$

试利用修正的牛顿法 $\boldsymbol{w}(n+1) = \boldsymbol{w}(n) - \mu\boldsymbol{R}^{-1}\nabla(n)$ 求前 5 个权矢量的值，并求出 $\boldsymbol{w}(20)$。

7.7　设自适应系统的条件与习题 7.6 相同。

① 试利用最速下降法求前 5 个权矢量的值，并求出 $\boldsymbol{w}(20)$。

② 试给出最速下降法的学习曲线。

7.8　试证明当参与自适应处理的各分量相互正交时，各系数的调节可以独立进行。此时一个 p 阶的滤波器可以分解成 p 个一阶的滤波器。

7.9　考察如图 7.28 所示的自适应系统

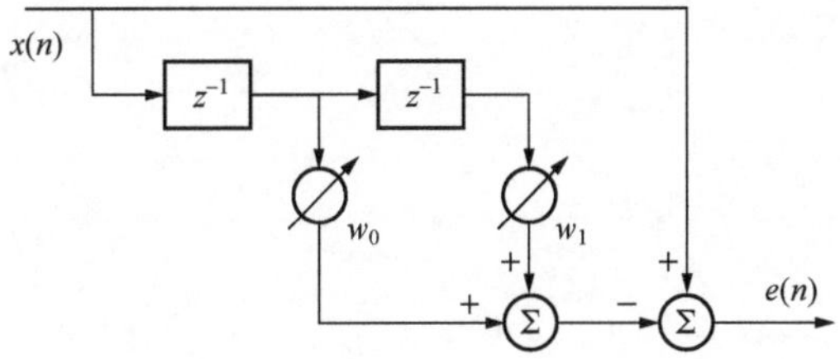

图 7.28

① 若给定 $R_{xx}(m) = E[x(n)x(n+m)]$，试写出该系统的性能函数表达式。

② 当 $x(n) = \sin\dfrac{\pi n}{5}$ 时，给出性能表面表达式。

③ 当 $x(n) = \sin\dfrac{\pi n}{5}$，且 μ 取其最大值的 1/5，写出 LMS 算法。

7.10　对于二阶递归自适应滤波器，试证明权系数 w_0 和 w_1 必须处于图 7.29 所示的△ABC 内才能保证滤波器稳定，即该三角形相当于 z 平面上的单位圆。

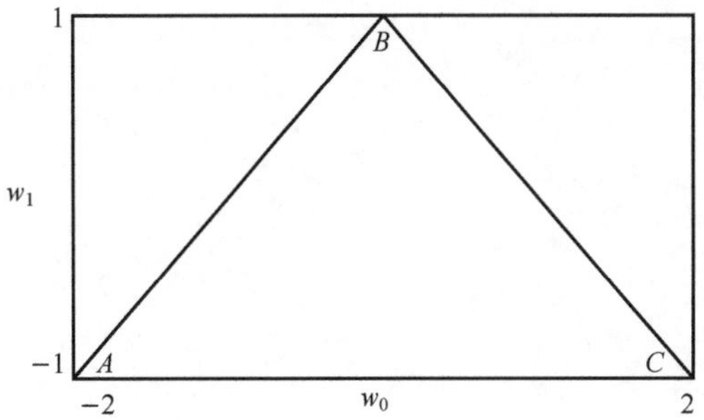

图 7.29

7.11　如图 7.30 所示的自适应系统，已知 $x(n) = \sin\frac{2\pi}{15}, L = 1$。试求系统的性能函数。

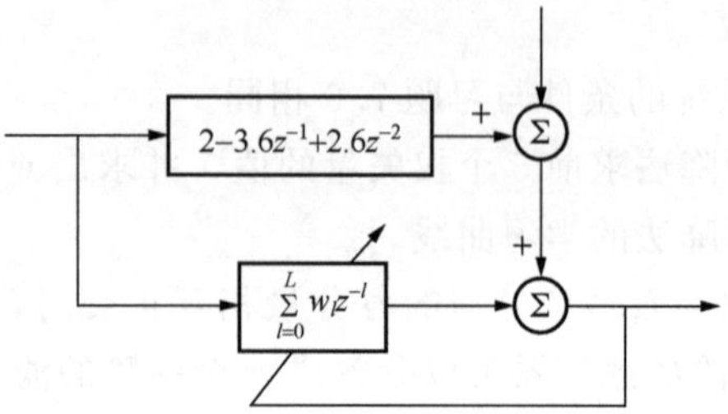

图 7.30

第 8 章　非平稳生物医学信号分析与处理

8.1　概　述

非平稳随机信号是相对于平稳随机信号而言的。对于一个信号 $x(t)$，如果其均值与时间 t 无关，自相关函数 $r_x(t_1,t_2)$ 与 t_1 和 t_2 的选取起点无关，仅与 t_1 和 t_2 的时间差有关，那么称 $x(t)$ 是一个宽平稳随机信号或广义平稳随机信号，即

$$\mu_x(t) = \mu_x = E\{x(t)\} \tag{8.1}$$

$$r_x(t_1,t_2) = r_x(\tau) = E\{x^*(t)x(t+\tau)\} \tag{8.2}$$

其中，$\tau = t_2 - t_1$。

例 8.1　设随机相位正弦信号为

$$x(t) = A\sin(2\pi ft + \phi)$$

其中，A 和 f 均为常数；ϕ 是一随机变量，在区间 $[0\quad 2\pi]$ 内均匀分布，ϕ 的概率密度函数服从

$$p(\phi) = \begin{cases} 1/(2\pi), & 0 \leqslant \phi \leqslant 2\pi \\ 0, & \text{其他} \end{cases}$$

分析 $x(t)$ 的平稳特性。

ϕ 是一个随机变量，每变化一次，$x(t)$ 就是一条不同的正弦曲线。因为 ϕ 在区间 $[0\quad 2\pi]$ 内变化，所以每一个样本 $x(t)$ 都是一条正弦曲线。根据平稳随机信号的定义，求 $x(t)$ 的均值和自相关函数，判断其平稳特性。

均值为

$$\mu_x(t) = E\{A\sin(2\pi ft + \phi)\} = \int_0^{2\pi} A\sin(2\pi ft + \phi)\,\frac{1}{2\pi}\mathrm{d}\phi = 0$$

自相关函数为

$$\begin{aligned} r_x(t_1,t_2) &= E\{x^*(t_1)x(t_2)\} \\ &= E\{A^2\sin(2\pi ft_1 + \phi)\sin(2\pi ft_2 + \phi)\} \\ &= \int_0^{2\pi} A^2\sin(2\pi ft_1 + \phi)\sin(2\pi ft_2 + \phi)\,\frac{1}{2\pi}\mathrm{d}\phi \\ &= \frac{A^2}{2}\cos[2\pi f(t_2 - t_1)] \\ &= \frac{A^2}{2}\cos(2\pi f\tau) \end{aligned}$$

其中，$\tau = t_2 - t_1$。

可见，$x(t)$ 的均值是常数 0，且自相关函数只与 t_1 和 t_2 的时间差有关，与 t_1 和 t_2 的起始时刻无关，符合宽平稳随机信号的定义。$x(t)$ 是平稳随机信号。

一般的，对于没有任何先验知识的信号，可以先假设信号是各态遍历的、平稳的，即信号的一个样本可以代表信号的全体，且信号的均值为常数、相关函数与时间的起始点无关，再利用第 4～7 章的方法进行分析。如果分析结果不能令人满意，则考虑运用非平稳信号分析方法进一步分析。

非平稳随机信号的统计特征是时间的函数，如信号具有时变均值、时变方差、相关函数与时间起始点有关等。生物医学信号一般为非平稳信号。例如，心电信号是心脏电活动在体表的宏观体现，是诊断心脏疾病的重要手段。心电信号源自于心肌周期性的去极化和复极化，具有显著的周期性。因此，心电信号的均值是时变的。心电的周期性也导致了自相关函数不仅与 t_1 和 t_2 的时间差有关，而且与 t_1 和 t_2 的起始时刻有关。可见心电信号不是平稳信号。除此之外，如脑电、心音、脉搏、血压、肌电、胃电和肠鸣音等都是非平稳信号。

时频分析是分析非平稳信号的重要方法，包括线性变换的时频分析和非线性变换的时频分析。线性变换的时频分析包括短时 Fourier 变换、Gabor 变换和小波变换等；非线性变换的时频分析包括 Wigner-Ville 分布和 Cohen 类时频分布等。时频分析可用于提取生物医学信号中各种对临床诊断和研究有用的特征信息。不同的时频分析方法具有各自的特点和局限性，不能指望一种分析方法就能有效地提取所有特征信息。针对特定的生物医学信号，要从临床应用角度出发，根据信号自身的特征，综合运用各种时频分析方法进行分析和处理。

8.2 短时 Fourier 变换

8.2.1 短时 Fourier 变换的定义

对于慢变的非平稳信号，为了分析信号的频谱随时间的变化关系，可以近似认为在较短时间内信号是平稳的，从而借用平稳信号的分析方法进行分析。一种直观的方法是引入“局部频谱”的概念：使用一个很窄的窗函数取出信号，并求其 Fourier 变换。由于这一频谱是信号在窗函数一个窄区间内的频谱，剔除了窗函数以外的信号频谱，故称其为信号的局部频谱。使用窄窗函数的 Fourier 变换习惯上称为短时 Fourier 变换，是加窗 Fourier 变换的一种形式。

信号 $x(t)$ 是慢变的非平稳信号，$w(t)$ 是窗函数，沿时间轴滑动。信号 $x(t)$ 的短时 Fourier 变换（short time fourier transform，STFT）表示为

$$\mathrm{STFT}_x(t,f)=\int_{-\infty}^{\infty}x(u)w^*(u-t)\mathrm{e}^{-2\pi fu}\mathrm{d}u \tag{8.3}$$

其中，* 表示共轭。

显然，如果窗函数 $w(t)$ 是一无穷长的矩形窗，即 $w(t)=1, \forall t$，则短时 Fourier 变换退化为传统的 Fourier 变换。式（8.3）中，由于信号 $x(u)$ 乘一个窗函数 $w(u-t)$ 等价于取出信号在分析时间 t 时刻附近的一个切片，所以 $\mathrm{STFT}_x(t,f)$ 可以理解为信号 $x(u)w(u-t)$ 在 t 时刻附近的 Fourier 变换（称之为局部频谱）。如图 8.1 所示。窗函数沿着时间轴滑动，可得信号 $x(t)$ 在任何时刻附近的频谱。可见 STFT 是 t 和 f 的二维函数，表示了 $x(t)$ 的频谱随时间的变化情况。

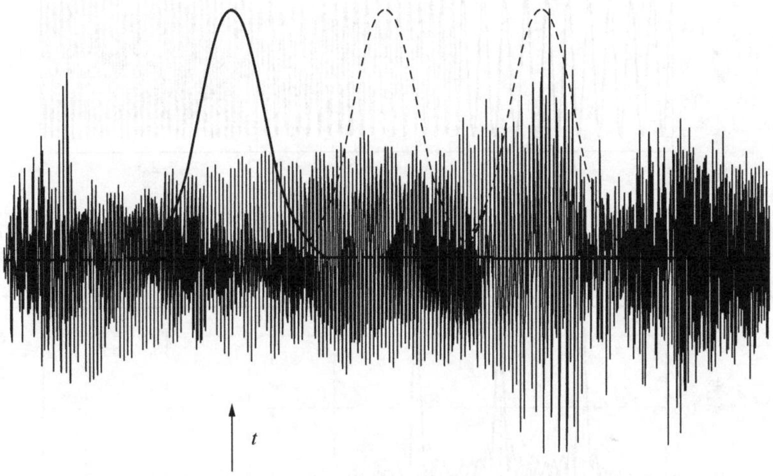

图 8.1　短时 Fourier 变换是加窗的 Fourier 变换

例 8.2　假设 $x(t)$ 由 3 段频率不同的余弦信号构成 $x(t)=\cos(2\pi f(t)t)$，余弦信号的频率是时间的函数，即

$$f(t)=\begin{cases}10, & 0\leqslant t<1\\ 20, & 1\leqslant t<2\\ 30, & 2\leqslant t<3\end{cases}$$

$x(t)$ 的理想瞬时频谱如图 8.2（a）所示，$x(t)$ 的波形如图 8.2（b）所示。分别用 Fourier 变换、短时 Fourier 变换分析 $x(t)$ 的频谱及时频谱，从中体会两者的区别与联系。

对 $x(t)$ 进行 Fourier 变换，其频谱如图 8.3（a）所示。可以看出，$x(t)$ 中包含了 3 个不同频率的谐波，但不能指示出这 3 个不同频率的谐波是何时发生的。选取长度为 0.2 秒的矩形窗，对 $x(t)$ 进行短时 Fourier 变换分析，如图 8.3（b）所示。可见，短时 Fourier 变换不仅指示出 $x(t)$ 包含了 3 个不同频率的谐波，还指出每个谐波的发生时刻。这个例子说明，短时 Fourier 变换可用于分析慢变的非平稳信号，能表示信号的频谱随时间的变化关系。

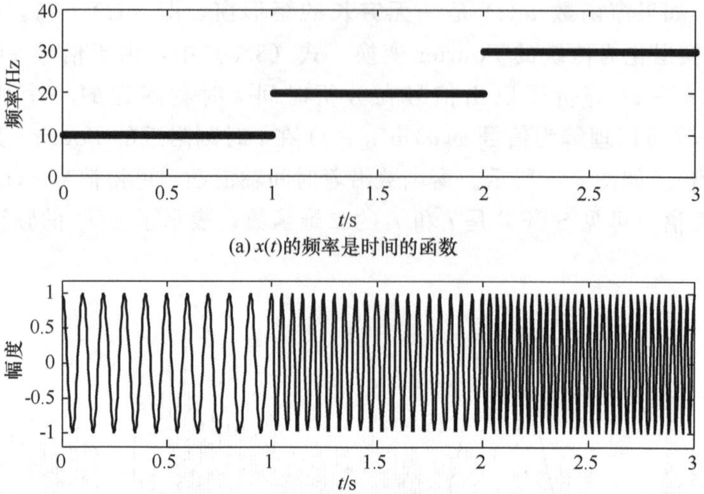

(a) x(t)的频率是时间的函数

(b) x(t)的时域波形

图 8.2 例 8.2 的时频关系

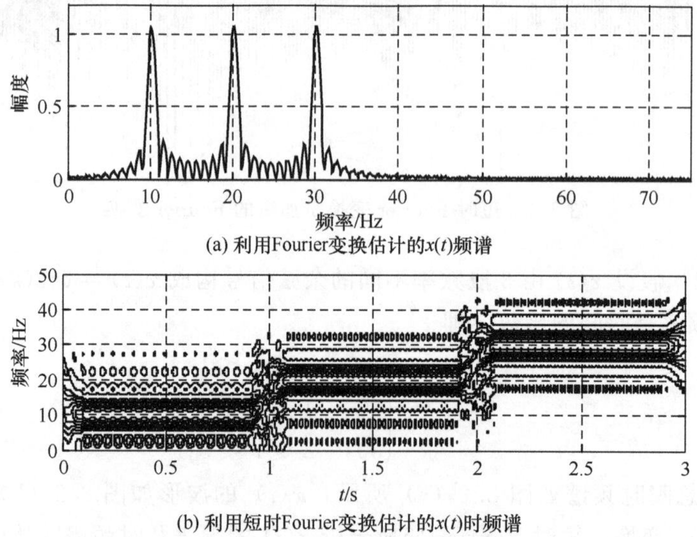

(a) 利用Fourier变换估计的x(t)频谱

(b) 利用短时Fourier变换估计的x(t)时频谱

图 8.3 例 8.2 的 Fourier 变换与短时 Fourier 变换

作为加窗的 Fourier 变换，STFT 具有类似 Fourier 变换的一些基本性质。

性质 1 STFT 是一种线性时频表示

如果 $x(t)$ 的 STFT 表示为 $\mathrm{STFT}_x(t,f)$，$y(t)$ 的 STFT 为 $\mathrm{STFT}_y(t,f)$，那么 $ax(t)+by(t)$ 的 STFT 可表示为 $a\mathrm{STFT}_x(t,f)+b\mathrm{STFT}_y(t,f)$，其中 a，b 为实数。

性质 2　STFT 具有频移特性

$$\tilde{x}(t) = x(t)e^{j2\pi f_0 t} \Rightarrow \mathrm{STFT}_{\tilde{x}}(t,f) = \mathrm{STFT}_x(t,f-f_0) \tag{8.4}$$

性质 3　STFT 具有时移特性

$$\tilde{x}(t) = x(t-t_0) \Rightarrow \mathrm{STFT}_{\tilde{x}}(t,f) = \mathrm{STFT}_x(t-t_0,f)e^{-j2\pi f t_0} \tag{8.5}$$

在信号处理中，传统的 Fourier 变换称为 Fourier 分析，而 Fourier 逆变换称为 Fourier 综合，因为 Fourier 逆变换利用 Fourier 频谱来重构或综合出原信号。类似地，STFT 也有分析和综合之分。STFT 的正变换称为短时 Fourier 分析，STFT 的逆变换称为短时 Fourier 综合。既然 STFT 是一种实用的非平稳信号分析工具，那么原信号 $x(t)$ 也应该能够由 $\mathrm{STFT}_x(t,f)$ 重构出来。与 Fourier 逆变换不同，STFT 逆变换是二维变换，即

$$z(u) = \int_{-\infty}^{\infty}\int_{-\infty}^{\infty} \mathrm{STFT}_x(t,f)g(u-t)e^{j2\pi f u}\,dt\,df \tag{8.6}$$

将式（8.3）代入式（8.6），有

$$z(u) = \int_{-\infty}^{\infty}\int_{-\infty}^{\infty}\left[\int_{-\infty}^{\infty} x(t')w^*(t'-t)e^{-j2\pi f t'}\,dt'\right]g(u-t)e^{j2\pi f u}\,dt\,df$$

交换积分顺序后有

$$z(u) = \int_{-\infty}^{\infty}\int_{-\infty}^{\infty}\left[\int_{-\infty}^{\infty} e^{-j2\pi f(t'-u)}\,df\right]x(t')w^*(t'-t)g(u-t)\,dt\,dt'$$

注意方括号里的积分，可表示为

$$\int_{-\infty}^{\infty} e^{-j2\pi f(t'-u)}\,df = \delta(t'-u)$$

于是，有

$$z(u) = \int_{-\infty}^{\infty}\int_{-\infty}^{\infty} \delta(t'-u)x(t')w^*(t'-t)g(u-t)\,dt\,dt'$$

可见，仅当 $t'=u$ 时，$z(u)$ 存在，并且二维积分变成一维积分。进一步简化，有

$$\begin{aligned} z(u) &= x(u)\int_{-\infty}^{\infty} w^*(u-t)g(u-t)\,dt \\ &= x(u)\int_{-\infty}^{\infty} w^*(t)g(t)\,dt \end{aligned} \tag{8.7}$$

在重构结果中，如果 $z(u)$ 等于 $x(u)$，称式（8.7）为完全重构。可以看出，要实现完全重构，只需窗函数满足下列条件即可，即

$$\int_{-\infty}^{\infty} w^*(t)g(t)\,dt = 1 \tag{8.8}$$

这就是 STFT 的完全重构条件。

对于一个给定的分析窗函数 $w(t)$，满足完全重构条件的 $g(t)$ 有无穷多个可能的选择。最简单的一种选择是，令 $g(t)=w(t)$，则完全重构条件为

$$\int_{-\infty}^{\infty} |w(t)|^2\,dt = 1 \tag{8.9}$$

于是，短时 Fourier 逆变换重写为

$$x(t)=\int_{-\infty}^{\infty}\int_{-\infty}^{\infty}\mathrm{STFT}_x(t',f')w(t-t')\mathrm{e}^{\mathrm{j}2\pi f't'}\mathrm{d}t'\mathrm{d}f' \tag{8.10}$$

8.2.2 短时 Fourier 分析的时间分辨率与频率分辨率

在例 8.2 中，对比图 8.2（a）与图 8.3（b），可以发现短时 Fourier 分析的时频结果与信号 $x(t)$ 的理想时频关系是有区别的，图 8.3（b）的时间分辨率和频率分辨率都降低了。对于这样的联合时频分析，能否同时得到理想的时间分辨率和频率分辨率呢？答案是否定的。

不相容原理（测不准原理）　对于能量有限的任意信号（窗函数）$w(t)$，其时宽和带宽的乘积总是满足下面的不等式，即

$$\text{时宽和带宽乘积}=T_wB_w\geqslant\frac{1}{2} \tag{8.11}$$

其中，T_w 是信号的时间宽度；B_w 是信号的频率带宽。

不相容原理表明，时间分辨率和频率分辨率是一对矛盾的物理量，不能同时提高时间分辨率和频率分辨率。一个极端的例子是，假设窗函数是一冲激函数 $w(t)=\delta(t)$，时宽为零，其带宽为无穷大（频谱恒等于 1）；另一个极端例子是，窗函数是单位直流函数（常数 1）$w(t)=1$，时宽无穷大，其带宽为零（频谱为冲激函数）。当窗函数为高斯函数 $\mathrm{e}^{-\pi t^2}$ 时，式（8.11）取等号。

可见，窗函数在非平稳信号分析中起着重要作用。窗函数的选择应当在信号的时间分辨率和频率分辨率之间折中选择。如果用冲激函数作为窗函数，则相当于仅取出非平稳信号在 t 时刻的值进行分析，时间分辨率最高，却完全丧失了频率分辨率；相反，如果取无限宽的窗函数，即像 Fourier 变换那样无穷长的信号进行分析，则频率分辨率最高，却完全丧失了时间分辨率。另外，窗函数的时宽应当与非平稳信号的局部平稳性相适应，即窗函数内的信号必须是基本平稳的。因此，非平稳信号分析所能获得的频率分辨率与信号的局部平稳长度有关。根据信号的局部平稳长度选择的窗函数时宽，才能获得最佳的频率分辨率。窗函数的时宽与信号的局部平稳长度关系告诉我们，短时 Fourier 分析适于分析慢变的非平稳信号。对于快变的非平稳信号，短时 Fourier 分析的频率分辨率很低。这一点在进行时频分析时是必须注意到的。选择不同时宽的窗函数，重做例 8.2，如图 8.4 所示。可见，随着窗宽的增加，频率分辨率增加了，但时间分辨率下降了。本例中，信号的局部平稳长度最多到 1s，所以时宽超过 1s 的窗函数是不适宜的。

8.2.3 不同类型的窗函数对短时 Fourier 变换的影响

基于短时 Fourier 计算的局部频谱，不仅跟窗函数的宽度有关，还跟窗函数

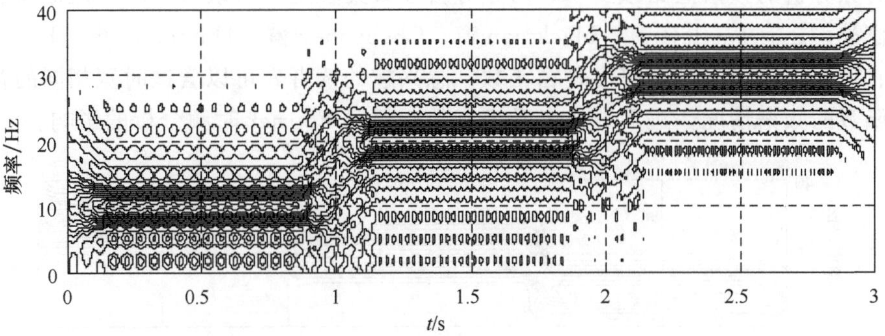

(a)矩形窗宽0.3s

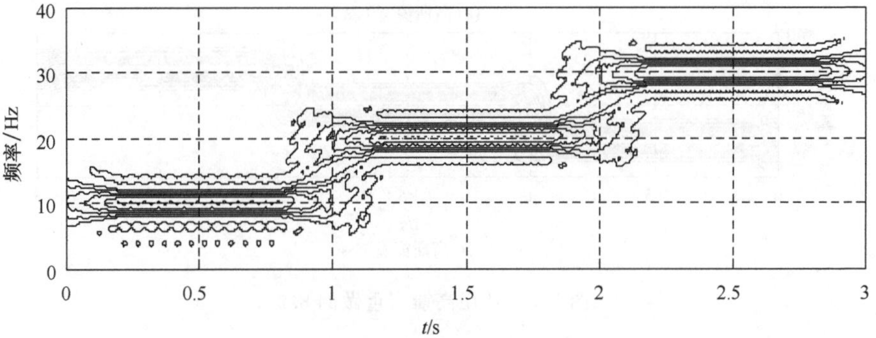

(b)矩形窗宽0.4s

图 8.4　重做例 8.2，选用不同时宽矩形窗函数所做的时频谱

的类型有关。回忆一下卷积定理：两个函数在时域乘积 $x(t)w(t)$ 等价于它们在频域的卷积 $X(f)*W(f)$。如果窗函数 $w(t)$ 的 Fourier 变换 $W(f)$ 很宽，则 $X(f)$ 通过卷积后，在很宽的频率范围内将受到 $W(f)$ 的作用。$W(f)$ 的频宽越大，作用越显著。对于矩形窗函数来说，0.2s 窗函数的带宽比 0.3s 窗函数的带宽大，所以利用 0.2s 窗函数进行的时频分析的频谱较宽与图 8.4 所示的结论一致。另外，矩形窗的频谱旁瓣较大，导致基于矩形窗的时频分析存在频谱泄露问题。为了尽可能地避免窗函数的影响，除了选择适当的窗函数时宽外，还应该选择适当类型的窗函数。根据不相容原理，窗函数 $w(t)$ 的有效时宽和带宽不可能任意小，因为服从不等式 $T_wB_w \geqslant 1/2$，并且当窗函数取高斯函数时等号成立。也就是说，高斯窗函数具有最小的时宽—带宽乘积。所以，当窗函数选取为高斯函数时，窗函数在时频点 (t,f) 附近有高度的聚集性，此时的短时 Fourier 分析可获得最佳的时间分辨率和频率分辨率。

选择时宽为 0.2s（高斯函数的 $\sigma=0.2/6$）和 0.3s 的高斯窗函数，重做例 8.2，如图 8.5 所示。与相应矩形窗函数的分析结果对比发现，利用高斯窗函数的时频分析的频谱泄露减少了，时频分析在聚集程度上有改善。除了矩形窗、高斯窗外，还有 bartlett 窗、blackman 窗、Chebyshev 窗、Hamming 窗、Hanning 窗、Kaiser 窗和三角窗等多种窗函数。感兴趣的读者，可以尝试时宽相同的各种窗函数的频谱情况，进而导出各种窗函数对短时 Fourier 时频分析的影响。

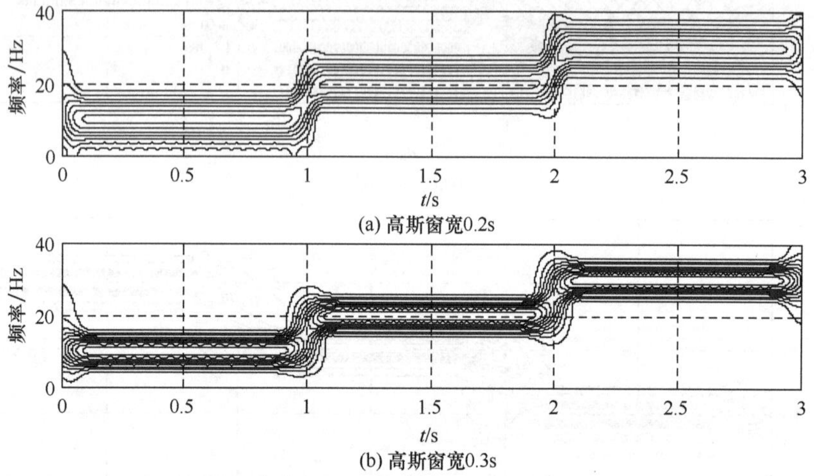

图 8.5　选用高斯窗重做例 8.2

实际上，短时 Fourier 变换的定义式（8.3），还可以做另一种形式的讨论。我们把 $\mathrm{STFT}_x(t,f)$ 看做是信号 $x(u)$ 与 $w_{t,f}(u)$ 的内积，即

$$\mathrm{STFT}_x(t,f)=\langle x,w_{t,f}\rangle \tag{8.12}$$

其中，$w_{t,f}(u)$ 是窗函数的时间平移－频率调制形式，即

$$w_{t,f}(u)=w(u-t)\mathrm{e}^{\mathrm{j}2\pi fu} \tag{8.13}$$

内积定义为

$$\langle x,w_{t,f}\rangle=\int_{-\infty}^{\infty}x(u)w_{t,f}^{*}(u)\mathrm{d}u$$

我们把 $w_{t,f}(u)$ 称为基函数。

8.2.4　离散短时 Fourier 变换

以上讨论的是连续时间的短时 Fourier 变换。要利用计算机对任何信号进行短时 Fourier 分析，需要将 $\mathrm{STFT}_x(t,f)$ 离散化，即在时频域 (t,f) 内进行等间隔采样得到 (mT,kF)。这里 T 和 F 分别是时间和频率的采样间隔。通常将 $\mathrm{STFT}_x(mT,kF)$ 简化为 $\mathrm{STFT}_x(m,k)$。对于离散信号 $x(n)$，很容易将短时 Fourier 变换式（8.3）离散化为

$$\mathrm{STFT}_x(m,k)=\sum_{n=-\infty}^{\infty}x(n)w^{*}(n-m)\mathrm{e}^{-\mathrm{j}2\pi(kF)(nT)} \tag{8.14}$$

短时 Fourier 逆变换式（8.6）的离散化形式为

$$x(n) = \sum_{m=-\infty}^{\infty} \sum_{k=-\infty}^{\infty} \mathrm{STFT}_x(m,k) g(n-m) \mathrm{e}^{-\mathrm{j}2\pi(kF)(nT)} \tag{8.15}$$

值得注意的是，与完全重构条件式（8.8）对应，T、F、$w(n)$ 和 $g(n)$ 也应该满足离散条件下的完全重构条件，即

$$\frac{1}{F}\sum_{m=-\infty}^{\infty} w\left(nT + k\frac{1}{F} - mT\right) g^*(nT - mT) = \delta(k) \tag{8.16}$$

其中，$\delta(k)$ 是单位冲激函数，即 $\delta(0)=1$，否则为 0。

8.3　Gabor 变换

在信号处理中常常利用级数对信号进行分解。例如，在 Fourier 分析中，利用 Fourier 级数对信号进行分解。Fourier 级数的基函数是正交的，这样的分解称为正交分解。利用非正交的基函数对信号分解，称为非正交分解。在本节，我们将要学习的 Gabor 分解就是一种非正交分解。我们把计算 Gabor 系数的公式称为 Gabor 变换，而由 Gabor 系数重构信号称之为 Gabor 综合。

由 Gabor 系数重构信号（Gabor 综合），表示为

$$x(t) = \sum_{m=-\infty}^{\infty} \sum_{k=-\infty}^{\infty} a_{mk} g_{mk}(t) \tag{8.17}$$

其中

$$g_{mk}(t) = g(t - mT)\mathrm{e}^{\mathrm{j}2\pi kFt} \tag{8.18}$$

式（8.17）中的系数 a_{mk} 称为 Gabor 分解系数。式（8.18）中的 T 和 F 分别是时间采样间隔和频率采样间隔。窗函数 $g(t)$ 称为 Gabor 基函数。$g_{mk}(t)$ 是由 $g(t)$ 平移和调制两种运算构造的，称为 (m,k) 阶 Gabor 基函数或 (m,k) 阶 Gabor 原子。由式（8.17），可知信号 $x(t)$ 实际上被分解成 $m \times k$ 个 Gabor 原子之和，每个原子具有特定的时间平移和调制频率。图 8.6 给出了 Gabor 原子的构造过程。图 8.6（a）是一个高斯窗，图 8.6（b）是一个没有时间平移但有 5Hz 频率调制的原子，图 8.6（c）是一个有 1.5s 时间平移且有 15Hz 频率调制的原子，图 8.6（d）是一个矩形窗，图 8.6（e）是一个没有时间平移但有 5Hz 频率调制的原子，图 8.6（f）是一个有 1.5s 时间平移且有 15Hz 频率调制的原子。信号 $x(t)$ 就是原子叠加而成。a_{mk} 表示每个原子的幅度。若 $g(t)$ 是非正交函数，Gabor 原子 $g_{mk}(t)$ 也是非正交的。因此，Gabor 分解是一种非正交分解。

根据 T 与 F 的关系，Gabor 分解有两种不同的形式：临界采样 Gabor 分解，即 $TF=1$；过采样 Gabor 分解，即 $TF<1$。当 $TF>1$ 时，称为欠采样 Gabor 分解，会导致 Gabor 分解数值上不稳定，是一种没有实用意义的分解，不作讨论。

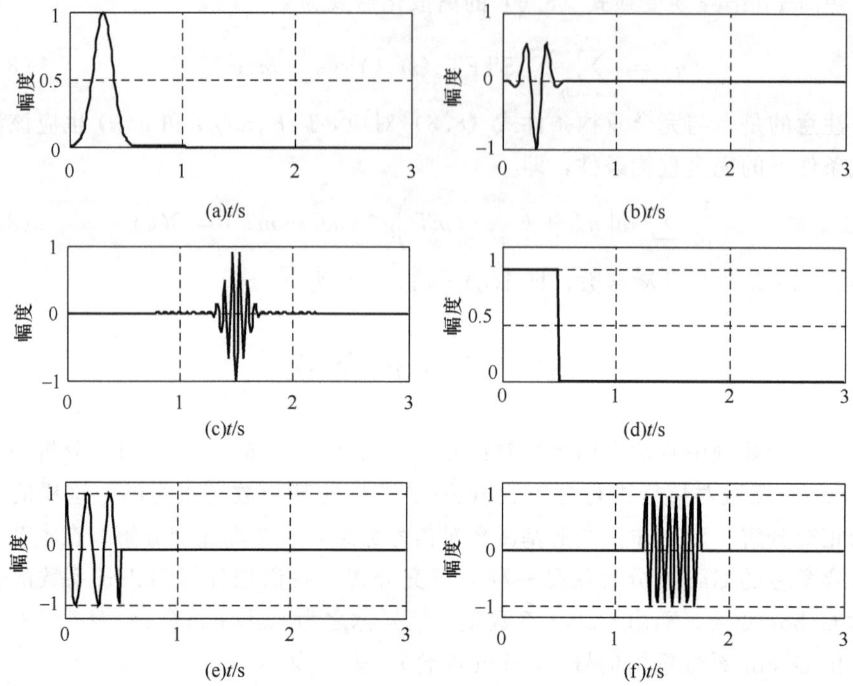

图 8.6　两个 Gabor 窗函数及相应的原子

8.3.1　临界采样 Gabor 分解

对信号进行 Gabor 分解，其重要步骤是确定 Gabor 系数 a_{mk}。虽然早在 1946 年 Gabor 就提出了 Gabor 分解，但一直未能解决系数 a_{mk} 的求解问题，直到 1981 年 Bastiaans 提出了一种简单而有效的方法。从此，Gabor 分解在信号与图像处理中有了广泛应用。这里不加证明地给出 Gabor 系数 a_{mk} 的求解公式，即

$$a_{mk}=\int_{-\infty}^{\infty}x(t)w_{mk}^{*}(t)\mathrm{d}t \tag{8.19}$$

其中，

$$w_{mk}(t)=w(t-mT)\mathrm{e}^{\mathrm{j}2\pi kFt} \tag{8.20}$$

$w(t)$ 是一个辅助窗函数（分析窗函数）；$w_{mk}(t)$ 是 $w(t)$ 经过式（8.20）平移和调制构造而成。式（8.19）称为信号 $x(t)$ 的 Gabor 变换。

从式（8.17）和式（8.19）可以看出，对信号 $x(t)$ 进行 Gabor 变换或 Gabor 分解，要解决分析窗函数和综合窗函数的选择问题，即选择窗函数 $w(t)$，按式（8.19）计算出 Gabor 系数；选择窗函数 $g(t)$，按式（8.17）重构出信号 $x(t)$。

可见，Gabor 分解的关键是选择适当的窗函数 $w(t)$ 和 $g(t)$。这里不加证明地给出 $w(t)$ 和 $g(t)$ 应当满足的关系，即

$$\int_{-\infty}^{\infty} g(t)w^*(t-mT)\mathrm{e}^{-\mathrm{j}2\pi kFt}\mathrm{d}t = \delta(m)\delta(k) \tag{8.21}$$

这一关系称为 $w(t)$ 和 $g(t)$ 之间的双正交关系，即只要 m 和 n 中任何一个不为零，$w(t)$ 便与 $g(t)$ 正交。

有趣的是，$w(t)$ 与 $g(t)$ 互换以后，双正交关系式（8.21）仍然成立，式（8.17）和式（8.19）中 $w(t)$ 与 $g(t)$ 互换，等式仍然成立，即

$$x(t) = \sum_{m=-\infty}^{\infty}\sum_{k=-\infty}^{\infty} a_{mk}w_{mk}(t) \tag{8.22}$$

$$a_{mk} = \int_{-\infty}^{\infty} x(t)g_{mk}^*(t)\mathrm{d}t \tag{8.23}$$

8.3.2　过采样 Gabor 分解

在过采样的情况下，令时间采样间隔为 T'，频率采样间隔为 F'，满足 $T'F'<1$。过采样 Gabor 变换及过采样 Gabor 综合公式与临界 Gabor 变换及综合公式相同，即

$$x(t) = \sum_{m=-\infty}^{\infty}\sum_{k=-\infty}^{\infty} a_{mk}g_{mk}(t) \tag{8.24}$$

$$a_{mk} = \int_{-\infty}^{\infty} x(t)w_{mk}^*(t)\mathrm{d}t \tag{8.25}$$

相应地，基函数分别为

$$g_{mk}(t) = g(t-mT')\mathrm{e}^{\mathrm{j}2\pi kF't} \tag{8.26}$$

$$w_{mk}(t) = w(t-mT')\mathrm{e}^{\mathrm{j}2\pi kF't} \tag{8.27}$$

此时两个窗函数的双正交关系修正为

$$\int_{-\infty}^{\infty} g(t)w^*(t-mT_0)\mathrm{e}^{-\mathrm{j}2\pi kF_0t}\mathrm{d}t = \frac{T'}{T_0}\delta(m)\delta(k) \tag{8.28}$$

其中，$T_0 = 1/F'$；$F_0 = 1/T'$。

临界采样 Gabor 分解不含冗余，因为对于给定的 $g(t)$，满足完全重构条件式（8.21）的 $w(t)$ 是唯一确定的。然而，过采样 Gabor 分解会带来冗余，对于给定的 $g(t)$，满足完全重构条件式（8.28）的 $w(t)$ 具有多个可能的解。

可见，选择适当的基函数 $g(t)$ 后，Gabor 分解主要有两个步骤：根据双正交方程式（8.21）或式（8.28）得到分析窗函数 $w(t)$；由式（8.19）或式（8.25）得到 Gabor 分解系数，进而由式（8.17）或式（8.24）重构出 $x(t)$。

8.3.3　离散 Gabor 变换

连续 Gabor 分析和连续 Gabor 综合不适于计算机处理，很自然需要把连续

Gabor 分析和连续 Gabor 综合推广到离散时间和离散频率的情况，由此会带来新问题。在连续 Fourier 变换的离散化过程中，时间变量的离散化会导致频域的周期性，而对频率变量的离散化会导致时间域的周期性。连续 Gabor 变换的离散化需要同时对时间变量和频率变量离散化，因此离散 Gabor 变换只适用于离散时间周期信号。下面用 $\tilde{x}(n)$ 表示离散时间周期信号，相应的分析窗函数、综合窗函数分别表示为 $\tilde{g}(n)$ 和 $\tilde{w}(n)$。我们把现实试验中采集的一段离散信号进行周期性延拓，人为地构造出周期信号即可进行离散 Gabor 变换。

假设离散时间周期信号 $\tilde{x}(n)$ 的周期为 L，即 $\tilde{x}(n)=\tilde{x}(n+L)$，则 $\tilde{x}(n)$ 的离散 Gabor 分解可表示为

$$\tilde{x}(n)=\sum_{m=0}^{M-1}\sum_{k=0}^{K-1}\tilde{a}_{mk}\tilde{g}(n-m\Delta_M)\mathrm{e}^{\mathrm{j}2\pi nk\Delta_K} \tag{8.29}$$

Gabor 分解系数 $\tilde{a}_{mk}$ 为

$$\tilde{a}_{mk}=\sum_{n=0}^{L-1}\tilde{x}(n)\tilde{w}^*(n-m\Delta_M)\mathrm{e}^{-\mathrm{j}2\pi nk\Delta_K} \tag{8.30}$$

其中，Δ_M 和 Δ_K 分别是 Gabor 变换在时间和频率的采样间隔；M 和 K 分别是时间和频率采样个数。

过采样率定义为

$$\alpha=\frac{L}{\Delta_M\Delta_K} \tag{8.31}$$

同时有 $M\Delta_M=K\Delta_K=L$。过采样率变成

$$\alpha=\frac{MK}{L} \tag{8.32}$$

对临界 Gabor 变换而言，周期信号 $\tilde{x}(n)$ 的一个周期被分解成 MK 个 Gabor 原子。换言之，如果离散 Gabor 分解是临界采样的，则 $MK=L$；如果离散 Gabor 分解是过采样的，则 $MK>L$。过采样的情况说明原子个数比 $\tilde{x}(n)$ 的一个周期的样本数还多，即此时的离散 Gabor 分解含有冗余。

临界采样的 Gabor 分解，选择 $MK=L$，则离散 Gabor 分解表示为

$$\tilde{x}(n)=\sum_{m=0}^{M-1}\sum_{k=0}^{K-1}\tilde{a}_{mk}\tilde{g}_{mk}(n) \tag{8.33}$$

$$\tilde{a}_{mk}=\sum_{n=0}^{L-1}\tilde{x}(n)\tilde{w}_{mk}^*(n) \tag{8.34}$$

其中，$\tilde{g}_{mk}(n)=\tilde{g}(n-mK)\mathrm{e}^{\mathrm{j}2\pi nk/K}$；$\tilde{w}_{mk}(n)=\tilde{w}(n-mK)\mathrm{e}^{\mathrm{j}2\pi nk/K}$；$\tilde{g}(n)$ 是周期的 Gabor 基函数；周期与 $\tilde{x}(n)$ 的周期同为 L；$\tilde{w}(n)$ 也是周期序列。

式（8.21）的双正交关系变为

$$\sum_{n=0}^{L-1}\left[\tilde{g}^*(n+mK)\mathrm{e}^{\mathrm{j}2\pi nk/K}\right]\tilde{w}(n)=\delta(m)\delta(k) \tag{8.35}$$

其中，$0 \leqslant m \leqslant M-1; 0 \leqslant k \leqslant K-1$。

给定 $\widetilde{g}(n)$，根据式（8.35）计算出 $\widetilde{w}(n)$。为了实现这一目的，对式（8.35）进行改写。

当 $m=0, k=0$ 时，式（8.35）成为

$$\widetilde{\boldsymbol{g}}_{00}^{*} \widetilde{\boldsymbol{w}}=1 \tag{8.36}$$

其中，$\widetilde{\boldsymbol{g}}_{00}^{*}=\{\widetilde{g}^{*}(n) \mathrm{e}^{\mathrm{j} 0}, 0 \leqslant n \leqslant L-1\}$ 为行向量；$\widetilde{w}=[\widetilde{w}(0), \widetilde{w}(1), \cdots, \widetilde{w}(L-1)]^{\mathrm{T}}$ 为列向量。

当 $m=0, k=1$ 时，式（8.35）成为

$$\widetilde{\boldsymbol{g}}_{01}^{*} \widetilde{\boldsymbol{w}}=0 \tag{8.37}$$

其中，$\widetilde{\boldsymbol{g}}_{01}^{*}=\{\widetilde{g}^{*}(n) \mathrm{e}^{\mathrm{j} 2 \pi n / K}, 0 \leqslant n \leqslant L-1\}$ 为行向量；$\widetilde{w}=[\widetilde{w}(0), \widetilde{w}(1), \cdots, \widetilde{w}(L-1)]^{\mathrm{T}}$ 为列向量。

类似地，当 $m=M-1, k=K-1$ 时，式（8.35）成为

$$\widetilde{\boldsymbol{g}}_{(M-1)(K-1)}^{*} \widetilde{\boldsymbol{w}}=0, \tag{8.38}$$

其中，$\widetilde{\boldsymbol{g}}_{(M-1)(K-1)}^{*}=\{\widetilde{g}^{*}[n+(M-1) * K] \mathrm{e}^{\mathrm{j} 2 \pi n(K-1) / K}, 0 \leqslant n \leqslant L-1\}$ 为行向量。

式（8.35）可以改写成矩阵乘积，即

$$\boldsymbol{G} \widetilde{\boldsymbol{w}}=\boldsymbol{b}, \tag{8.39}$$

其中，$\boldsymbol{G}=[\widetilde{\boldsymbol{g}}_{00}^{*} ; \widetilde{\boldsymbol{g}}_{01}^{*} ; \cdots ; \widetilde{\boldsymbol{g}}_{0(K-1)}^{*} ; \widetilde{\boldsymbol{g}}_{10}^{*} ; \widetilde{\boldsymbol{g}}_{11}^{*} ; \cdots ; \widetilde{\boldsymbol{g}}_{1(K-1)}^{*} ; \cdots ; \widetilde{\boldsymbol{g}}_{(M-1) 0}^{*} ; \widetilde{\boldsymbol{g}}_{(M-1) 1}^{*} ; \cdots ; \widetilde{\boldsymbol{g}}_{(M-1)(K-1)}^{*}]_{L \times L} ; \widetilde{\boldsymbol{w}}=[\widetilde{w}(0), \widetilde{w}(1), \cdots, \widetilde{w}(L-1)]_{L \times 1}^{\mathrm{T}} ; \boldsymbol{b}=[1,0, \cdots, 0]_{L \times 1}^{\mathrm{T}}$。

由此可知，$\boldsymbol{G}$ 是块 Hankel 矩阵（交叉对角线上的块矩阵相等），所以 $\boldsymbol{G}$ 是可逆矩阵。于是分析窗序列的解为

$$\widetilde{\boldsymbol{w}}=\boldsymbol{G}^{-1} \boldsymbol{b} \tag{8.40}$$

得到 $\widetilde{\boldsymbol{w}}$ 后，可根据式（8.33）和式（8.34）计算 Gabor 分解系数，并完成 Gabor 综合。

例 8.3 利用 Gabor 变换对例 8.2 的信号进行时频分析。信号的频率变化和时域波形如图 8.2 所示。信号的持续时间为 3s，假设采样率为 300Hz，因此信号共有 900 个样本。选择 $M=15, K=60$，有 $MK=900$，即临界 Gabor 变换。选择 $\widetilde{g}(n)$ 为一高斯序列，周期为 3s（900 个样本），其中的一个周期如图 8.7 (a)所示。

这段信号有 900 个样本，根据式（8.40）计算得到的 $\widetilde{w}(n)$ 的一个周期（$\widetilde{w}_{00}(n)$），如图 8.7（b）所示。对 $\widetilde{w}(n)$ 进行平移和调制得到 $\widetilde{w}_{mk}(n)$，当 $m=0, k=1$ 的 $\widetilde{w}_{01}(n)$ 和 $m=0, k=2$ 时的 $\widetilde{w}_{02}(n)$ 如图 8.8 所示。根据式（8.34）计算出 Gabor 分解系数 $\widetilde{a}_{mk}$，从而根据式（8.33）重构出信号 $\widetilde{x}(n)$。$\widetilde{a}_{mk}$ 和重构信号如图 8.9 所示。可见，$\widetilde{a}_{mk}$ 表示了信号的频谱随时间的变化关系，且频率分辨率比短时 Fourier 变换高。从图 8.9（b）看出，Gabor 分解准确地重构了原信号

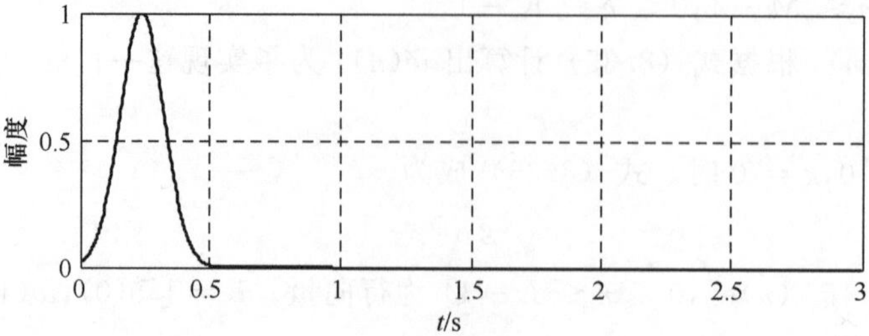

(a) 高斯窗函数

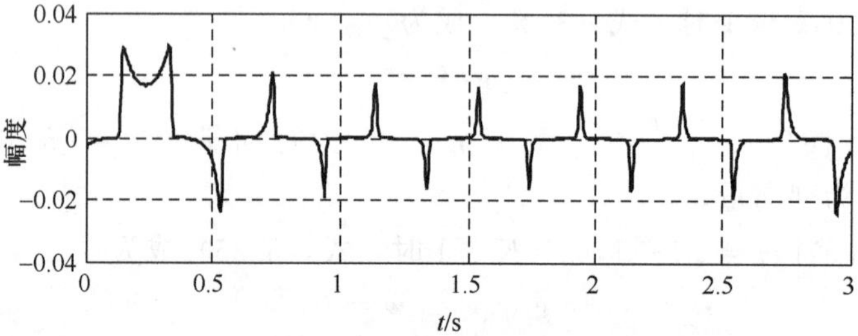

(b) 双正交函数

图 8.7　高斯窗函数及其双正交函数

(图中只给出了部分重构信号，重构信号与原信号完全重合)。

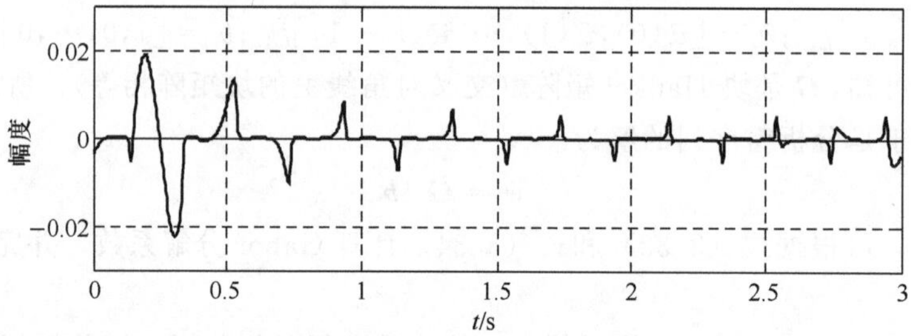

(a) $\widetilde{w}_{01}(n)$

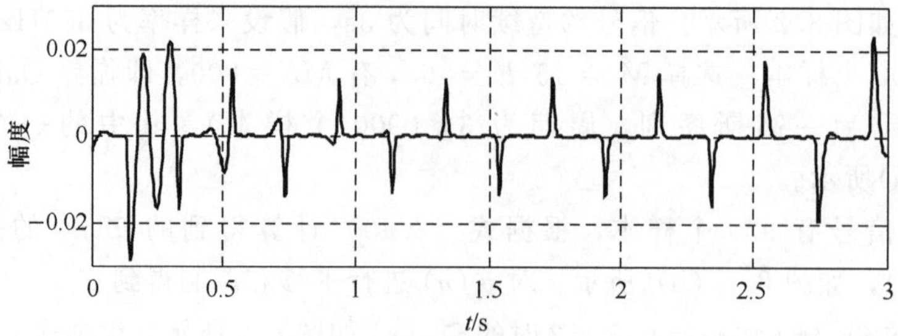

(b) $\widetilde{w}_{02}(n)$

图 8.8　两个双正交函数

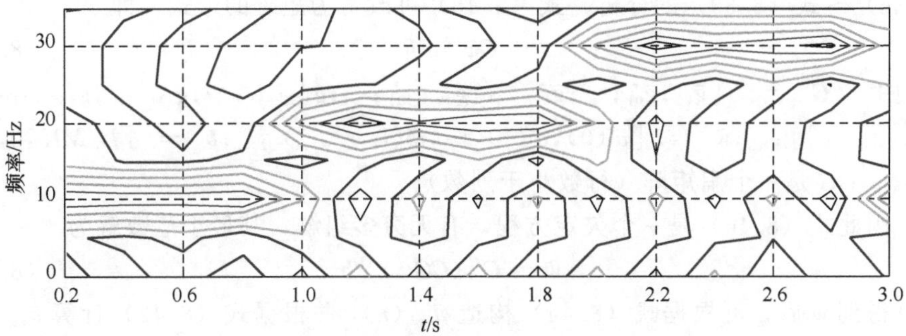

(a) Gabor分解系数

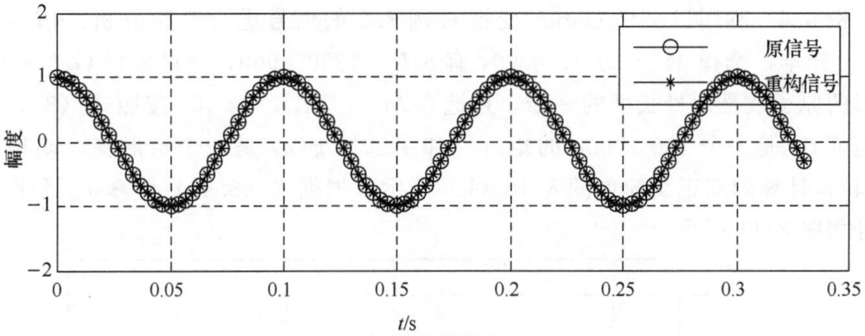

(b) Gabor重构信号(部分)

图 8.9　Gabor 分解系数与 Gabor 重构

过采样的 Gabor 分解。在过采样情况下 $MK > L$，定义 $K' = L/M, M' = L/K$，有 $K' < K, M' < M$，且 $K'M = KM' = L$。过采样的周期信号 Gabor 分解表示为

$$\widetilde{x}(n) = \sum_{m=0}^{M-1}\sum_{k=0}^{K-1}\widetilde{a}_{mk}\widetilde{g}_{mk}(n) \tag{8.41}$$

而 Gabor 分解系数 $\widetilde{a}_{mk}$ 表示为

$$\widetilde{a}_{mk} = \sum_{n=0}^{L-1}\widetilde{x}(n)\widetilde{w}_{mk}^{*}(n) \tag{8.42}$$

其中

$$\widetilde{g}_{mk}(n) = \widetilde{g}(n-mK')\mathrm{e}^{\mathrm{j}2\pi nk/K} \tag{8.43}$$

$$\widetilde{w}_{mk}(n) = \widetilde{w}(n-mK')\mathrm{e}^{\mathrm{j}2\pi nk/K} \tag{8.44}$$

双正交条件式（8.28）变成

$$\sum_{n=0}^{L-1}[\widetilde{g}^{*}(n+mK)\mathrm{e}^{\mathrm{j}2\pi nk/K'}]\widetilde{w}(n) = \frac{L}{MK}\delta(m)\delta(k) \tag{8.45}$$

其中，$0 \leqslant m \leqslant M'-1; 0 \leqslant k \leqslant K'-1$。

给定 $\widetilde{g}(n)$ 后，根据式（8.45）计算出过采样条件下的 $\widetilde{w}(n)$，按照类似于式

(8.36)～式 (8.39) 的分析，式 (8.45) 可改写为矩阵的形式，即

$$G\tilde{w} = b \tag{8.46}$$

其中，$G = [\tilde{g}_{00}^*; \tilde{g}_{01}^*; \cdots; \tilde{g}_{0(K'-1)}^*; \tilde{g}_{10}^*; \tilde{g}_{11}^*; \cdots; \tilde{g}_{1(K'-1)}^*; \cdots; \tilde{g}_{(M'-1)0}^*; \tilde{g}_{(M'-1)1}^*; \cdots; \tilde{g}_{(M'-1)(K'-1)}^*]_{M'K'\times L}$；$\tilde{w} = [\tilde{w}(0), \tilde{w}(1), \cdots, \tilde{w}(L-1)]_{L\times 1}^{\mathrm{T}}$；$b = [L/MK, 0, \cdots, 0]_{M'K'\times 1}^{\mathrm{T}}$；$G$ 是一个扁矩阵（行数小于列数）。

因此式 (8.46) 是一个欠定方程，有无穷多组解，其最小范数解为

$$\tilde{w} = G^H (GG^H)^{-1} b \tag{8.47}$$

一旦得到 $\tilde{w}$ 后，可根据式 (8.44) 构造 $\tilde{w}_{mk}(n)$，并根据式 (8.42) 计算 $\tilde{a}_{mk}$，进而根据式 (8.41) 重构出信号 $\tilde{x}(n)$。

例 8.4 利用过采样 Gabor 变换对例 8.2 的信号进行时频分析。信号共有 900 个样本，选择 $M = 20, K = 90$，有 $MK=1800>900$，是过采样 Gabor 变换，分解的原子数是信号长度的一倍，且选择 $M' = 10$、$K' = 45$。按照式 (8.46) 构造矩阵 G，是一个 450×900 的矩阵。如果选择 $\tilde{g}(n)$ 是一个矩形窗，则根据式 (8.47) 计算的双正交窗如图 8.10 (b) 所示。根据式 (8.42) 计算 $\tilde{a}_{mk}$ 和重构的信号如图 8.11 所示。

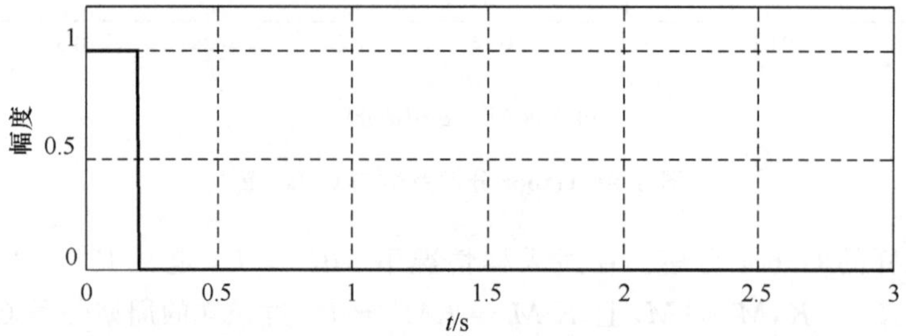

(a) 矩形窗函数

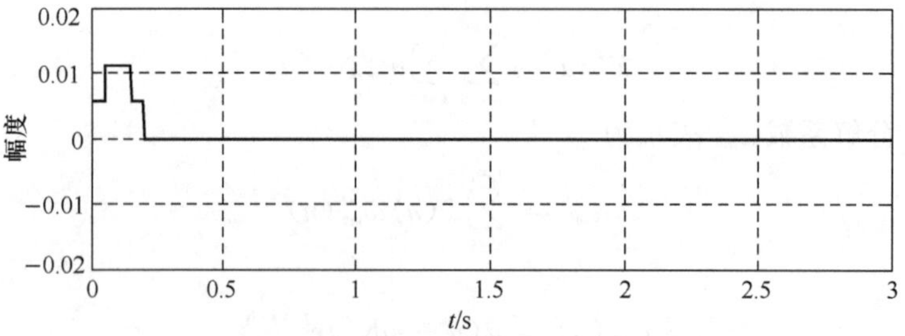

(b) 双正交函数

图 8.10 矩形窗及双正交窗

值得注意的是，在信号特征提取与分类中，Gabor 分解系数 $\tilde{a}_{mk}$ 常常作为信号的特征。这样，只用到 Gabor 正变换，而无须对信号进行 Gabor 综合。应用中只需选择一个分析窗函数即可，而无需计算综合窗函数。图 8.9 (b) 和图

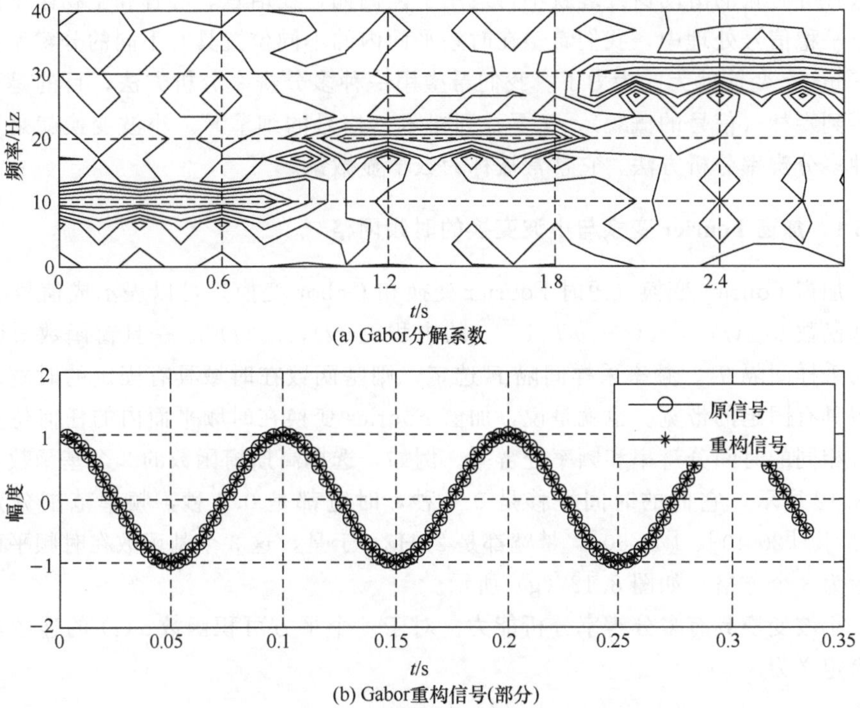

图 8.11　过采样的分解系数和重构信号

8.11（b）的目的是为了验证 Gabor 综合可以完全重构原信号。

短时 Fourier 变换和 Gabor 变换在形式上有相似之处，所以有必要进行比较：

① 短时 Fourier 变换的窗函数 $w(t)$ 必须是窄窗，而 Gabor 变换的 $w(t)$ 却没有此要求。从这个意义上看，Gabor 变换可看作是一种加窗 Fourier 变换，但它的适用范围比短时 Fourier 变换更广。

② 短时 Fourier 变换 $\mathrm{STFT}_x(t,f)$ 是信号的时频二维表示，而 Gabor 变换系数 a_{mk} 表示的是信号时间平移-频率调制的二维表示。参数 m 表示信号 $x(t)$ 时间平移，而 k 表示信号 $x(t)$ 被指数函数调制。

8.4　小波分析基础

短时 Fourier 变换和 Gabor 变换都属于加窗 Fourier 变换，都是以固定宽度的滑动窗对信号进行分析，表征出信号的局部频谱特性。固定的滑动窗导致了时频平面内固定的时频分辨率。如果我们希望以可变的时频分辨率来分析信号，那么这种等时宽的滑动窗处理就不再适用了。例如，在语音、心音和生物医学图像等非平稳信号处理中，我们希望在时频平面内的不同位置具有不同的分辨率，加窗 Fourier 变换就无能为力了。我们希望用一种多分辨率分析方法，目的是“既能看到森林（信号的概貌），又要看到树木（信号的细节）”。小波变换就是这样一种多分辨率分析方法，它常常被称为数学显微镜。

8.4.1 加窗 Fourier 变换与小波变换的时频网格

加窗 Fourier 变换（短时 Fourier 变换和 Gabor 变换）可以表示成信号 $x(t)$ 与基函数 $w_{mk}(t)=w(t-mT)\mathrm{e}^{\mathrm{j}2\pi kFt}$ 的内积 $\langle x(t),w_{mk}(t)\rangle_t$。一旦窗函数 $w(t)$、时间采样间隔 T、频率采样间隔 F 选定，则基函数在时域具有固定的时宽、在频域具有固定的带宽。也就是说，加窗 Fourier 变换在时频平面内的任何位置都具有相同的时间分辨率和频率分辨率。例如，选择高斯窗函数的 3 个基函数，如图 8.12 所示，它们的时间平移是 0.5 秒，时宽都是 0.5 秒，频率范围分别是 [0 20]、[20 40]、[40 60]，带宽都是 20Hz。于是，这 3 个基函数在时频平面内表示为 3 个方格，如图 8.12（g）所示。

小波变换具有多分辨率分析能力。对于一个平方可积函数 $x(t)$ 的连续小波变换定义为

$$\mathrm{WT}_x(a,b)=\frac{1}{\sqrt{a}}\int_{-\infty}^{\infty}x(t)\varphi^*\left(\frac{t-b}{a}\right)\mathrm{d}t=\langle x(t),\varphi_{a,b}(t)\rangle_t,\quad a>0 \tag{8.48}$$

其中，a，b 常被称为尺度参数和平移参数；基函数 $\varphi_{a,b}(t)$ 是窗函数 $\varphi(t)$ 经过时间平移 b 和尺度伸缩 a 变换而来。

尺度参数 a 使得基函数 $\varphi_{a,b}(t)$ 的包络随 a 而变化。具体地讲，$a>1$ 使得基函数展宽，即窗口的时宽增大；$a<1$ 使得基函数压缩，即窗口的时宽减小。参数 b 对基函数进行平移。可见，a 的大小改变，小波变换的时间分辨率和频率分辨率都改变了。为了区分加窗 Fourier 变换与小波变换的，我们给出 3 个小波基函数及它们在时频平面内的网格，如图 8.13 所示。它们的频带范围分别为 [10 20]、[20 40]、[40 80]，带宽分别是 10Hz、20Hz、40Hz。它们在时频平面的网格如图 8.13（g）所示，可见小波变换在时频平面的不同位置具有不同的时频分辨率，即多分辨率分析能力。从时频平面的网格划分看，较大的尺度参数 a 对应于低频端，频率分辨率较高，时间分辨率较低；较小的尺度参数 a 对应于高频端，频率分辨率较低，而时间分辨率较高。可见，由基小波 $\varphi(t)$ 生成的小波 $\varphi_{a,b}(t)$ 在小波变换中起着对被分析信号加窗的作用。该窗在时频平面上随位置不同，时宽和频宽相应改变。

从概念上讲，所谓小波就是一段小的波。说它“小”，是因为它是有限时宽；说它是“波”，因为它是振荡的，并且衰减很快。小波 $\varphi(t)$ 应满足容许条件，即

$$\int_{-\infty}^{\infty} \varphi(t)\,\mathrm{d}t = 0 \tag{8.49}$$

小波 $\varphi(t)$ 还应该具有单位能量，即

$$\int_{-\infty}^{\infty} |\varphi(t)|^2\,\mathrm{d}t = 1 \tag{8.50}$$

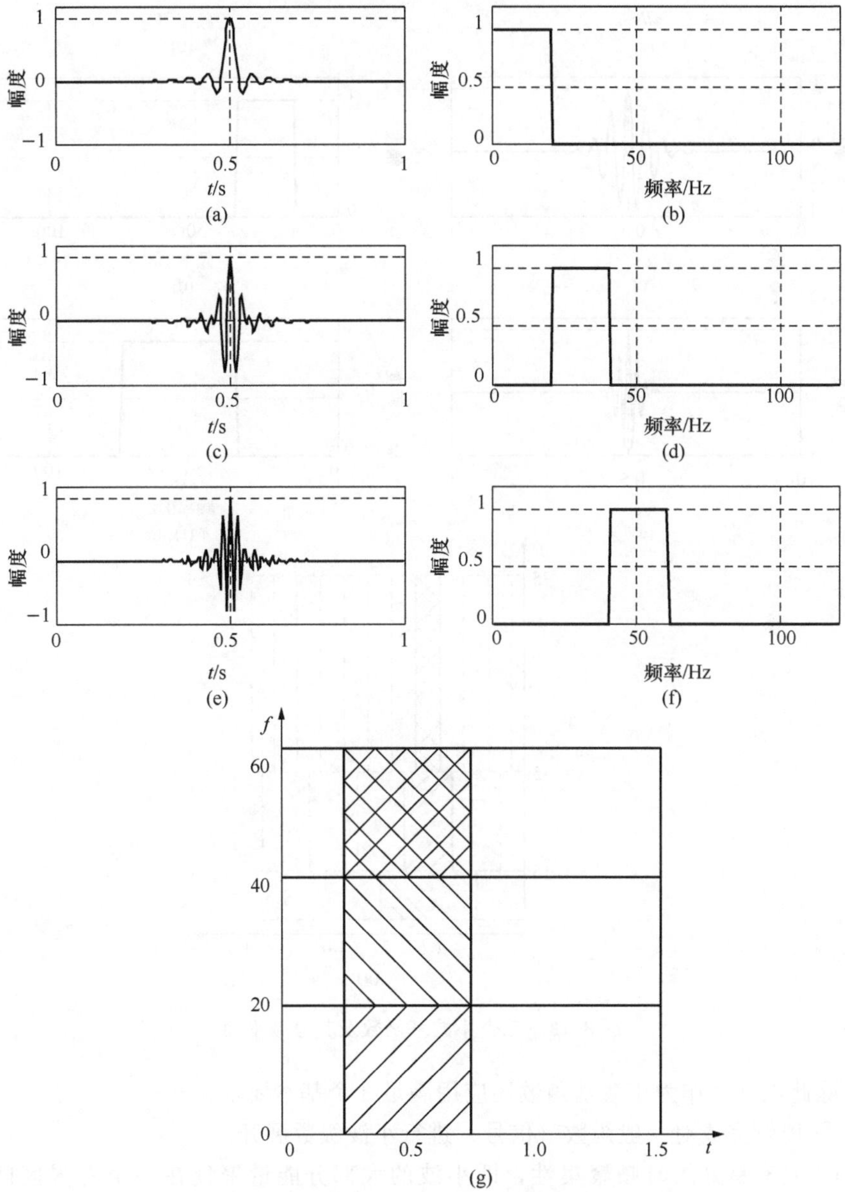

图 8.12　加窗 Fourier 变换的 3 个基函数及其时频平面

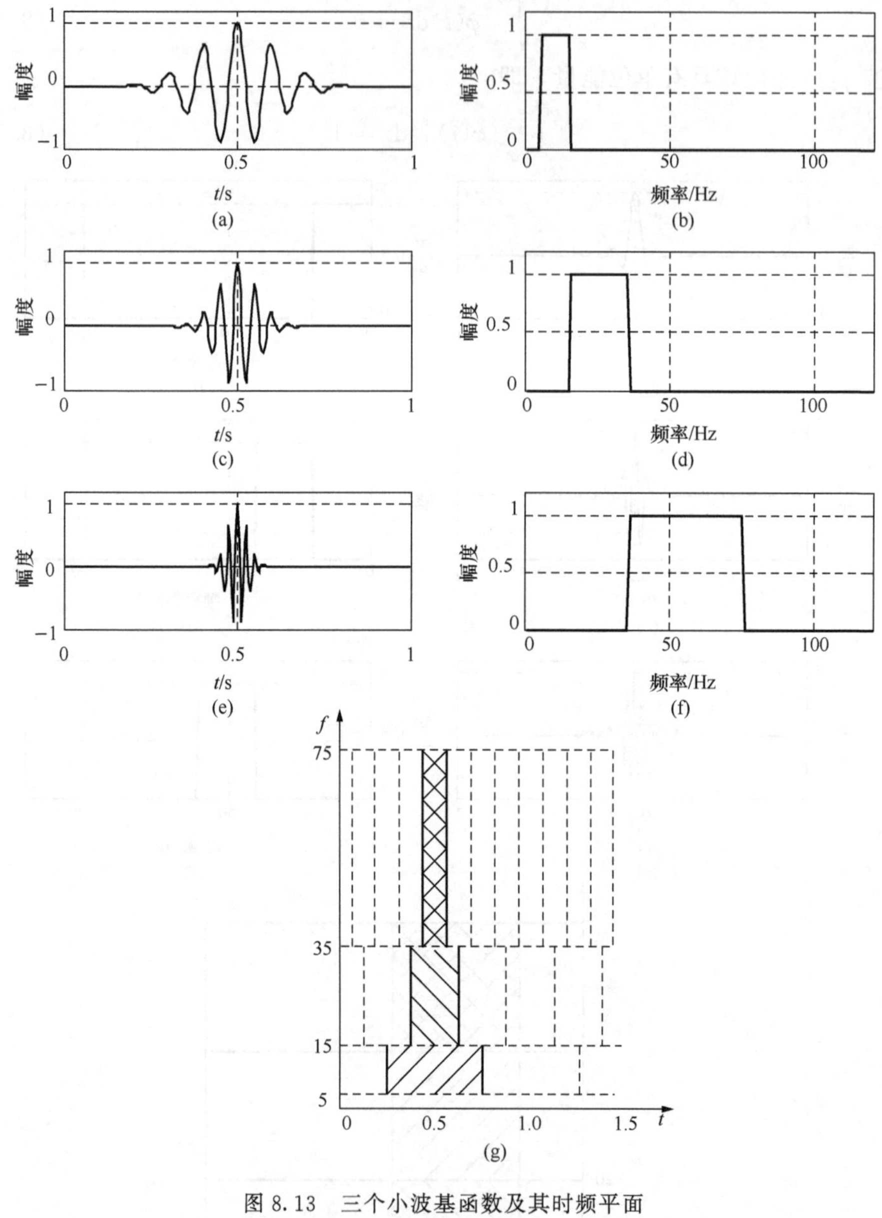

图 8.13　三个小波基函数及其时频平面

除此以外，作为小波基函数还应用满足 3 个基本要求：

① 能够完成对一般函数（信号）进行小波级数展开。

② 具有良好的时频聚集性，即小波的大部分能量聚集在一个有限区间内。理想情况下，小波基函数在该区间外的能量为零。

③ 为了便于计算机实现，由该小波作为基函数的小波变换，应该有快速算

法。构造和选择小波基函数是小波分析的重要内容之一，与被分析信号有关。构造适合特定应用的小波基函数不仅需要较深的理论基础还需要较多的研究经验。常见的经典小波基有 Haar 小波、高斯小波、墨西哥草帽小波和 Gabor 小波等，如图 8.14 所示。

（1）Haar 小波

Haar 小波函数为

$$\varphi(t)=\begin{cases}1, & 0\leqslant t<1/2\\ -1, & 1/2\leqslant t<1\\ 0, & \text{其他}\end{cases}\tag{8.51}$$

波形如图 8.14（a）所示。

（2）高斯小波

高斯小波为高斯函数，即

$$\varphi(t)=\mathrm{e}^{-t^2/2}\tag{8.52}$$

波形如图 8.14（b）所示。

（3）墨西哥草帽小波

因形似墨西哥草帽而得名，即

$$\varphi(t)=(1-t^2)\mathrm{e}^{-t^2/2}\tag{8.53}$$

波形如图 8.14（c）所示。

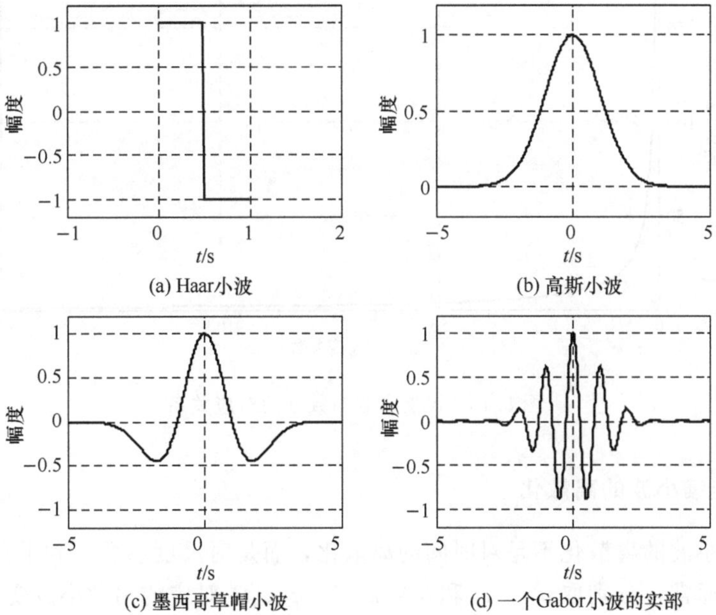

图 8.14　各种小波基函数

(4) Gabor 小波

定义为加窗 Fourier 变换的核函数，即

$$\varphi(t) = g(t)\mathrm{e}^{\mathrm{j}\omega t} \tag{8.54}$$

其中，$g(t)$ 为一窗函数。

若 $g(t)$ 为高斯函数，则其中一个 Gabor 小波的实部如图 8.14（d）所示。关于其他小波基函数的表达式，请参考小波分析的相关文献。

选定小波基函数 $\varphi(t)$ 后，按照式（8.48）的定义，自然可计算出小波系数 $\mathrm{WT}_x(a,b)$。这样的计算称为连续小波变换，当然计算量是非常巨大的。

例 8.5　利用连续小波变换分析例 8.2 的信号。

选用 gaus8 小波，计算出的小波系数 $\mathrm{WT}_x(a,b)$，把尺度参数 a 转换成对应的频率，转换关系为

$$f = f_c/(aT)$$

其中，f_c 是小波的拟合中心频率；T 是采样间隔。

例如，$a = [1, 2, \cdots, 150]$ 时，尺度参数与频率的对应关系，如图 8.15 所示。b 是平移参数无需转换。于是，小波系数 $\mathrm{WT}_x(a,b)$ 被转换到时频平面了，如图 8.16 所示。可见，小波分析表现出了良好的时频聚集特性。

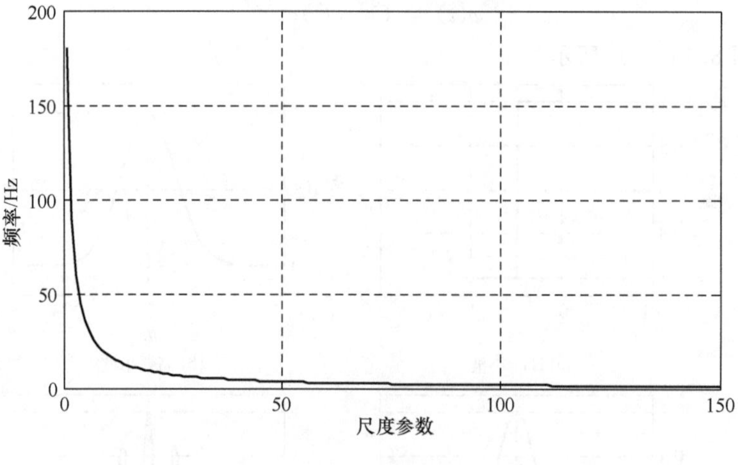

图 8.15　尺度参数与频率的对应关系

8.4.2　连续小波的离散化

连续小波的离散化不是对时间的离散化，而是对尺度参数 a 和平移参数 b 的离散化。通常，分别取 $a = a_0^j$ 和 $b = ka_0^j b_0$，$\varphi_{a,b}(t)$ 对应的离散小波变为

$$\varphi_{j,k}(t) = a_0^{-j}\varphi(a_0^{-j}t - kb_0) \tag{8.55}$$

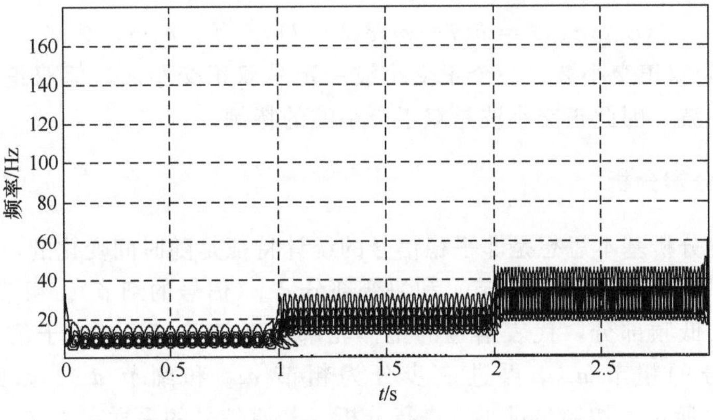

图 8.16　连续小波变换对例 8.2 的分析

其中，a_0^{-j} 是为了使变换结果归一化而引入的。

于是，离散小波 $WT_x(a_0^i, ka_0^j b_0)$ 简记为 $WT_x(j,k)$，并称

$$c_{j,k} \triangleq WT_x(j,k) = \int_{-\infty}^{\infty} x(t)\varphi_{j,k}^*(t)\mathrm{d}t = \langle x(t), \varphi_{j,k}(t) \rangle_t \tag{8.56}$$

为离散小波系数。利用小波系数重构信号 $x(t)$ 的公式表示为

$$x(t) = \sum_{j=-\infty}^{\infty}\sum_{k=-\infty}^{\infty} c_{j,k}\varphi_{j,k}(t) \tag{8.57}$$

式（8.57）表明，信号 $x(t)$ 被分解成无穷个小波之和，即信号 $x(t)$ 由无穷个小波重构。可见，小波分析的重要步骤是求解给定信号 $x(t)$ 的小波系数 $c_{j,k}$。

为了使小波变换具有可变化的时间和频率分辨率，很自然地需要改变 a 和 b 的大小。也就是说，在时频平面上有动态的采样网格。最常用的二进制的动态采样网络，即 $a_0 = 2, b_0 = 1$。于是，时频平面上的每个网格对应的尺度为 2^j，而对应的平移为 $2^j k$，此时的离散小波表示为

$$\varphi_{j,k}(t) = 2^{j/2}\varphi(2^j t - k) \tag{8.58}$$

这样的小波称为二进小波基函数。从式（8.55）～式（8.58）改变了 j 的符号，其目的是与小波快速 Mallat 算法的符号保持一致，差别在于小波对信号的作用相反了。二进小波对信号的分析具有可变分辨率，分辨率每次变化 2 倍。如果想观看信号的更小细节，就需增大放大倍数，即减小 j；反之，如果想观看信号的轮廓部分，可减小放大倍数，即增大 j。

如果小波 $\varphi(t)$ 生成的离散小波族 $\{\varphi_{j,k}(t): j,k \in \mathbf{Z}\}$ 满足正交条件，即

$$[\varphi_{j,k}, \varphi_{m,l}] = \delta(j-m)\delta(k-l), \quad \forall j,k,m,l \in \mathbf{Z} \tag{8.59}$$

则称 $\varphi(t)$ 为正交小波。

如果小波 $\varphi(t)$ 生成的离散小波族 $\{\varphi_{j,k}(t): j,k \in \mathbf{Z}\}$ 与对偶小波生成的小波

族 $\{\tilde{\varphi}_{m,l}(t):m,l \in \boldsymbol{Z}\}$ 满足双正交条件，即

$$\langle \varphi_{j,k}, \tilde{\varphi}_{m,l} \rangle = \delta(j-m)\delta(k-l), \quad \forall j,k,m,l \in \mathbf{Z} \tag{8.60}$$

则称 $\varphi(t)$ 为双正交小波。一个正交小波一定是双正交小波，但双正交小波一般不是正交小波，因此正交小波是双正交小波的特例。

8.4.3 多分辨分析

多分辨分析基本思想是非平稳信号的统计特征是随时间变化的，这种变化可分为慢变部分 $\boldsymbol{a}_{-1}$（信号的粗节）和快变部分 $\boldsymbol{d}_{-1}$（信号的细节）。粗节 $\boldsymbol{a}_{-1}$ 对应非平稳信号的低频部分，代表信号的主体轮廓，而细节 $\boldsymbol{d}_{-1}$ 对应于信号的高频部分。对信号的粗节 $\boldsymbol{a}_{-1}$，再进一步分为粗节 $\boldsymbol{a}_{-2}$ 和细节 $\boldsymbol{d}_{-2}$。如此重复，如图 8.17 (a)所示。按照二进小波进行分析，若原信号的采样率为 f_s，则 $\boldsymbol{d}_{-1}$ 的带宽为 $[f_s/4 \quad f_s/2]$，$\boldsymbol{d}_{-2}$ 的带宽为 $[f_s/8 \quad f_s/4]$，$\boldsymbol{d}_{-3}$ 的带宽为 $[f_s/16 \quad f_s/8]$，$\boldsymbol{a}_{-3}$ 的带宽为 $[0 \quad f_s/16]$。可见，这些带宽是按 2 的幂指数变化的，即我们实现了对信号进行了多分辨率分析。沿着相反的方向，可逐步重构出原信号，如图 8.17 (b) 所示，原信号表示为 $\boldsymbol{a}_{-3}+\boldsymbol{d}_{-3}+\boldsymbol{d}_{-2}+\boldsymbol{d}_{-1}$。这就是 Mallat 提出的塔式分解与塔式综合算法。

与此相似，任何一幅图像也可以分解为轮廓边缘（低频部分）和细部纹理（高频部分），从而应用塔式算法对医学图像进行小波分析。大量的医学信号是一维的，因此这里重点对一维信号进行小波分析。对医学图像的小波分析感兴趣的同学，请参考其他书籍。

怎样才能把信号分解成粗节和细节呢？由两个滤波器来完成，一个进行粗节分解，归一化频带为 $[0 \quad 0.5]$，另一个进行细节分解，归一化频带为$[0.5 \quad 1]$。这两个滤波器称为滤波器组，于是小波分解和重构的问题变成如何设计合适的滤波器组。

假设被分析信号 $x(t)$ 是严格平方可积的，即 $x(t) \in L^2(R)$。从上面的定性分析发现，用分辨率 2^j 对信号进行分析也可等价地叙述为用可变分辨率 2^j 去逼近。因此，多分辨率分析等价于多分辨率逼近。从空间的角度看，多分辨率逼近是在 $L^2(R)$ 空间内构造一个子空间链 $\{V_j : j \in \boldsymbol{Z}\}$，具有下列性质：

(1) 包容性

$$\cdots \subset V_{-2} \subset V_{-1} \subset V_0$$

或简写为 $V_j \subset V_{j+1}, \forall j \in \boldsymbol{Z}$。包容性说明原信号中较低分辨率的部分对应于信号的粗节，从而对应更大的子空间，即低一级的空间 V_j 包含于高一级的空间 V_{j+1}。

(2) 逼近性

$$\lim_{j\to\infty} V_j = L^2(R) \text{ 和 } \lim_{j\to-\infty} V_j = 0$$

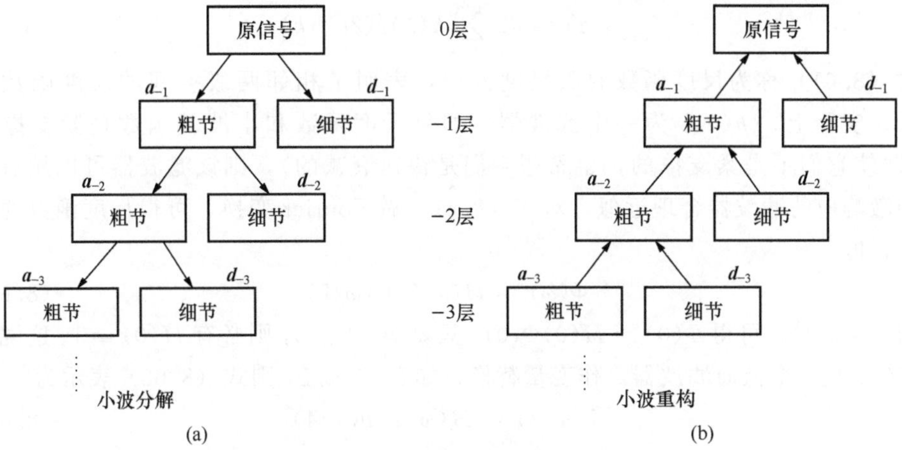

图 8.17　小波分解的基本思想

逼近性说明所有分辨率的子空间的并集代表整个平方可积空间。

(3) 平移不变性

$$s(t) \in V_j \Leftrightarrow s(t-k) \in V_j, \quad \forall k \in \mathbf{Z}$$

平移不变性说明函数 $s(t)$ 的平移不改变其形状，时间分辨率也保持不变，因此 $s(t)$ 和 $s(t-k)$ 属于同一子空间。

(4) 伸缩性

$$s(t) \in V_j \Leftrightarrow s(2t) \in V_{j+1}$$

伸缩性说明时间尺度的增大意味着信号 $s(t)$ 被展宽，时间分辨率降低；反之，时间尺度减小意味着信号 $s(t)$ 被压缩，时间分辨率增大。因此，子空间也有类似的伸缩性，即 $s(t) \in V_j \Leftrightarrow s(2t) \in V_{j+1}$。

(5) Riesz 基的存在性

存在一个函数 $\phi(t) \in V_0$，及其平移 $\{\phi(t-k), k \in \mathbf{Z}\}$ 构成参考子空间 V_0 的 Riesz 基。

Riesz 基存在性说明由函数 $\phi(t)$ 及其平移可逼近原信号 $x(t)$。函数 $\phi(t)$ 称为多分辨分析的生成元。因多分辨分析又称为多尺度分析，因此 $\phi(t)$ 也称为尺度函数。

由伸缩性及包容性可知 $\phi(t/2) \in V_{-1} \subset V_0$，即 $\phi(t/2) \in V_0$。可见，$\phi(t/2)$ 可用 V_0 子空间的基函数 $\phi(t)$ 展开。令展开公式为

$$\phi(t/2) = \sqrt{2} \sum_{k=-\infty}^{\infty} h(k)\phi(t-k)$$

通过变量替换可等价地写为

$$\phi(t)=\sqrt{2}\sum_{k=-\infty}^{\infty}h(k)\phi(2t-k) \tag{8.61}$$

式（8.61）称为尺度函数的双尺度方程，表明了相邻两级空间的尺度函数关系。实际上，$\{h(k)\}$ 为一个滤波器。如果尺度函数和小波基函数是紧支撑的（即使它们不是紧支撑的，也希望它们是快速衰减的），则该滤波器可以用有限冲激响应的滤波器合理近似。对式（8.61）做 Fourier 变换，可得尺度函数的频谱，即

$$\Phi(\omega)=H(\omega/2)\Phi(\omega/2) \tag{8.62}$$

当 $\omega=0$ 时，可得 $\Phi(0)=H(0)\Phi(0)$。只要 $\Phi(0)\neq 0$，则必有 $H(0)=1$。这说明 $H(\omega)$ 是一个低通滤波器。作变量替换，如 $\omega'=\omega/2$，则式（8.62）表示为

$$\Phi(\omega/2)=H(\omega/4)\Phi(\omega/4) \tag{8.63}$$

依此类推，有

$$\Phi(\omega)=\prod_{k=1}^{\infty}H(\omega/2^k)\Phi(0) \tag{8.64}$$

令 $\Phi(0)=1$，则

$$\Phi(\omega)=\prod_{k=1}^{\infty}H(\omega/2^k) \tag{8.65}$$

这表明，尺度函数 $\phi(t)$ 的频谱完全由滤波器 $H(\omega)$ 决定。也就是说，如果给定 $H(\omega)$ 可求出 $\Phi(\omega)$，等同于得到 $\phi(t)$。由式（8.62）还可得到

$$H(\omega/2)=\Phi(\omega)/\Phi(\omega/2) \tag{8.66}$$

可见，给定 $\Phi(\omega)$，也可得到 $H(\omega)$，等同于得到 $\{h(k)\}$。

定义小波子空间 W_j 为 V_{j+1} 在 V_j 里的正交补。根据包容性以及 W_j 的定义，可得

$$V_{j+1}=V_j\oplus W_j \text{ 和 } V_j\perp W_j, j\in \mathbf{Z} \tag{8.67}$$

其中，$\oplus$表示子空间的直接和，即子空间 V_{j+1} 的每一个元素可以用唯一的形式写为子空间 W_j 的一个元素与子空间 V_j 的一个元素之和。

式（8.67）表明二进小波分析不仅是多分辨率分析，而且是正交多分辨率分析。定义 $\varphi_{j,k}(t)=2^{j/2}\varphi(2^jt-k)$，且 $\varphi_{0,k}(t)=\varphi(t-k)$ 张成小波子空间 W_0。由此可知，当 $j=0$ 时，有 $V_0=V_{-1}\oplus W_{-1}$，因此 $\varphi(t)=\varphi_{0,0}(t)\in W_0\subset V_{-1}$，即 $\varphi(t)\subset V_{-1}$。这意味着小波函数 $\varphi(t)$ 可以用 V_{-1} 子空间的正交基 $\phi_{-1,k}(t)=2^{1/2}\phi(2t-k)$ 展开，即

$$\varphi(t)=\sqrt{2}\sum_{k=-\infty}^{\infty}g(k)\phi(2t-k) \tag{8.68}$$

式（8.68）称为小波函数的双尺度方程，表明了尺度函数与小波函数的关系。

进行 Fourier 变换，有

$$\Psi(\omega) = G(\omega/2)\Phi(\omega/2) \tag{8.69}$$

当 $\omega = 0$ 时，有 $\Psi(0) = G(0)\Phi(0)$。由小波函数的容许条件，$\int_{-\infty}^{\infty} \varphi(t)\mathrm{d}t = 0$ 可导出 $\Psi(0) = \int_{-\infty}^{\infty} \varphi(t)\mathrm{e}^{-\mathrm{j}_0 t}\mathrm{d}t = 0$。在式（8.69）中令 $\Phi(0) = 1$，于是可导出 $G(0) = 0$。可见，$G(\omega)$ 实际上是一个高通滤波器。

低通滤波器 H 和高通滤波器 G 组成滤波器组，使用共轭滤波器（H^* ,G^*）对原始信号进行分解，然后用（H,G）重构信号，即得到正交多分辨分析的信号分解与重构方式，如图 8.18 和图 8.19 所示。

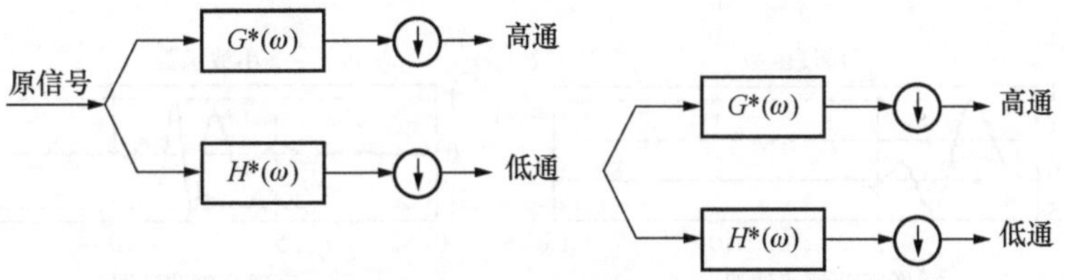

图 8.18　正交多分辨分析的信号分解

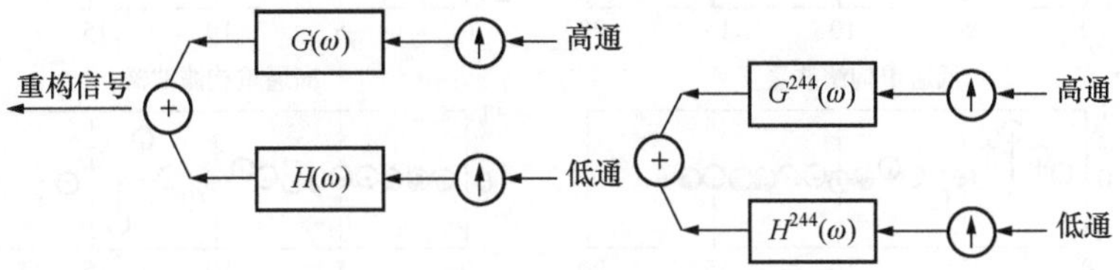

图 8.19　正交多分辨分析的信号重构

⊕表示 2 倍下采样，即每两个样本数据取一个；⊕表示 2 倍上采样，在两个样本数据之间插入“0”。$\boldsymbol{H}^*$ 和 $\boldsymbol{G}^*$ 分别表示 $\boldsymbol{H}$ 和 $\boldsymbol{G}$ 的共轭滤波器。下面不加证明地给出滤波器 H 和 G 应该满足的关系，即

$$|H(\omega)|^2 + |H(\omega+\pi)|^2 = 1 \tag{8.70}$$

$$|G(\omega)|^2 + |G(\omega+\pi)|^2 = 1 \tag{8.71}$$

根据尺度函数与小波函数的正交性，可得 H 与 G 之间的关系，即

$$H(\omega)G^*(\omega) + H(\omega+\pi)G^*(\omega+\pi) = 0 \tag{8.72}$$

式（8.70）～式（8.72）一起组成了构造标准正交小波时，滤波器组 H 和 G 应该满足的条件，它们分别来自于尺度函数 $\varphi(t)$ 的标准正交性、小波函数 $\phi(t)$ 的标准正交性、尺度函数与小波函数之间的正交性。

$$G(\omega) = \pm\, \mathrm{e}^{-\mathrm{j}\omega} H^*(\omega+\pi) \tag{8.73}$$

是同时满足以上条件的解。通过 Fourier 逆变换，可得时域关系，即

$$g(k) = \pm(-1)^k h^*(1-k), \quad \forall k \in \mathbf{Z} \tag{8.74}$$

具有式（8.73）形式的滤波器称为镜像滤波器。给出式（8.61）～式（8.73）的目的是，在已知尺度函数的情况下，可求解出相应的低通滤波器和高通滤波器。

由以上分析可见，尺度函数、小波函数和滤波器组之间有唯一的确定关系。经过多年的研究，学者们已经把常见的尺度函数对应的滤波器组编制成手册，以便查询。对于一般的应用者或初学者来说，可以直接应用这些滤波器组，无需自己设计。或者由 Matlab 函数 wfilters 生成指定小波基函数对应的滤波器组，如选用 db8 小波时，对应的低通滤波器和高通滤波器如图 8.20 所示。

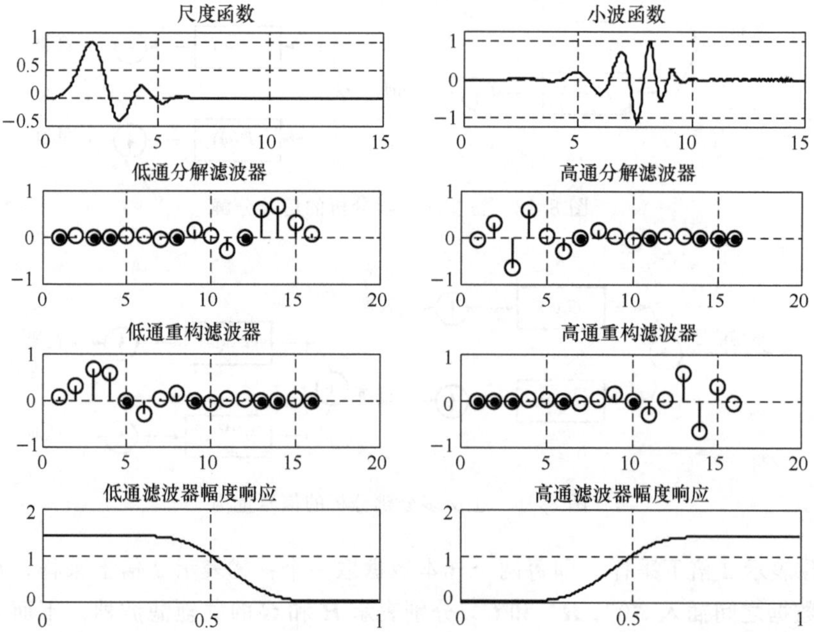

图 8.20　db8 小波对应的滤波器组

我们注意到，算法有下采样过程，每经过一次分解，粗节序列就被分解为低一级的粗节序列和低一级的细节序列，但两者的长度均为上一级粗节序列的一半，即数据总量保持不变。如果从 $j=0$ 级开始经过 J 分解，最后得到的是 a_{-J}，d_{-J}，…，d_{-1}，共 $J+1$ 个序列，其中每一级的细节序列较之低一级的细节序列长一倍，而这 $J+1$ 个序列长度的总和仍等于原始数据的长度，如图 8.18 所示。这一数据结构被称为金字塔式结构。

在以上的研究中总是假设数据是双向无限长的，但实际上信号总是以有限长序列的形式给出的。为了解决这一问题，我们通常采用以下方式将原始数据延拓：补零延拓，即假定边界之外的信号全部为零；简单周期延拓，即以原始数据的长度为周期，进行周期性延拓；以边界点为对称中心的对称周期延拓。

例 8.6　利用小波变换检测例 8.2 中信号频率的突变时刻。Fourier 分析一般用于分析平稳信号，不具有检测信号突变的能力，小波变换则具有检测信号突变的能力。

选择 haar 小波，对原信号进行 1 层分解，画出细节序列 $\boldsymbol{d}_{-1}$，如图 8.21 所示。细节序列的长度是原信号的一半。为了与原信号在时域对齐，图 8.21 所示的细节序列是 2 倍插值后的序列。由此可见，原信号分别在 1 秒、2 秒发生了突变。

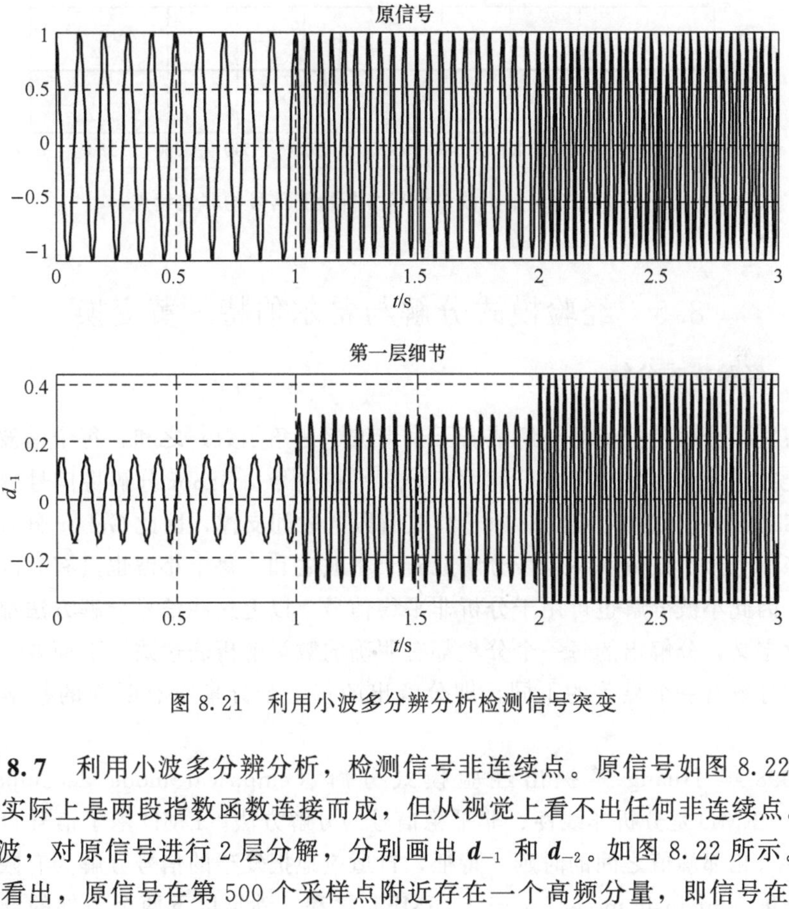

图 8.21　利用小波多分辨分析检测信号突变

例 8.7　利用小波多分辨分析，检测信号非连续点。原信号如图 8.22 所示。该信号实际上是两段指数函数连接而成，但从视觉上看不出任何非连续点。选用 db4 小波，对原信号进行 2 层分解，分别画出 $\boldsymbol{d}_{-1}$ 和 $\boldsymbol{d}_{-2}$。如图 8.22 所示。从细节序列看出，原信号在第 500 个采样点附近存在一个高频分量，即信号在第 500 个采样点附近发生了突变。

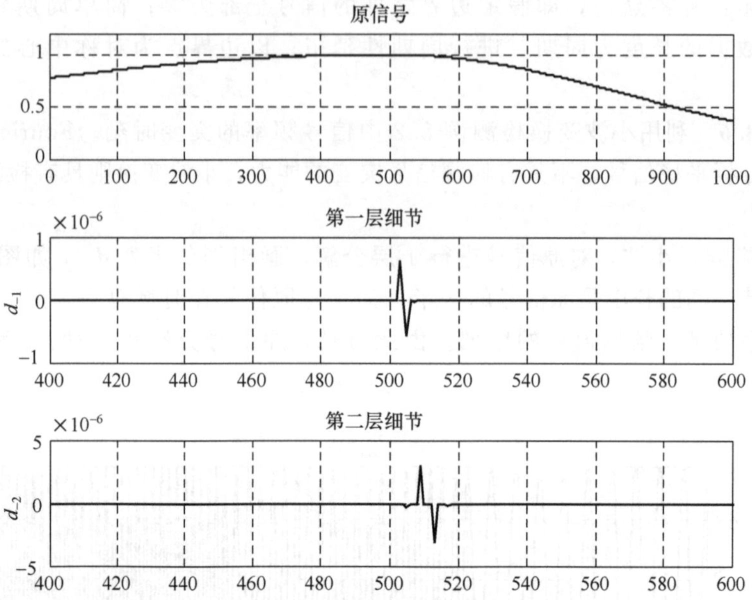

图 8.22　利用小波多分辨分析检测信号的非连续点

8.5　经验模式分解与希尔伯特—黄变换

8.5.1　经验模式分解

傅里叶分解是把信号分解成若干个谐波（三角函数）之和，每个谐波在全时间域上有定义，因此傅里叶分解用于分析平稳信号。Gabor 分解将信号分解成若干个 Gabor 原子之和，Gabor 原子具有有限的时间支撑，因此 Gabor 分解可分析非平稳信号。小波分解将信号分解成若干小波之和，每个小波也具有有限的时间支撑，因此小波分解也可用于分析非平稳信号。以上这些信号分解方法都有严格的数学定义，分解出的每一个分量都有明确的数学解析表达式。下面要学习的经验模式分解有一个显著的不同，即分解出的每一个分量没有明确的数学解析表达式。

1998 年 Huang 等提出经验模式分解（empirical mode decomposition，EMD）。EMD 是分析非线性、非平稳信号的分解方法。EMD 基于信号自身的时间尺度（相邻峰值之间的时延）特征，自适应地把复杂的信号分解为有限的基本模式分量（intrinsic mode function，IMF）之和。满足以下两个条件的分量才能称为 IMF 分量：

① 在分量的整个波形中，极值点（包括极大值点和极小值点）数量和过零

点的数量必须相等，或至多相差 1。

② 由分量的局部极大值构成的曲线为上包络。分量局部极小值构成的曲线为下包络。在任一时刻，上包络和下包络的均值为零。

之所以称这样的分量为基本模式分量，是因为它表示了信号中振荡的模式。图 8.23（a）给出了典型的基本模式分量。图中极大值点和极小值点共 13 个，而过零点共 13 个，所以图示信号满足条件①。上包络 $v_1(t)$ 和下包络 $v_2(t)$ 对 t 轴是对称的，所以上下包络的均值为零，满足条件②。图 8.23（b）给出了非基本模式分量的示意图，上包络 $v_1(t)$ 与下包络 $v_2(t)$ 显然不关于时间轴对称，其均值不为零；极大值点与极小值点共有 12 个，而过零点只有 7 个。这个信号不满足条件①和条件②，所以不能作为基本模式分量。

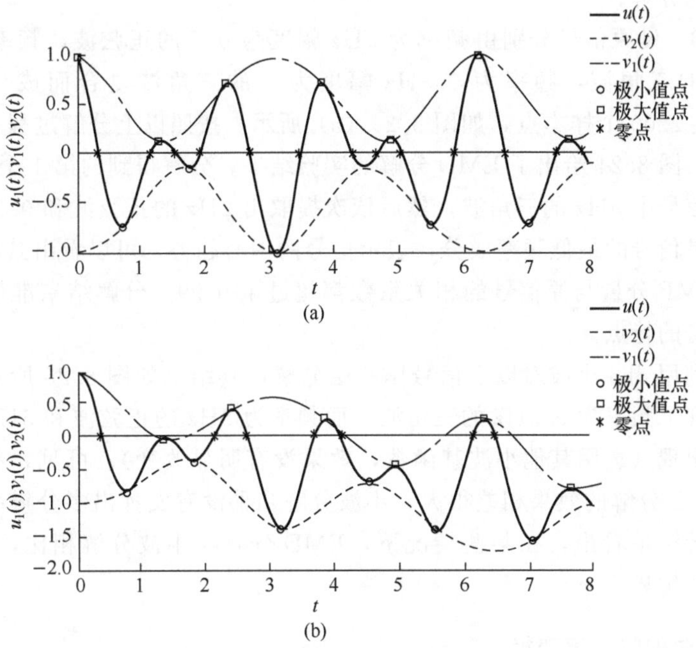

图 8.23　基本模式分量

EMD 通过多次筛选实现信号的分解，设原信号为 $x(t)$，其具体的筛选步骤如下：

① 确定 $x(t)$ 的所有局部极大值点和局部极小值点。

② 对所有局部极大值用三次样条拟合成上包络 $e_{\max}(t)$；同理，对所有局部极小值用三次样条拟合成下包络 $e_{\min}(t)$。

③ 计算上下包络的均值，即 $m(t) = [e_{\max}(t) + e_{\min}(t)]/2$。

④ 原信号减去均值 $m(t)$，得到一个初步的模式函数，$z_i(t) = x(t) - m(t)$。

⑤ 判断 $z_i(t)$ 是否满足 IMF 条件，如果不满足条件，对 $z_i(t)$ 循环执行①～④；如果满足，则 $z_i(t)$ 是一个 IMF 分量，令 $r_i(t) = x(t) - z_i(t)$ 表示余项，对 $r_i(t)$ 循环执行①～⑤。当 $r_i(t)$ 小于预先设定的阈值或者成为单调函数不能再从中提取满足 IMF 条件的分量时，整个筛选过程结束。

将信号 $x(t)$ 分解为 n 个 IMF 分量和余项 $r_n(t)$ 的和有

$$x(t) = \sum_{i=1}^{n} z_i(t) + r_n(t) \tag{8.75}$$

其中，$z_i(t)$ 是各 IMF 分量；$r_n(t)$ 表示信号的趋势项。

从分解过程中可以看出，EMD 主要利用待分解信号自身的特点，算法比较简单，自适应性强，而且不需要对信号作任何假设，因而可以实现对多种不同信号自适应的分解。

例 8.8 设原信号分别由频率为 2Hz 幅度为 0.5 的正弦波，频率为 5Hz 幅度为 0.5 的三角波，频率为 0.3Hz 幅度为 1 的三角波复合而成。采样率为 100Hz，共 2200 个样本点，如图 8.24（a）所示。按照以上分解过程，对原信号进行分解，图 8.24 给出了 EMD 分解的实验结果。分解得到的第 1 个分量 IMF1 包含了原信号中 5Hz 的三角波，然后依次提取出 2Hz 的正弦波和 0.3Hz 的三角波。余项是信号的最低频率成分，表示信号的中心趋势，可以看出其幅度几乎为零。3 个 IMF 分量与原信号的相关系数都超过了 0.99。分解结果准确地反映了信号的自身的特点。

如果利用 db5 小波对以上信号作 5 层分解，其结果如图 8.25 所示。第 5 层的粗节出现了频率为 0.3Hz 的三角波，而频率为 2Hz 的正弦波和 5Hz 的三角波均未独立出现（选用其他小波基函数，效果没有明显改变）。可见，小波分解的效果与 EMD 分解的效果相差很大，小波分解几乎没有发挥出多分辨率分析的优势。从实验结果看出，在某些情况下，EMD 分解与小波分解相比，EMD 分解具有明显的优势。

8.5.2 希尔伯特—黄变换

希尔伯特—黄变换是 Huang 等在 1998 年提出经验模式分解方法后，并引入了 Hilbert 谱概念和 Hilbert 谱分析的方法。美国国家航空和宇航局（NASA）将这一方法命名为希尔伯特—黄变换（Hilbert-Huang transform，HHT）。

HHT 包含 EMD 分解和 Hilbert 谱分析。简单地讲，HHT 分析非平稳信号的过程是：首先利用 EMD 方法将信号分解为若干 IMF 分量；然后对每一个 IMF 分量进行 Hilbert 变换，得到相应的 Hilbert 谱，即将每个 IMF 分量表示在联合的时频域中；最后汇总所有 IMF 分量的 Hilbert 谱就得到原信号的 Hilbert 谱。

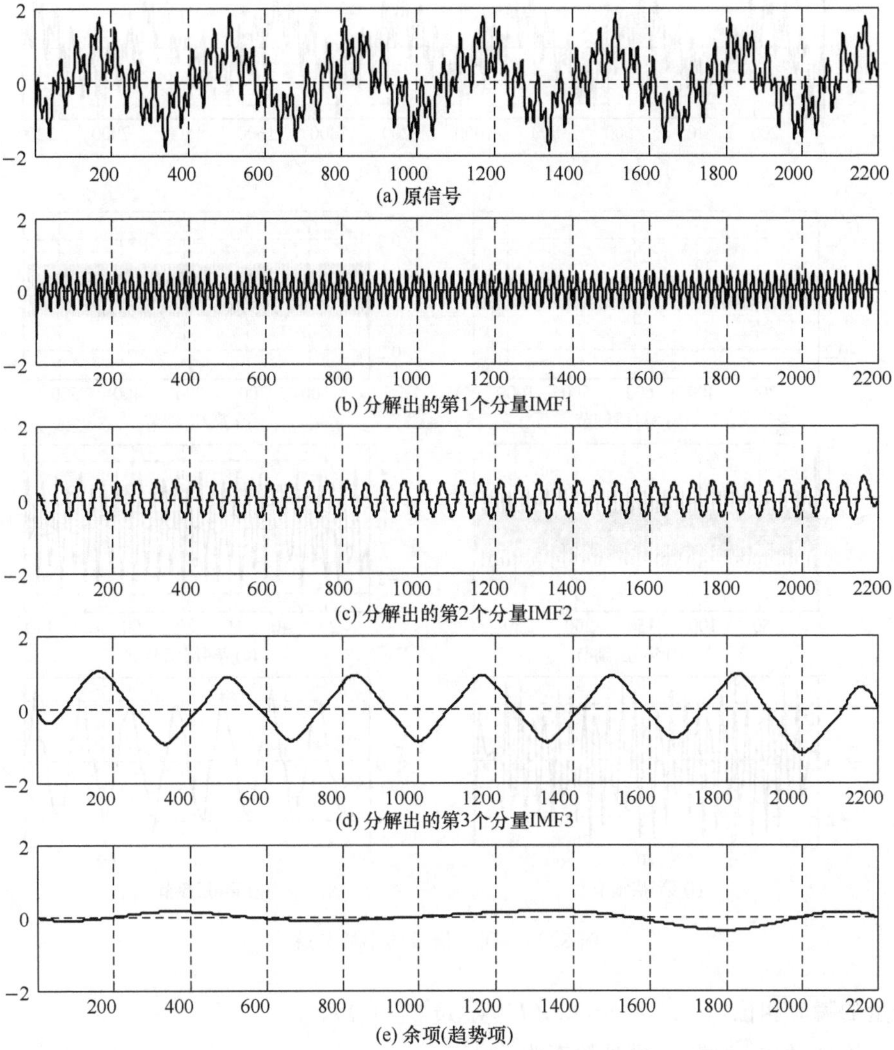

(a) 原信号

(b) 分解出的第1个分量IMF1

(c) 分解出的第2个分量IMF2

(d) 分解出的第3个分量IMF3

(e) 余项(趋势项)

图 8.24　EMD 的分解过程

假设 $y_i(t)$ 是某一个 IMF 分量，对其进行 Hilbert 变换，有

$$H[y_i(t)] = \frac{1}{\pi}\int_{-\infty}^{\infty} \frac{y_i(t)}{t-\tau}\mathrm{d}\tau \tag{8.76}$$

进而得到该分量的解析信号，即

$$z_i(t) = y_i(t) + \mathrm{j}H[y_i(t)] = a_i(t)\mathrm{e}^{\mathrm{j}\theta_i(t)} \tag{8.77}$$

其中，$a_i(t)$ 是该分量的瞬时幅度，$a_i(t) = \sqrt{|y_i(t)|^2 + |H[y_i(t)]|^2}$；$\theta_i(t)$ 是该

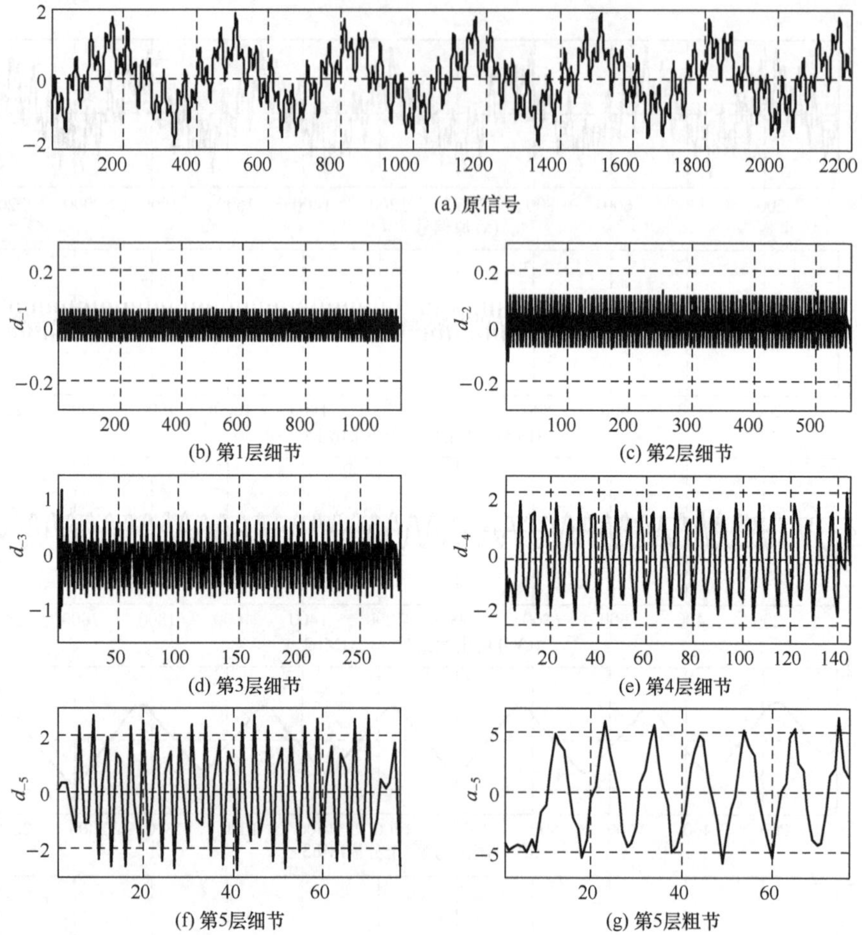

(a) 原信号　(b) 第1层细节　(c) 第2层细节　(d) 第3层细节　(e) 第4层细节　(f) 第5层细节　(g) 第5层粗节

图 8.25　同一信号的小波分解

分量的瞬时相位，$\theta_i(t)=\arctan(H[y_i(t)]/y_i(t))$。

该分量在 t 时刻的瞬时频率为

$$\omega_i(t)=\frac{\mathrm{d}\theta_i(t)}{\mathrm{d}t} \tag{8.78}$$

将每个 IMF 分量的幅度表示成时间和瞬时频率的函数，如 $S(t,\omega(t))=a(t)$，并把这种关系表示在三维平面中。这种时频关系的表示方式被称为希尔伯特幅度谱，简称为希尔伯特谱。习惯上用幅度的平方来表示能量密度，如 $S(t,\omega(t))=a^2(t)$，将得到希尔伯特能量谱。

例 8.9　与例 8.8 的信号相同，按照本节介绍的方法，计算该信号的希尔伯特谱。如图 8.26 所示。这里采样率为 400Hz。希尔伯特谱是三维的，本例采用等高线图表示。从图中看出，信号包含了两个低频信号，频率分别为 2Hz 和 0.3Hz。10Hz 分量的频率估计不准确，仅是在 10Hz 附近波动。这是因为该分量的相位对干扰较敏感，从而导致估计频率在真值附近波动。

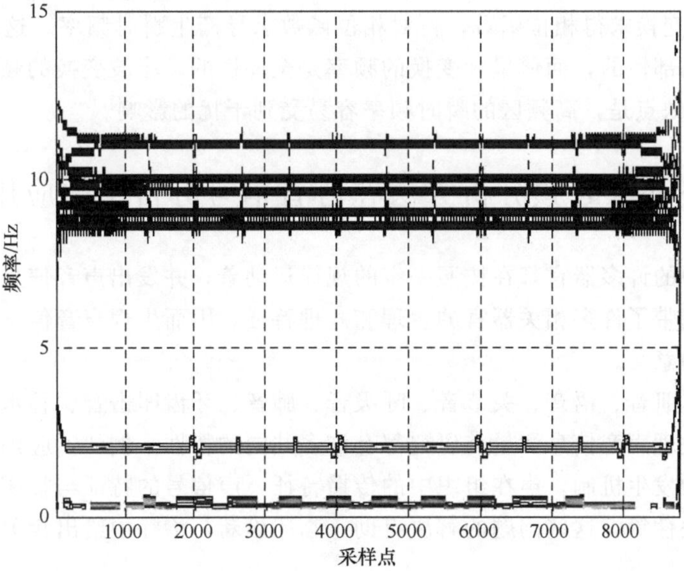

图 8.26　例 8.8 中信号的希尔伯特谱

从以上分析可以看出，HHT 与短时傅里叶变换、Gabor 变换和小波变换相比，HHT 具有如下特点。

(1) HHT 具有完全自适应性

HHT 能够根据信号自身特点自适应地产生基，即由筛选过程产生的 IMF。这样的基没有明确的解析表达式，这一点不同于傅里叶变换和小波变换。傅里叶变换的基是三角函数，小波变换的基是满足可容性条件的小波基，小波基也是预先选定的。在实际工程中，如何选择小波基不是一件容易的事，选择不同的小波基可能产生不同的处理结果。在例 8.7 中，选择不同的小波基，分解结果会有区别。一般的，根据经验或者多次尝试选择适当的小波基对信号进行小波变换，而 HHT 具有对信号的自适应性。

(2) HHT 适合突变信号

傅里叶变换、短时傅里叶变换和小波变换都受到测不准原理的制约，即时间分辨率与频率分辨率的乘积为一个常数。这就意味着，要提高时间分辨率就必须牺牲频率分辨率，反之亦然，故不能在时间域和频率域同时达到很高的分辨率。这给信号分析带来一定的不便。HHT 不受测不准原理的制约，可以在时间域和频率域都达到很高的分辨率。HHT 非常适用于分析突变信号。

(3) HHT 的瞬时频率是采用相位求导得到的

傅里叶变换、短时傅里叶变换和小波变换有一个共同的特点，就是预先选择基函数，其计算方式是通过与基函数的卷积产生的。HHT 不同于这些方法，借助 Hilbert 变换求得相位函数，再对相位函数求导产生瞬时频率。这样求出的瞬时频率是局部性的，而傅里叶变换的频率是全局性的，小波变换的频率是区域性的。HHT 缺点是，高频区的瞬时频率容易受到干扰的影响。

8.6　时频分析方法在心音信号分析中的应用

人体中的许多器官都在按照一定的规律运动着，并发出声音信息。这些声音信息常常携带了许多相关器官的生理和病理特征，因而生理声音信息的测量具有十分重要的意义。

心音、肌音、语音、关节音、呼吸音、肺音、牙齿叩击音、吞水音、肠鸣音及耳声等生理声音信息测量与研究都有许多共同的特性。例如，应该弄清各种生理声信息的发生机制，声在组织中的传播特征，声信号的特征与临床病理及生理之间的相关性等，这些问题的解决有助于临床诊断与治疗中给出相关的生理与病理指标。

8.6.1　心音信号

心脏在心电系统的控制下进行周期性地收缩和舒张运动。心室在心脏工作周期中起泵血作用。血液在主动脉瓣、肺动脉瓣、二尖瓣和三尖瓣等各个瓣膜的控制下单向流动。心音是心脏工作周期中各种振动的叠加，主要振动包括：心脏的瓣膜和大血管在血流的冲击下形成的振动，心脏内血流的加速与减速形成的湍流与涡流及其对心脏瓣膜、心房、室壁的作用产生的振动，心肌的刚性迅速增加和减小形成的振动。由心脏和邻近大血管内血液湍流和涡流引起的振动音称为心杂音。心音和心杂音的振幅极低，接近人的听觉阈值。各类心音和心杂音的频率成分不同，频率范围为 0.1～600Hz，其中经常测量的范围为 20～200Hz。心音和心杂音可由听诊器放在胸壁的适当部位听到，也可以通过心音图仪将其记录下来。当循环系统尤其是心脏瓣膜有病变时，心音将发生变化，也可伴有杂音。听、录心音以及采用心音描记法是诊断心血管疾病的重要方法之一。

心音与心电之间有着密切的关系，如图 2.9 所示。第一心音主要由于心室收缩，二尖瓣和三尖瓣突然关闭，瓣叶突然紧张，引起振动而产生。左室和主动脉因血流冲击产生的室壁和大血管壁的振动，半月瓣的开放，心室肌收缩，心房收缩终末部分，也参与第一心音的形成。第一心音的分裂主要是由二尖瓣和三尖瓣不同时关闭而产生。第一心音基本上处在心电图的 QRS 综合波期间。第二心音主要是心室舒张开始时主动脉瓣和肺动脉瓣突然关闭引起的瓣膜振动所产生。还有，血流加速和对大血管壁冲击引起的振动，房室瓣的开放，心室肌的舒张和乳头肌、腱索的振动也参与第二心音的形成。第二心音与心电图中的 T 波结束同时发生。第三心音和第四心音的形成机制在学术界还没有形成普遍的共识。一般认为，第三心音是心房向心室迅速灌注期的突然结束和松弛的心室壁肌肉伴随的振动而产生的低幅、低频率波。第三心音一般常见于儿童和青少年。第四心音是当心房收缩而推动血流进入心室时产生的。正常人心房收缩产生的低频振动，人耳听不到。

从信号处理的角度看，心音是非平稳信号（可根据平稳随机信号定义进行判别），其频谱是随时间变化的。可见，时频分析方法是分析心音信号的重要工具。另外，心音具有显著周期性特征。心音信号是周期重复的，不同周期的心音信号具有较高的相似性，尤其是相邻周期的心音相似性更高。

8.6.2　第一心音的时频分析

从第一心音产生的机制看，有人认为第一心音主要是由房室瓣突然关闭引起振动而产生，由瓣膜的动能转换而来。因此，可以把第一心音的产生模型假设为一个阻尼振动系统，瓣膜类似于弹簧。振动的频率与瓣膜的弹性模量和瓣膜的质量有关，振动的幅度与瓣膜内外的压力差有关。例如，瓣膜钙化（弹性模量改变）或瓣膜增厚（质量改变），则心音的频率会发生相应的变化。也有人认为，等容收缩期间，心脏的各种相关结构（心肌、瓣膜和血管等）在血液突然减速的作用下引起的振动构成了第一心音。振动频率取决于参与振动结构的刚度、几何形状以及心室内的血液压力。学术界对第一心音的产生机理还在继续探索，但是无论何种模型都反映出一个事实，即心音的时频分析可揭示出心脏瓣膜及相关结构的材料特性、心室压力等生理情况。可见，心音的时频分析有助于有关心血管疾病的早期诊断。

例 8.10　有一例心音信号的时间波形如图 8.27 (a) 所示。把包含第一心音的某一段信号（心音信号的前 0.2s）划分出来（图 8.27 (b)），持续 0.2s，采样率 2000Hz，共 400 采样点。利用短时傅里叶变换、Gabor 变换，小波变换和 HHT 变换对该信号进行时频分析，并进行简单对比。其中，短时傅里叶变换的时间窗选取高斯窗、方差为 10ms；过采样 Gabor 变换的 m 和 n 均选取 100；采用连续小波变换，小波基为 cgau4 小波。以上 4 种时频方法得到的时频谱如图 8.27 (c) ～图 8.27 (f) 所示。

从时频分析结果看，4 种方法都显示出第一心音是非平稳信号，信号的频谱是随时间变化的。毫无疑问，选用时频分析方法分析心音信号是正确的。对本

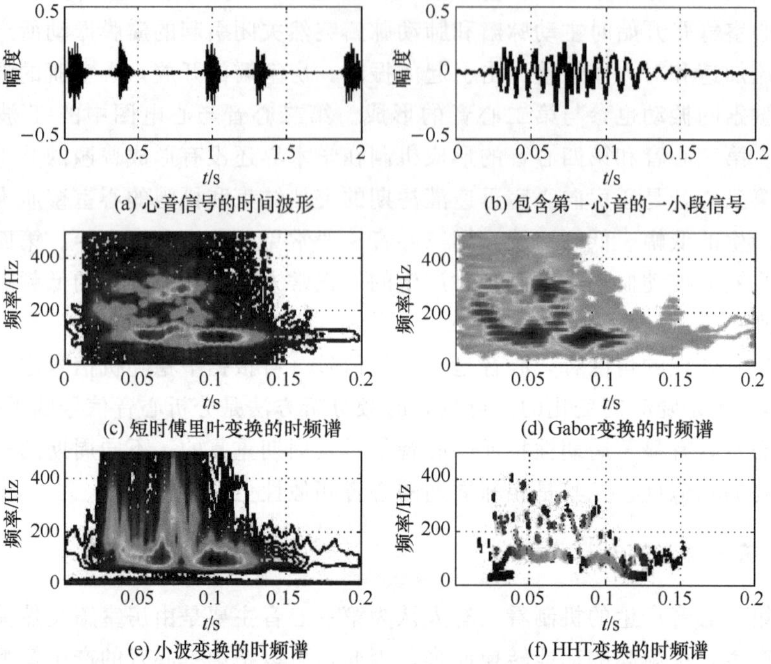

图 8.27 4 种时频分析方法得到的时频谱

例的第一心音而言，4 种方法都给出了信号的主要分量发生时间范围和频率范围：主要有 3 个分量，分别是介于 0.03～0.07s 90～150Hz、0.08～0.13s 60～120Hz 和 0.06～0.08s 250～300Hz。4 种时频分析方法均显示出，3 个分量中的前两个分量有显著的时间间隔，提示出该心音存在第一心音分裂。Gabor 变换、小波变换与短时傅里叶变换相比，时间分辨率或频率分辨率有所改善，而 HHT 变换明确地指出了在某一时刻有几个频率分量，每一个分量的频率是多少、幅度是多少，因此获得了更好的效果。HHT 变换基于自适应的基函数，不受制于时间分辨率和频率分辨率的矛盾，但是 HHT 变换也不是最完美的，它在高频部分的分析结果在真值附近有较大的波动，表现于 8.27（f）中 200Hz 以上的部分。

思 考 题

8.1 举例说明常见的生物医学信号，哪些医学信号是非平稳信号，为什么？

8.2 选定线性调频信号，分别编写程序实现 STFT、Gabor 变换、小波变换和 HHT，对信号进行分析。总结分析过程中的体会。

8.3 请说明 STFT、Gabor 变换、小波变换和 HHT 各有什么特点和区别。

8.4　分别选取 4 种窗函数，求 Gabor 变换中这些窗函数的双正交函数。

8.5　查阅相关资料，写出常见的小波基函数、相应的尺度函数、高通滤波器和低通滤波器。

8.6　尝试用 Matlab 编写本章介绍的各种非平稳信号分析方法的通用函数。

8.7　肺音和呼吸音也是非平稳信号。请找出一例肺音或呼吸音信号，尝试用本章介绍的非平稳信号分析方法进行分析。

第 9 章　非高斯生物医学信号分析与处理

9.1　概　述

9.1.1　非高斯信号处理的发展

非高斯信号处理是近 30 年来迅速发展起来的信号处理新领域。传统的信号处理理论和技术基本上是基于高斯分布和二阶统计量的。这是因为高斯分布比较简单，在许多应用场合是适用的。在高斯模型基础上设计的信号处理算法易于进行理论上的解析分析。由于高斯过程的三阶及三阶以上高阶累积量均为零，因此使用二阶统计量对信号和噪声进行分析处理就成为理所当然的了。实质上，传统信号处理采用高斯分布模型，并利用二阶统计量进行分析和处理，主要还是因为缺乏对非高斯信号进行分析和处理的工具。这种缺乏包括两个方面，一是计算机的计算速度和能力还不足以支持对复杂信号模型的大量计算；二是传统信号处理的理论和算法没有提供对非高斯信号进行分析和处理的有力工具。这样，人们往往将工程中遇到的各种信号和噪声近似作为高斯分布来处理。

随着计算机技术和信号处理理论的迅速发展，人们已经有能力对非高斯信号和噪声采用更复杂的算法来进行分析处理了。自 20 世纪 80 年代中期以来，非高斯信号处理的理论和技术受到信号处理学术界日益广泛的关注，并在短短十几年得到了迅速的发展和广泛的应用。与基于二阶统计量的传统信号处理不同，非高斯信号处理主要使用高阶统计量和分数低阶统计量作为信号分析和处理的工具。高阶统计量和分数低阶统计量在诸如非高斯、非线性、非因果、非最小相位和盲信号处理等领域有非常重要的应用，其范围包括雷达、声呐、地球物理、语音及生物医学等信号处理、机械故障诊断、阵列处理、盲反卷积、盲均衡、盲估计和盲信号分离等。非高斯信号处理的迅速发展及大量新理论和新算法的涌现，使人们可以解决过去不能解决的问题。

高阶统计理论本身属于传统数学的范畴，大致从 1900 年皮尔逊（Pearson）的关于矩方法的研究起，已经有 100 余年的历史了。1920 年前后，随着费舍尔（Fisher）最大似然方法的出现，高阶统计量方法受到人们的冷落。20 世纪 60 年代初，美国加州大学的一批统计学家又重新开始研究高阶统计量的应用问题，但是信号处理领域的研究人员并没有及时注意到这种研究的进展。直到 1980 年之后，美国南加州大学的 Mendel 及其合作者开始研究基于高阶统计量的系统辨识技术，并将研究成果应用于地震信号的反卷积问题，取得了显著的效果。不过，受限于当时计算机的计算能力，要想实时实现这种技术是很困难的。此外，较短的观测数据也是影响算法韧性的一个主要问题。在信号处理研究领域，高阶统计量的迅速发展是从 20 世纪 80 年代中期开始的。随着计算机技术和数字信号处理技术的发展，特别是 DSP 技术的进步，高阶统计量信号处理的理论和技术得到了迅速的发展。从那时起，几乎所有关于信号处理的学术会议中都含有关于高阶统计量的研究论文。自 1989 年起，美国电气电子工程师学会（IEEE）每两年要举行一次关于高阶统计量的专题研讨会，许多国际著名的期刊几乎都出版了有关高阶统计量的专刊。

在非高斯信号处理的理论工具中除了高阶统计量外，还有分数低阶统计量。在分数低阶统计量的研究历程中，α 稳定分布起到了重要作用。α 稳定分布的概念最先是由利维（Levy）于 1925 年在研究广义中心极限定理时给出的，当时这个概念几乎没有引起信号处理研究者的关注。变量 α 是该分布的一个参数。当 $\alpha=2$ 时，该分布等同于一个高斯分布；当 $\alpha=1$ 时，该分布等同于一个柯西分布；当 $\alpha=1/2$ 时，该分布等同于一个 Pearson 分布。α 越接近 2，α 稳定分布越接近高斯分布。α 越小，其概率密度函数的拖尾越厚。α 稳定分布在信号处理中的应用主要受到两个因素的限制：首先，除了 α 等于 2、1、1/2 等少数几种情况外，其他 α 稳定分布的概率密度函数和分布函数均没有显式的表达式。因此，在进行信号检测、信号估计时会遇到困难。其次，由于服从 α 稳定分布的随机变量的 p 阶矩，仅当 $p<\alpha$ 时存在。这样，所有的 α 稳定分布随机过程均没有有限的二阶矩；当 $\alpha<1$ 时，甚至没有有限的一阶矩。由于二阶矩或方差通常与功率的概念密切相关，无限的二阶矩意味着无限的功率，这在信号处理中是不适当的。这些局限性进一步限制了 α 稳定分布在信号处理中的应用。

非高斯 α 稳定分布最重要的特性是概率函数有较厚的拖尾现象。α 越小，其概率密度函数的拖尾越厚。近年来，人们发现了越来越多的物理随机过程具有比高斯分布更厚的拖尾。α 稳定分布随机过程为不同领域的许多物理现象提供了非常有用的模型，并且已经开始应用于物理学、经济学、水文学、生物学及电子信息工程中。

最早将 α 稳定分布用于随机过程建模的是丹麦天文学家 Holtsmark。他于 1919 年发现星际间引力场的随机波动在某些假设条件下服从特征指数为 $\alpha=1.5$ 的 α 稳定分布。20 世纪 60 年代，Mandelbrot 等将 α 稳定分布应用于经济学和金融学中。由于高斯假设和最小均方准则无法描述经济学中的时间序列问题，Mandelbrot 提出了一种基于 α 稳定分布的方法来描述股票指数变动问题。有些经济学中的随机过程，如常见的股票指数和利率等，与 α 稳定分布随机过程有一致的分布特性。在信号处理和通信领域，α 稳定分布也得到了许多重要的应用。例如，α 稳定分布在脉冲状信号噪声的建模方面受到了更加广泛的关注。在通信技术领域，传统上常用加性高斯模型来描述信道噪声。实际上这种假定是不准确的，因为通信信号在传输过程中常常引入一些出现概率较低、幅度往往较大的噪声。这种类型随机噪声的分布与高斯分布比较接近，但是其统计概率密度有较厚的拖尾。研究发现，大气噪声和水声噪声等具有与高斯噪声很相似的分布特性，如具有相似对称性、光滑程度和单峰特性，但是前者有较厚的拖尾。

研究表明，基于 α 稳定分布随机过程而导出的信号处理算法对信号的模型误差具有较好的鲁棒性。即使信号噪声为高斯分布时，其性能与高斯算法相当。作为一般结论，我们可以确切地说，在噪声的统计特性不确定的情况下或在脉冲噪声环境中，基于非高斯 α 稳定分布而设计的信号处理算法，比基于高斯分布的算法有更好的韧性。

9.1.2 矩与统计量的概念

可以看出，包括数学期望、方差和相关等概念在内的统计矩是研究随机信号的有效工具。对于随机信号来说，统计矩函数为信号的分析和处理提供了丰富的信息。随机信号统计矩的整个分布范围可以是 0～∞阶。图 9.1 给出了随机信号统计矩的分布示意图。

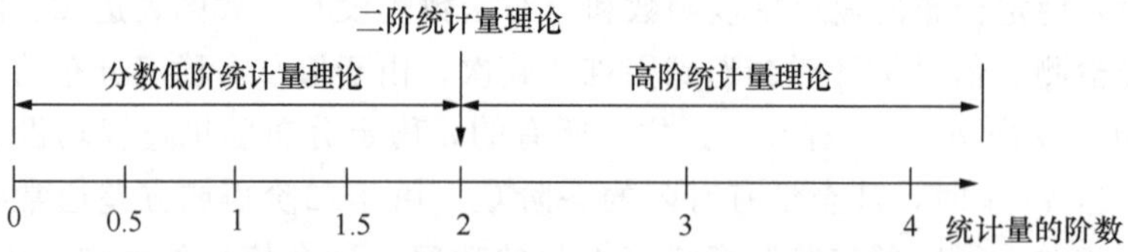

图 9.1 随机信号统计矩的分布示意图

根据图 9.1，二阶矩以上的统计矩称为高阶矩或高阶统计量，其范围为(2，+∞)，一般取整数阶。二阶矩以下的统计矩称为分数低阶矩或分数低阶统计量，其范围为（0，2），可以取这个范围内的任意值。

直到 20 世纪 80 年代中期，包括信号分析、系统辨识和信号估计等问题在内的统计信号处理基本上是建立在二阶矩或二阶统计量基础上的，例如对随机信号的均值、方差、相关函数和功率谱密度等的分析，以及基于信号二阶统计量的滤波、预测、检测与估值等。自相关函数和互相关函数是得到广泛应用的两个二阶统计量的例子。由于功率谱密度函数是相关函数的傅里叶变换，因此功率谱也是建立在二阶统计量基础上的。众所周知，高斯分布（或正态分布）是统计信号处理所普遍采用的描述随机信号的模型。高斯随机信号的概率密度函数可以完全由两个统计矩参数来描述，即数学期望和方差。这样，在统计信号处理领域采用基于二阶矩的信号处理方法就成为顺理成章的事情。到目前为止，基于二阶统计量的方法对随机信号及其通过线性系统的分析，在很多情况下都是有效的。然而，基于二阶统计量的方法会受到信号分布模型假设的限制，如通常假设信号或噪声满足高斯分布，系统满足线性和最小相位特性等。

如果随机信号不是高斯分布的，其概率密度函数就不能仅由均值和方差这两个矩确定，那么高阶矩或高阶统计量就可能比单独使用二阶统计量揭示出信号中更多的信息。严格说来，非高斯随机信号需要利用其概率密度函数才能对其进行完整的刻画。但在实际应用中，要获得随机信号的概率密度函数往往是非常困难的，甚至是不可实现的。幸运的是，概率密度函数的特征往往可以由信号的统计矩来描述。这样，在非高斯信号处理中，高阶矩或高阶统计量（特别是三阶和四阶统计量）受到了普遍的重视并得到了广泛的应用。

分数低阶矩或分数低阶统计量是另一种非高斯信号分析处理的有力工具，该理论的出现使得统计量理论的框架统一起来。我们知道，α 稳定分布是广义的高斯分布，具有更广泛的适用性。根据广义中心极限定理，α 稳定分布是唯一的一类构成独立同分布随机变量之和的极限分布。若随机信号的特征指数为 α，则只有阶数小于 α 的统计矩是存在的。若随机信号或噪声的特征指数满足 $0<\alpha<2$，则其高阶统计量、二阶统计量均不存在。在这种情况下，基于二阶统计量和基于高阶统计量的信号分析处理方法都不能有效工作，并且算法性能出现显著的退化，甚至会导出错误的结果。这样，分数低阶矩或分数低阶统计量成为这类非高斯信号或噪声条件下的重要信号分析处理手段。分数低阶统计量自 20 世纪 90 年代中期以来，受到信号处理学术界的广泛重视。

9.1.3　二阶统计量及基于二阶统计量的信号处理

设 $X(n)=\{x(n)\}$ 表示零均值的平稳随机过程。在不引起混淆的情况下，以 $x(n)$ 表示该随机过程的一次离散随机信号。$x(n)$ 的二阶统计矩（自相关序列）定义为

$$R_x(m)=E[x(n+m)x(n)] \tag{9.1}$$

$R_x(m)$ 的傅里叶变换称为随机信号的功率谱密度函数，即

$$P_x(\omega)=\sum_{m=-\infty}^{\infty}R_x(m)\mathrm{e}^{-\mathrm{j}\omega m} \tag{9.2}$$

相关函数和功率谱一起构成基于二阶统计量的统计信号建模、分析和处理的基础。在过去的半个世纪中，相关函数和功率谱密度函数为信号处理提供了许多重要的概念和结构，如随机信号的频域表示、自适应滤波和线性预测理论等。

9.1.4　高阶统计量及基于高阶统计量的信号处理

在非高斯环境中，若采用高斯分布模型来描述信号和噪声，得到的信号处理

结果在精度和分辨率方面会产生较大的误差。当非高斯模型的代价太高时，人们往往选择较简单的高斯模型来近似。但是，如果由这种近似引入的误差不能被容忍时，则需要采用较复杂的非高斯分布模型。目前，在权衡信号处理算法的计算复杂性与信号、噪声模型的适应性方面，为了取得更好的信号处理效果，一般倾向于选择较为适合的信号模型，而不过多计较计算的复杂性。

在非高斯信号处理问题中，鉴于二阶统计量无法提供理解信号非高斯特性所需的足够信息，应该关注高于二阶的统计量，即高阶统计量，由信号的高阶统计量提取信号可能存在的相位信息和偏态信息等。随机信号的高阶统计量是指高于二阶的统计量，在实际应用中通常使用三阶累积量和四阶累积量以及它们的傅里叶变换（双谱和三谱）。

众所周知，相关函数和功率谱是随机信号的二阶统计量，其显著缺点是抑制了信号的相位信息。然而，信号的双谱和三谱则保留了相位信息。这样，在那些需要相位信息的应用中，高阶统计量或高阶谱受到普遍的重视。高阶统计量的这一特性对于必须保留信号相位的地球物理和电信领域中的解卷积问题尤为重要。高阶统计量和高阶谱的另一重要特性是其能够有效地抑制高斯噪声，并能够检测和确定时间序列的非线性。

虽然高阶统计量和高阶谱分析是非高斯信号处理的有力工具，但它也具有局限性。首先，只有当信号的高阶统计量存在时，才有可能采用高阶谱分析的方法。这似乎不是关键问题，有的信号甚至连二阶统计量也不存在，更不用说高阶统计量了。其次，目前仍缺少韧性的基于带噪观测信号来估计高阶统计量的方法。最后，目前还没有统一的理论可以使高阶谱成为覆盖信号滤波、估计、检测和提取等方面的完整的理论体系。与二阶统计量情况显著不同的是，基于高阶统计量的信号处理方法几乎没有适当的优化准则。正因为如此，对基于高阶统计量的信号处理算法进行理论分析和比较也显得困难。

9.1.5 分数低阶统计量及基于分数低阶统计量的信号处理

对于不具有高阶或二阶统计量的非高斯随机信号，可采用分数低阶统计量对其进行分析和处理，服从 α 稳定分布的随机信号是此类随机信号的典型代表。α 稳定分布是广义的高斯分布，比高斯分布具有更广泛的适用性。根据广义中心极限定理，α 稳定分布是唯一的一类构成独立同分布随机变量之和的极限分布。对于服从 α 稳定分布的随机信号，其二阶和高阶统计量都是不存在的。在这种信号条件下，基于二阶统计量和基于高阶统计量的信号分析处理方法都不能有效地工作，甚至会给出错误的结果。研究表明，即使数据中仅有少量远离其正常值的样本时，最小二乘准则也会显著退化。这样，分数低阶统计量成为非高斯 α 稳定分布信号条件下信号分析处理的重要工具。

在高斯分布的假定下，通常采用二阶统计量作为信号分析与处理的最优准则，如最小二乘准则和最小均方误差准则等。在 α 稳定分布条件下，由于信号或噪声不存在有限的二阶统计量，基于二阶统计量的最优准则均不能实现最优。但是，缺乏有限的方差并不意味着不能借用上述最优准则的思想。在本书的后续章节中，我们会看到，在基于 α 稳定分布过程的线性理论中，最小均方误差准则被推广为最小分散系数准则，即采用 α 稳定分布信号的分散系数来代替方差的作用。对于 α 稳定分布过程，分散系数值越大，它围绕其中值的分散程度越显著。因此，在 α 稳定分布信号处理问题中，最小分散系数准则成为一个顺理成章且有数学意义的最优准则。通过使估计误差的分散系数最小化，能够实现估计误差的最小化。已经证明，使分散系数最小化等价于使较大估计误差的概率最小化。并且，最小分散系数准则在 α 稳定分布条件下得到了很好的验证和应用。另一方面，最小分散系数准则是最小均方误差准则的直接推广。在高斯分布条件下，两者是一致的。

可以证明，使估计误差的分散系数最小化又等价于使估计误差的分数低阶矩最小化。估计误差的分数低阶矩可用于评估误差的估计值及其真值之间的距离测度 L_p，$0<p<\alpha\leqslant 2$。在 $p<2$ 的情况下，L_p 的范数具有出色的抑制尖峰脉冲的能力；另一方面，一个 α 稳定分布随机变量的所有分数低阶矩是等价的，即任何两个分数低阶矩仅差一个独立于该随机变量的常数。为方便起见，一般取 L_1 范数。

基于分数低阶矩的信号处理不可避免地会对线性问题引入非线性，从而导致信号处理算法的复杂化。引入非线性的基本原因是，我们必须在巴拿赫（Banach）空间或度量空间来解决线性估计问题，而不是在希尔伯特空间。众所周知，由高斯随机变量张成的线性空间是希尔伯特空间，而 α 稳定分布过程的线性空间则为巴拿赫空间（当 $1\leqslant\alpha<2$ 时）或度量空间（当 $0<\alpha<1$ 时）。然而，巴拿赫空间或度量空间不具有希尔伯特空间的一些良好特性，因此分数低阶信号处理常常遇到种种问题和困难。但是，作为一种具有良好韧性的信号分析和处理工具，分数低阶统计量理论及方法仍然在某些领域中有重要应用。

9.2　高阶矩与高阶累积量

9.2.1　高阶矩与高阶累积量的定义

对一连续随机变量 x，其概率密度函数为 $f(x)$，则该随机变量的期望表示为

$$E[x]=\int_{-\infty}^{\infty}f(x)x\mathrm{d}x \tag{9.3}$$

该随机变量的第一特征函数定义为

$$\Phi(\omega) = \int_{-\infty}^{\infty} f(x) e^{j\omega x} dx \tag{9.4}$$

可见，概率密度函数与特征函数为一对傅里叶变换。对特征函数的变量 ω 求 k 阶导数，有

$$\Phi^{(k)}(\omega) = \frac{d^k \Phi(\omega)}{d\omega^k} = j^k E\{x^k e^{j\omega x}\} \tag{9.5}$$

随机变量 x 的 k 阶原点矩表示为

$$m_k = (-j)^k \frac{d^k \Phi(\omega)}{d\omega^k}\bigg|_{\omega=0} = (-j)^k \Phi^{(k)}(0) = E\{x^k\} \tag{9.6}$$

第一特征函数的自然对数称为第二特征函数，即

$$\Psi(\omega) = \ln\Phi(\omega) \tag{9.7}$$

与 k 阶矩的定义类似，定义随机变量 x 的 k 阶累积量为

$$c_k = (-j)^k \frac{d^k \ln\Phi(\omega)}{d\omega^k}\bigg|_{\omega=0} = (-j)^k \Psi^{(k)}(0) \tag{9.8}$$

上述讨论的单随机变量可推广到多随机变量。令 $x_1(t)$，$x_2(t)$，…，$x_k(t)$ 是 k 个连续的随机变量，则这 k 个变量的 k 阶矩表示为

$$m_{1,1,\cdots,1} = E[x_1(t)x_2(t)\cdots x_k(t)] \tag{9.9}$$

特别地，令 $x_1(t) = x(t)$，$x_2(t) = x(t+\tau_1)$，…，$x_k(t) = x(t+\tau_{k-1})$，则式 (9.9) 就变成单变量随机信号 $x(t)$ 的 k 阶矩了，即

$$m_k(\tau_1,\cdots,\tau_{k-1}) = E[x(t)x(t+\tau_1)\cdots x(t+\tau_{k-1})] \tag{9.10}$$

类似地，随机信号 $x(t)$ 的高阶累积量用符号表示为

$$c_k(\tau_1,\cdots,\tau_{k-1}) = \mathrm{cum}[x(t),x(t+\tau_1),\cdots,x(t+\tau_{k-1})] \tag{9.11}$$

式 (9.11) 只是高阶累积量形式上的定义，没有给出累积量的计算表达式（高阶累积量可用高阶矩来表示）。一般的，也不利用式 (9.10) 计算高阶矩，因为该式的计算依赖于概率密度函数，而随机变量的概率密度函数常常是未知的。

9.2.2 高斯信号的高阶矩和高阶累积量

高阶统计量是研究非高斯信号的有力工具。为了体会高阶统计量的这一重要特性，有必要先研究高斯随机信号的高阶统计量，设 x 是一个高斯随机变量，均值为零，方差为 σ^2，其概率密度函数表示为

$$f(x) = \frac{1}{\sqrt{2\pi}\sigma} e^{-\frac{x^2}{2\sigma^2}} \tag{9.12}$$

则第一特征函数为

$$\Phi(\omega) = \int_{-\infty}^{\infty} f(x) e^{j\omega x} dx = \frac{1}{\sqrt{2\pi}\sigma} \int_{-\infty}^{\infty} e^{-x^2/(2\sigma^2)+j\omega x} dx \tag{9.13}$$

根据积分公式 $\int_{-\infty}^{\infty} \mathrm{e}^{-Ax^2 \pm 2Bx - C} \mathrm{d}x = \sqrt{\frac{\pi}{A}} \mathrm{e}^{-\frac{AC-B^2}{A}}$，从对应关系上看，有 $A=1/(2\sigma^2)$，$B=\mathrm{j}\omega/2$，$C=0$，则式（9.13）的积分结果为

$$\Phi(\omega) = \mathrm{e}^{-\sigma^2\omega^2/2} \tag{9.14}$$

相对于 ω 求 $\Phi(\omega)$ 的各阶导数，有

$$\Phi'(\omega) = -\sigma^2\omega \mathrm{e}^{-\sigma^2\omega^2/2}$$

$$\Phi''(\omega) = (\sigma^4\omega^2 - \sigma^2)\mathrm{e}^{-\sigma^2\omega^2/2}$$

$$\Phi^{(3)}(\omega) = (3\sigma^4\omega - \sigma^6\omega^3)\mathrm{e}^{-\sigma^2\omega^2/2}$$

$$\Phi^{(4)}(\omega) = (3\sigma^4 - 6\sigma^6\omega^2 + \sigma^8\omega^4)\mathrm{e}^{-\sigma^2\omega^2/2}$$

根据式（9.6）指出的高阶矩与第一特征函数的关系，把 $\omega=0$ 带入，可得到高斯随机变量的高阶矩计算结果，即

$$m_1 = 0,\ m_2 = \sigma^2,\ m_3 = 0,\ m_4 = 3\sigma^4$$

根据 $\Phi(\omega)$ 各阶导数的规律，高斯随机变量的任意高阶矩可统一表示为

$$m_k = \begin{cases} 0, & k \text{ 为奇数} \\ 1 \cdot 3 \cdot \cdots \cdot (k-1)\sigma^k, & k \text{ 为偶数} \end{cases} \tag{9.15}$$

式（9.14）的自然对数是高斯随机变量的第二特征函数，即

$$\Psi(\omega) = \ln\Phi(\omega) = -\sigma^2\omega^2/2 \tag{9.16}$$

其各阶导数为

$$\Psi'(\omega) = -\sigma^2\omega$$

$$\Psi''(\omega) = -\sigma^2$$

$$\Psi^{(k)}(\omega) = 0,\quad k = 3, 4, \cdots$$

将 $\omega=0$ 带入，可得到高斯变量的各阶累积量，即

$$c_1 = 0,\ c_2 = \sigma^2,\ c_k = 0,\ k = 3, 4, \cdots$$

由此可得出结论，任意零均值的高斯随机过程的二阶矩和二阶累积量相等，均等于其方差；奇数阶矩恒为零，偶数阶矩不为零；三阶及以上各阶累积量恒等于零。从这个意义上讲，我们称高阶累积量对高斯随机过程是“盲的”。这等同于说明，高阶累积量适用于处理非高斯信号。

9.3 非高斯信号及相关统计量

9.3.1 非高斯信号的定义

概率密度函数为非高斯函数的随机信号统称为非高斯信号。高斯信号的高阶累积量恒等于零，而非高斯信号一定存在某个高阶累积量不为零，从而高阶累积量成为非高斯信号的有力分析和处理工具。根据斜度和峰度的定义，非高斯信号又分为亚高斯信号和超高斯信号。

斜度（skewness）：实信号 $x(t)$ 的斜度定义为

$$S_x = E[x^3(t)] \tag{9.17}$$

可见，斜度就是该信号的三阶矩在 $\tau_1=\tau_2=0$ 的特殊切片。斜度实际上是衡量一个随机信号偏离对称分布的歪斜程度。对于一个随机信号，若其斜度等于零，表明该随机信号服从对称分布；若其斜度不等于零，表明该随机信号服从非对称分布。

峰度（kurtosis）：实信号 $x(t)$ 的峰度定义为

$$K_x = E[x^4(t)] - 3E^2[x^2(t)] \tag{9.18}$$

也有的书将 kurtosis 译为峭度。峰度还有另外两种定义，分别是

$$K_x = \frac{E[x^4(t)]}{E^2[x^2(t)]} - 3 \text{ 和 } K_x = \frac{E[x^4(t)]}{E^2[x^2(t)]}$$

前者称为归零化峰度，后者称为归一化峰度。

峰度不但可用于区分高斯信号和非高斯信号，而且还可进一步将非高斯信号分为亚高斯（sub-Gaussian）信号和超高斯（super-Gaussian）信号。

① 基于归零化峰度的信号分类。峰度等于零的信号为高斯信号；峰度小于零的信号为亚高斯信号；峰度大于零的信号为超高斯信号。

② 基于归一化峰度的信号分类。归一化峰度等于 3 的信号为高斯信号；归一化峰度小于 3 的信号为亚高斯信号；归一化峰度大于 3 的信号为超高斯信号。

当数据量较大时，随机信号的直方图可逼近概率密度函数。根据分析，也可从随机信号的直方图直观地区分出亚高斯信号、高斯信号和超高斯信号，如图 9.2 所示。

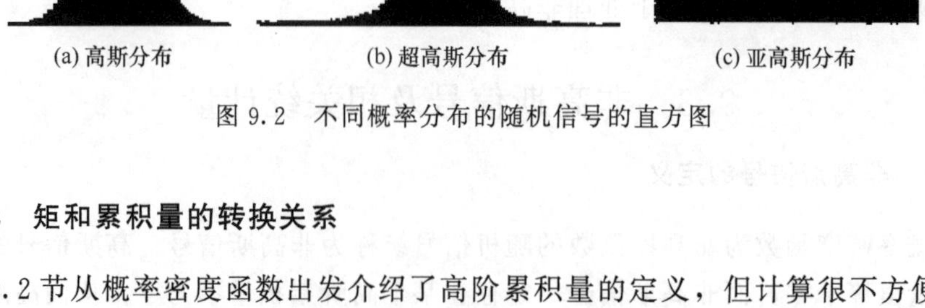

(a) 高斯分布　　(b) 超高斯分布　　(c) 亚高斯分布

图 9.2　不同概率分布的随机信号的直方图

9.3.2　矩和累积量的转换关系

9.2 节从概率密度函数出发介绍了高阶累积量的定义，但计算很不方便。实际上，无须对高阶矩和高阶累积量同时计算，它们之间有转换关系。若 $\{x(t), x(t+\tau_1), \cdots, x(t+\tau_{k-1})\}$ 是 k 个随机变量组成的集合，其符号集为 $I=\{0, 1,$

…，$k-1\}$。现将集合 I 分割成若干子集合，要求子集合中没有空集合，也没有任何两个子集合有共同的元素，子集合没有顺序之分。这种集合的分割方式称为无交连的非空分割，即它是一种满足 $\cup I_p=I$ 的无交连的非空子集合 I_p 的无序组合。我们用 $m(I)$ 和 $c(I)$ 分别表示随机信号 $x(t)$ 的 k 阶矩和 k 阶累积量，用 $m(I_p)$ 和 $c(I_p)$ 分别表示其符号集为 I_p 的矩和累积量。例如，$I_p=\{2\}$，则 $m(I_p)=E[x(t+\tau_2)]$ 和 $c(I_p)=\mathrm{cum}\{x(t+\tau_2)\}$；又如，$I_p=\{0, 2\}$，则 $m(I_p)=E[x(t)x(t+\tau_2)]$ 和 $c(I_p)=\mathrm{cum}\{x(t), x(t+\tau_2)\}$。根据定义，不加证明地给出矩与累积量的关系，即

$$c(I)=\sum_{\cup_{p=1}^{q} I_p=I}(-1)^{q-1}(q-1)!\prod_{p=1}^{q} m(I_p) \tag{9.19}$$

这一关系称为矩—累积量转换公式。

矩也可以用累积量表示，即

$$m(I)=\sum_{\cup_{p=1}^{q} I_p=I}\prod_{p=1}^{q} c(I_p) \tag{9.20}$$

这一关系称为累积量—矩转换公式。

以三阶累积量为例讨论如何利用矩—累积量公式用矩表示累积量，即

①当 $q=1$ 时，集合 $I=\{1, 2, 3\}$ 被分割成一个子集合，即 $I_1=\{1, 2, 3\}$。

②当 $q=2$ 时，集合 $I=\{1, 2, 3\}$ 被分割成两个子集合，有 3 种分割方法，即 $I_1=\{1\}$，$I_2=\{2, 3\}$；$I_1=\{3\}$，$I_2=\{1, 2\}$；$I_1=\{2\}$，$I_2=\{1, 3\}$。

③当 $q=3$ 时，集合 $I=\{1, 2, 3\}$ 被分割成三个子集合，仅有 1 种分割方法，即 $I_1=\{1\}$，$I_2=\{2\}$，$I_3=\{3\}$。

随机信号 $x(t)$ 的三阶累积量可以按式（9.19）表示为

$$\begin{aligned} c_3(\tau_1, \tau_2) = {} & E[x(t)x(t+\tau_1)x(t+\tau_2)]-E[x(t)]E[x(t+\tau_1)x(t+\tau_2)] \\ & -E[x(t+\tau_1)]E[x(t)x(t+\tau_2)]-E[x(t+\tau_2)]E[x(t)x(t+\tau_1)] \\ & +2E[x(t)]E[x(t+\tau_1)]E[x(t+\tau_2)] \end{aligned} \tag{9.21}$$

若 $x(t)$ 是平稳随机信号，均值为 $\mu=\mathrm{E}\{x(t)\}$，相关函数为 $R(\tau)=E[(x(t)x(t+\tau)]$，则式（9.21）可表示为

$$\begin{aligned} c_3(\tau_1, \tau_2) = {} & E[x(t)x(t+\tau_1)x(t+\tau_2)]-\mu R(\tau_2-\tau_1) \\ & -\mu R(\tau_2)-\mu R(\tau_1)+2\mu^3 \end{aligned} \tag{9.22}$$

可见，三阶累积量的表达式较复杂。类似地，四阶累积量也可用一阶、二阶和三阶矩表示，不过其形式更复杂。然而，当 $x(t)$ 是零均值的平稳随机信号时，高阶累积量的表达式可大大简化。为了使用方便，对于零均值的平稳随机信号，二阶、三阶和四阶累积量的表达式归纳为

$$c_2(\tau) = E[x(t)x(t+\tau)] = R(\tau) \tag{9.23}$$

$$c_3(\tau_1, \tau_2) = E[x(t)x(t+\tau_1)x(t+\tau_2)] \tag{9.24}$$

$$\begin{aligned} c_4(\tau_1, \tau_2, \tau_3) = & E[x(t)x(t+\tau_1)x(t+\tau_2)x(t+\tau_3)] - R(\tau_1)R(\tau_3-\tau_2) \\ & - R(\tau_2)R(\tau_3-\tau_1) - R(\tau_3)R(\tau_2-\tau_1) \end{aligned} \tag{9.25}$$

在实际应用中，需要根据已知的数据样本估计各阶累积量。为了获得 k 阶累积量的一致样本估计，通常需要假定随机信号 $x(t)$ 的 $2k$ 阶累积量是绝对可和的。这样，由数据样本 $x(1)$，$x(2)$，…，$x(N)$ 估计高阶累积量的方法为

$$\hat{R}(\tau) = \frac{1}{N}\sum_{n=1}^{N}[x(n)x(n+\tau)] \tag{9.26}$$

$$\hat{c}_3(\tau_1, \tau_2) = \frac{1}{N}\sum_{n=1}^{N}[x(n)x(n+\tau_1)x(n+\tau_2)] \tag{9.27}$$

$$\hat{m}_4(\tau_1, \tau_2, \tau_3) = \frac{1}{N}\sum_{n=1}^{N}[x(n)x(n+\tau_1)x(n+\tau_2)x(n+\tau_3)] \tag{9.28}$$

$$\begin{aligned} \hat{c}_4(\tau_1, \tau_2, \tau_3) = & \hat{m}_4(\tau_1, \tau_2, \tau_3) - \hat{R}(\tau_1)\hat{R}(\tau_3-\tau_2) - \\ & \hat{R}(\tau_2)\hat{R}(\tau_3-\tau_1) - \hat{R}(\tau_3)\hat{R}(\tau_2-\tau_1) \end{aligned} \tag{9.29}$$

在以上计算公式中，均假设当 $n \leqslant 0$ 或 $n > N$ 时，$x(n)=0$。

9.3.3 矩和累积量的性质

为进一步了解高阶累积量，不加证明地给出累积量的一些重要性质。感兴趣的读者参考相关文献的证明过程。

为了叙述方便，用 $\text{mon}(x_1, x_2, \cdots, x_k)$ 和 $\text{cum}(x_1, x_2, \cdots, x_k)$ 分别表示 k 个随机变量 x_1，x_2，…，x_k 的矩和累积量。

① 设 λ_i 为常数，x_i 为随机变量，其中 $i=1, 2, \cdots, k$，则

$$\text{mon}(\lambda_1 x_1, \lambda_2 x_2, \cdots, \lambda_k x_k) = \prod_{i=1}^{k}\lambda_i \text{mon}(x_1, x_2, \cdots, x_k) \tag{9.30}$$

$$\text{cum}(\lambda_1 x_1, \lambda_2 x_2, \cdots, \lambda_k x_k) = \prod_{i=1}^{k}\lambda_i \text{cum}(x_1, x_2, \cdots, x_k) \tag{9.31}$$

② 矩和累积量关于它们的变元是对称的，即

$$\text{mon}(x_1, x_2, \cdots, x_k) = \text{mon}(x_{i_1}, x_{i_2}, \cdots, x_{i_k}) \tag{9.32}$$

$$\text{cum}(x_1, x_2, \cdots, x_k) = \text{cum}(x_{i_1}, x_{i_2}, \cdots, x_{i_k}) \tag{9.33}$$

其中，$(i_1, i_2, \cdots, i_k)$ 是 $(1, 2, \cdots, k)$ 的一个排列。

③ 矩和累积量相对其变元具有可加性，即

$$\text{mon}(x_1, \cdots, x_i + y_i, \cdots, x_k) = \text{mon}(x_1, \cdots, x_i, \cdots, x_k) + \text{mon}(x_1, \cdots, y_i, \cdots, x_k) \tag{9.34}$$

$$\text{cum}(x_1, \cdots, x_i + y_i, \cdots, x_k) = \text{cum}(x_1, \cdots, x_i, \cdots, x_k) + \text{cum}(x_1, \cdots, y_i, \cdots, x_k) \tag{9.35}$$

这意味着，和的累积量等于累积量的和，累积量因此得名。由①和③可知，累积量相对其变元是线性的。

④ 若随机变量 $\{x_i\}$ 和随机变量 $\{y_i\}$ 统计独立，则累积量具有半不变性，即

$$\mathrm{cum}(x_1+y_1,x_2+y_2,\cdots,x_k+y_k)=\mathrm{cum}(x_1,x_2,\cdots,x_k)+\mathrm{cum}(y_1,y_2,\cdots,y_k) \tag{9.36}$$

⑤ 若随机变量 $\{x_i\}$ 中的一个子集与其余部分独立，则

$$\mathrm{cum}(x_1,x_2,\cdots,x_k)=0 \tag{9.37}$$

⑥ 若 α 是常数，则

$$\mathrm{cum}(\alpha+x_1,x_2,\cdots,x_k)=\mathrm{cum}(x_1,x_2,\cdots,x_k) \tag{9.38}$$

高斯随机变量的高阶（三阶或三阶以上）累积量为零。正是这一特点使得用高阶累积量作数学工具在理论上可完全抑制高斯有色噪声的影响。高阶矩却无此优点，高斯随机变量的奇数阶高阶矩等于零，而偶数阶高阶矩不等于零。这也是实际中我们使用高阶累积量，而不是高阶矩作为非高斯信号处理的数学工具的原因之一。由④可以得到一个非常重要的结论：如果一个非高斯信号是在与之独立的加性高斯有色噪声中被观测的话，那么观测过程的高阶累积量将与非高斯信号过程的高阶累积量恒等。

在实际中，我们使用高阶累积量，而不使用高阶矩作为非高斯信号处理的数学工具，主要原因有以下几条：

① 理论上，高阶累积量可避免高斯有色观测的影响，而高阶矩不能。

② 如同白噪声的协方差函数是冲激函数，其谱是平坦的直线一样。白噪声的高阶累积量是多维冲激函数，该噪声的多谱是多维平坦的。这使得我们很容易建立非高斯信号与线性系统传递函数之间的关系。但是，白噪声的高阶矩及其谱却无此优点。

③ 考虑矩问题解的唯一性问题。简言之，不同分布函数可能具有相同的矩。累积量问题的解具有唯一性。

④ 两个统计独立的随机过程的累积量等于各个随机过程的累积量之和，而这一结论对高阶矩却不成立。这使得累积量非常适合于作为一种算子来使用。

此外，高阶累积量还具有以下特点：首先，高阶累积量能够很好地克服二阶矩的相盲问题，可以根据线性系统输出的高阶累积量识别非最小相位系统；其次，可用于分析由于偏离高斯性引起的各种特性。

9.3.4　高阶谱

高阶矩、高阶累积量、高阶矩谱和高阶累积量谱是主要的 4 种高阶统计量。正如上述分析一样，一般情况下多使用高阶累积量。鉴于此，常常将高阶累积量

谱简称为高阶谱，尽管高阶谱是高阶矩谱和高阶累积量谱的合称。

在定义功率谱时，我们要求自相关函数是绝对可和的。同样地，为了保证高阶累积量的傅里叶变换的存在性，也要求高阶累积量绝对可和。假定随机信号$x(t)$的高阶累积量$c_k(\tau_1, \tau_2, \cdots, \tau_{k-1})$是绝对可和的，则$k$阶累积量谱定义为$k$阶累积量的（$k-1$）维离散傅里叶变换，即

$$S_k(\omega_1, \omega_2, \cdots, \omega_{k-1}) = \sum_{\tau_1=-\infty}^{\infty} \cdots \sum_{\tau_{k-1}=-\infty}^{\infty} c_k(\tau_1, \tau_2, \cdots, \tau_{k-1}) \mathrm{e}^{-\mathrm{j}(\omega_1\tau_1+\omega_2\tau_2+\cdots+\omega_{k-1}\tau_{k-1})} \tag{9.39}$$

高阶谱也称多谱，意为多个频率的谱。特别地，三阶谱$S_3(\omega_1, \omega_2)$称为双谱（bispectrum），而四阶谱$S_4(\omega_1, \omega_2, \omega_3)$称为三谱（trispectrum），因为它们分别是两个和三个频率的谱。习惯上，用$B(\omega_1, \omega_2)$表示双谱，用$T(\omega_1, \omega_2, \omega_3)$表示三谱。

在高阶谱的应用中，双谱有重要地位。本节主要研究双谱的性质和估计方法。

① 双谱与功率谱不一样，功率谱是实数，而双谱一般为复数，可表示为幅值与相位的乘积，即

$$B(\omega_1, \omega_2) = |B(\omega_1, \omega_2)| \mathrm{e}^{\mathrm{j}\phi(\omega_1, \omega_2)} \tag{9.40}$$

② 双谱是双周期函数，两个周期均为2π，即

$$B(\omega_1, \omega_2) = B(\omega_1 + 2\pi, \omega_2 + 2\pi) \tag{9.41}$$

③ 双谱具有对称性，即

$$\begin{aligned} B(\omega_1, \omega_2) &= B(\omega_2, \omega_1) \\ &= B^*(-\omega_1, -\omega_2) = B^*(-\omega_2, -\omega_1) \\ &= B(-\omega_1-\omega_2, \omega_2) = B(\omega_1, -\omega_1-\omega_2) \\ &= B(-\omega_1-\omega_2, \omega_1) = B(\omega_2, -\omega_1-\omega_2) \end{aligned} \tag{9.42}$$

可见，双谱具有多种对称方式。作为一个例子，证明其中一个对称方式$B(\omega_1, \omega_2) = B(-\omega_1-\omega_2, \omega_2)$。根据双谱的定义，有

$$\begin{aligned} B(\omega_1, \omega_2) &= \sum_{\tau_1=-\infty}^{\infty}\sum_{\tau_2=-\infty}^{\infty} c_3(\tau_1, \tau_2)\mathrm{e}^{-\mathrm{j}(\tau_1\omega_1+\tau_2\omega_2)} \\ &= \sum_{\tau_1=-\infty}^{\infty}\sum_{\tau_2=-\infty}^{\infty} c_3(-\tau_1, \tau_2-\tau_1)\mathrm{e}^{-\mathrm{j}[\tau_1(\omega_1+\omega_2)+(\tau_2-\tau_1)\omega_2]} \\ &= \sum_{\tau_1=-\infty}^{\infty}\sum_{\tau_2=-\infty}^{\infty} c_3(\tau_1, \tau_2)\mathrm{e}^{-\mathrm{j}[(-\omega_1-\omega_2)\tau_1+\omega_2\tau_2]} \\ &= B(-\omega_1-\omega_2, \omega_2) \end{aligned}$$

在二维平面（ω_1，ω_2）上，双谱的对称区域如图 9.3 所示。由双谱的对称性

可知，只要已知三角区内（$\omega_2 \geqslant 0$，$\omega_1 \geqslant \omega_2$，$\omega_1 + \omega_2 \leqslant \pi$）的双谱，就可根据对称性描述相应对称区域内的双谱。

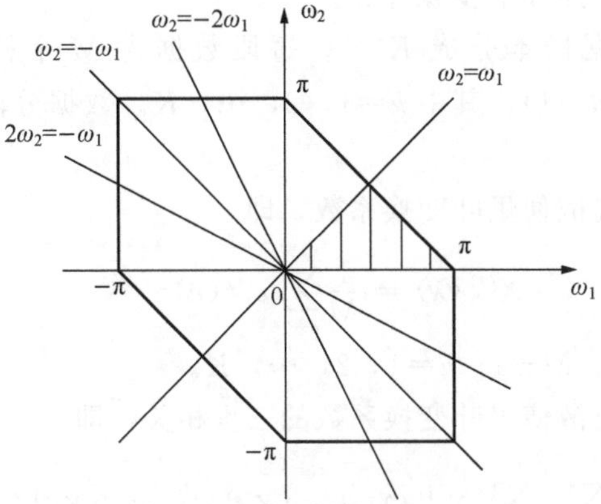

图 9.3　双谱的对称性

例 9.1　分别计算方波和余弦波的三阶累积量和双谱，并表示在（ω_1，ω_2）平面上，如图 9.4 和图 9.5 所示。

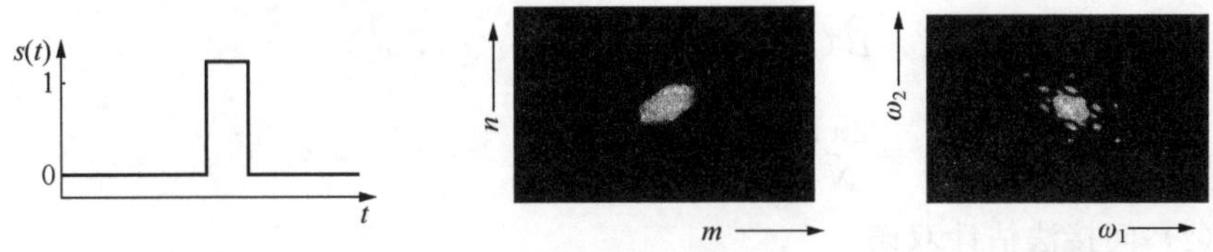

(a) 方波　(b) 三阶累积量　(c) 双谱

图 9.4　方波的三阶累积量和双谱

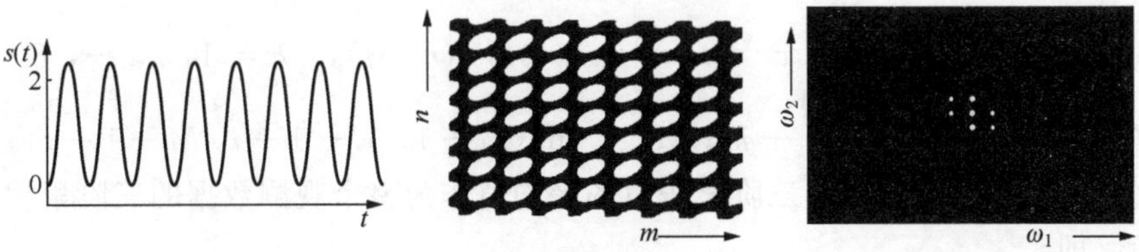

(a) 余弦波　(b) 三阶累积量　(c) 双谱

图 9.5　余弦波的三阶累积量和双谱

在实际应用中，只能根据已知的数据样本估计双谱。双谱的估计方法是从功率谱的直接估计法和间接估计法推广而来的。

(1) 直接法估计双谱

假设 $x(1)$，$x(2)$，…，$x(N)$ 是零均值的观测数据样本，采样率为 f_s。双谱的直接估计法可按照如下步骤计算。

第 1 步，将数据样本分成 K 段，每段数据含 M 个样本，记作 $x^{(k)}(0)$，$x^{(k)}(1)$，…，$x^{(k)}(M-1)$，其中 $k=1, 2, \cdots, K$。数据分段允许相邻段之间有重叠。

第 2 步，计算离散傅里叶变换系数，即

$$X^{(k)}(\lambda) = \frac{1}{M}\sum_{n=0}^{M-1} x^{(k)}(n)\mathrm{e}^{-\mathrm{j}2\pi n\lambda/M}$$

其中，$\lambda=0, 1, \cdots, M-1$；$k=1, 2, \cdots, K$。

第 3 步，计算离散傅里叶变换系数的三重相关，即

$$\hat{b}_k(\lambda_1, \lambda_2) = \frac{1}{\Delta_0^2}\sum_{i_1=-L_1}^{L_1}\sum_{i_2=-L_1}^{L_1} X^{(k)}(\lambda_1+i_1)X^{(k)}(\lambda_2+i_2)X^{(k)}(-\lambda_1-\lambda_2-i_1-i_2)$$

其中，$k=1, 2, \cdots, K$；$0\leqslant\lambda_2\leqslant\lambda_1$；$\lambda_1+\lambda_2\leqslant f_s/2$；$\Delta_0=f_s/N_0$；$N_0$ 和 L_1 应该选择满足 $M=(2L_1+1)N_0$。

第 4 步，观测数据的双谱由 K 段双谱估计的平均值给出，即

$$\hat{B}(\omega_1, \omega_2) = \frac{1}{K}\sum_{k=1}^{K}\hat{b}_k(\omega_1, \omega_2)$$

其中，$\omega_1=\frac{2\pi f_s}{N_0}\lambda_1$；$\omega_2=\frac{2\pi f_s}{N_0}\lambda_2$。

(2) 间接法估计双谱

第 1 步，将数据样本分成 K 段，每段数据含 M 个样本。

第 2 步，记第 k 段数据为作 $x^{(k)}(0)$，$x^{(k)}(1)$，…，$x^{(k)}(M-1)$，$k=1, 2, \cdots, K$。计算各段的三阶累积量的估计值，即

$$c^{(k)}(i, j) = \frac{1}{M}\sum_{n=-M_1}^{M_2} x^{(k)}(n)x^{(k)}(n+i)x^{(k)}(n+j), \quad k=1, 2, \cdots, K$$

其中，$M_1=\max(0, -i, -j)$；$M_2=\min(M-1, M-1-i, M-1-j)$。

第 3 步，取所有段的三阶累积量的平均值作为整个观测数据的三阶累积量估计值，即

$$\hat{c}(i, j) = \frac{1}{K}\sum_{k=1}^{K} c^{(k)}(i, j)$$

第 4 步，计算双谱估计，即

$$\hat{B}(\omega_1, \omega_2) = \sum_{i=-L}^{L}\sum_{l=-L}^{L}\hat{c}(i, l)\mathrm{e}^{-\mathrm{j}(i\omega_1+l\omega_2)}$$

其中，$L<M-1$。

9.4　高阶统计量在脑电信号处理中的应用

脑电信号是大量脑神经细胞的电活动在大脑皮层上的总体效应，且易受主观因素（如心理活动）及客观因素（如声、光刺激）的影响，因此脑电具有高度的随机性，波形极不规则。这一特征决定了脑电在时域分析中的困难性。由于脑电功率谱相对稳定，并且能揭示脑电中所隐含的一些病理信息。因此，学术界和临床医学界都在尝试利用脑电信号进行癫痫的预测或诊断。其中，基于脑电信号的癫痫诊断相对容易，但意义不大。因为癫痫发作时脑电信号中会出现异常棘波，相对容易检测；此时癫痫患者的症状已经发作，表现为突发性的意识改变、抽搐、感觉障碍、植物神经功能紊乱以及精神异常等，给患者带来极大的痛苦。可见，仅仅对癫痫进行诊断和检测还不够，还不能在患者癫痫发作之前做好必要的护理和保护工作。因此，癫痫预测比癫痫检测具有更大的应用意义。学术界在努力尝试把一些新的、有效的信号处理方法引入脑电分析，在癫痫发作的预测方面做了一些有益的探索。其中成果之一就是把高阶统计量的方法用于分析脑电信号。

虽然脑电信号在时域表现出极大的随机性，但其功率谱相对稳定。到目前为止，频谱分析仍然是目前脑电临床应用的主要方法，如脑电信号的功率谱分析、压缩谱阵、时-频分布、空域分析及脑地形图等。我们也注意到功率谱分析是基于平稳随机信号的自相关函数，由于实信号的自相关函数具有对称性，功率谱为实数，因而失去了相位信息。这是以二阶统计量对平稳信号作频域分析的固有弱点。由于统计阶次大于二的高阶统计量具有能保留信号的相位信息、可识别非最小相位系统等一系列的优点，因而在过去的十多年中引起了人们的广泛注意，如胡广书等利用三阶累积量和双谱对癫痫患者的脑电信号进行分析，尝试了癫痫预测。

其做法是用脑电信号的三阶累积量对平稳信号建立 AR 模型，并用该模型的参数作为脑电信号特征进行癫痫预测。假定 $x(n)$ 是零均值的脑电信号，其三阶累积量表示为

$$c_{3x}(m_1, m_2) = \mathrm{E}\{x(n)x(n+m_1)x(n+m_2)\} \tag{9.43}$$

$x(n)$ 的双谱表示为三阶累积量的二维傅里叶变换，即

$$S_{3x}(\omega_1, \omega_2) = \sum_{m_2=-\infty}^{\infty}\sum_{m_1=-\infty}^{\infty} c_{3x}(m_1, m_2)\mathrm{e}^{-\mathrm{j}(\omega_1 m_1+\omega_2 m_2)} \tag{9.44}$$

假设 $x_{\mathrm{d}}(n)$ 是三阶统计意义下强度为 r^3 的白噪声 $u(n)$ 激励的一个线性系统 $H(z)$ 的输出，如图 9.6 所示。$x_{\mathrm{d}}(n)$ 的双谱表示为 $S_{3\mathrm{d}}(\omega_1, \omega_2)$，$S_{3\mathrm{d}}(\omega_1, \omega_2)$ 与 $x_{\mathrm{d}}(n)$ 的关系为

$$S_{3d}(\omega_1, \omega_2) = r^3 H(\omega_1) H(\omega_2) H^*(\omega_1 + \omega_2) \tag{9.45}$$

并且 $H(z)$ 具有全极点 AR 形式，即

$$H(z) = \frac{1}{1 + \sum_{k=1}^{p} a_k z^{-k}}$$

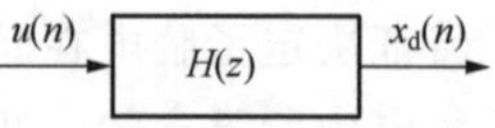

图 9.6　三阶统计意义上的参数模型

如果 $x_d(n)$ 的三阶统计量 $c_{3d}(m_1, m_2)$、双谱 $S_{3d}(\omega_1, \omega_2)$ 与 $x(n)$ 的三阶统计量 $c_{3x}(m_1, m_2)$、双谱 $S_{3x}(\omega_1, \omega_2)$ 相匹配，则称 $x(n)$ 是三阶统计意义上的准确 AR 模型。换言之，$x(n)$ 是三阶统计意义上的准确 AR 模型输出。模型系数和三阶累积量满足下列正则方程

$$c_3(m, n) + \sum_{k=1}^{p} a_k c_3(m-k, n) = r^3 d(m, n) \tag{9.46}$$

其中，$d(m, n)$ 是二维冲激函数。

由于三阶累积量的对称性，在实际工作中，可仅选择图 9.3 中的阴影部分的高阶累积量来求解方程。将式（9.46）写成矩阵的形式为

$$\boldsymbol{Ca} = \boldsymbol{b} \tag{9.47}$$

其中，$\boldsymbol{a} = [1, a_1, \cdots, a_p]^{\mathrm{T}}$；$\boldsymbol{b} = [r^3, 0, \cdots, 0]^{\mathrm{T}}$；

$$\boldsymbol{C} = \left[\begin{array}{c:ccc} c_3(0, 0) & c_3(1, 1) & \cdots & c_3(p, p) \\ \hdashline c_3(1, 0) & c_3(0, 0) & \cdots & c_3(p-1, p-1) \\ \vdots & \vdots & & \vdots \\ c_3(p, p) & c_3(p, p-1) & \cdots & c_3(p, 0) \end{array}\right]。$$

矩阵 $\boldsymbol{C}$ 是把式（9.46）中的各个方程按照 m 从小到大排列，当 m 相同时，n 由小到大排列而成的，其维数是 $[(p+1)(p+2)/2] * (p+1)$。显然，该矩阵不是方阵。为了求系数向量 $\boldsymbol{a}$ 及白噪声的强度 r^3，将矩阵 $\boldsymbol{C}$ 划分成 4 个块矩阵，如矩阵 $\boldsymbol{C}$ 中的虚线划分。具体表示为

$$\boldsymbol{C} = \begin{bmatrix} \boldsymbol{I}_1 & \boldsymbol{I}_2 \\ \boldsymbol{I}_3 & \boldsymbol{I}_4 \end{bmatrix} \tag{9.48}$$

其中，$\boldsymbol{I}_1 = c_3(0,0)$；$\boldsymbol{I}_2 = [c_3(1,1) \cdots c_3(p,p)]$；$\boldsymbol{I}_3 = [c_3(1,0) \cdots c_3(p,p)]^{\mathrm{T}}$；

$$\boldsymbol{I}_4 = \begin{bmatrix} c_3(0, 0) & \cdots & c_3(p-1, p-1) \\ \vdots & & \vdots \\ c_3(p, p-1) & \cdots & c_3(p, 0) \end{bmatrix}。$$

把矩阵 $\boldsymbol{a}$ 划分成

$$\boldsymbol{a} = \begin{bmatrix} 1 \\ \boldsymbol{a}_\phi \end{bmatrix} \tag{9.49}$$

其中，$\boldsymbol{a}_\phi = [a_1\ a_2\ \cdots\ a_p]^{\mathrm{T}}$。

于是，式（9.47）可转换成下列两个方程组，即

$$\boldsymbol{I}_1 + \boldsymbol{I}_2\boldsymbol{a}_\phi = r^3 \tag{9.50}$$

$$\boldsymbol{I}_3 + \boldsymbol{I}_4\boldsymbol{a}_\phi = \boldsymbol{0} \tag{9.51}$$

其中，$\boldsymbol{0}$ 是零列向量。

由于 $\boldsymbol{I}_4$ 不是方阵，AR 模型的系数向量只能在最小二乘意义得到求解。从式（9.50）中求解白噪声的激励强度。

利用求出的模型系数向量和白噪声强度，可实现对脑电信号的双谱估计，也可用这些参数作为特征量实现对脑电信号的特征提取和模式识别。

由于癫痫发作往往是突发性的，无明显前兆，脑电图的临床表现也是如此。其中一例如图 9.7 所示。该图是某一患者在癫痫发作前后的一段脑电记录。单纯从时域分析，我们看不出图 9.7（a）和图 9.7（b）有何区别，也看不出它们和正常脑电图有何明显区别。

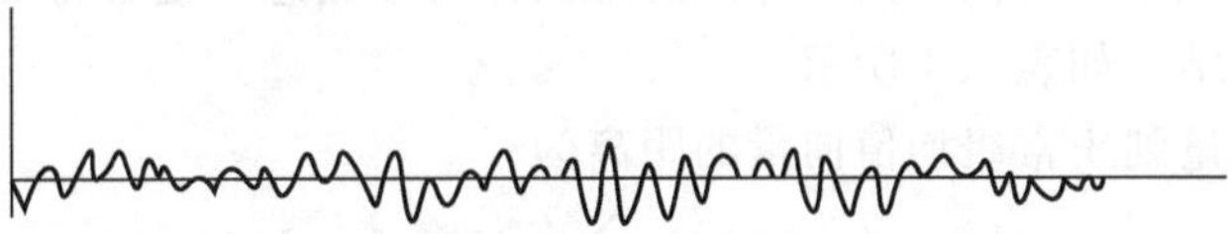

(a)发作前1min

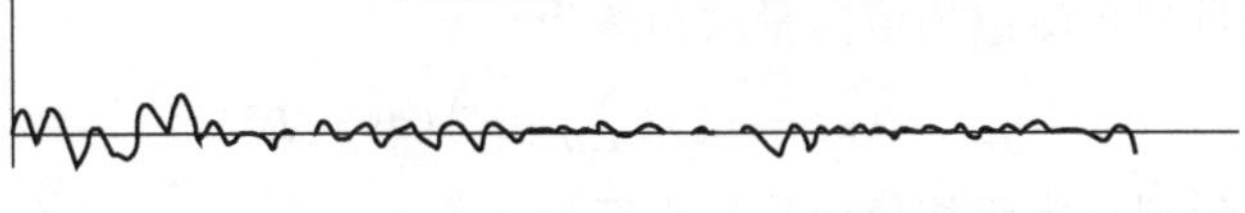

(b)发作前3~6s

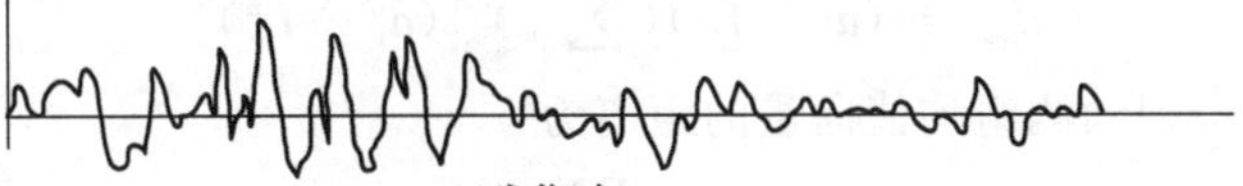

(c)发作时

图 9.7　癫痫发作前后脑电波形

为了研究在癫痫发作前，脑电中是否隐含着明显的变化，实验中采用了 20 例癫痫发作的脑电信号，顺序编号为 1～20。对每一例癫痫病例的脑电信号截取两段，一段在发作前 1min，长度约 5s；另一段在癫痫发作前 6s，长度也约是 5s。脑电抽样率为 100Hz。这样，每一小段的数据长度约 500 点。在这一段范围内，假定脑电信号是平稳的。取发作前约 1min 的一小段，称之为正常段，共有 20 段，记为 EEG1，EEG3，…，EEG39，称为正常组。取发作前约 6s 的一小段，我们称之为预测段，即想从这一段中找出癫痫将要发作的特征，记为

EEG2，EEG4，…，EEG40，称为预测组。这样，我们得到了两组共 20 对可用于比较的脑电信号。

对正常组与预测组的各 20 段脑电信号建立三阶统计意义上的 AR 模型，取 AR 模型的阶次 $p=13$，并取 AR 模型的系数作为特征向量。记正常组的为 $\boldsymbol{a}_i^{\mathrm{n}}$，$\boldsymbol{a}_i^{\mathrm{n}}=[a_{i1}^{\mathrm{n}}, a_{i2}^{\mathrm{n}}, \cdots, a_{i13}^{\mathrm{n}}]$，$i=1, 2, \cdots, 20$，记预测组的为 $\boldsymbol{a}_i^{\mathrm{p}}$，$\boldsymbol{a}_i^{\mathrm{p}}=[a_{i1}^{\mathrm{p}}, a_{i2}^{\mathrm{p}}, \cdots, a_{i13}^{\mathrm{p}}]$，$i=1, 2, \cdots, 20$。首先，分别求出正常组和预测组特征向量的均值向量，即

$$\boldsymbol{L}_a^{\mathrm{n}}=\frac{1}{20}\sum_{i=1}^{20}\boldsymbol{a}_i^{\mathrm{n}},\quad \boldsymbol{L}_a^{\mathrm{p}}=\frac{1}{20}\sum_{i=1}^{20}\boldsymbol{a}_i^{\mathrm{p}}$$

再求出正常组和预测组各自特征向量的协方差矩阵，即

$$\sum\nolimits_{a^{\mathrm{n}}}=\frac{1}{20}\sum_{i=1}^{20}[\boldsymbol{a}_i^{\mathrm{n}}-\boldsymbol{L}_a^{\mathrm{n}}]^{\mathrm{T}}[\boldsymbol{a}_i^{\mathrm{n}}-\boldsymbol{L}_a^{\mathrm{n}}]$$

$$\sum\nolimits_{a^{\mathrm{p}}}=\frac{1}{20}\sum_{i=1}^{20}[\boldsymbol{a}_i^{\mathrm{p}}-\boldsymbol{L}_a^{\mathrm{p}}]^{\mathrm{T}}[\boldsymbol{a}_i^{\mathrm{p}}-\boldsymbol{L}_a^{\mathrm{p}}]$$

根据模式识别中线性判别的原理，我们可分别求出正常组 $\boldsymbol{a}_i^{\mathrm{n}}$ 和预测组 $\boldsymbol{a}_i^{\mathrm{p}}$ 到均值向量 $\boldsymbol{L}_a^{\mathrm{n}}$ 和 $\boldsymbol{L}_a^{\mathrm{p}}$ 的马氏距离，并以此距离作为预测患者是否将要癫痫发作的判断指标。计算结果如表 9.1 所示。

正常组向量到正常组均值向量的距离为

$$d_{\mathrm{a}i}=(\boldsymbol{a}_i^{\mathrm{n}}-\boldsymbol{L}_a^{\mathrm{n}})\left(\sum\nolimits_{a^{\mathrm{n}}}\right)^{-1}(\boldsymbol{a}_i^{\mathrm{n}}-\boldsymbol{L}_a^{\mathrm{n}})^{\mathrm{T}} \tag{9.52}$$

正常组向量到预测组均值向量的距离为

$$d_{\mathrm{ap}i}=(\boldsymbol{a}_i^{\mathrm{n}}-\boldsymbol{L}_a^{\mathrm{n}})\left(\sum\nolimits_{a^{\mathrm{p}}}\right)^{-1}(\boldsymbol{a}_i^{\mathrm{p}}-\boldsymbol{L}_a^{\mathrm{p}})^{\mathrm{T}} \tag{9.53}$$

预测组向量到正常组均值向量的距离为

$$d_{\mathrm{pa}i}=(\boldsymbol{a}_i^{\mathrm{p}}-\boldsymbol{L}_a^{\mathrm{p}})\left(\sum\nolimits_{a^{\mathrm{n}}}\right)^{-1}(\boldsymbol{a}_i^{\mathrm{n}}-\boldsymbol{L}_a^{\mathrm{n}})^{\mathrm{T}} \tag{9.54}$$

预测组向量到预测组均值向量的距离为

$$d_{\mathrm{p}i}=(\boldsymbol{a}_i^{\mathrm{p}}-\boldsymbol{L}_a^{\mathrm{p}})\left(\sum\nolimits_{a^{\mathrm{p}}}\right)^{-1}(\boldsymbol{a}_i^{\mathrm{p}}-\boldsymbol{L}_a^{\mathrm{p}})^{\mathrm{T}} \tag{9.55}$$

表 9.1 的数据来自 1998 年《中国生物医学工程学报》第 17 卷第 2 期《癫痫发作前脑电的高阶统计量分析》。从表中数据可以看出，除第 7 病例（“*”标注）外，其余所有的正常组向量到正常均值向量的距离均小于到预测均值向量的距离；除第 9 病例（“*”标注）和第 15 病例（“*”标注）外，其余所有的预测组向量到预测均值向量的距离均小于到正常均值向量的距离。由于预测组的脑电是癫痫发作前 6 秒的信号，其总体效应是癫痫即将发作，因此若某一段向量属于这一集合，说明癫痫要发作，若属于正常组，说明癫痫不发作。

表 9.1　正常组与预测组之间的各种距离指标

序号 i	距离 d_{ai}	距离 d_{api}	距离 d_{pai}	距离 d_{pi}
1	0.57768	1.56538	0.70051	0.38982
2	0.77352	2.23339	1.02498	0.64505
3	0.68435	0.88363	0.79988	0.43310
4	0.63518	2.08851	1.47330	0.87958
5	0.47911	0.87619	1.24139	0.42934
6	0.70739	1.04943	3.80470	0.67943
7	*0.42724	0.35678	3.92590	0.55150
8	0.40723	0.92987	0.57972	0.39419
9	0.78037	1.19427	0.52737	*0.88214
10	0.83719	2.14546	3.04704	0.69971
11	0.70067	0.73652	0.95516	0.81439
12	0.54883	0.61364	1.51918	0.56023
13	0.76150	2.49858	1.42917	0.79987
14	0.68803	2.49114	0.55029	0.29395
15	0.45428	1.44845	0.39213	*0.77462
16	0.76117	1.39171	0.63056	0.60356
17	0.75766	1.89119	1.39767	0.52061
18	0.64727	1.24790	3.82934	0.91720
19	0.66475	1.03288	1.53331	0.86364
20	0.70660	1.03792	4.91616	0.86802

9.5　高阶统计量在独立分量分析技术中的应用

独立分量分析是信号处理领域在 20 世纪 90 年代后期发展起来的一项新处理方法。顾名思义，它的含义是把信号分解成若干个互相独立的成分。如果信号本来就是由若干个独立信源混合而成的，自然希望恰好把这些信源分解开来。从原理上说，只靠单一通道观察是不可能做这样的分解，必须借助于一组把这些信源按不同混合比例组合起来的多通道同步观察。换句话说，独立分量分析是属于多路信号处理的一种方法。

9.5.1　主分量分析

在统计信号处理中，主分量分析（principle component analysis，PCA）与

独立分量分析、奇异值分解一样都是线性变换技术。其中主分量分析和奇异值分解都是基于信号二阶统计特性的分析方法，其目的都是用于去除信号分量之间的相关性，主要用于信号数据的压缩、分析及神经网络等领域。

在实际应用中，经常把采集到的多维数据（如脑电信号、阵列信号等）看做是随机向量的一系列采样点，以便于把随机向量的数值统计分析方法应用到原数据，从而尽最大可能地利用信号间的统计特性。PCA 的任务是对这一随机向量作正交变换，利用其一、二阶统计特性，寻求对原数据的一个恰当的描述。经过 PCA 变换后得到的随机向量的各分量之间是不相关的，而且各分量是按照能量的大小排序。这样，我们可以通过只保留少数几个能量较大的分量（主分量），达到降低维数的目的，从而进行下一步的数据分析处理。

换言之，主分量分析的目的是寻找任意统计分布的数据集合主要分量的子集。基向量满足相互正交性，且由它定义的空间最优地考虑了数据的相关性。将原始数据集合变换到主分量空间使单一数据样本的互相关性（cross-correlation）降低到最低点。

PCA 可以通过特征值分解来实现。假设 m 维随机观测向量为 $\boldsymbol{x}$，且均值为零，若不为零可以先去除均值。计算 $\boldsymbol{x}$ 的协方差矩阵（相关矩阵），有

$$\boldsymbol{R} = E[\boldsymbol{x}\boldsymbol{x}^{\mathrm{T}}] \tag{9.56}$$

对协方差矩阵 $\boldsymbol{R}$ 进行特征值分解，即 $\boldsymbol{R}\boldsymbol{q}_i=\lambda_i\boldsymbol{q}_i$，然后对所得的特征值 λ_i 重新进行排序，即

$$\lambda_1 > \lambda_2 > \cdots\lambda_j > \cdots > \lambda_m \tag{9.57}$$

把 λ_i 对应的特征向量 $\boldsymbol{q}_i$ 经过标准正交化（施密特正交化）后也相应地重新进行排序，得到正交矩阵 $\boldsymbol{Q}$，即

$$\boldsymbol{Q} = [\boldsymbol{q}_1,\boldsymbol{q}_2,\cdots,\boldsymbol{q}_j,\cdots,\boldsymbol{q}_m] \tag{9.58}$$

注意这里的 $\boldsymbol{q}_i$ 必须是与 λ_i 对应的特征向量。最后估计源信号，即

$$\hat{\boldsymbol{x}} = \boldsymbol{Q}^{\mathrm{T}}\boldsymbol{x} \tag{9.59}$$

经过 PCA 处理后的信号 $\hat{\boldsymbol{x}}$ 具有以下两个重要的特点：一是 $\hat{\boldsymbol{x}}$ 的均值为零；二是它的协方差矩阵为各元素互不相关的对角阵。

主分量分析是建立在协方差基础之上的，利用了信号的一、二阶统计特性，只能做到各个主分量的互不相关，属于经典信号处理的范畴。但实际应用中，不相关往往是不够的。ICA 突破了传统方法的局限，利用高阶统计特性，实现了各分量之间的统计独立。在 ICA 算法中 PCA 经常被用来做数据的预处理，因而在此作了详细介绍。

9.5.2 独立分量分析原理

设 $\boldsymbol{s}(t)=[s_1(t), s_2(t), \cdots, s_n(t)]^{\mathrm{T}}$ 为 n 个源信号构成的 n 维向量，m 维观

测数据向量用 $\boldsymbol{x}(t)=[x_1(t), x_2(t), \cdots, x_m(t)]^{\mathrm{T}}$ 表示，其元素是各个传感器得到的输出，观测信号可描述为

$$\boldsymbol{x}(t)=\boldsymbol{A}\boldsymbol{s}(t) \tag{9.60}$$

其中，$m\times n$ 维矩阵 $\boldsymbol{A}$ 称为混合矩阵，其元素表示信号的混合情况。

式（9.60）的含义是 n 个源信号通过混合得到 m 维观测数据向量。ICA 方法的目的是：在混合矩阵 $\boldsymbol{A}$ 和源信号未知的情况下，只根据观测数据向量 $\boldsymbol{x}(t)$ 确定分离矩阵 $\boldsymbol{W}$，使得变换后的输出为

$$\boldsymbol{y}(t)=\boldsymbol{W}\boldsymbol{x}(t) \tag{9.61}$$

是源信号向量 $\boldsymbol{s}(t)$ 的估计。图 9.8 为 ICA 方法的原理图。用 ICA 方法分离出来信号的顺序是不确定的，信号的幅度与源信号也有差别，但在大多数情况下，我们更关心信号的形状。

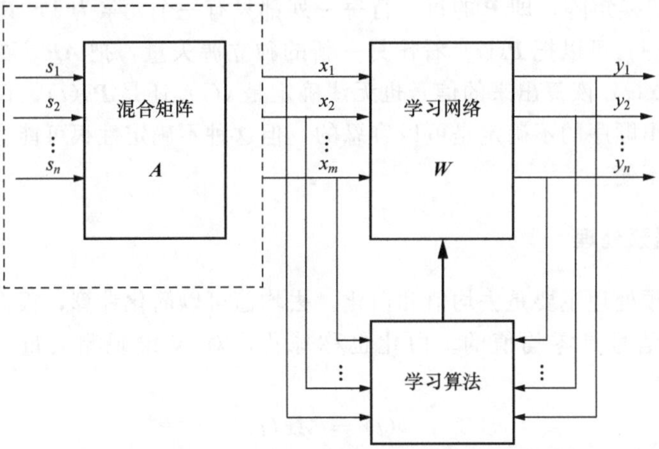

图 9.8　独立分量分析原理图

在应用上述模型时，需要作以下假设：

① 各源信号 $s_i(t)$ 为平稳随机过程，且相互独立。独立是 ICA 最基本的假设。

② 混合矩阵 $\boldsymbol{A}$ 是列满秩的。

③ 在各源信号中，最多只允许一个源信号服从高斯分布。对于多个高斯随机变量相混合的情况，用 ICA 方法只能估计到它们的一个正交变换。

④ 源信号的数目不大于传感器的数目，即 $m\leqslant n$。为便于计算，一般的 ICA 算法常假设 $m=n$。

9.5.3　不确定性

由于各个独立源信号和混合矩阵都是未知的，所以 ICA 具有不确定性。

(1) 幅度（或方差）的不确定性

式（9.60）可以写成

$$\boldsymbol{x}(t)=\boldsymbol{A}\boldsymbol{s}(t)=\boldsymbol{A}\boldsymbol{D}^{-1}\boldsymbol{D}\boldsymbol{s}(t) \tag{9.62}$$

其中，$\boldsymbol{D}$ 为一对角阵。

我们可以把 $\boldsymbol{D}\boldsymbol{s}(t)$ 看作另一个新的独立源矢量，把 $\boldsymbol{A}\boldsymbol{D}^{-1}$ 看作另一个混合矩阵，通过它们同样可以得到观测矢量 $\boldsymbol{x}(t)$。在 ICA 问题中，唯一可以利用的信息就是观测矢量 $\boldsymbol{x}(t)$，所以很难确定由 $\boldsymbol{x}(t)$ 恢复出来的信号究竟是 $\boldsymbol{s}(t)$ 还是 $\boldsymbol{D}\boldsymbol{s}(t)$。不过好在我们关心的是源独立信号的波形，其幅度信息则是次要的，可以假设源独立信号 $s_i(t)$ 的方差为 1，把幅度信息转移到混合矩阵中去。

（2）输出顺序的不确定性

式（9.60）还可以写为

$$\boldsymbol{x}(t)=\boldsymbol{A}\boldsymbol{s}(t)=\boldsymbol{A}\boldsymbol{P}^{-1}\boldsymbol{P}\boldsymbol{s}(t) \tag{9.63}$$

其中，$\boldsymbol{P}$ 为置换矩阵，即 $\boldsymbol{P}$ 的每一行每一列都只有一个元素为 1，其余元素为 0。

同样道理，可以把 $\boldsymbol{P}\boldsymbol{s}(t)$ 看作另一新的独立源矢量，把 $\boldsymbol{A}\boldsymbol{P}^{-1}$ 看作另一个混合矩阵。由 $\boldsymbol{x}(t)$ 恢复出来的信号也无法确定是 $\boldsymbol{s}(t)$ 还是 $\boldsymbol{P}\boldsymbol{s}(t)$，仅从分离的角度考虑，输出顺序的不确定是可以容忍的，但这种不确定性很可能会对信号的后续处理带来不便。

9.5.4 数据预处理

数据的预处理主要是去均值和白化。去均值可以简化计算，很多信号处理的算法都假设信号是零均值的。白化也称球化，对 N 维观测矢量 $\boldsymbol{x}(t)$ 进行白化，即

$$\boldsymbol{v}(t)=\boldsymbol{M}\boldsymbol{x}(t) \tag{9.64}$$

其中，$\boldsymbol{M}$ 为白化矩阵；$\boldsymbol{v}(t)$ 为白化后的矢量，满足 $E[\boldsymbol{v}(t)\boldsymbol{v}^{\mathrm{T}}(t)]=\boldsymbol{I}$，即白化后的矢量是互不相关的，且方差为 1。

把式（9.60）代入式（9.64），有

$$\boldsymbol{v}(t)=\boldsymbol{M}\boldsymbol{x}(t)=\boldsymbol{M}\boldsymbol{A}\boldsymbol{s}(t)=\boldsymbol{B}\boldsymbol{s}(t) \tag{9.65}$$

其中，$\boldsymbol{B}=\boldsymbol{M}\boldsymbol{A}$。

经过白化以后，任务从求解线性矩阵 $\boldsymbol{A}^{-1}$ 变为求解正交矩阵 $\boldsymbol{B}^{-1}$，而 N 维正交矩阵的自由度为 $N(N-1)/2$。可见白化使问题得到了很大程度的简化。可以利用主分量分析（PCA）对观测数据进行白化。当观测矢量的维数高于源独立矢量的维数时，PCA 还可以起到降维的作用。白化的方法如下。

白化矩阵 $\boldsymbol{M}$ 可以由下式得到，即

$$\boldsymbol{M}=\boldsymbol{\Lambda}^{-1/2}\boldsymbol{U}^{\mathrm{T}} \tag{9.66}$$

其中，$\boldsymbol{\Lambda}=\mathrm{diag}[\lambda_1,\lambda_2,\cdots,\lambda_m]$ 是一个对角阵，其对角元素是协方差矩阵 $E[\boldsymbol{x}(t)\boldsymbol{x}^{\mathrm{T}}(t)]$ 的特征值；$\boldsymbol{U}$ 是一个矩阵，其列向量是 $\boldsymbol{\Lambda}$ 对应的特征向量。

一般而言，经白化处理后应用 ICA 可以得到更快的收敛速度，能获得更好的稳定性，但是白化对于 ICA 的算法并不是必需的，当某些源信号比其他源信号弱很多时，白化可能使分离目的不能实现。

9.5.5　快速 ICA 算法

ICA 算法大体上可以分为基于非高斯测度的算法和基于信息论的算法。

非高斯性是 ICA 的一个常用判据。根据中心极限定理，可以把非高斯性作为代价函数，通过非高斯性的最大化来达到提取独立分量的目的。非高斯性测度函数主要有峰度和负熵。峰度的缺点是其值要从观测数据获得，如果观测数据的分布不能完全反映源独立分量的分布，峰度的估计值不准确。负熵是信息论中的概念，涉及概率密度，所以需要对概率密度进行近似，常用非线性函数的线性混合来近似负熵。

基于信息论的算法一般不需要预先对数据进行白化处理，可以在线学习，能应用于非平稳的情况。这类算法的准则函数主要有互信息最小化、信息最大化传输和极大似然。这几种准则函数都含有概率密度函数，需要引入非线性函数——激励函数对概率密度函数进行逼近。算法的性能在很大程度上依赖于激励函数的选取，多数算法都选用单调函数作为激励函数，但是激励函数的选取还没有统一的准则。

ICA 的两类基本算法各有所长。基于非高斯测度的算法收敛快，但不能在线学习。基于信息论的算法可以在线学习，但是收敛较慢。下面就具体介绍非高斯测度的算法。

1997 年芬兰学者 Hyvarinen 等首先提出基于四阶累积量的固定点算法。由于这一算法比批处理甚至自适应处理具有更快地收敛速度，因此被称为快速 ICA 算法（FastICA）。

基于累积量的快速算法。本算法需要对观测数据进行白化处理，通过最大化峰度得到解混矩阵 $\boldsymbol{W}$ 的学习过程，其具体算法步骤如下：

① 对观测向量 $\boldsymbol{x}$ 进行白化处理，可利用 PCA 实现，使得 $E[\boldsymbol{v}\boldsymbol{v}^{\mathrm{T}}]=\boldsymbol{I}$，其中 $\boldsymbol{v}=\boldsymbol{M}\boldsymbol{x}$。$\boldsymbol{M}$ 为白化矩阵。

② 初始化权向量 $\boldsymbol{w}_0$，并令序列号 $k=1$。

③ 权值迭代 $\boldsymbol{w}_k = E[\boldsymbol{v}(\boldsymbol{w}_{k-1}^{\mathrm{T}}\boldsymbol{v})^3] - 3\boldsymbol{w}_{k-1}$。

④ 归一化 $\boldsymbol{w}_k$，$\boldsymbol{w}_k=\boldsymbol{w}_k/\|\boldsymbol{w}_k\|$，令 $k=k+1$。

⑤ 重复③、④步，直到 $\|\boldsymbol{w}_k^{\mathrm{T}}\boldsymbol{w}_{k-1}\|$ 充分接近于 1 为止。

以上讨论是提取第一个独立分量的情况。为了满足正交化条件，当提取后续分量时，需要在第④步之前增加一个投影运算，然后进行归一化迭代，即 $\boldsymbol{w}_k=\boldsymbol{w}_{k-1}-\boldsymbol{B}\boldsymbol{B}^{\mathrm{T}}\boldsymbol{w}_{k-1}$，$\boldsymbol{B}$ 为所求得的列向量组成的矩阵。首次运行算法，满足第⑤步条件后，得到第一个独立分量；再次运行计算第二个独立分量时，**B** 就是首次得到的权向量；计算第三个独立分量时，**B** 就是前两次权向量组成的列矩阵；依此类推，直到所有独立分量都分离出来。

例 9.2　目的是为了验证上述算法的性能。选用了 4 个独立信号源，分别是 3 个周期的诱发电位 EP 信号，每周期 128 点数据；超高斯信号，模拟实际信号中的眼动干扰；高斯噪声，模拟自发脑电信号 EEG；出于结果的直观考虑选用的周期为 50 的单位幅值的方波信号，如图 9.9 所示。左边一列为混合前的独立源信号从上到下依次为 EP 信号、超高斯信号、高斯噪声和方波，中间一列为混合后的信号，右边为 FastICA 算法分离出来的各独立分量，从上到下依次为超高斯信号、方波、EP 信号和高斯噪声。

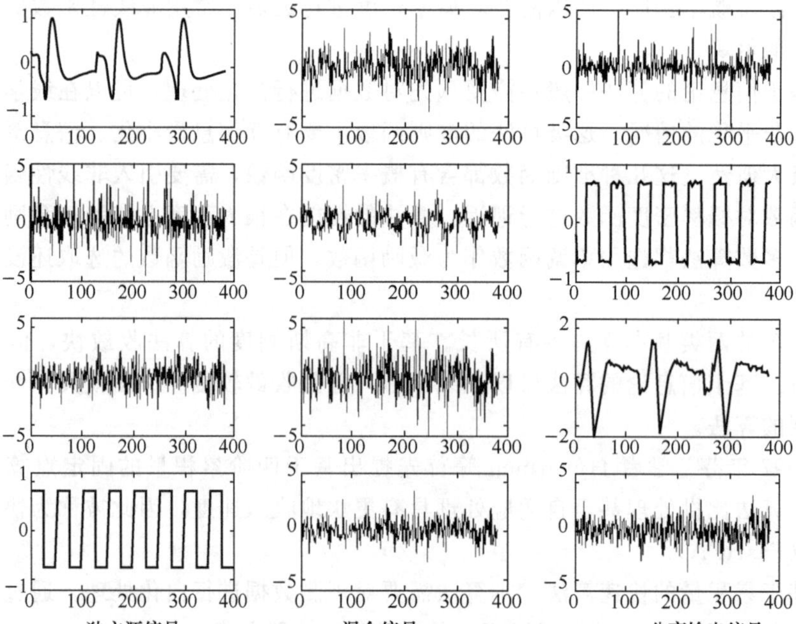

图 9.9　基于累积量的 FastICA 算法仿真实验结果

由于实际中我们可以利用的条件只有混合后的信号，所以在实验仿真中用随机数初始化权重 w_0，各个独立源信号随机混合，即混合矩阵 **A** 是随机产生的。本次实验为

$$A=\begin{bmatrix}0.74771 & 0.31357 & 0.99729 & 0.064995\\ 0.25321 & 0.49397 & 0.16429 & 0.49117\\ 0.78078 & 0.69877 & 0.95752 & 0.14644\\ 0.30794 & 0.26698 & 0.69074 & 0.085082\end{bmatrix}.$$

另外，实际的 EP 信号通常是淹没在很强的背景噪声中的，信噪比在－10dB 左右。本次实验所采用的 EP 信号与其他 3 路信号的信噪比为－15dB。

从图中可以定性地了解到分离提取出的各个独立分量与相应的源信号非常相似。定量的说，4 个输出分量与相应源信号相比，结果也是令人满意的，相关系数分别为 EP 信号－0.9897，超高斯信号 0.9907，高斯噪声－0.9887，方波－0.9932。

分离出来的信号与源信号相比在幅度、相位上有了一定的变化，输出的排列顺序和源信号的排列顺序也不相同。这也印证了该算法在理论上存在的不确定性。由于本算法是基于峰度函数最大化的，因而峰度较大的超高斯信号往往首先输出，高斯噪声一般最后输出。

该算法最大的优点是收敛的速度非常快，理论上可以证明它是立方收敛的。实际上也是如此，提取 4 个独立分量的收敛次数分别为 EP 信号 11 次迭代，超高斯信号 6 次迭代，高斯噪声 2 次迭代，方波 5 次迭代。

9.6　α 稳定分布与分数低阶统计量信号处理

9.6.1　α 稳定分布的概念

1925 年 Levy 在研究广义中心极限定理时提出了 α 稳定分布的概念，但是当时信号处理处于较低的水平，这个概念并没有引起人们的注意。直到 20 世纪 90 年代，信号处理技术向非高斯方向发展，才引起信号处理领域研究者的关注。特别是美国南加州大学 Nikias 教授及其领导的研究队伍把 α 稳定分布从数理统计领域引入到信号处理领域，并在信号处理的各个方面进行了许多开创性的工作。

α 稳定分布没有统一的概率密度函数表达式，但具有统一的特征函数表达式，即

$$\varphi(t)=\mathrm{e}^{\{\mathrm{j}at-\gamma|t|^{\alpha}[1+\mathrm{j}\beta\,\mathrm{sgn}(t)\omega(t,\alpha)]\}} \tag{9.67}$$

其中，

$$\omega(t,\alpha)=\begin{cases}\tan\dfrac{\alpha\pi}{2}, & \alpha\neq 1\\[2mm] \dfrac{2}{\pi}\log|t|, & \alpha=1\end{cases} \tag{9.68}$$

$$\mathrm{sgn}(t)=\begin{cases}1, & t>0\\ 0, & t=0\\ -1, & t<0\end{cases} \tag{9.69}$$

α 是特征指数（$0<\alpha\leqslant 2$），控制着稳定分布过程的脉冲性程度，α 愈小脉冲性愈强；β 是对称系数，$\beta=0$ 表示对称分布，这样的分布记为 SαS(symmetry α stable）分布；γ 是分散系数，类似于高斯分布的方差；a 为位置参数对应于稳定分布的均值或中值。当 $\alpha=2$，$\beta=0$ 时，α 稳定分布对应于高斯分布，此时 $\gamma=\sigma^2/2$；当 $\alpha=1$，$\beta=0$ 时，对应于柯西分布；当 $\alpha=1/2$，$\beta=-1$ 时，对应于皮尔逊分布。以上这三种分布是 α 稳定分布的特例，只有它们存在显式的概率密度函数表达式。

如果 α 稳定分布中的位置参数 $a=0$，分散系数 $\gamma=1$，则称此 α 稳定分布为标准 α 稳定分布。如果一个 α 稳定分布 X 具有任意的位置参数 a，分散系数 γ，特征指数 α，对称系数 β，则

$$Y=\frac{X-a}{\gamma^{\frac{1}{\alpha}}} \tag{9.70}$$

是一个特征指数为 a，对称系数为 β 的标准稳定分布。也就是说，任意的对称 α 稳定分布可以通过是式（9.70）进行标准化。照此定义，α 稳定分布、高斯分布和柯西分布的标准化方法如表 9.2 所示。

表 9.2　α 稳定分布、高斯分布和柯西分布的标准化方法

	α 稳定分布	高斯分布	柯西分布
标准化	$\frac{X-a}{\gamma^{\frac{1}{\alpha}}}$	$\frac{X-a}{\sqrt{2\gamma}}$	$\frac{X-a}{\gamma}$

对 α 稳定分布的特征函数做傅立叶逆变换，就得到 α 稳定分布的概率密度函数表达式

$$f(x;\alpha,\beta)=\frac{1}{\pi}\int_0^{\infty}\mathrm{e}^{-t^{\alpha}}\cos[xt+\beta t^{\alpha}\omega(t,\alpha)]\mathrm{d}t \tag{9.71}$$

其中，$f(x;\alpha,\beta)=f(-x;\alpha,-\beta)$。

式（9.71）的积分没有统一的表达式，除上述几个特例。例如，高斯特例 $\alpha=2$ 和 $\beta=0$，式（9.71）的积分结果为

$$f(x;2,0)=\frac{1}{2\sqrt{\pi}}\mathrm{e}^{\frac{-x^2}{4}} \tag{9.72}$$

柯西特例 $\alpha=1$ 和 $\beta=0$，式（9.71）的积分结果为

$$f(x;1,0)=\frac{1}{\pi(1+x^2)} \tag{9.73}$$

此外，还有 Pearson 特例（$\alpha=1/2$，$\beta=-1$），所以有的研究者采用了不同的逼近方法来得到 α 稳定分布的近似的概率密度函数，如指数级数展开、泰勒级数展开、多项式展开等。但是，这些逼近方法只能在某些局部区间上获得好的近似，目前还没有能在全部区间上获得良好近似的逼近方法。虽然不能得到封闭的概率密度函数表达式，但是可以通过数值计算得到概率密度函数的数值解，如图

9.10 所示。

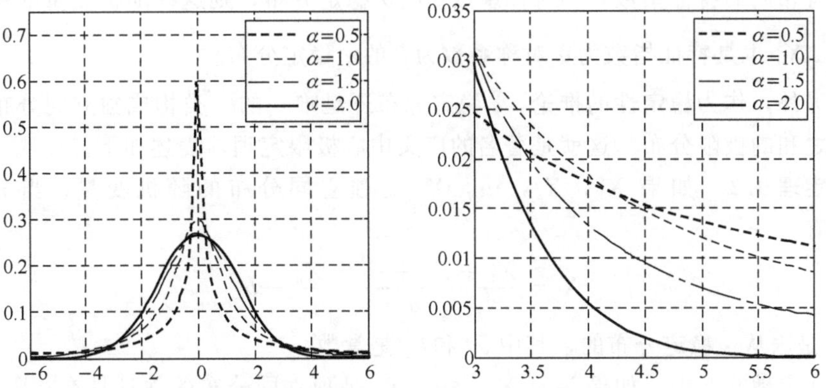

(a) 概率密度函数的全局形状　　(b) 概率密度函数的局部放大

图 9.10　α 稳定分布的概率密度函数

可以看出，高斯分布的拖尾最轻，也就是说高斯分布的数据比较集中。从数理统计知道，对于一个标准正态分布随机过程$\{X\}$，均值 $\mu_X=0$，方差 $\sigma_X=1$，样本在区间$[-3\sigma_X, +3\sigma_X]$的概率为 0.9973；发生偏离均值$\pm 10\sigma_X$ 的概率为 1.5×10^{-23}。可见在高斯分布中出现较大幅度样本的概率是非常小的，可以忽略不计。然而，在许多工程中的信号和噪声会出现大量的偏离均值的样本，如音频信号、声呐信号、雷达信号、卫星通信信号以及经济领域里各种股票指数等，较大幅度样本的发生概率显然要大得多，所以再用高斯过程来描述这些信号和噪声就不合适了。多年以来，经过众多学者的研究发现 α 稳定分布有能力作为描述这些非高斯信号和噪声的模型，不仅仅因为 α 稳定分布包含了高斯分布，还因为 α 稳定分布具有一系列良好甚至唯一的性质。

9.6.2　α 稳定分布的性质

在 α 稳定分布的所有性质中，有两条性质是最重要的，即稳定性和服从广义中心极限定理。这两条性质是 α 稳定分布能够在信号处理领域中充当描述非高斯信号和噪声模型的最根本的原因。

定理 9.1　如果独立的 α 稳定分布随机变量 X_1 和 X_2，具有相同的特征指数 α 和对称系数 β，对于任意的常数 a_1 和 a_2，使得

$$a_1X_1+a_2X_2 \overset{d}{=} aX+b \tag{9.74}$$

若 a 和 b 为常数，则随机变量 X 是特征指数为 α 对称系数为 β 的稳定分布。符号“$X\overset{d}{=}Y$”表示 X 和 Y 具有相同的分布。这就是 α 稳定分布所服从的稳定性。

根据定理 9.1 很容易得到更一般的表述：如果随机变量 X_1，X_2，…，X_n 都是具有相同的特征指数 α 和对称系数 β 的 α 稳定分布，则这些随机变量的线性组合 $\sum_{j=1}^{n} a_j X_j$ 也是特征指数为 α 对称系数为 β 的 α 稳定分布。

另外，作为稳定性的推论，α 稳定分布还是唯一的一类构成独立同分布随机变量之和的极限分布。这就是著名的广义中心极限定理，表述如下。

定理 9.2 如果 X_1，X_2，…，X_n 是独立同分布的随机变量，当 $n\to\infty$ 时，有

$$X=\frac{X_1+X_2+\cdots+X_n}{a_n}-b_n$$

则 X 是服从 α 稳定分布的，其中 a_n 和 b_n 是常数。

在定理 9.2 中，如果 X_1，X_2，…，X_n 是独立同分布的并且具有有限方差，那么这个极限分布是高斯的。此时，广义中心极限定理也就成为一般的中心极限定理了。

定理 9.3 若 X 是服从 α 稳定分布的随机变量（$0<\alpha<2$），则

$$E\{|X|^p\}=\infty,\quad p\geqslant\alpha$$

$$E\{|X|^p\}<\infty,\quad 0\leqslant p<\alpha$$

如果 $\alpha=2$

$$E\{|X|^p\}<\infty,\quad p\in\mathbf{R}$$

从定理 9.3 知道，α 稳定分布过程（$0<\alpha<2$）不存在高于 α 阶的统计量，而高斯过程（$\alpha=2$）存在任意阶的统计量。为了验证定理 9.3，分别产生 $\alpha=1.5$ 和 $\alpha=2$ 的稳定分布随机序列并计算它们的动态 p 阶矩，如图 9.11 所示。可见，α 稳定分布样本的脉冲性是非常显著的。当 $p\geqslant\alpha$ 时，α 稳定分布样本的动态 p 阶矩是不收敛的，如图 9.11（b）所示。也就是说，此时的 p 阶矩不能作为 α 稳定分布的统计量，也不能反映任何 α 稳定分布过程的信息。当 $p<\alpha$ 时，动态 p 阶矩收敛到一个稳定的值，如图 9.11（c）所示。对于高斯分布（$\alpha=2$），无论 p 是多少，其动态 p 阶矩都是收敛的。

9.6.3 α 稳定分布的参数估计及样本产生

（1）α 稳定分布参数估计

采用 α 稳定分布对信号或噪声建模，首先遇到的问题就是如何估计 α 稳定分布的参数。实际上，对 α 稳定分布参数估计的研究在 α 稳定分布进入信号处理领域之前就已经开展了，只不过那里的研究是从数理统计的角度开展的。具体分为最大似然法、样本分位数法和样本特征函数法。此外，还有基于渐进极值理论的方法和分数低阶统计矩的方法。

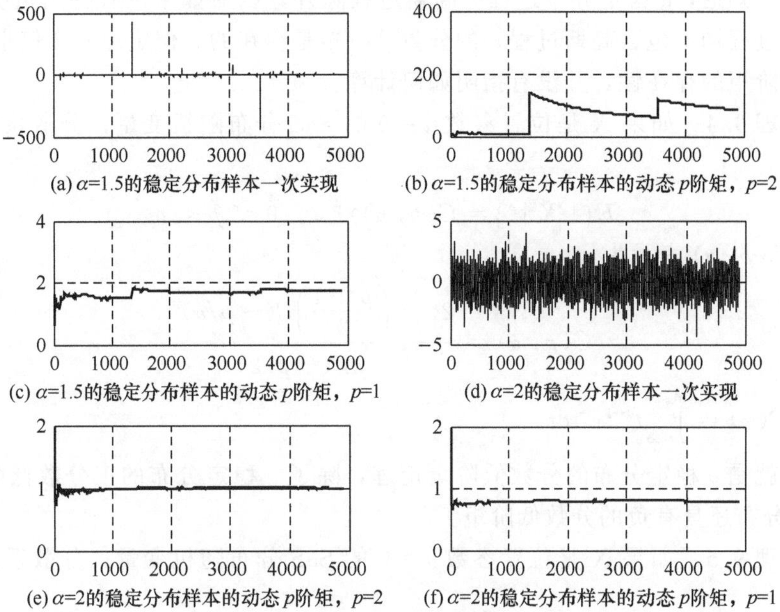

图 9.11　α 稳定分布的动态 p 阶矩

(2) α 稳定分布的样本产生

为了方便计算机模拟仿真，需要相应的算法能在计算机上产生指定参数的 α 稳定分布样本。Chambers，Mallows 和 Stuck 等提出了精确而实用的样本产生方法。其基本思想是把两个独立的均匀分布随机变量进行一系列非线性变换成为一个稳定分布的随机变量。从计算机模拟的角度看，该算法非常容易实现，具体的操作过程见相关文献。

9.7　分数低阶信号处理的基本理论

经过近十几年的研究，分数阶信号处理理论完成了从起步到发展的过程，但还没有建立起完整的理论体系。总的来说，分数阶信号处理的基本理论包括建立 α 稳定分布过程的分数阶统计量并分析这些统计量的性质，如分数低阶矩、分数阶相关和共变等；建立 α 稳定分布随机变量的线性空间以及在线性空间的基础上发展的预测、滤波、估计与检测。

9.7.1　分数低阶统计量

众所周知，统计量是随机信号处理的基石，是从随机信号中提取信息的最有力工具，因此研究 α 稳定分布过程的统计量是研究分数阶信号处理的出发点。从定理 9.3 知道，α 稳定分布过程（高斯过程除外，以后如果没有特别指明，α 稳定分布过程均不包含高斯过程）的分数低阶矩是存在的。但定理 9.3 仅指明了其分数低阶矩的存在性，并没有指明如何计算。

定理 9.4　如果 X 是位置参数 $a=0$ 的 SαS 分布随机变量，分散系数为 γ，那么

$$E\{|X|^p\}=C(p,\alpha)\gamma^{\frac{p}{\alpha}},\quad 0<p<\alpha \tag{9.75}$$

其中，$C(p,\alpha)$ 表示为

$$C(p,\alpha)=\frac{2^{p+1}\Gamma\left(\frac{p+1}{2}\right)\Gamma(-p/\alpha)}{\alpha\sqrt{\pi}\Gamma(-p/2)}$$

其中，$\Gamma(x)=\int_{-\infty}^{x}t^{x-1}\mathrm{e}^{-t}\mathrm{d}t$。

这就是 α 稳定分布的分数低阶矩定理，除了 α 稳定分布的正分数低阶矩外，α 稳定分布还具有负的分数低阶矩。

定理 9.5　如果 X 是位置参数 $a=0$ 的 SαS 分布随机变量，分散系数为 γ，那么

$$E\{|X|^p\}=C(p,\alpha)\gamma^{\frac{p}{\alpha}},\quad -1<p<\alpha \tag{9.76}$$

其中，$C(p,\alpha)$ 与定理 9.4 中的相同。

观察式（9.75）和式（9.76），一个 SαS 分布随机变量的所有分数低阶矩都是等价的，因为任意的 p 阶矩和 q 阶矩只相差一个与该随机变量无关的常数因子 $C(p,\alpha)$。

对应二阶统计量中的自相关函数和互相关函数，这里有自共变、互共变、分数阶自相关函数和分数阶互相关函数。这些统计量刻画了两个 α 稳定分布随机过程之间的关系。对于联合 SαS 分布的随机过程 X 和 Y，其特征指数 $1<\alpha\leqslant 2$，则 X 和 Y 的共变定义为

$$[X,Y]_\alpha=\int_S xy^{\langle\alpha-1\rangle}\mu(ds) \tag{9.77}$$

其中，S 表示单位圆；$\mu(\cdot)$ 表示 SαS 分布随机矢量（X，Y）的谱测度；运算符号表示 $\langle\cdot\rangle$ 为

$$z^{\langle a\rangle}=|a|^a\operatorname{sgn}(z)$$

特别地，$z^{\langle 0\rangle}=\operatorname{sgn}(z)$。共变系数定义为

$$\lambda_{X,Y}=\frac{[X,Y]_\alpha}{[Y,Y]_\alpha} \tag{9.78}$$

从该定义注意到共变系数是非对称的，即 $\lambda_{X,Y}\neq\lambda_{Y,X}$，这与二阶统计量中的相关系数是完全不同的。从式（9.77）计算共变和共变系数是非常不方便的，因为定义中包含了谱测度 $\mu(\cdot)$ 的计算。为了方便计算，把共变和共变系数与分

数低阶矩联系起来，这样的联系是由 Cambanis 和 Miller 等发现的。

定理 9.6　若 X 和 Y 是联合 SαS 分布的，特征指数 $1<\alpha\leqslant 2$。Y 的分散系数为 γ_y，则

$$[Y, Y]_\alpha = \|Y\|_\alpha^\alpha = \gamma_y \tag{9.79}$$

$$\lambda_{X,Y} = \frac{\mathrm{E}\{XY^{\langle p-1\rangle}\}}{\mathrm{E}\{|Y|^p\}},\quad 1\leqslant p<\alpha \tag{9.80}$$

$$[X, Y]_\alpha = \frac{\mathrm{E}\{XY^{\langle p-1\rangle}\}}{\mathrm{E}\{|Y|^p\}}\gamma_y,\quad 1\leqslant p<\alpha \tag{9.81}$$

相应的，Cambanis 和 Miller 等还发现了一些共变的性质。这些性质在分数阶信号处理和分析中有十分重要的作用。

性质 9.1　如果 X 和 Y 是联合 SαS 分布的，共变 $[X, Y]_\alpha$ 对第一变元是线性的，即

$$[aX_1 + bX_2, Y]_\alpha = a[X_1, Y]_\alpha + b[X_2, Y]_\alpha \tag{9.82}$$

其中，a 和 b 是任意实数。

性质 9.2　当 $\alpha=2$ 时，也就是 X 和 Y 是零均值的联合高斯随机变量时，X 和 Y 的共变退化为协方差，即

$$[X, Y]_\alpha = E\{XY\} \tag{9.83}$$

性质 9.3　如果 Y_1 和 Y_2 是独立的，并且 X、Y_1 和 Y_2 是联合 SαS 分布的，则共变具有对第二变元伪线性，即

$$[X, aY_1 + bY_2]_\alpha = a^{\langle\alpha-1\rangle}[X, Y_1]_\alpha + b^{\langle\alpha-1\rangle}[X, Y_2]_\alpha \tag{9.84}$$

其中，a 和 b 是任意实数。

性质 9.4　如果 X 和 Y 是独立 SαS 分布的，则

$$[X, Y]_\alpha = 0 \tag{9.85}$$

但是，性质 9.4 的逆不存在。

性质 9.5　对于联合 SαS 分布的随机变量 X 和 Y，存在 Cauchy-Schwartz 不等式

$$|[X, Y]_\alpha| \leqslant \|X\|_\alpha \|Y\|_\alpha^{\langle\alpha-1\rangle} \tag{9.86}$$

如果 X 和 Y 具有单位分散系数，则

$$|[X, Y]_\alpha| \leqslant 1 \tag{9.87}$$

分数阶统计量除了共变外，还有第一类分数阶协方差，即

$$r_{xy}^{\mathrm{c}} = E\{XY^{\langle p-1\rangle}\},\ 1\leqslant p<\alpha \tag{9.88}$$

显然第一类分数阶协方差也是非对称的，即 $r_{xy}^{\mathrm{c}} \neq r_{yx}^{\mathrm{c}}$。第二类分数阶协方差为

$$r_{xy}^{\mathrm{d}} = E\{X^{\langle a\rangle}Y^{\langle b\rangle}\},\ 0\leqslant a<\alpha/2,\ 0\leqslant b<\alpha/2 \tag{9.89}$$

当 $a=b$ 时，第二类分数阶协方差 r_{xy}^{d} 是对称的，即 $r_{xy}^{\mathrm{d}}=r_{yx}^{\mathrm{d}}$。

9.7.2 α 稳定分布随机变量的线性空间

若 X 是 SαS 分布的随机变量，分散系数为 $\gamma>0$，位置参数为 $a=0$，则 X 的 α 范数定义为

$$\|X\|_{\alpha}=\begin{cases}\gamma^{\frac{1}{\alpha}}, & 1\leqslant\alpha\leqslant 2\\ \gamma, & 0<\alpha<1\end{cases} \tag{9.90}$$

若 X 和 Y 是联合 SαS 分布的，则 X 和 Y 之间的距离定义为

$$d_{\alpha}(X,Y)=\|X-Y\|_{\alpha} \tag{9.91}$$

结合式（9.76）和式（9.90），有

$$d_{\alpha}(X,Y)=\begin{cases}\left[\dfrac{E\{|X-Y|^{p}\}}{C(p,\alpha)}\right]^{1/p}, & 0<p<\alpha,\quad 1\leqslant\alpha\leqslant 2\\ \left[\dfrac{E\{|X-Y|^{p}\}}{C(p,\alpha)}\right]^{\alpha/p}, & 0<p<\alpha,\quad 0<\alpha<1\end{cases} \tag{9.92}$$

由此可见，对两个 SαS 随机变量距离的测度等同于对这两个随机变量之差的 p 阶矩的测度。

9.7.3 α 稳定分布过程的线性理论

统计信号处理的一个中心问题是：给定一组观测值 $\{X_i,\ 1\leqslant i\leqslant N\}$，在某种准则下，从观测值 $\{X_i,\ 1\leqslant i\leqslant N\}$ 张成的线性空间 $L\ (X_i,\ 1\leqslant i\leqslant N)$ 中找到一个未知变量 y 的最佳估计 $\hat{y}$。我们首先来考察这里的“最佳”表示的含义。在二阶过程中，常使用的“最佳”估计准则是最小均方准则。在这个准则下，最佳估计使得估计误差的均方最小。如果这个过程是高斯过程，最小化估计误差的均方值也等价于最小化最大误差的概率。对于 α 稳定分布过程，MMSE 准则就不再适用了，因为估计误差不再具有有限方差。但是，可以把 MMSE 准则推广到 α 稳定分布过程中。由式（9.91）知道，最佳估计 $\hat{y}$ 与未知变量 y 距离表示为 $d_{\alpha}(y,\hat{y})=\|y-\hat{y}\|_{\alpha}$。当 $\hat{y}$ 是 y 的最佳估计时，$\hat{y}$ 与 y 的距离达到最小。若令 $e=y-\hat{y}$，从 α 稳定分布的稳定性定理 9.1 知道，e 也是 α 稳定分布的。令 e 的分散系数为 γ_e，从式（9.90）可知，$\min\{\|e\|_{\alpha}\}$ 等价于 $\min\{\gamma_e\}$。也就是说，当估计误差的分散系数到达最小时，$\hat{y}$ 就是 y 的最佳估计。这个准则被称为最小分散系数准则（mininum dispersion，MD），简称为 MD 准则。MD 准则是最小均方准则在 α 稳定分布过程中的直接推广。从式（9.92）还可以看出，最小化分散系数也等价于最小化分数低阶矩。于是，有

$$\min\{\gamma_e\}\Leftrightarrow\min\{\|e\|_{\alpha}\}\Leftrightarrow\min\{E\{|e|^{p}\}\},\quad 0<p<\alpha \tag{9.93}$$

9.7.4 分数阶过程的时域自适应滤波

自适应滤波理论和技术是统计信号处理和非平稳信号处理的主要内容，在各

个工程领域中都有着广泛应用。α 稳定分布过程的滤波就属于非高斯过程滤波，其研究在统计信号处理理论上具有重要的意义。从分数阶信号处理理论的发展现状来看，当前发展最为完善的内容就算 α 稳定分布过程的时域自适应滤波了。它不仅发展较为完善，还在某些领域里有成功的应用。本节将在分数阶信号处理理论框架下总结 α 稳定分布过程的时域自适应滤波。

以 FIR 滤波器为例，设 $\boldsymbol{w}=[w_0, w_1, \cdots, w_{N-1}]^{\mathrm{T}}$ 表示滤波器权矢量，滤波器输入矢量表示为 $\boldsymbol{x}(n)=[x(n), x(n-1), \cdots, x(n-N+1)]^{\mathrm{T}}$（一维时间序列），从单个传感器上获得的；或 $\boldsymbol{x}(n)=[x_0(n), x_1(n), \cdots, x_{N-1}(n)]^{\mathrm{T}}$（多维时间序列），从多个传感器上获得。滤波器的输出为 $\hat{y}(n)=\boldsymbol{w}^{\mathrm{T}}\boldsymbol{x}(n)$。

9.7.5　线性滤波

1. LMP 算法

线性滤波是以 α 稳定分布过程的线性理论为基础的，滤波器输出误差与输入向量间是一种线性关系。根据稳定过程的线性理论，滤波器权系数的代价函数定义为

$$J=E\{|y-\hat{y}|^p\}, \quad 1\leqslant p<\alpha \tag{9.94}$$

以此发展的算法称为 LMP（least mean p-norm）算法。由于在 α 稳定分布情况下，所有的分数低阶矩具有等价性，特别地取 $p=1$，称为 LMAD（least mean absolute deviation）算法。在第 n 时刻式（9.94）可以重写为

$$J(n)=E\{|y(n)-\boldsymbol{w}^{\mathrm{T}}(n)\boldsymbol{x}(n)|^p\} \tag{9.95}$$

式（9.95）是一个非线性优化问题。一般很难获得其全局最优解。采用随机梯度法能搜索到它的局部最优解。特别地，当 $p=2$ 时，式（9.95）退化为 MMSE 代价函数。对式（9.95）的 $\boldsymbol{w}$ 求偏导，得到代价函数式（9.95）在第 n 时刻的瞬时梯度表示为

$$\nabla J(n)=\partial J(n)/\partial \boldsymbol{w}(n)=\mathrm{E}\{-|e(n)|^{p-1}\mathrm{sgn}(e(n))\boldsymbol{x}(n)\} \tag{9.96}$$

以瞬时梯度作为第 n 时刻真实梯度的估计值。于是 $\boldsymbol{w}$ 的局部最优解可以这样迭代实现，即

$$\boldsymbol{w}(n+1)=\boldsymbol{w}(n)-\mu\nabla J(n)=\boldsymbol{w}(n)+\mu|e(n)|^{p-1}\mathrm{sgn}(e(n))\boldsymbol{x}(n), \quad 1\leqslant p<\alpha \tag{9.97}$$

在式（9.97）达到稳定以后，权向量 $\boldsymbol{w}(n+1)$ 仍然会以瞬时梯度更新，即式（9.97）存在失调的问题。式（9.97）的归一化形式为

$$\boldsymbol{w}(n+1)=\boldsymbol{w}(n)+\frac{\mu|e(n)|^{p-1}\mathrm{sgn}(e(n))\boldsymbol{x}(n)}{\|\boldsymbol{x}(n)\|_p^p+\lambda} \tag{9.98}$$

这里 λ 是一个小的数，还有基于混合范数的自适应滤波，即

$$w(n+1)=w(n)+\mu e^{\langle a\rangle}(n)\{\zeta+(1-\zeta)[e^{\langle a\rangle}(n)]^2\}x(n) \tag{9.99}$$

其中，$0<\zeta<1$；$a<\alpha/8$；$e^{\langle a\rangle}(n)=|e(n)|^{a}\mathrm{sgn}(e(n))$。

除了存在LMP的FIR结构外，还有LMP的格形结构。如今，LMP算法已经在各个非高斯自适应处理领域中被广泛采用，如信号盲分离、时间延迟估计、波束形成、线谱估计和噪声消除等。

2. 广义NLMS（normalized least mean square）算法

在迭代求解过程中，滤波器的权向量逐步逼近最优解。在达到最优解附近时，相邻两次迭代权系数的改变量必然趋向最小。据此，可以得到另一种形式的代价函数，即

$$J=\|w(n+1)-w(n)\|_p \tag{9.100}$$

约束条件为

$$y(n)-w^{\mathrm{T}}(n+1)x(n)=0 \tag{9.101}$$

对式（9.100）和式（9.101）进行求解，权向量的迭代过程为

$$w(n+1)=w(n)+\frac{\mu e(n)x^{\langle q-1\rangle}(n)}{\|x(n)\|_q^q} \tag{9.102}$$

其中，$x^{\langle q-1\rangle}(n)$ 表示对 $x(n)$ 中每一个元素单独运算；$1/p+1/q=1$。

3. Aydin算法

相对于前两种算法，Aydin算法是一种更具一般性的算法。它结合了前两种算法的迭代求解过程，即

$$w(n+1)=w(n)+\mu\frac{e^{\langle c\rangle}(n)}{\|x(n)\|_{rc}^{rc}+\lambda}x^{\langle(r-1)c\rangle}(n) \tag{9.103}$$

其中，$0<c\leqslant\alpha-1$；$r\geqslant1$。

当 $c=1$，$\lambda=0$ 时，式（9.103）退化为式（9.102）；当 $c=p-1$、$r=q/c$ 时，式（9.103）退化为式（9.98）。对于式（9.103），其代价函数为

$$J=E\{|e(n)|^{c+1}\},0<c<\alpha-1 \tag{9.104}$$

从更新过程看，Aydin算法对输出误差和输入向量均有分数阶指数操作，对脉冲的抑制能力要比LMP算法和广义NLMS算法强，相应的收敛速度也较快；广义NLMS算法对脉冲的抑制能力最差，收敛速度最慢。观察式（9.96）、式（9.98）、式（9.102）和式（9.103）发现，权值向量的每一次迭代都需要对向量元素逐个进行乘方、乘积和除法运算。实际上，只要保证每次迭代时，梯度的方向不变（更新过程的符号不变）即可。于是得到相对简单的算法，称为sign-sign算法，即

$$w(n+1)=w(n)+\mu\mathrm{sgn}(e(n))\mathrm{sgn}(x(n)) \tag{9.105}$$

sign-sign 算法不仅适用于 α 稳定分布过程还适用于高斯分布过程。

4. 递推最小二乘 RLS (recursive least square) 的滤波方法

LMP 算法和 Aydin 算法都取误差的分数低阶统计量作代价函数，由于其中的数学期望操作在应用中是难于实现的，因此在更新过程中常以梯度的瞬时值作为梯度真实值的估计。RLS 算法却没有这样的顾虑，其代价函数为

$$J_w(n) = \sum_{k=n-L+1}^{n} |\, d(k) - \boldsymbol{w}^{\mathrm{T}}(n)\boldsymbol{x}(k)\,|^{p},\quad 0 \leqslant p < 2 \tag{9.106}$$

该算法取宽度为 L 的滑动窗内的误差 p 范数为代价函数，没有涉及数学期望的操作。同样，采用梯度下降法搜索式 (9.106) 的解，相对于权向量 $\boldsymbol{w}(n)$ 的梯度为

$$\sum_{k=n-L+1}^{n} |\, e(k)\,|^{p-1}\mathrm{sgn}[e(k)]\boldsymbol{x}(k) = 0 \tag{9.107}$$

整理式 (9.107)，以 $e(k)/|\,e(k)\,|$ 表示 $\mathrm{sgn}[e(k)]$，令 $u(k) = |\,e(k)\,|^{p-2}$。再定义 $\boldsymbol{r}(n) = \sum_{k=n-L+1}^{n} u(k)d(k)\boldsymbol{x}(k)$，$\boldsymbol{R}(n) = \sum_{k=n-L+1}^{n} u(k)\boldsymbol{x}(k)\boldsymbol{x}^{\mathrm{T}}(k)$，于是式 (9.107) 可以重写为

$$\boldsymbol{R}(n)\boldsymbol{w}(n) = \boldsymbol{r}(n) \tag{9.108}$$

此时，第 n 时刻的最优权向量为 $\boldsymbol{w}^*(n) = \boldsymbol{R}^{-1}(n)\boldsymbol{r}(n)$。其形式非常类似于维纳滤波器的解。但是，$\boldsymbol{w}^*(n)$ 并不能从式 (9.108) 轻易获得，因为 $\boldsymbol{R}(n)$、$\boldsymbol{r}(n)$ 是 $\boldsymbol{w}^*(n)$ 的函数。IRLS 方法能逐步迭代获得每一个时刻的最优权向量，并以上一时刻的最优权向量作为下一时刻的权向量的初始值。所以，该算法的收敛速度很快，通常只需要几十步。迭代过程中可以采用矩阵求逆定理，避免对矩阵直接求逆。关于 IRLS 的细节，感兴趣的同学到相关文献中查找。

9.8 分数低阶统计量理论在诱发电位潜伏期变化检测中的应用

9.8.1 诱发电位概念及其临床意义

脑电是大脑神经元突触后电位的综合，是大脑电活动产生的电场经容积导体（皮层、颅骨、脑膜及头皮）传导后在头皮上的电位分布，分为脑电图（electroencephalogram，EEG）信号和诱发电位（evoked potential，EP）信号两种。脑电图信号是指没有特定外界刺激时大脑神经细胞自发产生的电位变化，诱发电位则是中枢神经系统（central nervous system，CNS）所产生的生物电信号，是神经系统对外部声、光和电脉冲等刺激的有特定规律的响应，反映了神经传导通路

各个部位的状态与变化。

诱发电位的检测与分析技术是临床医学诊断神经系统损伤及病变的重要手段之一。例如，比较常用的脑干听觉诱发电位，经由分析 EP 各潜伏期及峰间期的位置和波形，可以判断人体或其他生命体听觉传导通路各部位的功能是否正常。如果听觉通路中任一部位出现损伤或病变，其诱发电位信号必将出现相应的变化。实际上，诱发电位诊断技术正是基于这种由生理病变而导致的信号变化来诊断和分析神经系统的损伤和疾病的。除了神经系统的诊断之外，诱发电位还有许多其他应用，如帮助医生确定耳聋、眩晕症患者的病变位置，帮助法医鉴别耳聋的真伪及判定脑血管疾病等。近年来，越来越多的信号处理研究人员把研究的目标放在诱发电位信号的分析处理上，试图从 EP 信号中提取更多的信息，并建立起诱发电位信号变化与神经系统病变及损伤之间的直接联系。

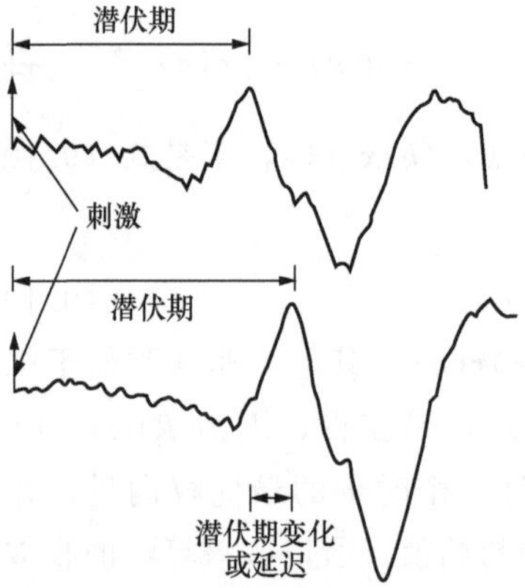

图 9.12　典型的诱发电位信号及潜伏期示意图

诱发电位信号的一个最重要的参量是潜伏期。EP 信号的潜伏期定义为由外部刺激时刻开始到某个选定的 EP 峰之间的时间间隔。当神经传导通路某一部位发生机能障碍或者病变时，诱发电位信号的对应部分就会出现潜伏期、波形及波幅等变化。临床诊断正是根据这些变化来确定神经系统可能出现的损伤和病变及其出现的部位。在图 9.12 给出了典型的诱发电位信号。其中，上部的曲线是正常的 EP 信号，从刺激时刻开始到选定峰之间的时间间隔定义为潜伏期。下部的曲线是有延迟的 EP 信号，上下波形的潜伏期之差值定义为潜伏期变化。一般来说，不同类别（年龄、性别等）正常人群的 EP 潜伏期均在一定的范围之内。然而，一旦神经系统的某个部位出现损伤或病变，其潜伏期要出现延迟，超出正常的范围。这种潜伏期的变化或延迟可以作为临床上诊断神经系统疾病的一个指示器。

根据外部刺激的不同，EP 信号可以分为不同的种类，如听觉 EP、视觉 EP 以及体感 EP 等。通常，这些外部刺激是周期性进行的，因此 EP 信号通常也呈周期性特征。严格来说，EP 是一种准周期信号，即在不同的周期（扫描）中，EP 信号的波形不是完全相同的。造成这种不同的原因，除了神经系统本身的变化外，还由于 EP 信号中所伴随的 EEG 信号所造成的。EEG 信号是中枢神经系统自发产生的随机信号，在 EP 信号的检测中，不可避免地要受到 EEG 信号的影响，通常将 EP 信号中伴随的 EEG 看作为噪声。

9.8.2　传统的检测方法

由于 EP 信号的功率远远小于所伴随的 EEG 噪声的功率（二者的功率之比为 1∶10～1∶100），因此由检测器直接记录到的 EP 信号完全湮没在 EEG 噪声之中，信噪比往往低于 −10dB，有时甚至低至 −20dB。这样，要在噪声湮没的 EP 信号中检测信号的潜伏期及其变化，首先必须抑制或设法消除其中的噪声。

（1）累加平均法

累加平均是从强背景 EEG 噪声中提取准周期性的诱发电位信号的有效方法之一，它是通过假定：

① 噪声为加性的且与诱发电位信号相互独立。

② 每次刺激后所记录到信号中诱发电位的波形大致不变，即具有周期或准周期特性。

③ 背景噪声与刺激无关且为平稳的随机信号。

当以刺激时刻为参考点，对 N 次刺激所得到的波形进行累加平均，信噪比可显著提高。目前，临床上仍采用累加平均的方法来获得所需的 EP 信号，大约需要累加 1000～2000 次刺激。从理论上来说，累加的次数越多，所得输出信号的信噪比越高。但是，在长时间的重复刺激下，神经系统会产生疲劳，使诱发电位波形变化，导致误差。另一方面，前面提到的三个假定并不是总能满足的。因此，实践中对累加平均技术进行了改进，发展了诸如相关平均、选择平均和加权平均等改进的方法，得到了较为满意的结果。

（2）信号滤波技术

滤波是抑制噪声、提高信噪比的有效方法。如果诱发电位信号和噪声都是有限带宽的，且它们的频谱不重叠，则可根据它们各自的频带设计出滤波器，不过在设计滤波器前要精确估计信号和噪声的频带范围。利用傅里叶变换技术或参数模型方法估计信号与噪声的谱特性，都取得了一定的结果。此外，用维纳滤波技术来估计诱发电位的波形也是一种有效的方法。在诱发电位信号的检测上，有时需要连续检测和动态提取（如听觉脑干诱发电位的临床应用中），相应发展了多种信号处理方法试图解决这一问题，其中自适应噪声抵消是一种很有特点的方法，它不要求预先了解信号和噪声的统计先验知识，而能够按给定的误差准则经过迭代和调整，自动逼近最佳滤波结果。但是，这种自适应方法存在以下两方面的缺点：一是若噪声参考输入中包含信号分量，则会造成输出衰减和信号畸变；二是若输入信号的信噪比过低，则实际结果会不理想。针对这些问题，改进的自适应噪声抵消及自适应滤波算法，可以达到减少刺激次数、提高提取效率的目的。近年来基于高阶累积量的自适应噪声消除方法和基于相干函数的自适应噪声消除方法都对 EP 信号的噪声抑制和信号提取取得了较好的结果。

(3) 基于 DLMS 算法的 EP 潜伏期变化检测及存在的问题

EP 潜伏期变化检测的信号模型。EP 潜伏期变化动态检测的主要任务是根据被测 EP 信号与参考 EP 信号的潜伏期之差来检测潜伏期随时间的变化情况，从而得到神经系统的状态随时间或外界条件变化的规律。与累加平均法不同，这种方法的目标不是提取 EP 信号的波形，而是直接得到 EP 潜伏期随时间变化的动态关系，因而在神经电生理学和手术实时监测等方面具有重要意义。

用于 EP 信号潜伏期变化检测的信号模型为

$$\begin{aligned} x_{1l}(n) &= s_l(n) + v_{1l}(n), \quad l = 0, 1, \cdots, L-1;\ n = 1, 2, \cdots, N \\ x_{2l}(n) &= s_l(n - D_l) + v_{2l}(n), \quad l = 0, 1, \cdots, L-1;\ n = 1, 2, \cdots, N \end{aligned} \tag{9.109}$$

其中，$x_{1l}(n)$ 和 $x_{2l}(n)$ 分别表示参考 EP 信号和被测 EP 信号；$s_l(n)$，$v_{1l}(n)$ 和 $v_{2l}(n)$ 分别表示无噪声 EP 信号和加性噪声；D_l 表示待估计的第 l 扫描的 EP 信号潜伏期变化；n 为离散时间变量。

由于 EP 信号的准周期特性，并考虑到参考信号 $x_{1l}(n)$ 通常由许多，如 1000 次扫描的原始带噪 EP 信号平均而得，故常忽略其中的噪声项。

直接最小均方 (direct least mean square，DLMS) 算法是 Etter 等提出并得到广泛应用的自适应时间延迟估计方法，Kong 等将其用于自适应检测 EP 信号潜伏期的变化，并对这种算法的性能进行了深入的理论分析。这种算法基于最小均方准则的代价函数，即

$$J = E[e_l^2(n)] = 2\sigma_s^2 + E[v_{2l}^2(n)] - 2R_{ss}(D_l - \hat{D}_l) \tag{9.110}$$

其中，$e_l(n) = x_{2l}(n) - x_{1l}(n - \hat{D}_l)$ 为误差函数；$\hat{D}_l$ 为 D_l 的估计值；σ_s^2 表示信号 $s_l(n)$ 的方差；$R_{ss}(\cdot)$ 为 $s_l(n)$ 的自相关函数。

在高斯噪声环境下，有 $E[v_{2l}^2(n)] = \sigma_v^2$，$\sigma_v^2$ 是表示噪声方差。在一定的 D_l 范围内，代价函数 J 为单峰函数，有唯一的最小值，故采用最速下降法可得 DLMS 的自适应迭代公式为

$$\hat{D}_l(n+1) = \hat{D}_l(n) + \mu e_l(n) \Delta x_{1l}(n) \tag{9.111}$$

$$\Delta x_{1l}(n) = x_{1l}(n - \hat{D}_l - 1) - x_{1l}(n - \hat{D}_l + 1) \tag{9.112}$$

当迭代收敛时，可以由迭代公式直接得到 EP 潜伏期变化的估计值。在高斯噪声条件下，只要收敛因子 μ 足够小，当潜伏期变化为采样周期的整数倍时，DLMS 算法是无偏的。反之，若潜伏期变化不是采样周期的整数倍，则 DLMS 算法有最大不超过半个采样周期的误差。

如果加性噪声 $v_{2l}(n)$ 为 α 稳定分布噪声，则误差函数 $e_l(n)$ 亦为 α 稳定分布

噪声，不会有超过 α 阶的有限矩。因为 $0<\alpha<2$，所以均方误差 $E(e_l^2(n))$ 或代价函数 $J\rightarrow\infty$。这样，在 α 稳定分布噪声环境下，基于二阶统计量的 DLMS 算法显著退化，甚至得出错误结果。

9.8.3　基于分数低阶统计量的 EP 潜伏期变化检测方法

（1）撞击加速度实验

头部和颈部的撞击损伤可能会对中枢神经系统造成严重的影响。这种损伤可能直接由另一物体的撞击引起，也可能由间接撞击，如由躯干传至头部和颈部的撞击加速度引起。研究表明，EP 信号的潜伏期变化对于检测和评价这种由间接撞击而引起的神经系统损伤是很有意义的。

撞击加速度实验描述如下：将实验目标以坐姿固定在轨道车上，仅使其头部和颈部可活动。该车沿水平轨道作加速运动，在加速之前、之中和之后连续记录下实验目标的体表 EP 信号共 7 分钟，其中加速之前的 EP 信号为 2min。外部刺激的重复频率为 5Hz，加速度的范围为 100～700m/s^2。

（2）缺氧窒息实验

医学研究已经证实，体感诱发电位对于大脑缺氧引起的神经系统损伤敏感。在这个实验中，把被测目标（猫）麻醉，并对其前肢施以重复频率为 5.9Hz 的电刺激。采用埋藏电极技术从头部获取 EP 信号，通过减少环境空气中的含氧量来制造被测目标的缺氧和窒息。发生窒息之后，再恢复环境的含氧量到正常水平，记录下整个实验过程中的诱发电位信号。

（3）实验噪声特性

由上述两个实验所获得的纯净 EP 信号可以被看做是准周期信号。当中枢神经系统的状态发生变化时，尤其是当撞击或窒息造成损伤时，EP 信号的幅度、潜伏期和波形均发生显著的变化。传统上，EP 信号中的噪声被认为是独立同分布的高斯随机过程。然而，EP 中的 EEG 等噪声实际上是非高斯的，并且在手术室及其他具有敌意的环境下所获取的 EP 信号常包含非高斯分布的特征。例如，在撞击加速度实验中所获得的 EP 信号具有非常显著的脉冲特性，且具有较厚的统计拖尾，这些正是分数低阶 α 稳定分布噪声的特征。采用样本分位数法对由加速度撞击实验所获得的带噪 EP 信号进行分析，结果表明带噪 EP 信号的 α 值在 1.06～1.94，满足 $0<\alpha<2$。图 9.13 给出了加速度撞击实验所得到的部分 EP 信号波形及其动态样本方差。显然，图 9.13（a）和图 9.13（c）所示的人的带噪 EP 信号波形具有显著的脉冲特性，且其动态样本方差不能收敛。图 9.13（b）和图 9.13（d）所示的猴的带噪 EP 信号波形则接近高斯噪声，其动态样本方差基本上能够稳定收敛。

(4) 信号模型

用于 EP 信号潜伏期变化检测的信号模型已经由式 (9.109) 给出。在分数低阶 α 稳定分布噪声条件下，假定噪声项 $v_{1l}(n)$ 和 $v_{2l}(n)$ 服从对称 α 稳定分布，且位置参数为 0。考虑到参考信号 $x_{1l}(n)$ 通常由许多次扫描的原始带噪 EP 信号平均而得，故常忽略其中的噪声项。

(5) 计算机模拟数据的产生

分别产生 2 组具有动态潜伏期变化的 EP 信号和噪声数据，用于计算机仿真。潜伏期变化的设定为

$$D_l = \begin{cases} 0, & 1 \leqslant l \leqslant 100 \\ 10T_s, & 101 \leqslant l \leqslant 200 \\ 10T_s(400-l)/200, & 201 \leqslant l \leqslant 400 \\ 0, & 401 \leqslant l \leqslant 500 \end{cases} \tag{9.113}$$

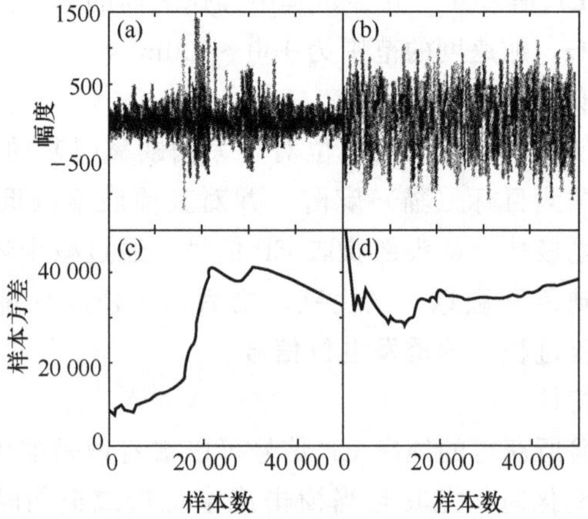

图 9.13　加速度撞击试验所得到的 EP 信号及其动态样本方差

(a) (c) 人的 EP 信号及其动态样本方差（对称 α 稳定分布，MSNR≤25dB）

(b) (d) 猴的 EP 信号及其动态样本方差（高斯分布，SNR=0.39dB）

① 数据 1　高斯分布加性噪声。参考信号 $x_{1l}(n)=s_l(n)$ 为纯净 EP 信号，即假定其中的噪声项已经经由累加平均而得到消除。假定延迟的信号 $s_l(n-D_l)$ 与 $s_l(n)$ 具有相同的波形，而仅根据式 (9.113) 设定了延迟。噪声项 $v_{2l}(n)$ 为高斯分布白噪声。不同的信噪比设定为

$$\mathrm{SNR} = 10\lg\left(\frac{\sigma_s^2}{\sigma_v^2}\right)$$

其中，σ_s^2 和 σ_v^2 分别表示信号和噪声功率。

② 数据 2　加性的对称 α 稳定分布噪声。在数据 2 中，纯净 EP 信号 $s_l(n)$

和 $s_l(n-D_l)$ 与数据 1 中相同，但是加性噪声 $v_{2l}(n)$ 服从对称 α 稳定分布。采用混合信噪比来表示信号与噪声的相对强度，即

$$\mathrm{MSNR} = 10\lg\left(\frac{\sigma_s^2}{\gamma_v}\right)$$

其中，σ_s^2 表示信号功率；γ_v 是对称稳定分布的分散系数，当 $\alpha=2$ 时，有 $\gamma_v=\sigma_v^2/2$。

（6）DLMP 算法

直接最小平均 p 范数（DLMP）算法是 DLMS 算法的扩展和广义化。这种算法采用误差函数 $e_l(n)$ 的 α 范数 $J=\|e_l(n)\|_\alpha$ 来表示自适应系统的代价函数，避免了由最小均方准则所引起的性能退化。由分数低阶矩理论，只要满足 $0<p<\alpha$，稳定分布过程的 α 范数与其 p 阶矩成正比。这样，自适应系统的代价函数可以写为

$$J = E[\,|\,e_l(n)\,|^p\,],\quad 1 < p \leqslant 2 \tag{9.114}$$

利用梯度下降法，得到 DLMP 的自适应迭代公式为

$$\hat{D}_l(n+1) = \hat{D}_l(n) + \mu(p/2)\,|\,e_l(n)\,|^{p-1}\operatorname{sgn}[e_l(n)]\Delta x_{1l}(n),\quad 1 < p \leqslant 2 \tag{9.115}$$

$$\Delta x_{1l}(n) = x_{1l}(n-\hat{D}_l-1) - x_{1l}(n-\hat{D}_l+1) \tag{9.116}$$

若取 $p=2$，则 DLMP 算法变为 DLMS 算法。显然，与高斯分布是稳定分布的特例一样，DLMS 算法也是 DLMP 算法的特例。

为了检验 DLMP 算法在高斯噪声和 α 稳定分布噪声环境下的韧性，按照式 (9.109) 构造两路输入信号，其中噪声项为对称 α 稳定分布过程，且位置参数为 0。特征指数分别设定为 $\alpha=2$ 和 $\alpha=1.5$。前者对应于高斯噪声环境，后者对应于 α 稳定分布噪声环境。混合信噪比设定为 -10dB，图 9.14 为分别采用 DLMS 和 DLMP 算法进行计算机模拟的结果。显然，在高斯噪声环境下，DLMS 和 DLMP 均给出较好的潜伏期变化检测结果（图 9.14（a）和（b））。然而，在 α 稳定分布噪声环境下，DLMS 的性能明显退化，（图 9.14（c））。DLMP 则保持很好的韧性（图 9.14（d））。

图 9.15 给出了分别采用 DLMS 和 DLMP 算法利用撞击加速度实验数据检测潜伏期变化的结果。其中，图 9.15（a）和图 9.15（b）分别为近似高斯噪声环境（$\alpha=1.94$）下 DLMS 和 DLMP 的检测结果。图 9.15（c）和图 9.15（d）分别为这两种方法在分数低阶 α 稳定分布噪声环境 $\alpha=1.50$ 下的检测结果。图中的箭头表示加速度施加的时刻，加速度的数值为 700m/s^2。显然，在近似高斯噪声下，两种方法均给出满意的结果，即在加速度施加的时刻，两者的潜伏期变化检测结果均呈现一个较大的跃变，表明中枢神经系统出现明显的损伤。在较强的 α 稳定分布噪声下（MSNR$=-10$dB，$\alpha=1.50$），DLMS 接近发散，DLMP 则基

本保持在高斯噪声下的检测能力。

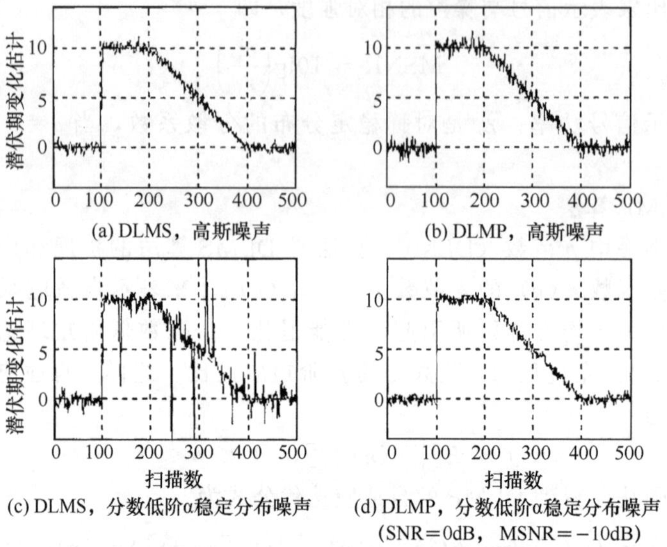

(a) DLMS，高斯噪声　(b) DLMP，高斯噪声

(c) DLMS，分数低阶α稳定分布噪声　(d) DLMP，分数低阶α稳定分布噪声

(SNR＝0dB，MSNR＝−10dB)

图 9.14　EP 信号潜伏期变化的计算机模拟

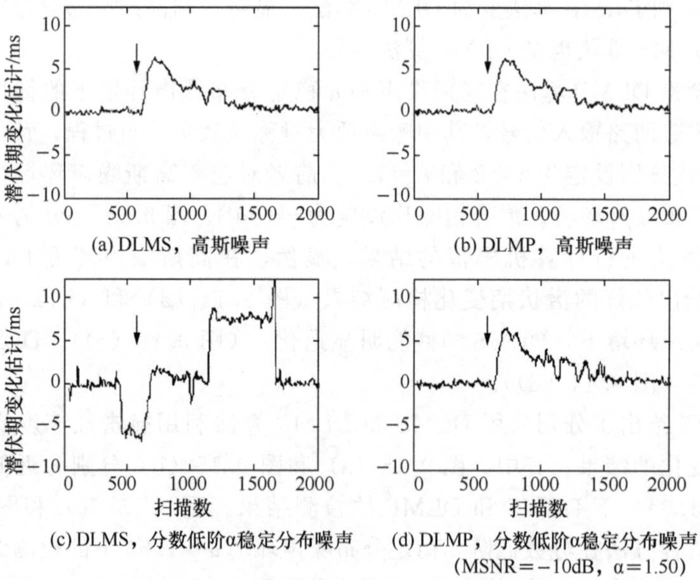

(a) DLMS，高斯噪声　(b) DLMP，高斯噪声

(c) DLMS，分数低阶α稳定分布噪声　(d) DLMP，分数低阶α稳定分布噪声

(MSNR＝−10dB，α＝1.50)

图 9.15　EP 信号潜伏期变化的数据分析

思　考　题

9.1　举例说明高斯信号、非高斯信号、超高斯信号和亚高斯信号。

9.2　验证高斯随机信号高阶矩和高阶统计量的理论值与计算值。

9.3　查阅相关资料，举出一个高阶统计量进行系统辨识的例子，并进行仿真实现。

9.4　假设独立分量分析中的输入信号有方波、余弦波、高斯随机信号和三角波，输入信号进行随机混合，利用 FastICA 算法进行分离仿真试验。

9.5　查阅相关资料，编制计算机程序产生服从 α 稳定分布的随机信号。

9.6　说明几种 α 稳定分布过程时域自适应滤波的更新方程之间有何区别和联系。

9.7　利用计算机对 LMP 算法进行仿真，并比较 LMP 算法与 LMS 算法的区别。

9.8　编制计算机程序，以 IRLS 算法求解式（9.106）中权向量 $\boldsymbol{w}$。

第 10 章　生物医学信号分析与处理的应用实例

生物医学信号种类繁多，常见的有心电信号、脑电信号、各种神经电信号、肌电信号、胃电信号、心音信号、脉搏信号、血压信号、各种生化信号，还有各种医学图像。医学信号分析与处理利用现代信息技术，从获得的数据中提取有用的信息，协助专家对疾病进行检测或诊断、评估疾病的状态等。医学信号分析与处理技术是现代医学诊断和治疗设备的核心支撑技术之一，涉及面广，综合性强。本章仅选取心电信号、心音信号、血压信号和肌电信号作为代表，向读者介绍相关知识。

10.1　心电信号的分析与处理

10.1.1　心电信号的预处理方法

利用计算机对心电信号进行分析之前，一般需要对心电信号进行预处理，使得经过预处理后的心电信号有利于计算机分析，增加分析结果的可靠性。常见的心电信号预处理包括去除工频干扰和去除基线漂移。

去除工频干扰。在心电的采集过程中，由于市电的影响，心电中往往会引入工频干扰。即使在硬件方面考虑干扰抑制，结果也不尽如人意，因而采用软件来消除心电信号中的工频干扰很有必要。经过多年的研究，已经发现多种方法可以消除工频干扰，如数字陷波器方法、自适应陷波方法。

数字陷波器。我国的市电频率为 50Hz。假设心电信号的采样率为 f_s，那么数字陷波的归一化频率为 $50/f_s$。按照数字信号处理教科书中提供的陷波器设计方法，即可设计出相应的陷波器。陷波效果如图 10.1 所示。

自适应陷波。自适应陷波实际上借用了自适应噪声抵消的原理，如图 10.2 所示。原始心电信号是有用 ECG 信号和工频干扰的叠加，参考信号是与工频干扰相关的正弦波，经相移后形成两路正交信号，目的是获得两个加权，从而使组合后的谐波振幅和相角都与原始输入中工频干扰分量的振幅、相角相同，达到抑制工频干扰的目的。

对于图 10.2 所示的自适应陷波器，由于工频干扰通道的输入信号为两路正交信号，所以可令第 n 次快拍工频干扰输入为

$$\boldsymbol{x}(n) = [x_1(n) \quad x_2(n)]^{\mathrm{T}} \tag{10.1}$$

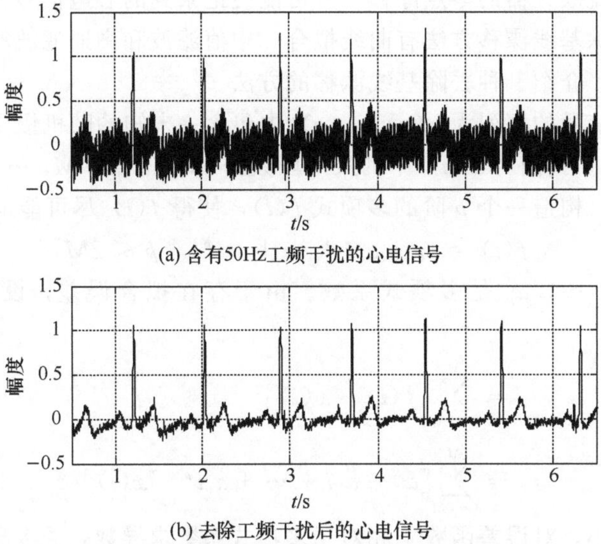

图 10.1　消除心电信号中 50Hz 的工频干扰

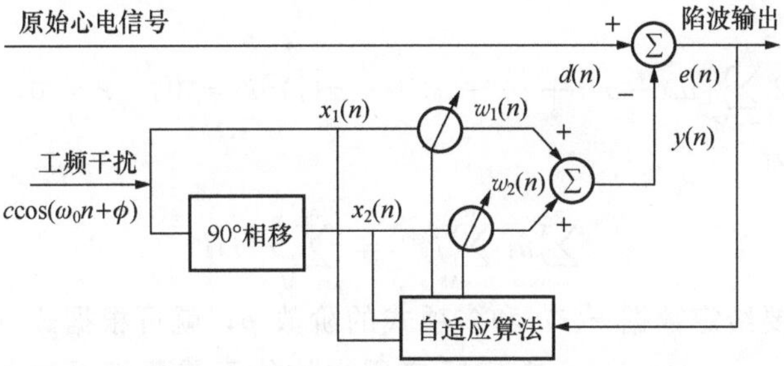

图 10.2　自适应陷波器消除心电信号中的工频干扰

经 n 次快拍后，权向量调整为

$$\boldsymbol{w} = [w_1(n) \quad w_2(n)]^{\mathrm{T}} \tag{10.2}$$

则第 n 次快拍辅助通道输出和陷波器最终输出分别为

$$y(n) = \boldsymbol{w}^{\mathrm{T}} \boldsymbol{x}(n) \tag{10.3}$$

$$e(n) = d(n) - y(n) \tag{10.4}$$

其中，$d(n)$ 是被工频干扰污染的原始心电信号。

这里的权向量求解采用最小均方误差准则进行更新。算法收敛以后，输出的信号 $e(n)$ 就是消除工频干扰后的心电信号。自适应陷波方法除了有收敛过程外，其陷波效果与图 10.1 类似。

去除基线漂移。在记录心电信号时，或由于电极接触不良，或由于体位移动，或由于直流放大器的零点漂移，有可能使记录到的心电信号包含慢变的趋势项。常见的去除基线漂移方法有曲线拟合、中值滤波和高通滤波等方法。下面以曲线拟合为例，介绍一种去除基线漂移的方法。

假设心电信号的序列为 $x(n)$，$x(n)$ 中包含一未知的随机慢变趋势项，如图 10.3 (a) 所示。我们对 $x(n)$ 中的某一段数据 $x(i)(i=-M,\cdots,0,\cdots,M)$ 进行多项式拟合，构造一个 p 阶的多项式 $f(i)$，使得 $f(i)$ 尽可能地逼近 $x(i)$，即

$$f(i)=a_0+a_1 i+\cdots+a_p i^p,\quad p\leqslant 2M \tag{10.5}$$

其中，a_0，a_1，…，a_p 是多项式系数。由于存在拟合误差，设总的误差平方和为

$$\begin{aligned}J&=\sum_{i=-M}^{M}[f(i)-x(i)]^2\\&=\sum_{i=-M}^{M}[a_0+a_1 i+\cdots+a_p i^p-x(i)]^2\end{aligned} \tag{10.6}$$

为了使误差最小，对误差函数 J 相对于多项式系数求导数，并令导数为零，则

$$\frac{\partial J}{\partial a_r}=0,\quad r=0,1,\cdots,p \tag{10.7}$$

即

$$\frac{\partial J}{\partial a_r}=2\sum_{i=-M}^{M}[a_0+a_1 i+\cdots+a_p i^p-x(i)]i^r=0,\quad r=0,1,\cdots,p$$

进一步整理，有

$$\sum_{k=0}^{p}a_k\sum_{i=-M}^{M}i^{k+r}=\sum_{i=-M}^{M}x(i)i^r \tag{10.8}$$

可见，只要给定数据 $x(i)$ 和多项式的阶数 p，就可根据式（10.8）计算出多项式系数 a_0，a_1，…，a_p。在实际应用中往往不需要把系数 a_0，a_1，…，a_p 全部求出。从式（10.5）可以看出，当 $i=0$ 时，$f(i)=a_0$。这样，在中心点 $i=0$ 处，系数 a_0 等于多项式在 0 处的值。因此，只要利用式（10.8）求出系数 a_0，便可得到多项式 $f(i)$ 对中心点 $x(0)$ 的最佳拟合。

例如，当 $M=2$，$p=2$ 时，即 5 点二次（抛物线）多项式拟合，由式（10.8)有

当 $r=0$ 时，$a_0\sum_{i=-M}^{M}i^0+a_1\sum_{i=-M}^{M}i^1+a_2\sum_{i=-M}^{M}i^2=\sum_{i=-M}^{M}x(i)i^0$，即 $a_0(2M+1)+a_2\sum_{i=-M}^{M}i^2=\sum_{i=-M}^{M}x(i)$。 (10.9)

当 $r=1$ 时，$a_0\sum_{i=-M}^{M}i+a_1\sum_{i=-M}^{M}i^2+a_2\sum_{i=-M}^{M}i^3=\sum_{i=-M}^{M}x(i)i$，即 $a_1\sum_{i=-M}^{M}i^2=\sum_{i=-M}^{M}x(i)i$。 (10.10)

当 $r=2$ 时，$a_0\sum_{i=-M}^{M}i^2+a_1\sum_{i=-M}^{M}i^3+a_2\sum_{i=-M}^{M}i^4=\sum_{i=-M}^{M}x(i)i^2$，即 $a_0\sum_{i=-M}^{M}i^2+a_2\sum_{i=-M}^{M}i^4=\sum_{i=-M}^{M}x(i)i^2$。　(10.11)

根据式（10.9）和式（10.11）可求解出系数 a_0，即

$$a_0=[-3x(-2)+12x(-1)+17x(0)+12x(1)-3x(2)]/35 \tag{10.12}$$

对数据 $x(n)$ 做数据拟合，实质上是对 $x(n)$ 做滤波。a_0 可以看作是一个滤波因子，或一个模板，即

$$h(n)=[-3\quad 12\quad 17\quad 12\quad -3]/35 \tag{10.13}$$

在数据 $x(n)$ 上移动这一模板，便可计算出多项式在中心点的值 $f(0)$，从而实现对 $x(n)$ 各个点的拟合。式（10.13）实际上是一个对称的 FIR 滤波器，其幅频响应如图 10.4（a）所示，显然它具有低通特性。给定不同的拟合点数 M 和阶次 p 可得到相应的各种情况下的滤波器。例如，当 $M=3$，$p=3$ 时，即 7 点 3 次拟合，有

$$h(n)=[-2\quad 3\quad 6\quad 7\quad 6\quad 3\quad -2]/21 \tag{10.14}$$

其幅频响应如图 10.4（b）所示，还是一个低通滤波器。在实际应用中，可经过几次尝试选择适当的 M 和 p 得到较好的趋势项。从心电信号中减去趋势项，可得到去除趋势项的心电信号，如图 10.3（b）所示。MIT-BIH 数据库中提供了大量各种情况的心电信号，供研究者使用，进行算法仿真，并比较算法的优劣。

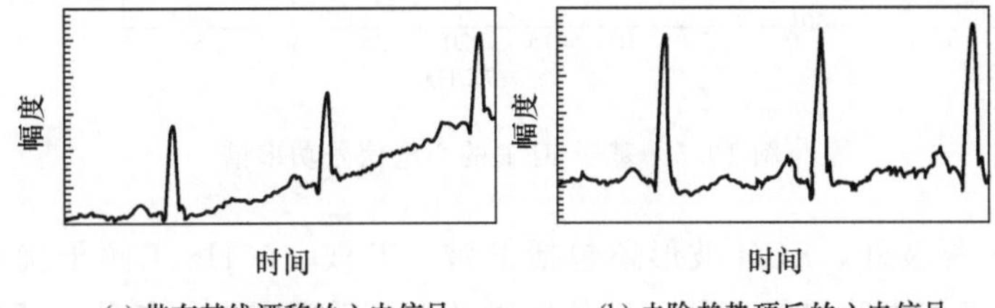

(a) 带有基线漂移的心电信号　(b) 去除趋势项后的心电信号

图 10.3　去除基线漂移示意图

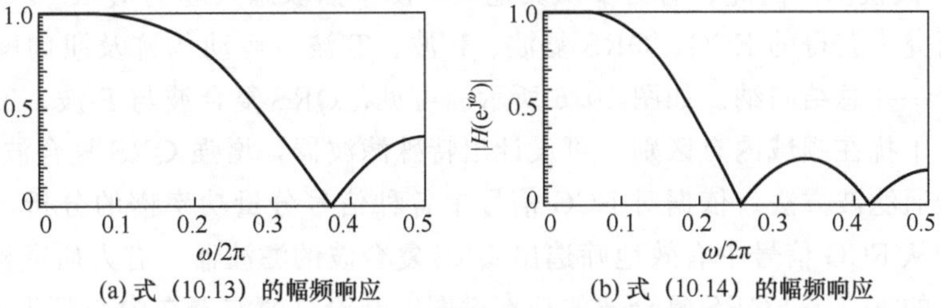

(a) 式（10.13）的幅频响应　(b) 式（10.14）的幅频响应

图 10.4　低通滤波器的幅频响应

10.1.2 心电信号 QRS 复合波的检测方法

心电信号的分析，Holter 系统的记录分析或对病人实施监护等常常需要对 QRS 复合波进行准确检测。复合波的检测是心电信号处理分析系统的重要组成部分，其检测性能与系统性能密切相关。下面首先从心电信号的功率谱分析出发，再介绍几种常见的 QRS 复合波检测方法。

心电信号的功率谱。ECG 的功率谱能提供 QRS 复合波的有用信息。我们可以给出 QRS 复合波功率谱。一段心电信号的功率谱（基于 FFT）由一组系数构成，其中最大值位于心跳速率的频率附近，如图 10.5 所示。其功率谱的最大值在 1.13Hz 附近（如图中箭头所示）。用此方法可以估计该段心电信号的平均心率。

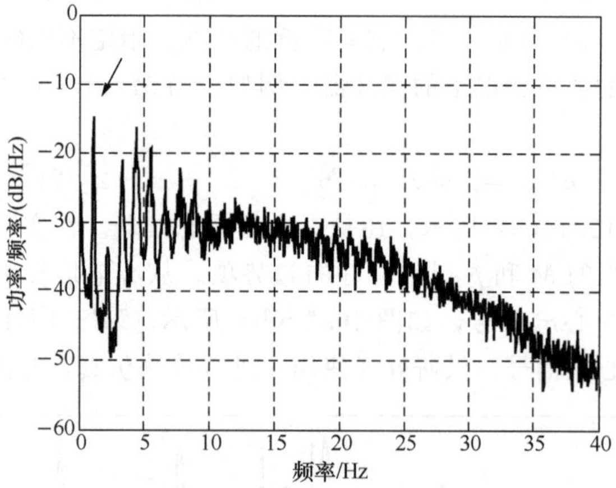

图 10.5 基于 FFT 的心电信号功率谱

除 QRS 复波外，ECG 波形还包括 P 波、T 波、50Hz 工频干扰、来自肌肉的肌电、电极与皮肤接触处的运动伪迹以及来自手术室中的各种电子外科仪器的干扰。许多临床仪器，如心率计和心律失常监护仪等都需要进行精确实时的 QRS 复波检测。因此，有必要从其他噪声源中抽取感兴趣的 QRS 复波信号。将前期研究中获得的 ECG、QRS 复波、P 波、T 波、运动伪迹及肌肉噪声的相对功率谱一并总结归纳。如图 10.6 所示。可见，QRS 复合波与 P 波、T 波及其他伪迹、干扰在频域内有区别。可设计出特殊滤波器，增强 QRS 复合波的信噪比。

带通滤波方法。依据对 ECG 信号中各种信号分量功率谱的分析，能够设计出一种从 ECG 信号中有效地筛选出 QRS 复合波的滤波器。有人研究检查了数千次心跳的 ECG 和 QRS 复合波的功率谱图，结论是滤波器在中心频率为 17Hz 的时候，QRS 复合波通过滤波器可获得最大的信噪比。假设心电信号表示为$x(n)$，

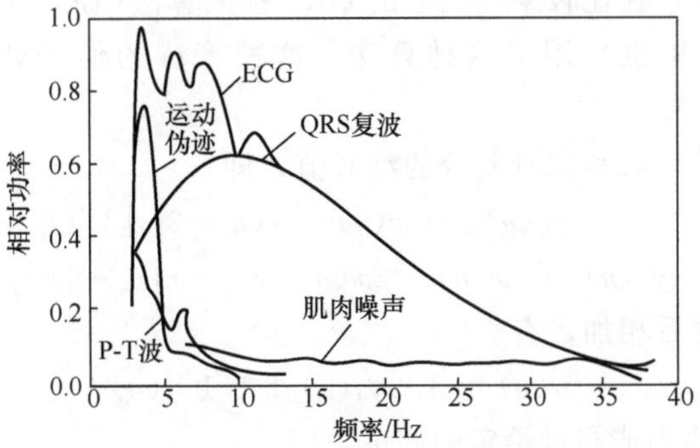

图 10.6　QRS 复波、P-T 波，肌肉噪声和运动伪迹的相对功率谱（150 次心跳的平均值）

采样率为 500Hz，设计出一个 ARMA 带通滤波器来实现。该滤波器的方程为

$$y(n)=1.875y(n-1)-0.9219y(n-2)-x(n)-x(n-2) \quad (10.15)$$

其幅频响应及滤波效果如图 10.7 所示。可见该滤波器在 17Hz 附近有最大响应，经过滤波以后，心电信号的其他分量、噪声、干扰被滤除，QRS 复合波得以突出，信噪比得到提高。

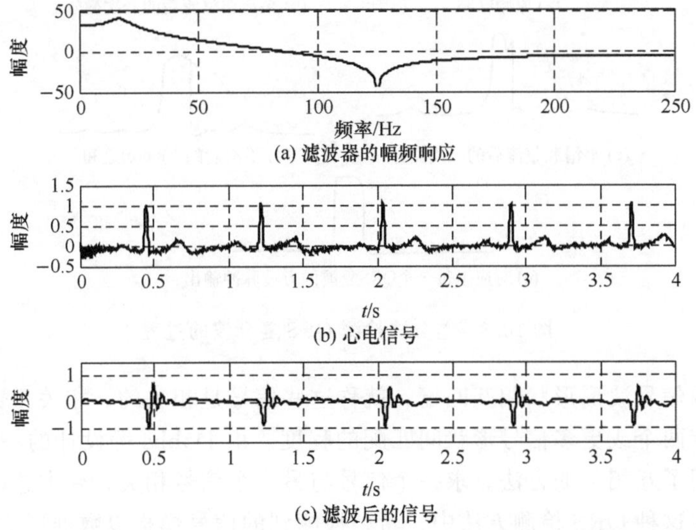

图 10.7　带通滤波器的滤波效果

差分法是构造许多 QRS 复波检测算法的基础。差分增强了具有较高频率特征的 QRS 复波，同时削弱了具有较低频率成分的 P 波和 T 波。以一阶、二阶微分为基础的算法由 Balda 提出，后经 Ahlstrom 和 Tompkins 修改用于心电信号

的高速分析。此后，在比较某些类型的 QRS 检测算法中的噪声灵敏度的问题时，Hiesen 等在 1990 年也采用了这种算法。这种算法的信号处理过程如图 10.8 所示。

计算心电信号一阶和二阶差分的绝对值，即

$$y_0(n) = | x(n) - x(n-2) | \tag{10.16}$$

$$y_1(n) = | x(n) - 2x(n-2) + x(n-4) | \tag{10.17}$$

分别乘以比例系数后相加，有

$$y_2(n) = 1.3y_0(n) + 1.1y_1(n) \tag{10.18}$$

判别 $y_2(n)$ 是否达到或超过给定的阈值，即

$$y_2(i) \geqslant 1.0 \tag{10.19}$$

一旦 $y_2(n)$ 中有数据点满足此条件，此后的数据点与这个阈值相比较。如果多数数据点等于或超过此阈值，那么这一段就可能是 QRS 复波的部分。除了检测 QRS 复合波外，该算法还有一个优点，能产生一个宽度与 QRS 复合波成比例的脉冲。算法的缺点是对高频噪声较敏感。

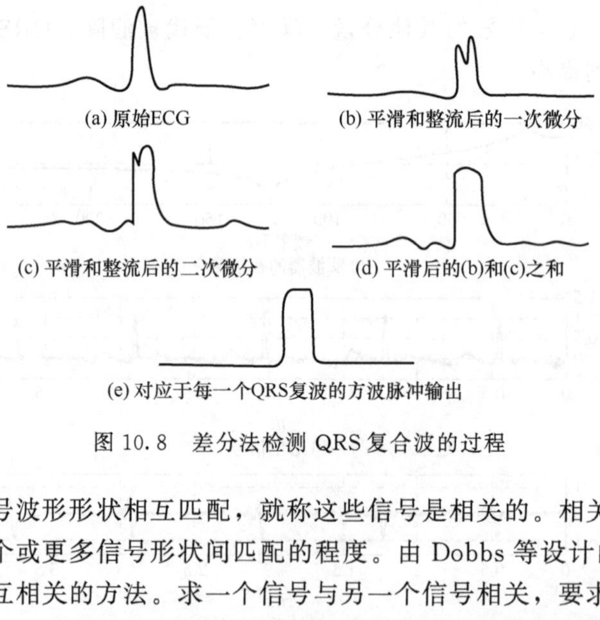

图 10.8　差分法检测 QRS 复合波的过程

如果两信号波形形状相互匹配，就称这些信号是相关的。相关系数是一个数值，它确定两个或更多信号形状间匹配的程度。由 Dobbs 等设计的一种 QRS 检测方法采用了互相关的方法。求一个信号与另一个信号相关，要求这两个信号互相对准。在这种 QRS 检测方法中，希望检测到的信号模板以数据形式存储起来。既然要计算出模板与输入信号的相关，那么输入信号应该与模板对准。Dobbs 等提出了两种对准方式。一种方法是利用每个信号上的基准点将模板和输入信号对准。这些基准点是通过其他处理方法得到的。如果模板上和信号上的基准点对准了，那么就能完成相关。另一种方法是考虑了一段输入信号和模板间的连续相关。每当一个新的信号数据点移进时，一个最老的数据点同时就从这段中移出

（一种先进先出结构）。然后，求出这一段信号与模板（与信号点相同的数目）的相关系数。这种技术不需要指定信号基准点的处理时间，可以把模板看成一个窗口，它在输入信号上每次移动一个数据点。这样，当窗口移动穿过整个信号时，至少能发生一次感兴趣的信号段与此窗口匹配。

相关系数的值总是位于+1 和−1 之间。+1 表明信号与模板准确匹配。正如前面提到的，这个系数值确定了研究中的两波形形状的匹配程度。实际信号的幅值对相关函数来说是无关紧要的。这种形状匹配或 QRS 复波的识别过程与识别信号的自然途径是一致的。

10.1.3　基于心电信号的心率变异检测

心率变异分析（heart rate variability，HRV）是一种测量连续心跳速率变化程度的方法。其计算方式主要是分析心电图或脉搏所得到的心跳与心跳间隔的时间序列。例如，记录一例正常人的心电信号 15 分钟，共包含 921 个心电周期，逐一检测每个周期中的 R 波，根据 R-R 间期得到的心率变异，如图 10.9 所示。该图显示了此人心跳速率随时间的变化情况。心脏除了自身的节律性放电引发心跳外，也受自律神经系统（autonomic nervous system，ANS）的调控。过去 20 年已有不少文献显示自律神经系统的调控与心血管疾病相关的死亡率有显著的关系，如心因性猝死（由心脏方面的原因所造成的死亡）、高血压、出血性休克和糖尿病等。另外，还发现心率变异分析可作为预测心肌梗塞后死亡率的指标。HRV 的分析一般包括时域分析和频域分析。

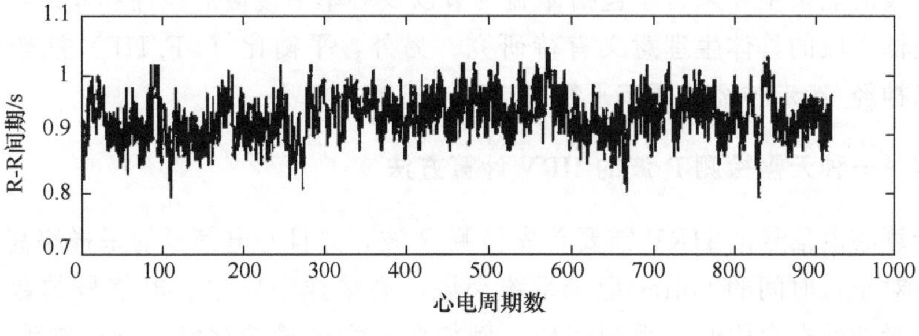

图 10.9　一例正常人的心率变异

心率变异分析首先要检测心电信号中的 R 波，计算两个相邻 R-R 波的时间间隔，构成一组时间序列。通常利用连续测量到的心电信号，直接计算与分析其相邻心跳间隔的时间序列，有短程分析和长程分析之分。短程分析的心电信号一般在几分钟到几十分钟之间，而长程分析的心电信号一般来自于 holter 心电记录系统。常见的 HRV 分析指标有：

① SDNN（standard deviation of normal to normal），全部心跳间期的标准

差，单位为微秒。反映瞬时心率离开假定平均心率的变异度，是评价整个记录过程中 HRV 的指标。24 小时心电记录的正常 SDNN 值为 141±39 毫秒。

② SDANN（standard deviation of the averages of NN intervals in all 5-minute segments of the entire recording），心电信号按照每五分钟分成连续的时段，先计算每五分钟心跳间期的标准差，再计算标准差的平均值，单位为微秒，是评价 HRV 长周期成分的指标，正常 SDANN 值为 127±25 毫秒。

③ NN50 count（number of pairs of adjacent NN intervals differing by more than 50 ms in the entire recording），心电信号中所有每对相邻心跳间期的差值超 50 毫秒的心跳个数。

④ pNN50（NN50 count divided by the total number of all NN intervals），NN50 数值除以心电信号的心跳总数。

频域分析是利用离散傅里叶变换将心跳间隔的时间序列变换到频域，以功率谱密度或是频谱密度表示。一般心率变异的频谱分析使用 200～500 个连续心跳间期的数据，因此记录需要数分钟的时间。一般的心跳间期频谱频率出现在 1Hz 以下，在 0～0.4Hz 的范围内可找到数个波峰，主要为高频区（0.15～0.40Hz）、低频区（0.04～0.15Hz）和极低频区（0.003～0.04Hz）。通过功率谱估计可获得信号的高频能量（HF）、低频能量（LF）、极低频能量（VLF）、总能量、LF/HF 及各段能量的峰值频率等多项指标。学术界一般认为：高频段反映迷走神经调制强度，其能量主要来自于呼吸活动对心脏间期信号的影响；低频段反映交感神经调制强度，其能量主要来自于包括动脉压的短期调整在内的有关机制；极低频段的能量主要来自于包括体温调节以及心率中缓慢的线性和非线性变化趋势；超低频段的具体生理意义有待研究。另外，平衡比（LF/HF）能较好地反映交感神经/迷走神经的调节平衡。

10.1.4 一种无需检测 R 波的 HRV 计算方法

计算心电信号的 HRV 需要首先检测 R 波，并且心电信号的采样率高达数百赫兹。对于长时间的 holter 记录系统来说，高采样率导致心电信号的数据量很大。海量的数据会引起一系列问题，例如要求大容量的存储设备；导致 R 波检测算法的运算量较大；要求系统配备更强的计算能力，并可能影响系统的实时分析能力。然而，从心电信号的产生机理看，正常人的心电周期在 0.8 秒左右，即心跳频率为 1.25 赫兹。按照采样定理，采样率为几赫兹，即可完成 HRV 的计算。但是，当采样率过低时，R-R 间期的误差可能达到一个采样间隔。这样的误差太大，以至于不能使用。因此，基于 R-R 间期的 HRV 计算方法必须要求高的采样率。既然理论上，几赫兹的采样率就可完成 HRV 计算，那么新的 HRV 计算方法一定是无需 R 波检测的。Barros 在 2001 年发现了这样的算法，其采样率只要达到 5 赫兹即可，无需 R 波的检测，该方法计算效果与传统方法一致。下面简要介绍这种方法。

由于心率变异表征了心跳频率随时间的变化，因此心率变异反比于相邻 R 波间期。假设连续 R 波的间期表示为一个时间序列 $\boldsymbol{\tau}=[\tau_1, \tau_2, \cdots, \tau_n]$，则心率表示为 $\boldsymbol{r}=[60/\tau_1, 60/\tau_2, \cdots, 60/\tau_n]$，单位是次/分钟。极端情况下，假设心跳是完全周期的，有 $\tau_1=\tau_2=\cdots=\tau_n=T$，则心电信号有一个基本频率是 $\omega_0=2\pi/T$。于是，心电信号的功率谱在 ω_0、$2\omega_0$、$3\omega_0$、…频点处存在谱峰。心率变异 HRV 体现于 ω_0 中。根据抽样定理，要估计 ω_0，只要抽样频率大于 $2\omega_0$ 即可。然而，心跳频率不是一个常数，ω_0 是随时间变化的。为了说明这种变化，可以用频率调制的概念来解释。我们认为心电信号的基本频率受某些因素调制，使得基本频率是时变的，如心率受呼吸运动的调制。为了估计频率调制，可以用瞬时频率来实现。假设某个信号表示为 $s(t)$（在离散条件下表示为 $s(n)$，下面的所有的连续量都可以离散实现），则信号的瞬时频率 $\omega(t)$ 可由 Hilbert 变换实现，即

$$\omega(t)=\frac{\mathrm{d}\phi(t)}{\mathrm{d}t}, \quad \phi(t)=\arctan\left(\frac{-\mathrm{H}[s(t)]}{s(t)}\right) \tag{10.20}$$

其中，$\mathrm{H}[s(t)]$ 是心电信号 $s(t)$ 的 Hilbert 变换。

我们先研究心电信号 $x(t)$ 的时频谱，其计算方法为

$$P(t, f)=\frac{1}{2}\left|\int \mathrm{e}^{-2\pi f\tau}x(\tau)h(\tau-t)\mathrm{d}\tau\right|^2 \tag{10.21}$$

其中，$h(\tau-t)$ 是一个时间窗函数。

对某一例心电信号时频谱的计算结果如图 10.10 所示。可见，心电信号在大于 1 赫兹附近存在时变的谱峰，同时在 1 倍频附近也存在时变的谱峰。大于 1 赫兹附近的谱峰是我们关注的重点，体现了 HRV 的时变情况。因此，我们只需跟踪大于 1 赫兹附近的时变谱峰即可计算出心电信号的 HRV。该算法正是基于这样的思路实现的。

对心电信号的时频谱 $P(t, f)$，在一个给定的频率范围内搜索 $P(t, f)$ 的最大值，得到 t 时刻谱峰对应的频率为 $\delta(t)$，即

$$\delta(t)=\arg\max_{f}[P(t, f)]_{\delta(t^-)-\alpha}^{\delta(t^-)+\alpha} \tag{10.22}$$

其中，α 是搜索的频率范围；$\delta(t^-)$ 是上一个时刻搜索到的谱峰对应的频率值，即在 t 时刻，仅对时频谱 $P(t, f)$ 在 $[\delta(t^-)-\alpha \quad \delta(t^-)+\alpha]$ 频率范围内搜索最大值对应的频率。

α 的数值一般取 0.3～0.5 就可得到较好跟踪效果。实际上，式（10.22）是一个迭代的搜索过程，即已知上一个时刻心电信号的瞬时频率，就可搜索到下一个时刻心电信号的瞬时频率。大小适中的 α 值使得心电信号的瞬时频率不会发生跳变，前后时刻的瞬时频率总是比较接近。这样的措施与生理现象也是一致的，

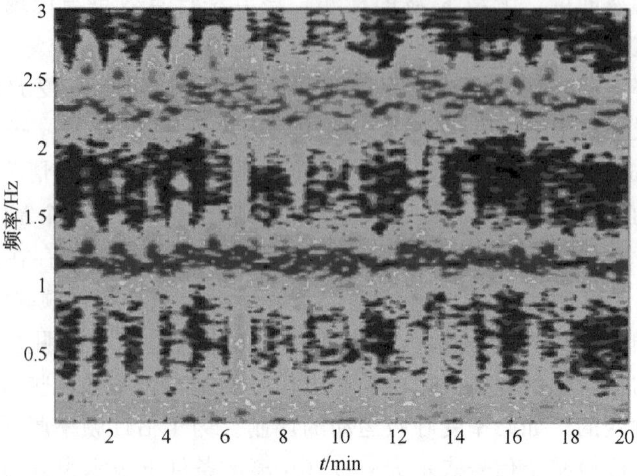

图 10.10 某一例心电信号的时频谱

因为心跳频率在短时间内是不会发生剧烈变化的。

最后，我们采用带通滤波器对跟踪到的 $\delta(t)$ 进行进一步滤波，而滤波器的频率响应与短期中心频率保持一致。为了实现这样的目的，滤波器是特殊设计的一个 Gabor 原子。该原子的中心频率是心电信号短期瞬时频率的平均值，即

$$\varphi(t)=\frac{1}{2\pi}\frac{\mathrm{d}}{\mathrm{d}t}\left[\exp\left(-\pi\left[\frac{\overline{\delta(t)}t}{2}\right]^2\right)\cos\left(2\pi t\int_{\Omega}\delta(\tau)\mathrm{d}\tau\right)\right],\quad \overline{\delta(t)}=\frac{1}{\Omega}\sum_{\Omega}\delta(t) \tag{10.23}$$

其中，Ω 是一个较短的时间间隔，经过尝试可得。

于是，滤波后的信号为

$$s_{\Omega}(t)=\int_{\Omega}x_{\Omega}(t)\varphi(t-\tau)\mathrm{d}\tau \tag{10.24}$$

总结该算法的计算步骤：采集心电信号，表示为 $x(t)$；计算心电信号的时频谱 $P(t,\ f)$，基于短时傅里叶变换即可完成；在指定的频率范围内搜索时频谱的谱峰对应的频率值 $\delta(t)$；把信号 $x(t)$ 划分成小段，每一段的持续时间为 Ω，每一段信号表示为 $x_{\Omega}(t)$；计算 Ω 内的中心频率，根据式（10.24）进行滤波得到 $s_{\Omega}(t)$；根据式（10.20），用 $s_{\Omega}(t)$ 代替 $s(t)$ 计算相应的瞬时频率，即得到 t 时刻心电信号的瞬时频率。

从 MIT-BIH 的数据库中选择一例心电信号，包含了 1400 个心跳。利用该算法得到的心电瞬时频率与传统的 RR 间期相比较，如图 10.11 所示。可见，这两种方法得到的结果是非常一致的。该方法的优点是无需对心电信号进行 R 波检测，心电信号的采样率可以低到 5Hz。

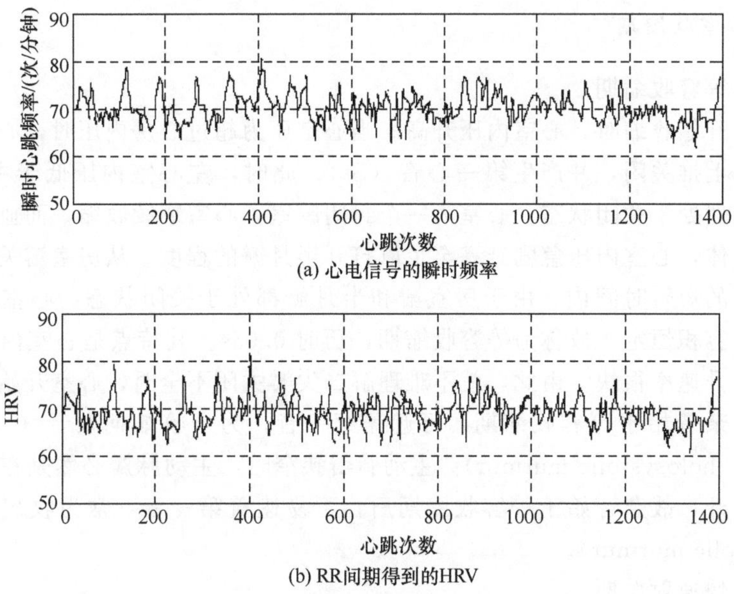

图 10.11　两种心率变异计算方法的比较

10.2　心音信号的分析与处理

10.2.1　心动周期与心音图

心脏一收一舒的机械活动周期称为心动周期。心脏的 4 个腔各有其自身的活动周期，但因心室在心脏泵血中起主要作用，故临床上心动周期通常是对心室的活动周期而言。熟悉心动周期中心脏内压力、容积、瓣膜开闭和血流方向等的变化，对理解心音、额外心音、心脏杂音及心脏摩擦音的产生机制和听诊特点很有帮助。参考心脏解剖结构，以左心室为例对心动周期的各时相作一简介。

在心动周期中，心室收缩期比心室舒张期短，心房收缩期又比心室收缩期短。以健康成人平均心率 75 次/分钟计算，则一个心动周期平均为 0.8s，其中心房收缩期为 0.1s，舒张期为 0.7s，心室收缩期为 0.3s，舒张期为 0.5s。整个心脏都处于舒张状态的全心舒张期，历时约 0.4s。

1. 心房收缩期

心房收缩使心房容积变小，内压升高，将心房内剩余血液排入心室，使舒张状态的心室得到进一步充盈，其充盈量占正常人回心充盈血量的 10～30%。此期，可产生第四心音（S_4）。

2. 心室收缩期

（1）等容收缩期

心室开始收缩时，心室内压升高。当心室压力超过心房内压时，心室内血液将房室瓣上推关闭，并产生第一心音（S_1）。此时，左心室内压低于主动脉压，半月瓣仍然处于关闭状态。心室为一个封闭腔室，心室继续收缩，而血液是不可压缩的液体，心室内压急剧升高至足以打开半月瓣的程度。从房室瓣关闭到半月瓣开放前的短暂时间内，由于房室瓣和半月瓣都处于关闭状态，心室收缩不射血，心室容积恒定，故称为等容收缩期，历时 0.05s。其特点是心室内压大幅升高，且上升速率很快。由此，就不难理解二尖瓣关闭不全时，心室开始收缩就有反流，故杂音始于等容收缩期，可遮盖第一音，为全收缩期杂音（pansystolic murmur，holosystolic murmur）。主动脉瓣狭窄时，主动脉瓣必然是在等容收缩期后才打开，故杂音始于等容收缩期后，不易遮盖第一音，常为收缩中期杂音(midsystolic murmur)。

（2）快速射血期

左心室内压力急剧升高，一旦超过主动脉压时，主动脉瓣即被打开，血液由心室迅速射入主动脉，随着心室肌的强烈收缩，心室内压很快升高达高峰，心室容积迅速缩小，这时射入动脉的血液量最多，占总射血量的 70～80%，而且流速很快，故称为快速射血期，历时约 0.10s，相当于整个收缩期的 1/3 左右。当主、肺动脉瓣狭窄或主、肺动脉根部扩张时，可产生喷射音。

（3）缓慢射血期

快速射血期之后，大量血液流入主动脉使主动脉压增高，由于心室内血液减少，心肌收缩力减弱，此时心室容积虽然还在继续缩小，但缩小速度缓慢，射血速度也逐渐减慢。其间射出的血量占总射血量的 10～30%，故称为缓慢射血期，历时约 0.15s，相当于整个收缩期的 2/3 左右。由于喷射中的血液具有较大的动能和惯性，当心室内压已降至略低于主动脉内压时，血液仍能继续进入主动脉，使心室容积继续缩小，直至收缩期室内压达最低值，射血才终止。

3. 心室舒张期

（1）等容舒张期

心室开始舒张后，心室内压下降，当它低于主动脉压时，主动脉内血液向心室方向反流，推动半月瓣关闭，产生第二心音（S_2）。此时心室内压仍然高于心房内压，房室瓣仍然处于关闭状态，心室又再次成为一个封闭腔室，由于半月瓣和房室瓣都关闭，心室舒张不纳血，心室容积恒定，故称为等容舒张期，历时 0.06s。其特点是室内压大幅下降，且下降速率很快。结合临床，就能理解主动脉瓣关闭不全和二尖瓣狭窄时心脏杂音的特点。当心室开始舒张，室内压下降至低于主动脉压时，如主动脉内血液向心室方向反流，主动脉瓣关闭不严，故为与第二心音同时开始的舒张早期杂音。二尖瓣狭窄时，只能在等容舒张期后，二尖瓣开放血液快速充盈时才出现湍流，故杂音常始于等容舒张期后，为舒张中晚期杂音。

(2) 快速充盈期

等容舒张期后，心室继续舒张，当心室内压下降至低于心房内压时，房室瓣开放，心房内和大静脉血液被快速“抽吸”流入心室，心室容积迅速增大，称为快速充盈期，历时0.11s。如果二尖瓣、三尖瓣狭窄，使房室瓣开放突然受阻而产生开瓣音（opening sound，OS)。此期因处于全心舒张期，心室内压接近于零，甚至形成负压，大静脉内的血液可直接经心房流入心室参与快速充盈，其充盈量占舒张期总充盈量的70～80%，是心室充盈期的主要阶段。虽然学术界对第三心音（S_3）产生机制的意见尚不完全一致，但S_3发生的时间与心室快速充盈及血流快速下降相关。

(3) 缓慢充盈期

快速充盈期后，随着心室内血液不断增多及压力升高，心室、心房和大静脉之间的压力梯度逐渐减小，血液流入心室的速度逐渐减慢，称为缓慢充盈期，历时约0.22s。

综上所述，心室收缩期包括等容收缩期和射血期（快、慢射血期)。心室舒张期包括等容舒张期和充盈期（快、慢充盈期和心房收缩期)。心室的舒缩是心脏充盈和射血的动力，瓣膜的开闭是保证血液在心脏内单向流动的关键，也是理解心音和心脏杂音产生机制的基本理论。

10.2.2　听诊器及体表听诊区

1. 听诊器

心脏瓣膜及相关组织的振动可传播到体表，形成体表心音。体表振动形成的声波可通过听诊器集中传至耳，由于胸壁与耳之间的空气会使高频振动减弱，故最有效的办法是借助55～60cm长、直径为0.5～1.0cm的塑料管听诊器，如图10.12所示。管壁越厚，越能抵消外来噪声。听诊器体件有钟型和膜型两种，由于体件收集声音的效果与它的直径成正比，故应尽可能大而实用，只有小儿和瘦弱患者才用小的钟型、膜型体件。耳件长轴应与外耳道长轴平行，如果耳件向后放，耳件开口朝向外耳道壁会减弱声音，故耳件既要带着舒适又能封严排除外来噪声。钟型体件要轻轻扣在皮肤上，刚好能抵消噪声，用力过大会绷紧皮肤，形成隔膜削弱低频音；相反，膜型体件要紧紧压在皮肤上。高频（高调）音，如第一心音、收缩期喀喇音和高调杂音（如瓣膜关闭不全）最好用膜型体件听，能使低频音衰减。第三、第四心音和来自于二尖瓣、三尖瓣的舒张期杂音，最好用钟型体件听。由于听诊器的使用依赖于医师的经验，所以听诊结果常常比较主观。随着数字技术的发展，目前市面上已经出现了电子听诊器，能够记录心音并能对心音进行简单的信号处理，获得较为客观的分析结果。

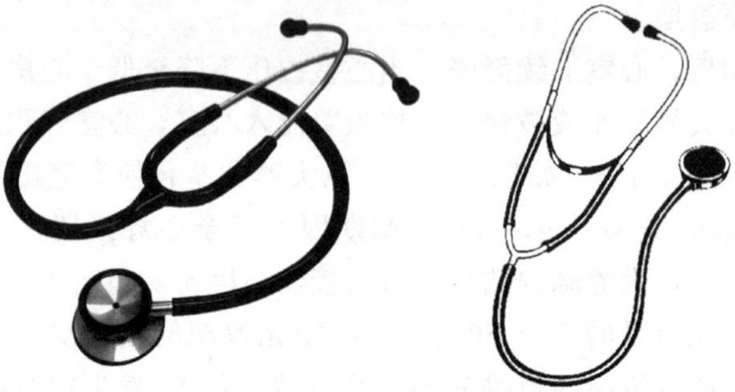

图 10.12　钟型听诊器和膜型听诊器

2. 听诊区

各听诊区是以心脏各瓣膜的名称命名的，但它与心脏各瓣膜的解剖部位并不完全一致。实际上，它是心脏各瓣膜开闭时产生声音沿着血流方向传导到胸壁最清楚的特定部位。传统的听诊区有 5 个，如图 10.13 所示。心尖区（二尖瓣区）：位于心尖搏动处，心脏大小正常时，多位于第 5 肋间左锁骨中线稍内侧；心脏增大时，应随心尖位置向左或左下移位。胸骨左缘第 2 肋间（肺动脉瓣区）。胸骨右缘第 2 肋间（主动脉瓣区）。胸骨左缘第 3、第 4 或第 5 肋间附近（三尖瓣区）。实际上听诊绝不仅仅限于这些区域，因为有些重要体征常常出现在其他区域，如右胸骨旁、剑突下、腋下、颈部和肩胛间区。有些肺气肿患者，心音在上腹部最清楚。

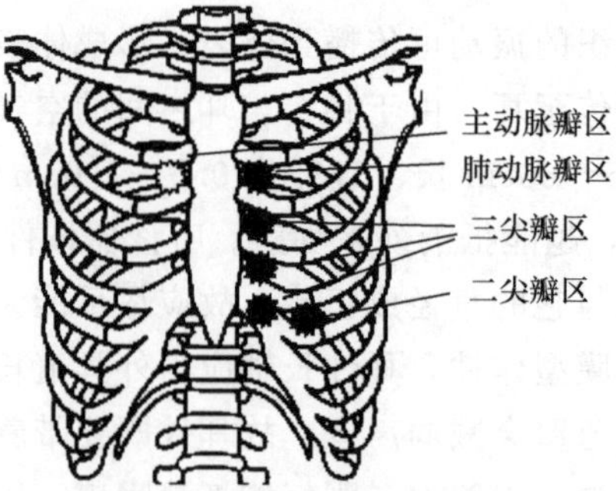

图 10.13　胸部体表的心音听诊区

10.2.3　心音信号的频域及时频域分析

下面在频域及时频域对心音信号进行分析。尽管心音信号是非平稳信号，如果仅关注心音信号的整体频谱情况，而不关注心音信号在某个时刻的频谱，可利用傅里叶变换对心音信号在频域进行分析，如图 10.14 所示。可以看出，正常心音信号的主要频率分量在 200Hz 以内。带有杂音的一例心音信号（图 10.15），发生于心脏收缩期，由主动脉瓣狭窄引起。另一例带有杂音的心音信号（图 10.16），发生于心脏收缩期，由肺动脉狭窄引起。可见，带有杂音的心音信号的频谱在大于 200Hz 还有较强的分量存在。可以推断，较高频率的分量是由杂音引起的，这一结论可从时频分析得到验证。

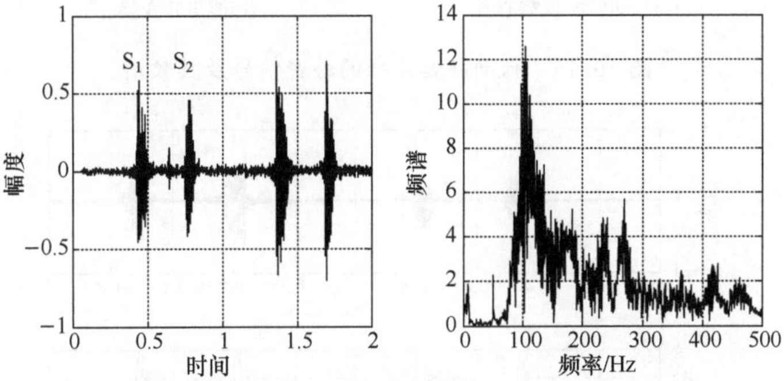

(a) 正常的心音信号　　(b) 傅里叶变换

图 10.14　一例正常心音信号及其频谱

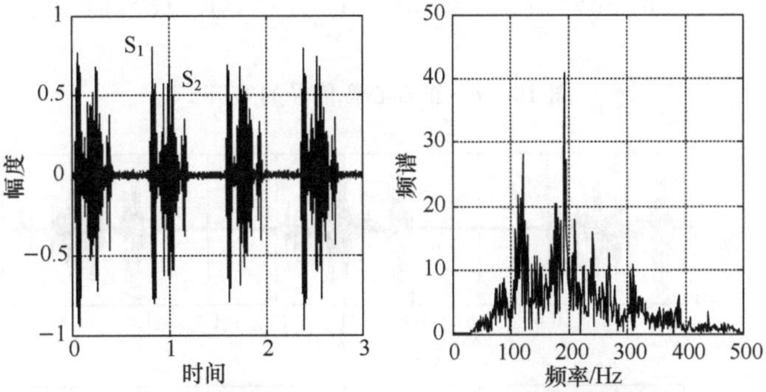

(a)主动脉瓣狭窄心音　　(b)傅里叶变换

图 10.15　主动脉瓣狭窄的心音信号及其频谱

这里选用最简单的 STFT 对以上心音信号进行时频分析，如图 10.17～图 10.19 所示。进一步发现杂音具有较高的频率，而心音具有相对较低的频率。从定性上看，不同时频分析方法得到的结论是一致的。从定量上看，不同的时频分析方法在时间和频率分辨率上有差别。

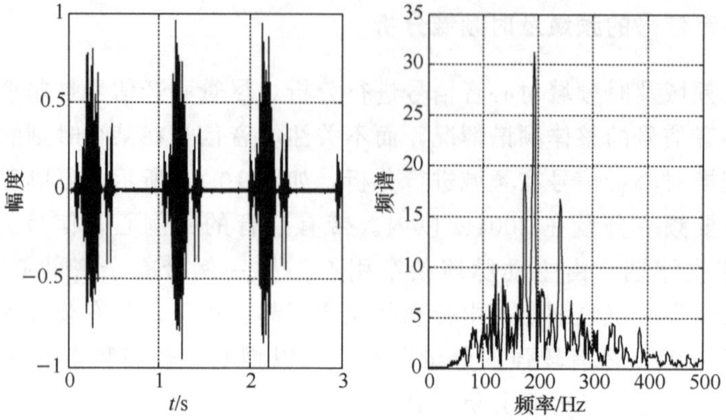

(a)肺动脉瓣狭窄心音　　　　(b)傅里叶变换

图 10.16　肺动脉瓣狭窄的心音信号及其频谱

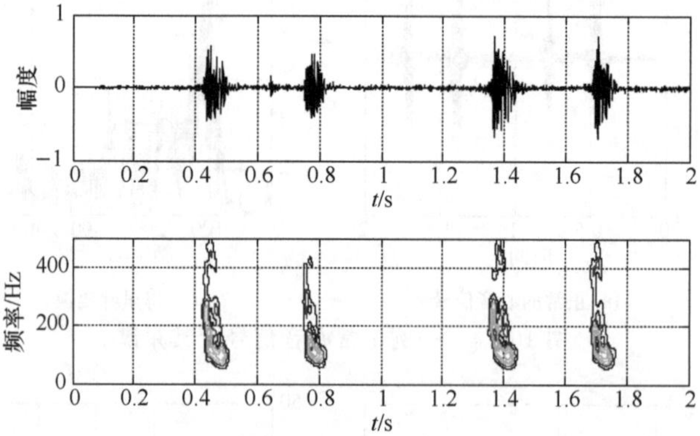

图 10.17　正常心音信号的 STFT

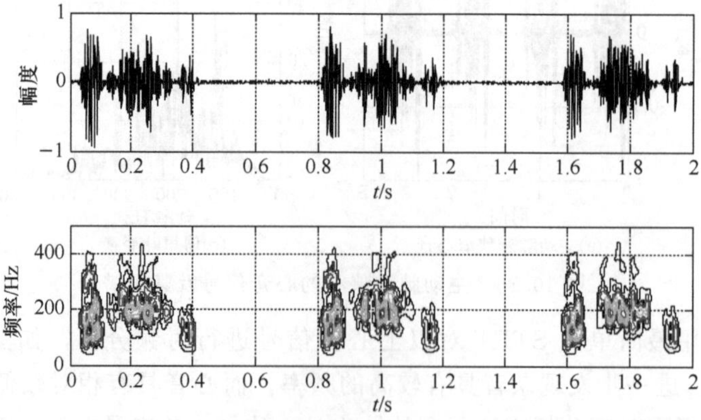

图 10.18　主动脉瓣狭窄心音信号的 STFT

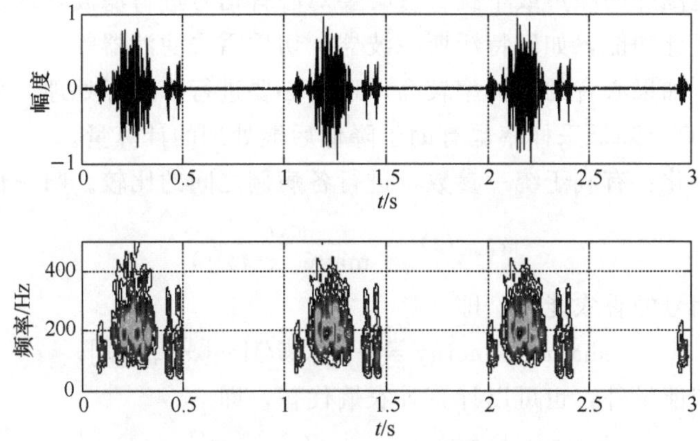

图 10.19　肺动脉瓣狭窄心音信号的 STFT

10.2.4　心音包络的提取方法及分析

心音信号是快速变化的非平稳信号，信号波动复杂多变。例如，一例心音信号与相应包络如图 10.20 所示。心音包络显然比心音信号更简洁，变化相对缓慢，包络同样蕴含了丰富的生理信息，如心音的幅度、心音的持续时间、舒张期和收缩期的持续时间、心杂音的幅度和持续时间等。从这些信息中也可反映出心脏的健康状况。下面介绍几种常用的心音包络提取方法。

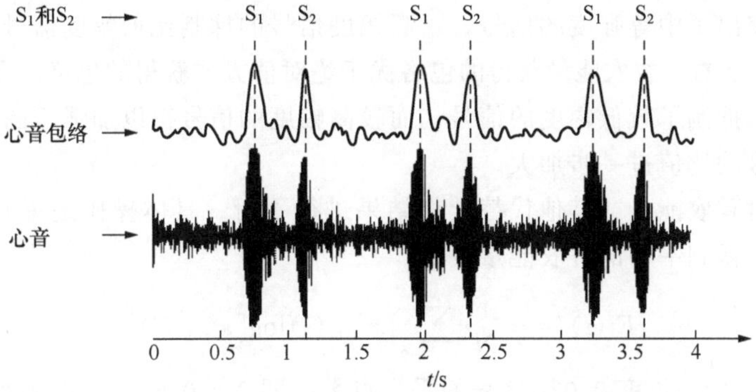

图 10.20　一例心音信号与相应的包络

1. 香农包络

提取包络之前，首先进行预处理。

滤波：心音信号即使包括心杂音在内其频率范围往往不超过 600Hz。为了消除在此频率范围外的噪声或干扰，有必要对心音信号进行滤波处理。常见的滤波器都可以完成此功能，如巴特沃斯滤波器、切比雪夫滤波器等。

降采样：如果心音的采样率较高，还有必要进行降采样处理，采样率降低到2kHz较为适宜，降低采样率也有助于降低后继处理的计算量。

幅度归一化：有利于统一参数，进行各病例之间的比较。归一化计算为

$$x_{\text{norm}}(t) = \frac{x(t)}{\max(|x(t)|)} \tag{10.25}$$

再计算心音信号的香农能量，即

$$\text{shannon energy} = -x_{\text{norm}}^2(t)\log[x_{\text{norm}}^2(t)] \tag{10.26}$$

除了计算香农能量外，也可以计算香农熵代替，即

$$\text{shannon entropy} = -|x(t)|\log[|x(t)|] \tag{10.27}$$

或者信号的绝对值代替，即

$$\text{absolute value} = |x(t)| \tag{10.28}$$

或者用信号的平方代替，即

$$\text{square value} = x^2(t) \tag{10.29}$$

正常心音信号的相关计算如图10.21所示。可见，不同的代替方式导致最终的心音包络是有区别的。为了更清楚地认识到这些区别，我们把不同的计算方式用曲线表示出来，如图10.22所示。可见，图10.21（c）的香农熵使低幅度的信号加强，噪声被放大了，导致包络不清晰，不利于后继生理参数的提取；图10.21（d）的绝对值方式对所用幅度的信号赋予相同的权值；图10.21（b）的香农能量突出了中等强度的信号，对高幅度信号的抑制比低幅度信号的抑制更显著。从这一点看，香农能量获得的包络优于绝对值方式获得的包络。图10.21（e）平方值方式抑制了较低幅度的信号，而较高幅度的信号得以加强，高幅度信号与低幅度信号的比值进一步加大。

然后对香农能量或其他代替计算结果进行平滑。具体操作是每0.02秒信号作为一段，得到平均的香农能量，即

$$E_s(t) = -\frac{1}{N}\sum_{i=t-N/2}^{t+N/2}\{x_{\text{norm}}^2(i)\log[x_{\text{norm}}^2(i)]\} \tag{10.30}$$

其中，变量 N 是长度0.02s信号的采样点数，即 $N=0.02f_s$，f_s 为采样频率。

如果 $f_s=2000$，则 $N=44$。对平均的香农能量去除均值和方差归一化，得到心音信号的香农包络，即

$$P(t) = \frac{E_s(t) - M(E_s(t))}{S(E_s(t))} \tag{10.31}$$

其中，$M(\cdot)$ 表示取均值；$S(\cdot)$ 表示取标准差。

以香农能量计算出的香农包络如图10.23所示。

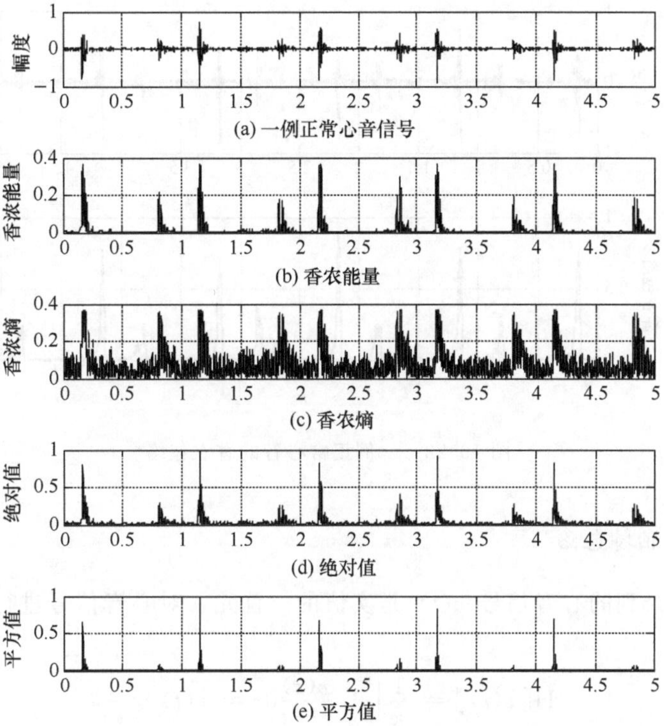

图 10.21　一例正常心音信号的相关计算

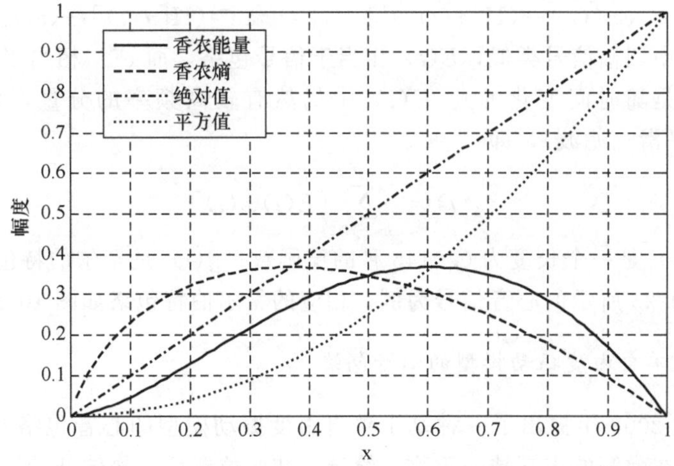

图 10.22　计算包络的不同方式

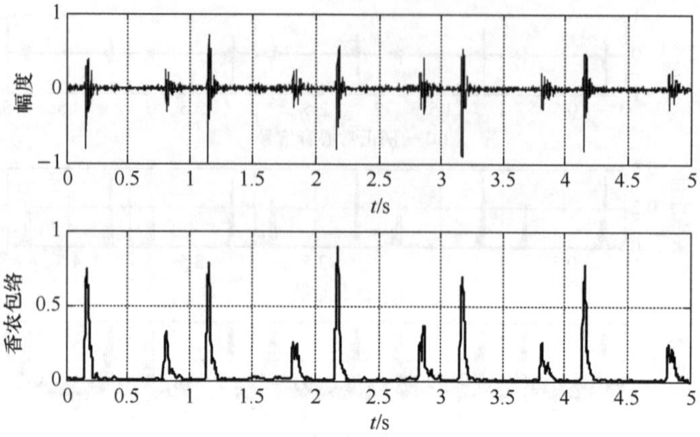

图 10.23 一例正常心音的香农包络

2. 希尔伯特包络

仪器记录到的心音信号 $x(t)$ 是实值的。首先，对心音信号进行希尔伯特变换，即

$$H[x(t)] = \frac{1}{\pi}\int_{-\infty}^{\infty} \frac{x(\tau)}{\tau - t}d\tau = x(t) * \frac{1}{\pi t} \tag{10.32}$$

构造出心音的解析信号，并进一步表示成调幅信号的形式，有

$$A[x(t)] = x(t) + jH[x(t)] = E(t)e^{j\phi(t)} \tag{10.33}$$

其中，$E(t) = \sqrt{x^2(t) + (H[x(t)])^2}$；$\phi(t) = \tan^{-1}(H[x(t)]/x(t))$。

与通信中调幅信号类似，$E(t)$ 相当于信号包络，而 $e^{j\phi(t)}$ 相当于载波（只不过载波频率是随时间变化的）。$E(t)$ 中仍然有较高频率的分量，可进一步对 $E(t)$ 进行平滑（滤波），即

$$g(t) = \sum_{i=t-N/2}^{t+N/2} [E(i)w(i)] \tag{10.34}$$

其中，$w(\cdot)$ 是一个长度为 0.0145 秒的窗函数；$g(t)$ 是希尔伯特包络。

以图 10.23 所示的心音信号为例，相应的希尔伯特包络如图 10.24 所示。

3. 基于单自由度振动模型的心音包络

Choi 在 2008 年提出了一种基于单自由度振动模型的心音包络提取新方法。大家知道，在弹簧的末端挂一重物，给定一初始位置后，物体开始振荡，振动方程可表示为

$$my''(t) + cy'(t) + ky(t) = x(t) \tag{10.35}$$

其中，m 表示重物的质量；c 表示衰减系数；k 表示弹簧的刚度系数；$y(t)$ 是方

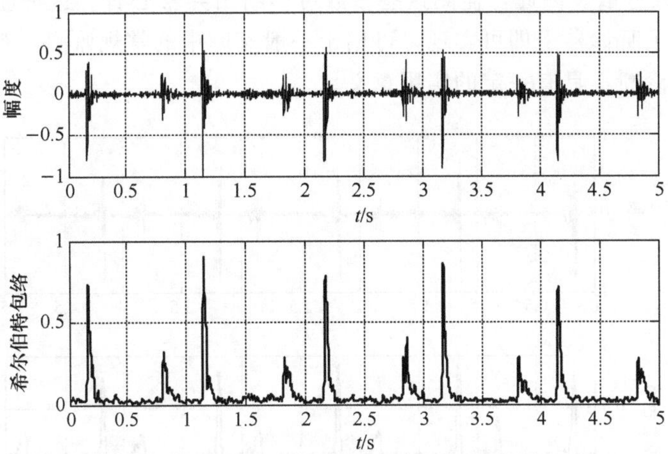

图 10.24　一例心音信号的希尔伯特包络

程的输出，表示包络；$x(t)$ 是方程输入，表示心音信号。

其原理可以这样理解，$x(t)$ 是快速振动的信号，经过弹簧系统后，由于阻尼的存在，输入信号中快速振动的部分被滤除了，输出慢变的部分，即心音的包络 $y(t)$。式（10.35）中，因为 $x(t)$ 没有解析表达式，所以该方程没有解析解，可用数值方法求给定输入序列 $x(t)$ 对应的输出 $y(t)$。调节参数 m、c 和 k，可以获得最佳的包络。由于阻尼的原因，输出 $y(t)$ 不能及时响应输入 $x(t)$，因此 $y(t)$ 与 $x(t)$ 存在一定的时差，需要特别补偿一下。一例正常心音的振动模型包络如图 10.25 所示。

基于心音包络提取的心脏健康状况参数及诊断方法。获得心音包络后，可定义一些有意义的参数，用以诊断心脏的健康状况。现有文献中定义的参数如图 10.26 所示。给定一个阈值 TH，可检测到第一心音 S_1、第二心音 S_2 等，于是可得参数 T1、T2、T11、T12。T1 表示 S_1 的持续时间，T2 表示 S_2 的持续时间，T11 表示相邻两个周期的 S_1 间期，T12 表示同一周期中 S_1 开始到 S_2 结束的间期。连续测量心音信号的数十个周期，可得到这些参数的序列。对于正常人的心音，这些参数都在一定的范围内，而异常心音的这些参数会超过正常范围。例如，出现心音分裂时，T1 或 T2 将会变大；出现心律不齐时，T11 表现出很强的分散性；出现收缩期与舒张期的比例不当时，T12 会变化。为了使这些参数更具表现力，可用图形表现出来。例如，将［T1 T2］和［T11 T12］以散点图的形式画在二维平面上，如图 10.27 所示。图中正常组的［T1 T2］在［0.1 0.1］附近，而异常组的［T1 T2］较分散，均大于 0.1，说明异常心音 S_1、S_2 的持续时间增大了；正常组的［T11 T12］在［0.8 0.4］附近，而异常组的

[T11 T12]较分散。因此，监测这些参数可诊断出异常心音。这种监测方法比较简单，在电子听诊器上即可实现，可用于一般家庭中的常规监测，有利于心血管疾病的早期诊断，具有一定的实用意义。

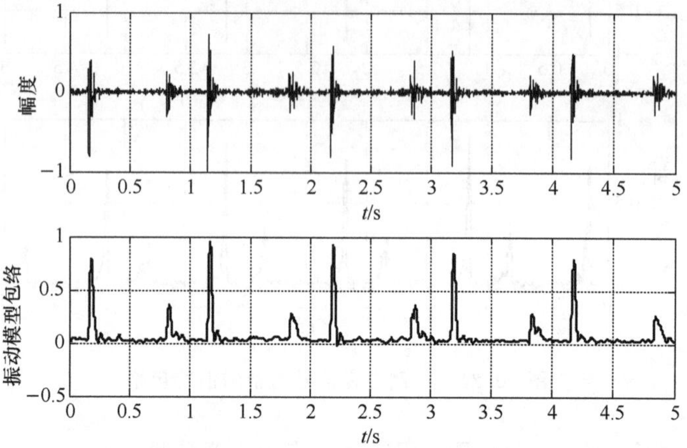

图 10.25 一例心音信号的单自由度振动模型包络

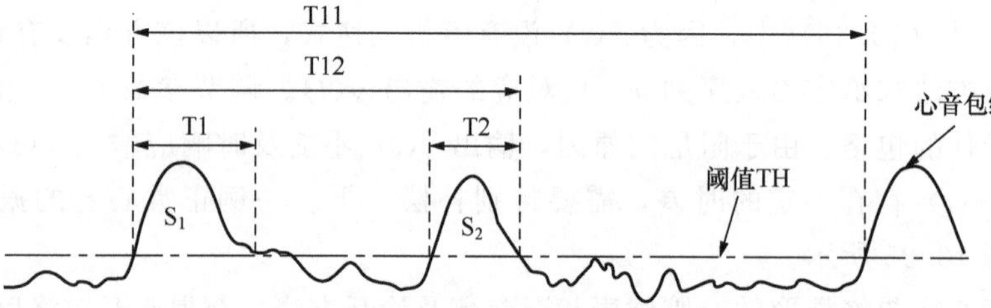

图 10.26 基于心音包络定义的参数

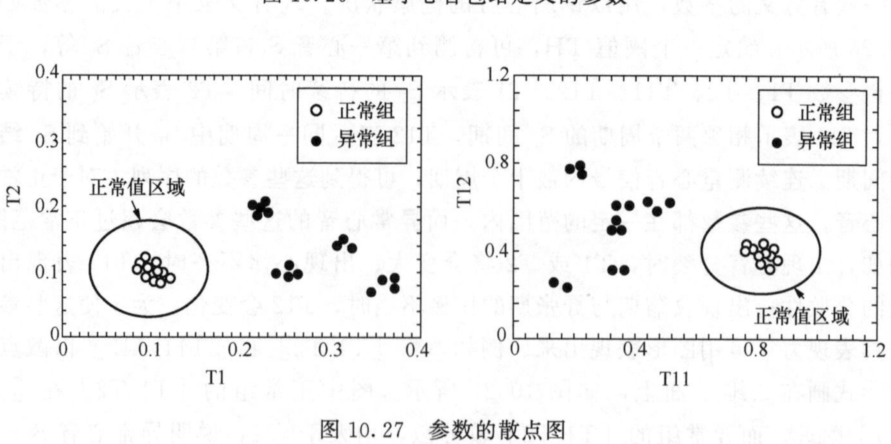

图 10.27 参数的散点图

10.2.5　心音信号循环平稳特性

从心音产生的机制看，心脏的各腔室及瓣膜在每一个周期中重复着相同的机械运动，因此心音具有周期性，即循环平稳特性。所谓循环平稳（cyclostationary），是指信号的各阶统计特征随时间周期变化，其概念最先由 Gardner 确立。例如，信号的均值随时间周期变化，称一阶循环平稳；信号的相关函数随时间周期变化，称二阶循环平稳。心音不是完全循环平稳的，因为心脏的搏动周期是变化的，心音并不是严格周期重复的。定性的结论为心音同时具有部分循环平稳特性和部分平稳特性。通过下面的分析来验证这一结论。

假设心音表示为 $x(t)$，具有周期为 T_0 的循环周期。由于心音是多种振动的叠加，心音的循环周期应是一个集合，这里暂时用 T_0 表示。为了研究心音的循环特性，考虑如下形式的时变自相关函数，即

$$R_x(t,\tau) \triangleq \lim_{N\to\infty}\frac{1}{2N+1}\sum_{n=-N}^{N}x(t+\tau/2+nT_0)x^*(t-\tau/2+nT_0) \qquad (10.36)$$

其中，$R_x(t,\tau)$ 是关于时间 t 和周期 T_0 的函数。

为了研究 $x(t)$ 在循环频率域的特性，把 $R_x(t,\tau)$ 展开成 Fourier 级数，即

$$R_x(t,\tau) = \sum_{m=-\infty}^{+\infty}R_x^{m/T_0}(\tau)\mathrm{e}^{\mathrm{j}2\pi mt/T_0} \qquad (10.37)$$

令 $m/T_0=\alpha$，表示心音的循环频率，则 R_x^{m/T_0} 表示为 R_x^α，则 Fourier 级数的系数 $R_x^\alpha(\tau)$ 表示为

$$R_x^\alpha(\tau) = \langle x(t+\tau/2)x^*(t+\tau/2)\mathrm{e}^{-\mathrm{j}2\pi\alpha t}\rangle_t \qquad (10.38)$$

其中，$\langle\cdot\rangle_t$ 表示时间域内平均；$R_x^\alpha(\tau)$ 被称为循环自相关函数。

以心音的二阶循环谱自相干函数来研究心音的循环平稳特性。它是一种用来刻画特定循环频率处信号循环平稳特性强弱的统计量，即

$$\rho_x^\alpha(f) = \frac{S_x^\alpha(f)}{[S_x^0(f-\alpha/2)S_x^0(f+\alpha/2)]^{1/2}} \qquad (10.39)$$

其中，$S_x^\alpha(f)$ 是信号在 α 处的循环功率谱密度函数，且 $S_x^\alpha(f)$ 和 $S_x^0(f-\alpha/2)$ 分别表示为

$$S_x^\alpha(f) = \int_{-\infty}^{+\infty}R_x^\alpha(\tau)\mathrm{e}^{-\mathrm{j}2\pi f\tau}\mathrm{d}\tau \qquad (10.40)$$

$$S_x^0(f-\alpha/2) = \int_{-\infty}^{+\infty}R_x^0(\tau)\mathrm{e}^{-\mathrm{j}2\pi(f-\alpha/2)\tau}\mathrm{d}\tau \qquad (10.41)$$

$\rho_x^\alpha(f)$ 是 α 和 f 的二维函数。一般的，循环谱相干函数的幅值不会超过 1，即 $|\rho_x^\alpha(f)|\leqslant 1$。若 $|\rho_x^\alpha(f)|=1$ 表示信号在循环频率 α、频率 f 处是完全相干的；反之，表示信号不完全相干。$\rho_x^\alpha(f)$ 越大，表示信号在循环频率 α、频率 f 处的相干性越强。从 $\rho_x^\alpha(f)$ 的幅度图可以研究心音的循环平稳特性。下面分别以正常

心音和 S_1 分裂为例计算心音的谱自相干函数，如图 10.28 所示。图中显示了心音在循环频率区间［−5 5］Hz、频率在［−500 500］Hz 内的谱自相干特征。可以发现，每个心音的谱相干特征在很大程度上是离散分布在循环频率轴上的，在不同循环频率处的谱相干性不同。一般的，心音在 0 循环频率处的相干性较强，随着循环频率的增加，相干性有减弱的趋势。这说明心音不仅具有循环平稳特性，也具有平稳特性。不同病理特征的心音在不同循环频率处的相干性分布也是不同的。图 10.28 的两种心音说明，无论是正常的心音，还是异常的心音在某些特定循环频率处都具有显著的循环平稳特征。与功率谱分析方法和时频分析方法不同的是，心音的循环谱提供了更多的信息。如果心音特征在功率谱上被其他干扰信号掩盖，这些特征在循环频率域中则可以被清晰地分辨。相干性较强的循环频率一般呈倍数关系。在图 10.28（a）中，相干性较强的循环频率出现在 1.28、2.56、3.84、…附近，称最小的循环频率为基本循环频率。

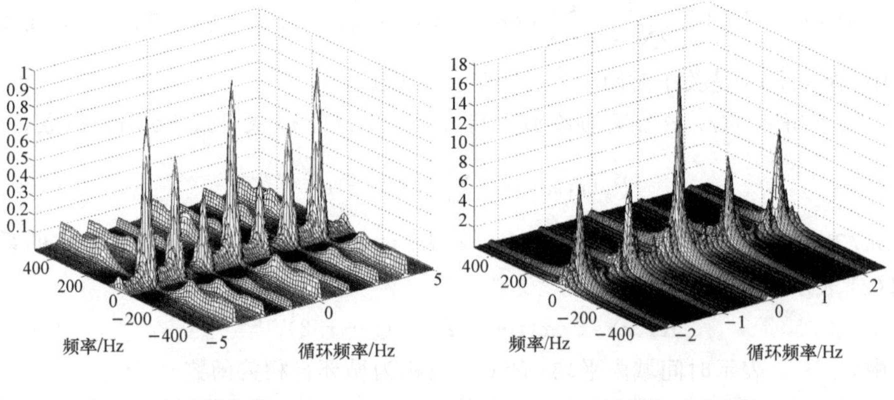

(a) 正常心音　　(b) 第一心音分裂

图 10.28　两种心音的循环自相干函数幅度

10.2.6　在有关循环频率域内消除心音信号的噪声和干扰

心音是快速变化的非平稳信号，很容易受到各种噪声的影响。常见的噪声源有听诊器胸件与皮肤的接触音和摩擦音，呼吸音（肺音），患者身体移动，周围环境的音频噪声和仪器噪声等。有些噪声的幅度很大，出现的时刻是随机的，且与心音有相同的频带。总之，心音的噪声表现出非平稳、非高斯和有色等特性。心音在时域和频域的特征可能都被噪声掩盖，使心音特征难以辨识。这样的噪声造成了两个负面的后果：

① 医生不容易正确分辨心音的临床意义，可能错过某些心脏疾病的早期诊断。例如，第三、第四心音和某些心杂音可能被噪声掩盖，医生不易分辨出来。

② 心音的波形发生改变，导致心音的特征参数不能准确估计，妨碍了对心音的进一步定量分析。因此，有必要抑制或消除心音中的噪声，使医生能听到纯净的心音，或有利于心音的进一步定量分析，使后继处理的结果更可靠。

经过几十年的发展，目前主要的方法有噪声抵消（noise cancellation）技术、谱减技术（spectral subtraction）和滤波技术（filtering）等。这些经典方法可以直接或经过改进后应用于心音降噪声。这些降噪声方法通常对噪声的限制条件较高，对于心音采集过程中引入的非高斯、非平稳和有色噪声，降噪声性能不甚理想。例如，噪声抵消技术要求一路与噪声有一定相关性的参考信号；自适应滤波技术对非平稳、非高斯噪声性能有限，且不易保证收敛；谱减技术对非平稳信号，无法准确估计噪声的实时功率谱，性能不理想。

从心音的产生机制看，心音具有周期性，而噪声一般是随机性的。如果把心音信号转换到循环频率域内分析，则有可能将心音与噪声分离。许多传统的统计信号处理方法在处理心音这样的（准）循环平稳信号时都假定信号是平稳的，如前文提及的噪声抵消、滤波和谱减技术等。由于心音噪声的特殊性，表现为非平稳、非高斯和有色，心音在时域、频域的特征有可能都被噪声所掩盖，使心音的特征不可辨识。可见，从理论上注定了传统的降噪声技术在处理心音信号时性能是不理想的。结合心音本身的特征，把心音信号转换到循环频率域-时域、循环频率域-时域-频域等二联合域或三联合域内进行分析，则心音的特征能被清晰地辨识出来。从理论上讲，只要噪声与心音没有交叠的循环频率，那么在联合域内可实现心音与噪声彻底地分离。

利用心音的循环平稳特性可进一步深入研究其他课题，例如根据心音的循环平稳特性可进行心音信号的单循环检测，把心音信号分割成一个一个的独立循环，从而对心音进行分类和识别；也可根据心音信号的循环平稳特性消除心音信号中的噪声和干扰。下面我们就专门研究在有关循环频率域内实现心音信号的降噪声处理。

首先把一个单循环的心音信号分解到时频域。心音信号包含了许多个周期(循环)，假设第 m 个循环的心音信号表示为 $h_m(t)$，可把 $h_m(t)$ 分解成多个分量之和，可以表示为

$$h_m(t) = \sum_{i=1}^{L_m} a_{mi}\,\mathrm{e}^{-(t-t_{mi})^2/(2\sigma_{mi})^2}\cos(2\pi\omega_{mi}t + \beta_{mi}) \tag{10.42}$$

换言之，$h_m(t)$ 被表示成 L_m 个分量之和。每个分量由 5 个参数确定：t_{mi} 是第 i 个分量相对于循环开始时刻的延迟时间；a_{mi} 是第 i 个分量的幅度；ω_{mi} 是第 i 个分量的频率；σ_{mi} 是第 i 个分量的时间支撑区间；β_{mi} 是第 i 个分量相位。如果把第 i 个分量表示在时频面内，可用一个二维向量表示为 $[t_{mi}\ \omega_{mi}]$，即时频面上的一个点，我们把它称之为原子。对于给定的单循环心音信号 $h_m(t)$，求解出原子的个

数 L_m 和相应每个原子的 5 个参数就等价于完成了分解任务。

参数求解过程可用 STFT 来解释，STFT 的定义为

$$H(t, f) = \int h_m(t) w(t-\tau) \mathrm{e}^{-2\pi\omega\tau} \mathrm{d}\tau \tag{10.43}$$

其中，$w(t)$ 是一个窗函数。

与式（10.42）对比发现，该窗函数实际上是一个高斯窗函数。参数求解过程是从 $h_m(t)$ 的 STFT 的最大幅值开始。从 STFT 的最大幅值可确定第 1 个原子的出现时刻 t_{m1}、原子的幅值 a_{m1}、原子的相位 β_{m1}、原子的频率 ω_{m1}，还剩下原子的时间支撑 σ_{m1} 待定。于是，第 1 个原子的时间波形可表示为

$$s_{m1}(t, \sigma_{m1}) = a_{m1} \mathrm{e}^{-(t-t_{m1})^2/(2\sigma_{m1})^2} \cos(2\pi\omega_{m1} t + \beta_{m1}) \tag{10.44}$$

从 $h_m(t)$ 中减去第 1 个原子代表的信号，有

$$h_{m1}(t, \sigma_{m1}) = h_{m0}(t) - s_{m1}(t, \sigma_{m1}) \tag{10.45}$$

这里 $h_{m0}(t)$ 就是 $h_m(t)$，而 $h_{m1}(t, \sigma_{m1})$ 表示 $h_m(t)$ 减去第 1 个原子后剩下的信号。为了求解 σ_{m1}，定义一个代价函数，即

$$\rho_{m1}(\sigma_{m1}) = \int |h_{m1}(t, \sigma_{m1})|^2 \mathrm{d}t \Big/ \int |h_{m0}(t)|^2 \mathrm{d}t \tag{10.46}$$

可见，该代价函数以 σ_{m1} 为自变量。当 $\rho_{m1}(\sigma_{m1})$ 达到最小时，表明此时的原子是最佳的原子。重复相同的过程，再次以 $h_{m1}(t)$ 开始，从中找出第 2 个最佳原子，直到剩余的信号能量很小时为止。从而，$h_m(t)$ 最终表示为若干个原子之和，即

$$h_m(t) \approx \sum_{i=1}^{L_m} s_{mi}(t) \tag{10.47}$$

以一名正常人的某个单循环心音信号为例，按照以上过程将其分解成若干个原子之和，如图 10.29 所示。该信号被分解成 16 个原子，表示为时频面内的 16 个“圈”，如图 10.29（b）所示。由这 16 个原子按照式（10.47）重构的信号，如图 10.29（c）所示。可见，重构信号与原信号非常一致，原信号与重构信号的归一化误差小于 0.05。

我们知道，心音在每一个循环中都重复着几乎相同的波形。显然可以推断，如果将多个循环的心音信号按照以上过程分解成若干原子，那么这些原子也具有类似的重复性（周期性）。虽然噪声和干扰也被分解成原子了，但是噪声和干扰对应的原子不具有重复性。这样，我们只要在时频面内把那些具有重复性的原子挑选出来，排除那些不具有重复性的原子，然后再把具有重复性的原子重构出新的心音信号，就可以彻底地消除噪声和干扰。这样的噪声消除方法是在时间域-频率域-循环频率域内完成的，称之为联合域降噪声。当然，特殊情况是，噪声和干扰本身也就具有与心音类似的重复性。这样的情况很少见，即使这种情况出现了，该方法也能消除那些与心音不同周期性的噪声和干

扰。这部分噪声、干扰占所有噪声和干扰的绝大部分，从而仅剩下与心音相同周期性的噪声和干扰。

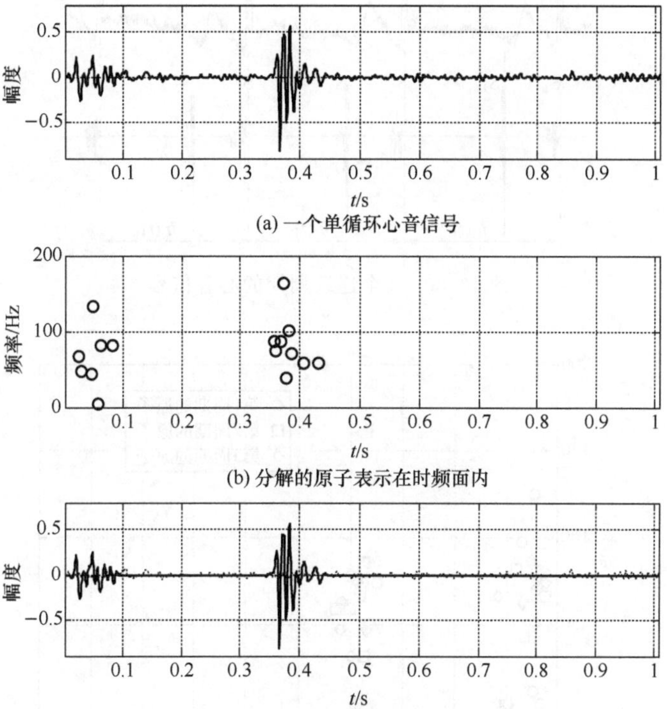

图 10.29　一例单循环心音信号的分解

然而，心音信号不是完全的周期信号，周期是变化的。为了使心音信号的周期性更强，便于在联合域中将属于心音的原子更显著地聚集在一起，从而更利于心音与噪声分离，可利用线性时间变换对心音信号的每个周期进行归一化，如归一化到 1 秒。对图 10.30 所示的 3 个连续周期的心音信号进行归一化，并分别按照式（10.42）分解，分解后的原子重叠地表示在时频面内，如图 10.31 所示。可见，这 3 个周期心音信号对应的原子在时频面内聚集在一起，有的甚至互相覆盖。这种现象说明，经过线性变换后的心音信号是高度周期性的。当心音信号含有噪声和干扰时，心音对应的原子周期性没有改变，噪声和干扰对应的原子没有任何周期性，在时频面上很杂乱，如图 10.32（b）所示。可见，心音对应的原子在时频面内仍然聚集在一起，只要挑选出高度聚集的原子即可消除噪声和干扰。心音信号在图 10.32（b）中的表达方法，即是心音信号在时间域-频率域-循环频率域的表达方法。

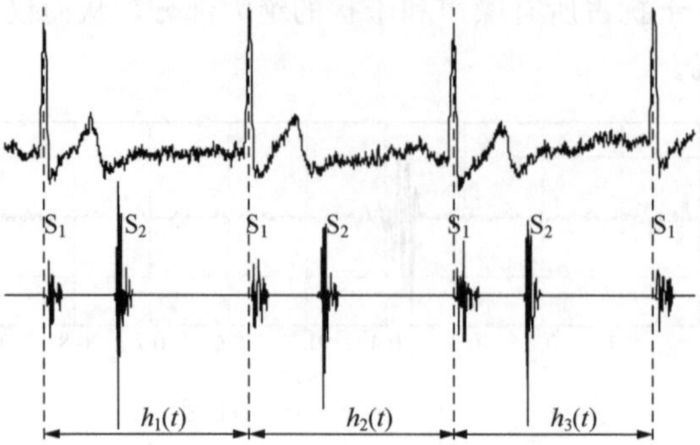

图 10.30　3 个连续周期的心音信号

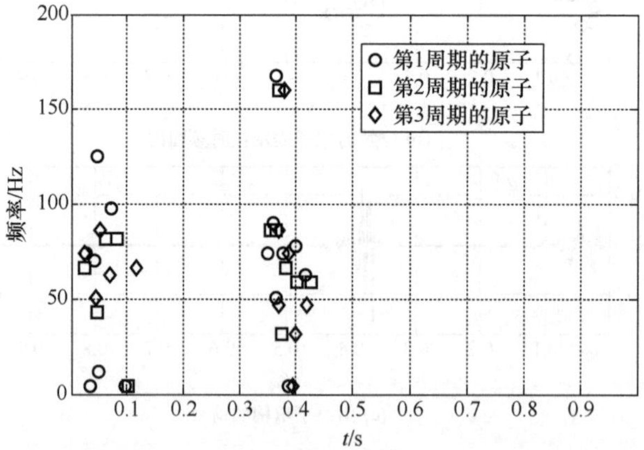

图 10.31　分解后的原子表示在时频面内

最后一个问题是利用什么样的标准能可靠地判断出高度聚集的原子。我们采用原子密度作为聚集程度的判别指标。所谓原子的聚集程度，是时频面内单位面积内的原子个数，在聚类分析中常用于划分聚类或确定聚类中心。用公式表示第 m 个周期的第 i 个原子的密度为

$$d_{mi} = \text{满足} \sqrt{(t_{mi}^{l} - t_{nj}^{l})^2 + (\omega_{mi}^{l} - \omega_{nj}^{l})^2} \leqslant \zeta \text{ 的原子个数},$$
$$1 \leqslant j \leqslant L_n^l,\ 1 \leqslant n \leqslant M \tag{10.48}$$

其中，M 表示被分解的心音信号所包含的周期数，是已知的；ζ 是一个圆的半径，表示不同周期的心音在时频面内的变异程度，可利用统计方法预先计算出。

运用模糊函数来判别第 m 个周期的第 i 个原子应该属于心音信号还是属于噪声，模糊函数表示为

$$A(d_{mi}) = \begin{cases} 0, & d_{mi} < M \\ 1, & d_{mi} \geqslant M \end{cases} \tag{10.49}$$

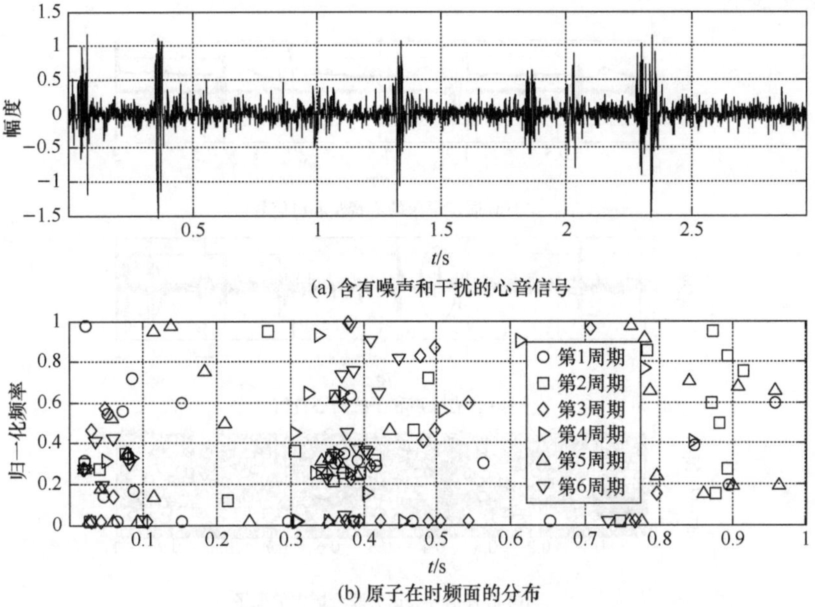

图 10.32　含有噪声和干扰的心音信号及其原子在时频面的分布情况

如果某个原子的密度大于心音信号周期的个数，则该原子属于心音信号；反之，如果原子密度小于心音信号周期的个数，则该原子属于噪声。到此，心音信号与噪声、干扰的分离过程结束了。下面用一个试验来验证算法的效果。

在安静的环境下，让一个志愿者仰躺，在其二尖瓣区放置一个高灵敏度的麦克风，用于采集体表心音信号。同步采集心电信号，用于确认心音信号的周期。心音信号和同步的心电信号如图 10.33（a）所示。可见，即使在非常安静的条件下，心音信号也包含了小幅度的噪声。给心音信号加上模拟的噪声和干扰，如图 10.33（b）所示，其中椭圆内标示是干扰，来自于拾音器与皮肤的摩擦、志愿者体位的移动等，而噪声是非高斯噪声。噪声和干扰的频率范围与心音信号的主要频率范围一致。换言之，噪声和干扰是非高斯、非平稳和有色的，一般常用的噪声消除方法效果不理想。按照以上的分析过程，把含噪声的心音信号分解到时间域-频率域-循环频率域，如图 10.33（c）所示。可见，属于心音信号的原子显著地聚集在一起，而属于噪声、干扰的原子散乱地分布在联合域中。利用模糊函数，判别出标示为“◇”的原子属于心音信号。利用这些原子重构出的心音信号如图 10.33（d）所示。噪声和干扰被消除了，心音信号被恢复出来。进一步，用相关系数来评价重构的心音信号与安静环境下记录的心音信号之间的一致性，计算表明相关系数可达 0.95 以上。研究结果还表明，用于分解的心音信号仅需 10 个周期即可达到很好的降噪声效果，即使周期数更大，降噪声效果也不会改善更多。

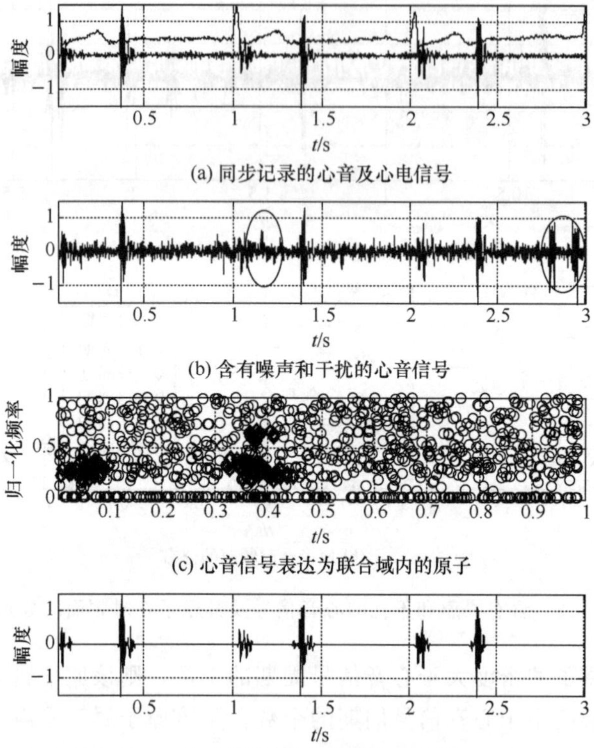

(a) 同步记录的心音及心电信号

(b) 含有噪声和干扰的心音信号

(c) 心音信号表达为联合域内的原子

(d) 去除噪声和干扰后的心音信号

图 10.33　时间域-频率域-循环频率域内的心音信号降噪声效果

10.3　血压信号的测量与分析

血压是反映血流动力学状态的最主要传统监护指标之一。影响人体血压的因素很多，如心率、外周循环阻力、每搏输出量、循环血量及动脉管壁的弹性等。通过机体的正常调节，可使血压维持在相对的稳定状态，若血压过高，则心室射血必然要对抗较大的血管阻力，使心脏负荷加大，心肌易于疲劳；若血压过低，即使组织中的血管为满足灌注而尽量扩张，血流量也不能满足组织的正常代谢需要。

人体血管分为容量血管和阻力血管两种。容量血管指静脉系统而言，测出的血压是发生在阻力血管里的血流对其管壁产生的压力，阻力血管由动脉和小动脉组成，其血管壁平滑肌发达，收缩时对血流产生阻力作用，形成动脉血压。在临床上，测量各个心腔及周围血管的血压，是评估心血管系统功能的重要指标之一，目前已经有多种方法测定血压波形和血压值，按技术来分常分为两大类：

① 直接（有创）测压术。一般采用导管法来测定血管或心腔内的压力，压力传感器可放置在导管的顶端直接将压力转换成电量，也可通过一充满液体的导管将压力传递到体外的压力传感器转换成电量。

② 间接（无创）测压术。在体外采用各种转换方法及信号处理技术测量血压的方法，简称（无创）测压法，采用触诊或听诊探测闭塞性气袖远侧的脉搏测定动脉血压是典型的间接测量方法，目前在临床监护中，常采用各种自动测压方法，如自动听诊装置、超声多普勒法和脉搏法等，这些方法为实现血压的无创监护创造了前提。

10.3.1　柯氏音法测血压

由台柱式血压计和听诊器共同完成，如图 10.34 所示。其原理是，利用动脉血管壁压力与套袖压力的相对关系，由听诊器诊听血液撞击血管壁的声音来判断收缩压和舒张压。操作过程如下：放平血压计，打开盒盖呈 90 度垂直位置；取袖带，平整无折地缠于上臂，袖带下缘距肘窝 2～3 厘米，松紧以能放入一指为宜（过紧致血管在袖带未充气前已受压，测得血压偏低；过松可使气袋呈气球状，导致有效测量面积变窄，测得血压偏高）；打开水银槽开关；戴好听诊器，在肘窝内侧处摸到肱动脉搏动点，将听诊器胸件紧贴肱动脉处，不宜塞在袖带内，一手固定听诊器胸件，另一手关闭气门的螺旋帽，握住输气球向袖带内打气至肱动脉搏动音消失（此时袖带内的压力大于心脏收缩压，动脉血流被阻断，无血通过），再上升 20～30mm 汞柱；以每秒 3～4mm 汞柱的速度慢慢松开气门，使汞柱缓慢下降，并注视汞柱所指的刻度，当袖带内压力下降到心脏收缩力相等

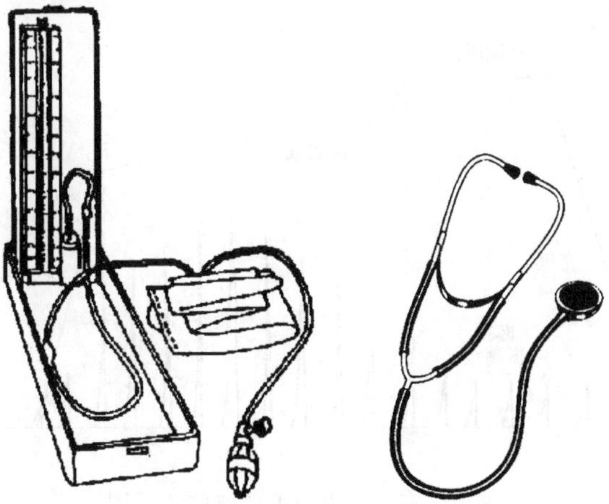

图 10.34　台柱式血压计

时，血液即能在心脏收缩时通过被压迫的血管，从听诊器中听到第一声搏动音，此时汞柱上所指刻度，即为收缩压，随后搏动声继续存在并增大，当袖带内压力逐渐降至与心脏舒张压力相等时，搏动音突然变弱或消失，此时汞柱所指刻度为舒张压。世界卫生组织统一规定，以动脉音消失为舒张压，但目前多数仍以动脉音变调为舒张压读数。当变音和消失音之间有差异时或危重病人，两个读数都应记录。

10.3.2　振动法测血压

测振法具有较好的抗干扰能力，能比较可靠地判断血压、实现血压的自动检测，因而测振法已成为无创血压监护的主流。基本原理简述如下：在血压检测部位施加一外力，当外力超过某一值后，在减压过程中根据检测到的脉搏波和压力值计算出血压值（收缩压 Ps，舒张压 P_D，平均血压 P_M）。测振法与柯氏音法相同，亦需要采用充气袖套来阻断动脉流，但在放气过程中不是检测柯氏音，而是检测气袖内气体的振荡波（测振法由此得名）。所得的振荡波如图 10.35 所示。振荡波起源于血管壁的搏动。当气袖内压（静压）高于收缩压 Ps，动脉被压闭，此时因近端脉搏的冲击而呈现细小的振荡波；当气袖内压小于收缩压 Ps 时，则波幅增大；气袖压等于平均压 P_M 时，动脉管壁处于去负荷状态，波幅达到最大值 Am；当气袖压力小于舒张压 P_D 以后，动脉管腔在舒张期已充分扩展，管壁刚性增加，因而波幅维持在较小的水平。因此，只要在气袖放气过程中连续测定振荡波（振荡波一般呈现近似抛物线的包络），振荡波的包络线所对应的气袖压力间接地反映了动脉血压。

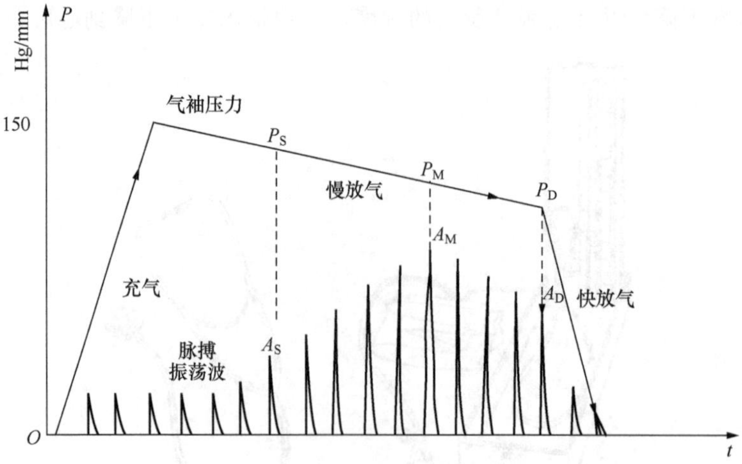

图 10.35　压力与振荡波的关系图

测振法获得的脉搏振荡波可用微音器和压力传感器获得。图 10.36 给出了一个典型的测振法无创血压测量与监护仪的原理框图。充气袖套由一压缩气泵充气，用电磁阀控制进行缓慢放气或快速充气。在开始测量前，先由气泵将袖套压力升到预先设定的值（如果在后来的测量中，没有检测到收缩压，则需再次充气到更高的压力值）。在重复测量时，通常在前一次测得的收缩压 Ps 基础上增加 20mm 汞柱。然后逐步以每 4～5mm 汞柱的步长放气，每次放气后检测脉搏振荡波的振幅（峰一峰值）以及袖套压力（静压）经多路数模转换后送入中央处理器进行处理，当检测到收缩压 P_S、平均压 P_M 和舒张压 P_D 后，所有的放气阀同时打开使袖套全部（快速）放气，完成一次测量过程。整个测量过程由一微处理器控制，并完成各种计算，图 10.37 给出了每个测量周期的工作程序。图中延时 0.5s 这一环节是为了等待由放气引起的袖套压力波的暂态过程结束。考虑到人的心率范围和脉搏振荡波检测的精度的需要，脉搏振荡波的采样率不低于 100 次/秒。

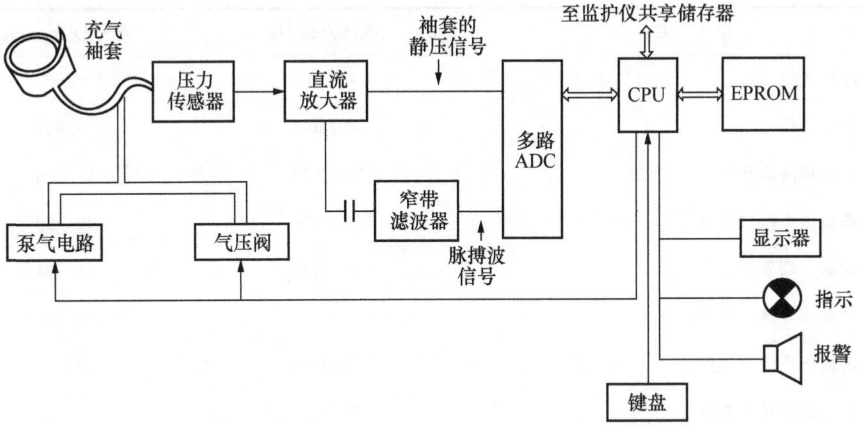

图 10.36　采用测振法的无创血压测量系统

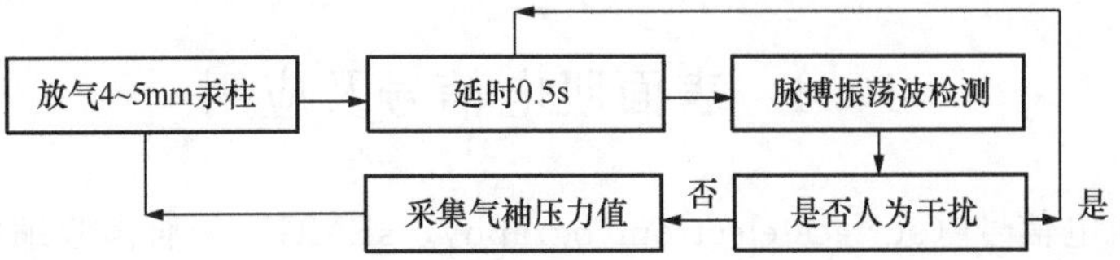

图 10.37　每个测量周期的工作流程

在实际测压时，被测者手臂和身体的移动会产生较大的干扰，这种干扰和脉搏振荡波的频率接近，且幅值较大，应采取必要的脉搏振荡波检验及抗干扰措施。脉搏振荡波检验有多种方法，如增益检验、振幅检验及周期检验。增益检验是检查每个数值与前一数据差值的绝对值，如果过大则中止检测，延时等待一段时间（如 0.3s）后再重新开始检测；振幅检验是在正常测量过程中每次放气 4～5mm 汞柱的情况下，检验连续两次测到的脉搏振荡波振幅差值，一般不会超过较小脉搏振荡波的 50%；周期检验是将已检测到的正确脉搏振荡波平均周期作标准，检验当前检测到的周期，差别不应超过平均周期的 10%。当 3 种振荡波检验通过后，程序将采样一次袖套静压，然后开始下一次放气。3 种振荡波检验可有效地防止人为干扰当作脉搏振荡波，能有效地提高血压监护仪的抗干扰能力，但也可能出现不能通过某项检验而在同一压力上重复地检测脉搏振荡波，造成所谓的死循环，所以必须采取有效的防范措施。采取这些措施后，测振法的抗干扰能力进一步得到加强，测量结果更可靠，但缺点是每次测量过程需要长达 30～40s 才能完成。

为方便参考，各种血压临界值如表 10.1 所示。

表 10.1　高血压诊断参考值

分　类	收缩压/mmHg	舒张压/mmHg
理想血压	<120	<80
正常血压	<130	<85
正常偏高血压	130～139	85～89
高血压Ⅰ级（轻度）	140～159	90～99
亚组，临界高血压	140～149	90～94
高血压Ⅱ级（中度）	160～179	100～109
高血压Ⅲ级（重度）	≥180	≥110
单纯收缩期高血压	≥140	<90
亚组：临界收缩期高血压	140～149	<90

10.4　表面肌电信号及应用

表面肌电信号（surface electromyography，sEMG）是肌肉收缩时伴随的电信号，可在肌肉对应的皮肤表面记录。表面肌电信号的应用广泛。肌电图可用于检查神经、肌肉兴奋及传导功能，确定周围神经、神经元、神经肌肉接头及肌肉本身的功能状况，进行临床诊断。残肢者的残端肌电信号可用于控制肌电假肢，辅助残肢者进行生活自理，提高生活质量。肌电信号还用于运动训练、评估腰椎间盘凸出症疗效等多种应用。本节对肌电信号的应用进行简单介绍。

10.4.1　肌电图在神经传导速度测定中的应用

神经传导的研究一般包括运动神经传导和感觉神经传导。对运动神经来说，动作电位的产生是由于运动神经纤维受到刺激形成冲动，冲动又通过神经肌肉接头达到肌肉，从而产生肌肉动作电位（肌肉收缩）。感觉神经的传导方向却不同，外部刺激感觉神经产生电位，并沿着神经干传导。二者的区别在于刺激源不同，传导方向不同。

1. *运动神经传导*

运动神经传导研究运动单位的功能。通过对运动神经传导的研究，可以评估运动神经轴索、神经肌肉接头以及肌肉的功能状况。其方法是通过对神经干上远端、近端的两点进行超强刺激，导致该神经支配的远端肌肉上可记录到诱发的混合肌肉动作电位。一般用皮肤表面电极就可以清楚地记录到混合肌肉动作电位。根据对该电位的幅度、潜伏期和时程的分析，最终判断运动神经的传导功能。

刺激电极可以用表面刺激器，如图 10.38 所示。刺激电极也可以用针电极，如图 10.39 所示。表面刺激器通常由正极、负极组成，两极间距 2～3cm。刺激神经干时，应将两极都放在神经干上，并使负极更接近所要刺激神经的记录电极，以免正极阻滞神经冲动传导。用针电极刺激时，可以将一根针电极刺入皮下，接近要刺激神经的记录电极作为阴极，另一根针则刺入附近的皮下来作为阳极。刺激点到记录点的距离是指刺激器的阴极到记录电极间的距离。

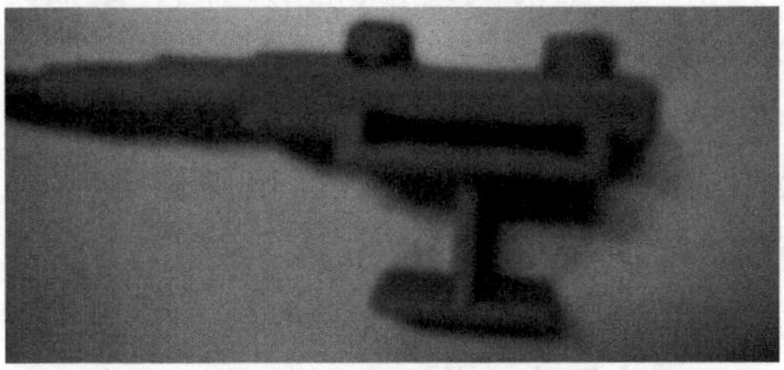

图 10.38　表面刺激器

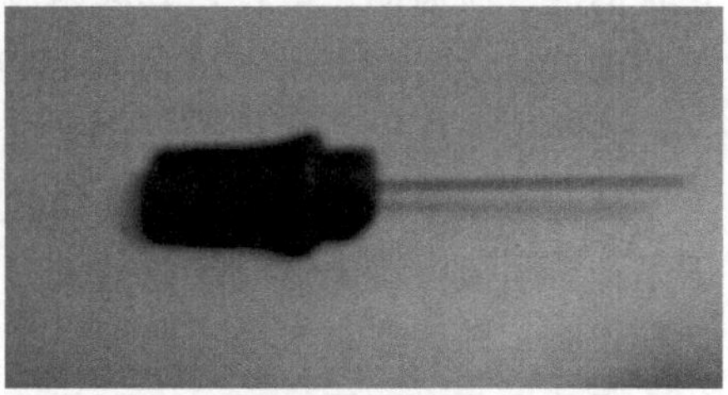

图 10.39　针刺激电极

一般的，刺激器输出为方波脉冲。波宽不等，一般为 0.05～1.0ms。刺激强度和波宽可根据神经的状况来变化选择。对于正常健康神经，刺激波宽一般用 0.1ms，电压为 100～400mV，或电流为 25～100mA。刺激方波的参数可以根据需要作适当的调整。刺激方波主要有：单刺激，一个刺激脉冲（电压或电流）；串单刺激，一串刺激脉冲（电压或电流）；连续单刺激，以一定的周期循环产生方波脉冲。

（1）刺激伪迹

刺激伪迹的存在说明神经已经受到了刺激，但在神经传导研究中，经常会遇到刺激伪迹过大，导致动作电位波形起始点不准确。一般来说，良好的刺激器可以减少过大的刺激伪迹。刺激电极和记录电极距离过近或记录电极与参考电极之间距离过大，都会造成刺激伪迹过大。皮肤表面有汗或不干净可导致阻抗过大，产生比较大的刺激伪迹。所以，在放电极以前，应该用酒精或电极膏擦干净刺激部位的皮肤，以减少刺激伪迹。另外，在检查时，最好将地线放在刺激电极和记录电极之间，或用与皮肤接触面积比较大的地线，这样可以减小刺激伪迹，也可以通过旋转刺激器阳极在神经干上的位置，以减少过大的刺激伪迹。

记录电极通常有两个，一个是记录电极，另一个是参考电极。常见的记录电极如图 10.40 所示。

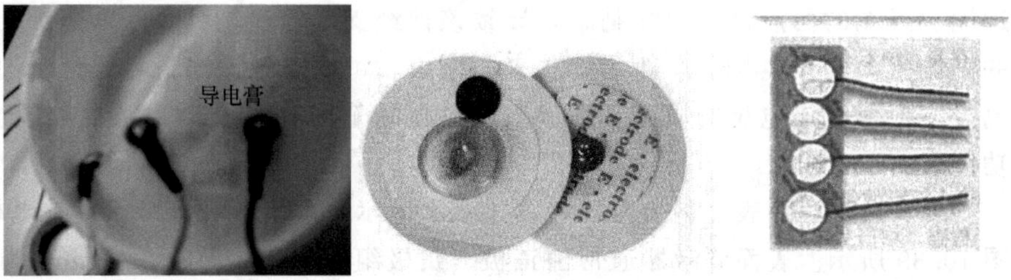

图 10.40　各种表面电极

记录电极通常放在所要记录的肌肉或神经上。当在神经干上刺激运动轴索时，在这个神经所支配的肌肉上可以诱发出一个混合肌肉动作电位，也叫 M 波。正常的混合肌肉动作电位，其起始波为负相（向上的波）。要记录到这种起始为负相的波，就需要记录电极位置一定要准确，也就是一定要放在运动点或终板区，即肌肉肌腹上。如果位置不合适，则混合肌肉动作电位前可有一小正相波。为了使记录位置能够准确，可让病人做激活此肌肉的动作，此时肌腹最明显处，即是记录电极位置。需要注意的是，当肌肉有明显萎缩，病人无力做激活该肌肉的动作时，则需要根据混合肌肉动作电位波形来判断其位置是否准确。这就需要检查者熟知刺激不同神经时，所得到的正常混合肌肉动作电位的波形。参考电极通常放在肌肉肌腱上，与记录电极间距离为 3～4cm。

（2）混合肌肉动作电位指标

潜伏期（latency），是指从刺激伪迹开始到肌肉动作电位负相波（向上的波）偏离基线起点之间的时间。如图 10.41 所示。潜伏期通常用毫秒来表示，它反映了神经轴索中纤维传导动作电位到达肌肉的时间。

波幅（amplitude），是指从基线到负相波波峰间的高度，有时也可用峰-峰值，即从负向峰到其后正向波，波峰之间的跨度。通常前者测出的波幅比较准确，波幅一般用 mV 来表示，它反映了参与混合神经肌肉动作电位的肌纤维数量。

面积（area），目前很多肌电图机器都可以自动测出肌肉动作电位的面积，是指从基线开始到负相波区域内的面积。它同样反映了参与肌肉动作电位肌纤维的数量，尤其在近端和远端不同部位刺激时面积明显减小，可以反映出近、远端神经之间有传导阻滞或局部脱髓鞘。

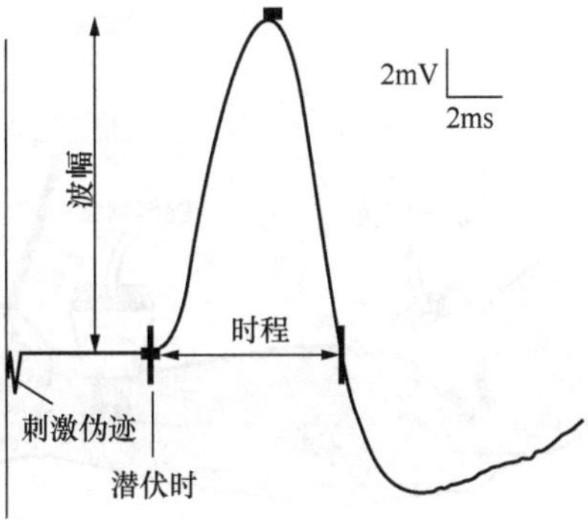

图 10.41　混合肌肉动作电位

时程（duration），通常是指从肌肉动作电位偏离基线开始到再次回到基线这段时间。它反映了多个单肌纤维能否在同一时间内几乎同时放电。脱髓鞘病变时，由于神经干内每个神经纤维传导速度不一样，导致每个肌纤维不能在同一时间内被兴奋，就会出现时程延长。

传导速度（conduction velocity），反映的是神经干中快和粗的神经纤维的生理状态，它等于距离/时间。感觉神经传导速度可以由刺激点到记录点之间的距离和潜伏期计算出来，这是因为它没有神经和肌肉接头参与，而运动神经传导则不行。具体包括末端神经轴索到神经和肌肉接头处的传导时间，神经肌肉接头之间的传导时间，肌肉本身去极化的时间。因此，在计算真正的运动神经传导速度时，不应该包括神经和肌肉之间的传导时间和肌肉本身的去极化时间，可以采用近端和远端两点刺激法，这样就排除了神经和肌肉之间的影响因素，而唯一不同的就是潜伏期，当用近端潜伏期减去远端潜伏期，再量出两个刺激点之间的距离，就可以算出神经传导速度，但应该注意两点之间的距离最好不要小于 10cm。传导速度＝近、远端刺激点间距离/近、远端潜伏期差，用 m/s 来表示。传导速度和潜伏期反映的是轴索中快传导纤维，而参与混合肌肉动作电位的面积和波幅里的慢传导纤维并没有反映在传导速度和潜伏期里。通常远、近端刺激时，所得到的肌肉动作电位形状、波幅、时程和面积应该大致一样，或近端比远端稍微小一点，但绝不会超过 50％。脱髓鞘病变时，会出现传导速度明显减慢，而轴索损害很严重时，也可以出现传导速度减慢。

正中神经运动传导检查。记录电极和刺激电极的放置方法如图 10.42 所示。肘部刺激和腕部刺激在记录电极得到的波形如图 10.43 所示。可见，从波形上可计算出反映神经及肌肉功能状态的参数。

新加坡国立脑神经科学研究院神经诊断室用美国 Nicolet Viking IV 肌电图机对 300 名成年人进行运动神经传导实验，其中某些上肢神经和下肢神经的运动传导实验结果如表 10.2 和表 10.3 所示。

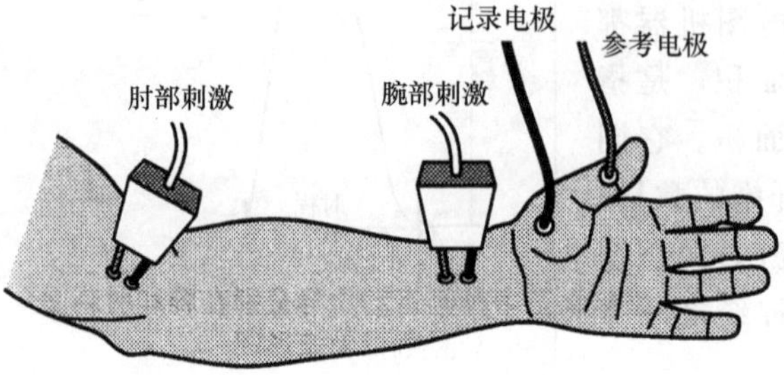

图 10.42　正中神经运动传导检查示意图

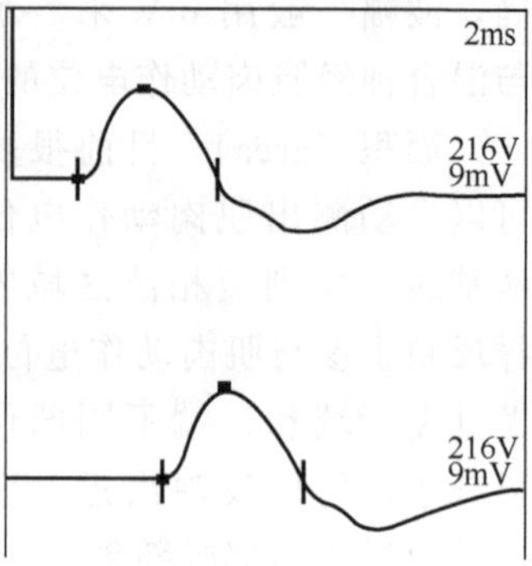

图 10.43　记录波形

表 10.2　成年人上肢神经传导正常值

神经	记录部位	波幅/mV	传导速度/(m/s)	末端潜伏时/ms	末端距离/cm
正中神经	拇短展肌	≥5.0	≥50.0	≤4.0	6.5
尺神经	小指展肌	≥5.0	≥50.0	≤3.1	6.5
尺神经	第 1 骨间肌	≥6.0	≥49.0	≤4.5	
桡神经	示指伸肌	≥2.5	≥49.0	≤2.3	

表 10.3　成年人下肢神经传导正常值

神经	记录部位	波幅/mV	传导速度/(m/s)	末端潜伏时/ms	末端距离/cm
腓总神经	趾短伸肌	≥2.0	≥37.0	≤4.9	7.0
腓总神经	胫前肌	≥5.0	≥37.0		
胫神经	踇展肌	≥4.8	≥37.0	≤5.8	9.0

2. 感觉神经传导

与运动神经传导相比，感觉神经传导只反映了冲动在神经干上的传导过程，研究的是后跟神经节和相应周围神经的功能状况。通常用电极刺激感觉神经的一端，冲动沿着神经干传导，在感觉神经的另一端记录神经冲动。一般用环状电极(一段钢丝弹簧，弯曲成环状，套在手指或足趾末梢神经）来记录。感觉神经电位的幅度较小，通常介于 5～50μV。检测方法有顺向记录法和反向记录法。顺向记录法是刺激手指或足趾末梢神经，在近端顺向收集其感觉神经电位。反向记录法是刺激神经干，在手指或足趾末梢神经收集感觉神经电位。

与运动神经传导一样，感觉神经传导电位的指标有潜伏期、幅度、时程和传导速度等。

反向记录法检查正中神经感觉传导的检查方法如图 10.44 所示。刺激电极在腕部正中神经上，阴极靠近远端；记录电极套在食指上，参考电极与记录电极距离 2～3cm。由于感觉神经传导没有神经肌肉接头的影响，所以感觉神经传导速度可以直接由刺激点到记录点之间的距离和潜伏期来计算。反向法测定的正常成年人感觉神经传导结果如表 10.4 所示。

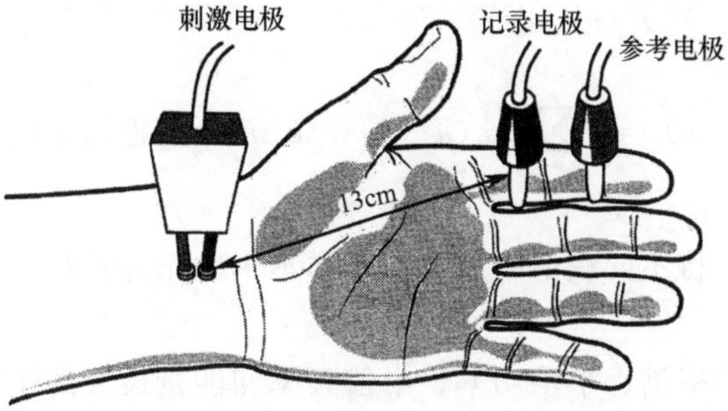

图 10.44　反向法检查正中神经的感觉传导

表 10.4　反向法测定的正常成年人感觉神经传导结果

神经	记录部位	波幅/μV	传导速度/(m/s)	峰潜伏时/ms	末端距离/cm
正中神经	食指	≥20.0	≥44.0	≤3.5	14.0
尺神经	小指	≥17.0	≥44.0	≤2.8	11.0
桡神经	手背桡侧	≥15.0	≥45.0	≤2.5	10.0
手背尺侧皮神经	手背第 4、5 指间隙	≥8.0	≥50.0	≤2.2	8.0

10.4.2　肌电信号分析与特征提取

中枢神经系统运动神经传来的动作电位到达肌肉时，肌肉发生收缩，从而实现肢体或关节运动。尽管表面肌电信号在不同的肌肉有所不同，即使同一肌肉，个体之间也存在差异，但表面肌电仍有一定的规律性。大量实验表明，肌电信号一般具有以下特征：肌电信号是一种交流信号，其幅度与肌肉产生的力量大小成正比；肌电信号的频率介于 0～1000Hz，功率谱的最大频率随肌肉不同而不同，其主要能量通常集中在 30～300Hz；健康成年人肌电信号幅度的峰值可达 1～3mV。残肢者的肌电幅度差异较大。若感觉、运动和神经反射功能正常，其肌电幅度一般小于 350μV，有的甚至不足 1μV。

(1) 肌电信号的时域分析

把肌电信号近似看成零均值的高斯分布随机信号 $x(n)$，方差与其强弱有关。常用以下几个特征：

绝对值积分为 $\frac{1}{N}\sum_{n=1}^{N} \mid x(n) \mid$。

过零点数为 $\sum_{n=1}^{N} \mathrm{sgn}(-x(n)x(n+1))$，$\mathrm{sgn}(\cdot)$ 是符号函数。

方差为 $\frac{1}{N-1}\sum_{n=1}^{N} x^2(n)$。

时序模型为 $x(n)=-\sum_{k=1}^{p} a_k x(n-k)+w(n)$，是把肌电信号看做白噪声激励线性系统的输出。

肌电直方图，将不同幅值的肌电信号样本个数作为特征。

(2) 频域分析

肌电信号的功率谱、平均功率、中值频率和能量最大的频率范围，可分析肌电功率谱与肌肉收缩力之间的关系。估计功率谱的方法很多，在众多肌电信号的研究文献中，第 5 章介绍的功率谱估计方法都被使用过。

由于傅里叶分析表现的是全局频率特征，而时频分析能提供肌电信号随时间的频谱改变。目前，用于肌电信号分析的时频方法主要有短时傅里叶变换、小波变换和 Wigner-Ville 变换等。

传统的随机信号处理技术是建立在二阶统计量基础上的，是以信号服从高斯分布为假设而进行的。当肌肉收缩力变化时，肌电信号是非平稳、非高斯的，高阶谱分析能提供信号本身更多的信息。例如，可用双谱分析肌肉力变化时的非高斯肌电信号，评估肌肉力的恢复情况。

10.4.3 肌电特征在运动模式识别中的应用

一般来说，肌电信号的幅频特性揭示了肌电信号的特征。图 10.45 给出了几例肌电信号的幅频特性曲线。在频域分析某些肌肉的肌电信号，可一定程度上识别关节的运动模式。

运动模式一般包括肌肉的收缩、收缩程度和放松。肌肉收缩程度跟肌肉的收缩力量成正比关系。例如，肘关节运动时，由肱二头肌和肱三头肌进行相对控制，随着两块肌肉的收缩程度不同，肘关节可以被控制在任意角度。下面以功率谱的特征为例介绍肌肉收缩和放松两种状态的模式识别。

首先应用随机信号 AR 功率谱估计方法，对肌电信号的功率谱进行估计。肌电信号用 $x(n)$ 表示。假设肌电信号是白噪声 $w(n)$ 激励一个线性系统的输出，那么肌电信号的产生模型是

$$x(n)=-\sum_{k=1}^{p} a_k x(n-k)+w(n) \tag{10.50}$$

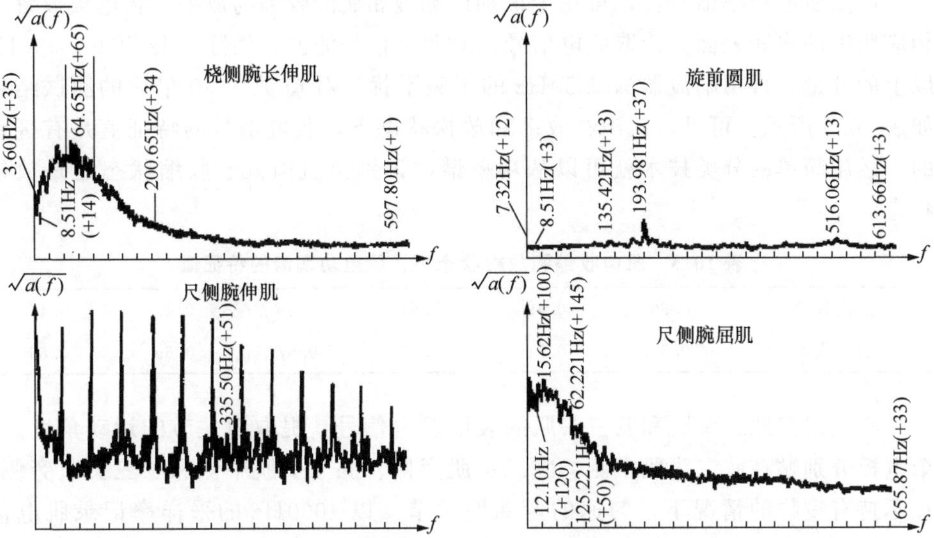

图 10.45　不同肌肉的肌电信号幅频特性曲线

其中，a_k 为 AR 模型系数；p 为模型的阶数。

根据 $x(n)$ 的自相关函数可以得到 Yule-Walker 方程为

$$\begin{bmatrix} R_{xx}(0) & R_{xx}(-1) & \cdots & R_{xx}(-p) \\ R_{xx}(1) & R_{xx}(0) & \cdots & R_{xx}(1-p) \\ \vdots & \vdots & & \vdots \\ R_{xx}(p) & R_{xx}(p-1) & \cdots & R_{xx}(0) \end{bmatrix} \begin{bmatrix} 1 \\ a_1 \\ \vdots \\ a_p \end{bmatrix} = \begin{bmatrix} \sigma_w^2 \\ 0 \\ \vdots \\ 0 \end{bmatrix} \tag{10.51}$$

其中，$R_{xx}(\cdot)$ 表示信号 $x(n)$ 的自相关函数。

求解 Yule-Walker 方程，得到 AR(p) 模型参数的估计 $\hat{a}_k$，$k=1, 2, \cdots, p$ 和白噪声方差估计 $\hat{\sigma}_w^2$，得到 AR 模型参数后，估计 AR 功率谱的表达式为

$$\hat{P}_{\mathrm{AR}}(\mathrm{e}^{\mathrm{j}\omega}) = \frac{\hat{\sigma}_w^2}{\left|1 + \sum_{k=1}^{p} \hat{a}_k \mathrm{e}^{-\mathrm{j}\omega k}\right|} \tag{10.52}$$

由于不同肌肉的肌电信号功率谱有区别，并且肌肉收缩力的大小与肌电幅度有关，因此用肌电的功率谱来表示肌电信号的特征。这里，将肌电信号功率谱的峰值与能量的比值作为特征参数，即

$$Q = p(\omega_0) \Big/ \int_0^{500} p(\omega)\,\mathrm{d}\omega \tag{10.53}$$

其中，ω_0 表示功率谱峰值对应的频率；分母表示功率谱在 0～500Hz 内的积分。

由于肌电信号的能量主要集中在峰值附近，只要肌电信号的功率谱在峰值附近的形状变化不大，Q 的变化也将不大。

以上肌电功率谱特征，可用于识别尺侧腕屈肌的收缩与放松。将电极放置于相应肌肉的皮肤表面，拾取肌电信号。对肌电信号滤波，消除5Hz以下、500Hz以上的分量，再用陷波器消除50Hz的工频干扰。对 Q 放大30倍后的测试结果如表10.5所示。可见，肌肉在收缩和放松状态下，肌电信号的特征值是有区别的。运用简单的分类技术就可以从功率谱中识别出肌肉处于收缩状态还是放松状态。

表 10.5　肌肉收缩和放松状态下，肌电功率谱的特征值

肌肉放松	0.39	0.49	0.54	0.48	0.42	0.47
肌肉收缩	0.68	0.71	0.76	0.67	0.69	0.69

有人研究肱二头肌和肱三头肌的表面肌电信号，提取肘关节的运动角度。4个电极分别贴在肱二头肌中侧、肱二头肌旁侧、肱三头肌中侧和肱三头肌旁侧。在不持有重物的情况下，匀速的弯曲肘关节，以1000Hz的采样率记录肌电信号，神经网络实现肌电信号与肘关节弯曲角度的对应关系，实验取得了很好的效果。

还有人研究下肢肌肉的肌电信号与下肢运动过程中关节角度的变化，建立起立、行走、上下楼梯等日常活动模式与不同的肌肉兴奋与兴奋程度之间的关系，为康复医疗提供了重要的参考价值。

10.4.4　肌电在假肢控制中的应用

由于肌电信号与肌肉收缩放松等状态有密切关系，从相应屈伸动作的肌肉表面获得的多通道肌电信号可为控制假肢运动提供安全、非侵入的控制方式。这种发现最早出现于20世纪40年代，并以此为机理研制出第一例肌电假肢。在随后的时间里，众多研究者努力提高假肢的性能，帮助残肢者实现生活自理，提高生活质量。肌电控制假肢是一个综合性的工程问题，涉及的问题很多。例如，肌电信号与肌肉力的关系；肌电信号与关节扭矩的关系；残端肌电较弱时，如何通过生物反馈训练使得使用者提高对残端肌电的发放功能；肌肉疲劳时，如何补偿肌电信号；残端肌肉组织损伤过大，如何选择代用肌电信号源问题；电极在残端移位，影响肌电控制信号，如何解决电极移位问题；电极与皮肤长期接触，如何解决诱发感染问题。此外，还要求控制系统的灵敏度高、抗干扰能力强、能耗小、体积小、重量轻和使用方便等。

尽管肌电控制假肢的难度较大，国内外还是有一些成功的实例。国内的上海假肢厂、中国科学院上海生理研究所、清华大学和上海交通大学等科研院所和高校进行了有益的尝试。1980年中国科学院上海生理研究所对肘关节以下截肢的人，从残肢皮肤表面引出肌电，分离出手指张握以及腕部旋转、伸屈等动作的控制信号，试制出三自由度的肌电控制上臂假肢。如图 10.46 所示。患者在假手的帮助下可以完成拧毛巾、拿苹果转动（以协助健康手削苹果）、拿水杯喝水等动作，在日常生活中起到辅助作用。经过几十年的研究和科研成果转化，市场上已经有定型的产品出售。产品从造型、舒适性、可靠性和功能性等多方面都有很大改进。

关于肌电控制假肢的最新研究现状是，肌电信号融合脑电信号提取更多的运动模式，使假肢按照人的主观意识完成更精细的动作，让假肢真正成为人的一部分。

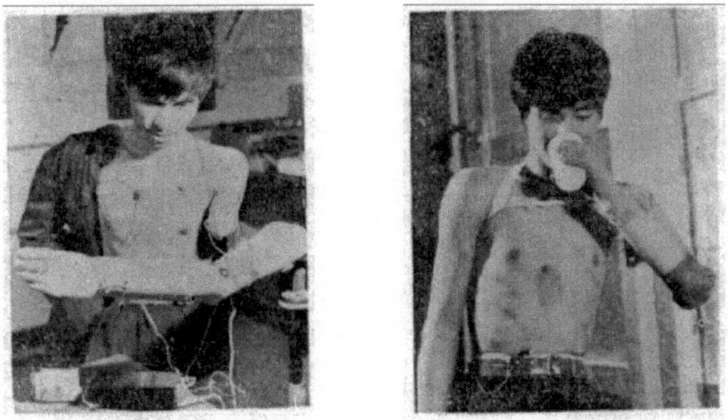

图 10.46　中国科学院上海生理研究所试制的三自由度假肢

表面肌电除了在控制假肢上的应用外，还有其他很多应用。例如，在慢性非特异性腰痛诊治中的应用，在腰椎间盘突出症疗效评定中的应用，在纤维肌痛综合症诊断和治疗中的应用，在脊柱侧凸诊治中的应用，在运动训练中的应用等。

思　考　题

10.1　从 MIT-BIH 数据库中下载各种心电信号。

① 下载一例带有基线漂移的心电信号，采用一种算法去除心电的基线漂移。

② 人为地给心电信号加入一定的工频干扰，采用一种方法去除工频干扰。

③ 下载一例正常人的长时心电信号，采用一种算法定位心电的 R 波位置，计算出心率变异的几个参数。

④ 下载一例心律不齐患者的心电信号，重复②的工作。

10.2　从 university of dundee medicine 医学中心负责的网站下载心音数据，用第 8 章的时频分析方法，分别对其中的一例第一心音和第二心音进行分析，并得出相关结论（http：//www. dundee. ac. uk/medther/Cardiology/）。

10.3　自行组装一套实验装置，同步采集一段心音信号与呼吸信号，分析第一心音、第二心音的持续时间与呼吸之间的关系。

10.4　通过文献，掌握一种自动的心音分割算法，从心音的时间序列中自动定位出第一心音、第二心音。

10.5　收集近 30 年来有关心音研究的文献，并列出国际国内在心音方面的研究方向及进展。

10.6　综述当前的无创血压检测方法及原理。

10.7　自行查找资料，了解当前国内外市场上在售的肌电控制假肢现状，了解它们的功能和电极放置位置。

参考文献

蔡建新，张唯真．1997．生物医学电子学．北京：北京大学出版社．

陈伟，张见平．2006．表面肌电图在康复医学中的应用与进展// 中华医学会第八次全国物理医学与康复学学术会议．

党静霞．2005．肌电图诊断与临床应用．北京：人民卫生出版社．

胡广书．1997．数字信号处理——理论、算法与实现．北京：清华大学出版社．

胡广书．2004．数字信号处理．2版．北京：清华大学出版社．

胡广书，王俊峰．1998．癫痫发作前脑电行为的高阶统计量分析．中国生物医学工程学报，17（2）：111～118．

胡天培．1994．肌电特征发现与肌电康复研究．上海交通大学学报，28（3）：151～153．

胡天培，刘国庆．1989．肌电假肢实用化问题探讨，8（1）：9～14．

季忠，秦树人．2007．微弱生物医学信号特征提取的原理与实现．北京：科学出版社．

姜波，朱林剑，孙守林，等．2005．脑电信号控制上肢假肢的研究现状．康复工程，20（3）：216～217．

雷敏，王志中．2001．肌电假肢控制中的表面肌电信号的研究进展与展望，25（3）：156～160．

李刚，张旭．2008．生物医学电子学．北京：电子工业出版社．

林建祥，胡天培．2001．肌电训练康复仪对提高残端肌电发放功能的康复机制．现代康复，5（7）：71～72．

刘海龙．2006．生物医学信号处理．北京：化学工业出版社．

刘文秀．2006．心脏听诊．北京：人民军医出版社．

罗永昭，战国利，周建，等．1981．肌电控制上臂假肢，4（8）：620～622．

聂能，尧德中，谢正祥．2005．生物医学信号数字处理技术及应用．北京：科学出版社．

潘惠娟．2007．表面肌电的基本原理和研究进展// 第十七届中国内镜医师大会．

邱天爽，魏东兴，唐洪，等．2005．通信中的自适应信号处理．北京：电子工业出版社．

邱天爽，张旭秀，李小兵，等．2004．统计信号处理——非高斯信号处理及其应用．北京：电子工业出版社．

上海假肢厂．1977．肌电控制前臂假肢．医疗器械，3：13～21．

沈凤麟，陈和晏．1999．生物医学随机信号处理．合肥：中国科学技术大学出版社．

孙雅琴，熊开宇．2007．表面肌电技术在运动训练中的研究进展// 2007 全国运动生理学大会．

唐洪．2006．广义正态信号处理理论及在通信中应用的研究．大连：大连理工大学博士学位论文．

唐建友．2009．结合脑电信息的多自由度肌电假手研究．济南：山东大学硕士学位论文．

王保华．2003．生物医学测量与仪器．上海：复旦大学出版社．

王飞，罗志增．2006．基于功率谱的表面 EMG 信号运动模式识别．杭州电子科技大学学报，25（2）：37～40．

王浩．2004．智能肌电假手控制系统研究．大连：大连理工大学硕士学位论文．

王宏禹，邱天爽，陈喆．2008．非平稳随机信号分析与处理．2版．北京：国防工业出版社．

王宏禹．1980．随机数字信号处理．北京：科学出版社．

王宏禹．2005．信号处理相关理论综合与统一法．北京：国防工业出版社．

王兴元．2003．复杂非线性系统中的混沌．北京：电子工业出版社．

吴剑锋. 2008. 基于肌电信号的人体下肢运动信息获取技术研究. 杭州：浙江大学博士学位论文.

严凯，皱俊忠，王蓓，等. 2005. 基于表面肌电的肘关节运动角度的提取. 上海生物医学工程，26（3）：129～134.

杨福生，吕扬生. 1997. 生物医学信号的处理和识别. 天津：天津科技翻译出版公司.

杨福生. 1990. 随机信号分析. 北京：清华大学出版社.

张建，沈民奋，宋骥. 2003. 三种时频分析方法在心音信号分析中的应用. 汕头大学学报，18（2）：62～69.

张树京，张思东. 2003. 统计信号处理，北京：机械工业出版社.

张贤达. 1995. 现代信号处理. 北京：清华大学出版社.

庄天戈. 2000. 计算机在生物医学中的应用. 北京：科学出版社.

Albrecht V，Lfinsk P，Indra M，et al. 1977. Wiener filtration versus averaging of evoked responses. Biol. Cybernetics，27：147～154.

Ludeman L C. 2003. Random Processes Filtering，Estimation and Detection. New York：John Wiley and Sons.

Tang H，Li T，Park Y，et al. 2010. Separation of heart sound signal from noise in joint cycle frequency-time-frequency domains based on fuzzy detection. IEEE Transactions on biomedical engineering，57（10）：2438～2447.

Tompkins W J. 2001. 生物医学数字信号处理. 林家瑞，等译. 武汉：华中科技大学出版社.

Vaseghi S V. 2005. Advanced Digital Signal Processing and Noise Reduction. 3rd Ed. New York：John Wiley and Sons.

Widrow B. 1959. Adaptive Sampled-Data Systems-A Statistical Theory of Adaptation. IRE WESCON Convention Record，4：74～85.